中医经典导读丛书

神农本草经

丛书主编 宋 兴

主　编 王子寿　薛　红

副主编 许利平　冯全生　刘　渊　欧阳利民　佘贤武

编　委（按姓氏笔画排列）

王　静　江　花　刘　平　任　强　吴潜智

李贤军　何仙童　陈丽平　陈建杉　杨　帆

苟钟荣　张清华　汤利萍　金　钊　姚宝清

黄永刚　雷长国

四川科学技术出版社

图书在版编目（CIP）数据

神农本草经/王子寿，薛红主编. —成都：四川科
学技术出版社，2008.6（2022.1重印）
（中医经典导读丛书/宋兴主编）
ISBN 978-7-5364-6501-5

Ⅰ.神… Ⅱ.①王…②薛… Ⅲ.①神农本草经–注
释②神农本草经–译文 Ⅳ.R281.2

中国版本图书馆CIP数据核字（2008）第062769号

中医经典导读丛书

神农本草经

SHENNONG BENCAOJING

丛书主编　宋　兴

主　　编　王子寿　薛　红

出 品 人　程佳月
策划编辑　康利华
责任编辑　戴　林
封面设计　韩建勇
版式设计　康永光
责任出版　欧晓春
　　　　成都市槐树街2号　邮政编码 610031
　　　　官方微博：http://e.weibo.com/sckjcbs
　　　　官方微信公众号：sckjcbs
　　　　传真：028-87734035
成品尺寸　146 mm×210 mm
印　　张　16.625 字数 388 千　插页4
印　　刷　河北环京美印刷有限公司
版　　次　2008年6月第 1 版
印　　次　2022年1月第 5 次印刷
定　　价　128.00元

ISBN 978-7-5364-6501-5

邮购：四川省成都市槐树街2号　邮政编码：610031
电话：028-87734035 电子信箱：sckjcbs@163.com

《中医经典导读丛书》
编委会名单

主　　编　宋　兴

学术顾问　邹学熹　陈朝祖

编　　委（按姓氏笔画排列）

编者按：中医学在"回归自然"之理性被重新唤醒的现实社会，越来越受到人们的珍视和推崇，学习研究，蔚然成风。近年来，不断收到广大读者的来信，希望能有一套方便阅读，帮助理解的中医经典著作通俗注译本问世。读者的需要就是我们的追求，医易经典著作是荟萃我国古代百科知识的灿烂文化精品，除精妙绝伦的医药知识外，还蕴含着天文、地理、水利、军事、数术、哲学等极其丰富的百科知识，至今对养生、防病、治病、认识事物、分析问题仍有着很高的科学指导价值。为帮助读者更准确，更深刻地理解这些经典著作的精神实质，我社特组织长期从事易学和中医学研究的资深学者精心编写了这套《中医经典导读丛书》。该丛书对《易经》《黄帝内经》(分为《素问》《灵枢》两个分册)《难经》《神农本草经》《脉经》五大医易经典著作进行了全面、系统、深入的文化信息解读。学者们在完成此项工作时，以"古为今用"为指导原则，既保持了严谨的科学态度，又充分解放思想，在大量参考前人、他人研究成果的基础上，大胆注入自己的研究心得，予以阐扬发挥，因而使得本丛书具有提要精当具体，注释简明易懂，译文浅显通俗，按语新颖活泼，既有严格的科学性，又有广博的知识性，还有很强可读性等突出优点，广泛适用于中医专业工作者、中医院校师生以及对中医学所包罗的其他百科知识感兴趣的一切文化人士阅读、研习。我们把这样一套堪称近年来同类著作中难得的珍品推荐给大家，以此来答谢广大读者长期以来对我们医药书籍寄予的信任和厚望。

编者　2008 年初夏于蓉城

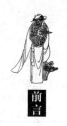

前　言

  中医能在现代科技日新月异的时代走向世界，走向未来，是人类健康需要之理性选择的必然结果。人们之所以选择中医，不是因为其历史悠久、内涵古老，而是因为其疗效奇特、疗效可靠。中医疗效不是虚无想象和经验的耦合，是建立在整体、恒动两大体现宇宙运动变化规律的优势理念中的。这两大优势理念，主要是通过医易经典的丰富内涵得到体现的。在中医学重新反思如何走自己的路，以期突出整体恒动理论优势的今天，强调经典著作的学习运用，正在成为共识。由于经典著作本身所存在的文字古奥，语言简练，文化信息密集，学术意蕴宏深，教难、学难、用更难的问题，一直是困扰中医学术传承发展的重大障碍。造成这一障碍的主要原因，一是由于古今时空差异，文化发展巨变，导致了经典文化信息的隐而不彰。二是由于文化发展相互渗透，文化信息错综交织，导致了经典文化信息的晦而难明。近半个世纪以来，虽然也有不少校注、语译、阐释经典类研究性成果问世，但总以随文敷陈者多，独具卓识者少，学术的真知灼见，常常被淹没在僵化的学术风气里。因此，对医易经典文化信息进行符合学术本旨，符合临床实际的解读，要求日益强烈。《中医经典导读丛书》正是顺应这一时代要求而编撰的。

  中医学术殿堂是古代多学科知识综合运用的庞大体系，从天文到地理，从哲学到文学，从医学到史学，文化信息十分丰富密集。文化信息是学术内容的基本载体和具体体现，离开了对文化信息的充分解读,就无法做到对学术内容的全面了解;离开了对文化信息的深入解读,就无法做到对学术内容的深刻认知。没有全面了解,深刻认知的学术,是绝对谈不上灵活运用的。医易经典文化信息解读,是朴素还原中医学术本质,促进中医回归传统的有效方法,是沟通古今和东西方认识理念,促进中医走向世界,走向未来的重要途径。本丛书以《易经》《内经》《难经》《脉经》《神农本草经》等为研究素材,以弘扬传统为前提,以有利学术传承为目标,以充分解放思想为倡导,以深入浅出为基本要求,以阐明文化内涵为切入点,旨在通过专家对相关经典中语言文字、哲学思想、医学内涵、临床意义等各方面信息的全面研究、朴素解读,深刻揭示各门经典的复杂学术内涵及相互渗透关系,阐明其现实传承价值,运用要点,最终达到学术信息完整清晰,学术理念古今贯通,学术临床紧密结合,以古为新,古为今用的目的。

中医文献浩如烟海,汗牛充栋,为什么要选择这五大经典呢? 这是首先应该回答读者的一个问题。《易经》是研究以日月为主要标志的天体运行规律,进而从古天文学引申出万事万物运动变化之理、经纬天地、博综万类的古代哲学著作,因而被历代多学科学术大师奉为百科之母、万事之则、群经之首、学问之宗,而非医学专书。医学不出万事之外,药、病皆在万物之中,理趣互通,二者紧密联系,统一于"法自然"这个朴素认识原则之下。因此,早在医学理论体系创建之初,就开始运用易理阐明医理,而成为中医理论体系之纲领,故有"医易相通"之说。后世研究中医的学者更是强调,只有以易理释医理,才能理明义畅,真正收到纲举目张的良好效果,所以,欲明医,必先知易。《内经》(分为《素问》《灵枢》两个分册)是以从医药实践经验中提炼出的医学理论知识为基本素材,并借助哲学、天文、地理、水利、军事、数术等多学科知识,深刻阐明养生、防病、脏象、病机、诊断、治疗等课题的医学专著,内容极为丰富,既是中医理论体系的奠基性著作,也是中医理论体系的核心。后世临床各科的发展,无不以此为起点。《难经》通过 81 个中医基础理论问题的讨论,与《内经》的学术内容相互阐释,相互发挥,相互补充,是构成中医基础理论体系的必不可少部分,被历代学者奉为中医理论研究的又一津梁之作。《神农本草经》通过对 365 种药物的分类阐述,汇集古人在养生、防病、治病的长期实践中所总结的药物学知识,创造了四气五味、升降浮沉、君臣佐使等系统而又独特的药物研究方法,还总结了相须、相使、相畏、相恶、相杀等丰富的药物配伍运用经验,是我国最早的药物学专著,也是后世药物学发展的基本支架,是中医药理论体系的又一重要组成部分。《脉经》为我国现存最早的诊断学专书,书中结合临床病症,详细讨论并比较分析了临床常见脉象 24 种,求得了脉、证、诊、治的有机统一。还确立了以桡动脉为基点的寸口诊脉法,是中医理论体系完整组合不可或缺的部分。正是以上五《经》,从理论纲领到生理、病理、药物、诊疗等实质性内容,构成了中医理论的完整大体系。通过注译阐发五《经》,可以从一个较高的视角提纲挈领地把中医学精髓介绍给全社会。这就是本丛书编选的指导思想。

本丛书在体例设计上分为〔提要〕、〔原文〕、〔词解〕、〔语译〕、〔按语〕五个部分,各书均按原著篇章段落分段研究阐发。〔提要〕以篇章为基本单元,撰于篇章之首,其具体内容是对所在篇章内容和精神实质的精辟概括,力求简明具体,不讲空话、废话。〔原文〕选择学术界已经校勘,且公认的善本作为蓝本。不同版本内容有出入者,以择善而从为原则,直接选取其中一家之言为参考,不作版本校刊等繁琐考证。〔词解〕主要针对古籍中的生字、难词,进行必要的音义注释,注释内容主要是作者在参考其他文献后,提炼选择的最具代表性见解。注文力求简明通俗,不以经解经,不旁征博引,不出书证。一词多义或歧义,众说纷纭者,选择与原文意义最贴切的见解为依据,并结合作者自己的研究心得以注。[语译]为保持其严谨的科学性,本书仍以直译为主,但为增强其可读性,部分文字艰深,义曲意隐的段落,辅以适当意译,以畅明其义。力求义理准确,语言流畅,文字浅近,既有严谨科学性,又有较强的可读性。[按语]是对译文的补充发挥,主要针对文义晦涩艰深,单凭译文难以透彻阐明其义,或意蕴宏博,非译文所能包容,或本义褊狭,后世学者引申发挥颇多新意者而发。需要展开讨论的地方,则兼采百家,融会古今,不拘一格地充分展开,总以把问题说清楚,以有利阅读理解为目的。按语内容充分展示了古今学者以及作者本人,围绕某一学术命题所阐发的新颖而又深刻的见解,既有深度,又有广度。各个部分的内容皆以通、明、信、达为原则。

　　具体而言,五经各有特色,各有侧重。《易经》文字古奥,义理隐曲,在今天,无论医者、学者,真正有所造诣的人,为数极少。本丛书着重在阐明易学与医学的关系,易理对医理的指导价值,易理在医学中的具体运用等方面下工夫,不涉占卜预测等内容。力求释玄理为通说,化艰深为浅易,赋古义以新知,弃虚妄求实用。《内经》中的《素问》《灵枢》两个分册,都历代研究者众,注本、译本不少,但或繁征博引,或各执一偏,或附会曲说,往往令初涉者眼花缭乱,莫衷一是。本丛书以"择善而从"为原则,对其医学内容进行了通注通译,明是非于文中,发至理于文外。通过按语的充分阐扬发挥,对其他与医学相关的内容,作了丰富多彩而又生动活泼的讨论,使读者能在阅读本书时,既准确获得中医学知识,又能广泛了解该书中所涉及的其他百科知识,真正懂得,没有百科的丰富借鉴,中医学就不可能建立起运用阴阳五行提纲挈领的归纳认识方法来。换句话说,如果没有对其他各科的深刻理解、借鉴即便最大限度地放飞人们的想象,中医学对整体观的运用,充其量发展到人与地球关系的认识水平,永远无法延伸到宇宙全息大统一论上去,最终创造出天人合一的整体医学思想来,当然也就不可能实现对神奇生命现象的深刻理解,从而完成以功能定位为基本生命单元的古代人体生理病理学术体系的构建。《难经》文简意赅,发挥颇难,本丛书集历代《难经》研究学者之不同学术见解,着重阐明了该书学术上对中医基础理论建设的巨大贡献,在内容上与《内经》相互补充,相互发挥的复杂联系,并结合临床实际,阐明了它在现实临床实践中的运用价值。《神农本草经》所涉药物知识,后世发展甚多,古今差异很大,本丛书既充分珍视该书所创建的传统中药研究方法,详细阐明各药性、味、归经、配伍、运用要点,又在按语部分大量吸收了现代药理研究成果,使古论与新知相互发挥,以拓宽读者视野,活跃读者思维。《脉经》所涉诊断学知识,自秦汉迄今,代有长足进步,本丛书继承了该书的实用主义优点,着重在阐明其运用价值方面下了很大工夫,逐一讨论了每种脉象的现实临床诊断意义,并在讨论中博综历代名家高论,结合当代实践新知,尽可能准确、深刻地阐明各种脉象的表达特点、病理本质,使读者能知其象而明其理,释其疑而得其真。

总之,在此项研究工作中,我们始终坚持的研究原则是:不唯书,只唯实,力求思想充分解放;不尚古,只尚真,力求内容朴实可靠;既为学,更为用,力求理论与实践紧密结合。旨在释玄理为通说,赋古义以新知,力求令读者耳目一新,开卷受益。

致谢:

本丛书的问世,得感谢广大读者的热情关注和大力支持,正是广大读者的渴求和期盼,给了我们编著本书的信心和勇气。得感谢四川省中医药管理局的大力扶持,是四川省中医药管理局在本书编撰的最困难时期,设立"中医经典文化信息解读"专题,予以大力支助,才使此项研究工作得以顺利完成。得感谢四川科学技术出版社的悉心指导,从选题到体例设计,都倾注了他们的大量心血。

在本丛书编写过程中,丛书主编负责拟定选题,编写大纲及样章,审订各分册稿件;分册主编负责各个分册的编写及审稿改稿;分册副主编协助所在分册主编的稿件编写及审改;编委负责完成所承担部分的稿件编写及校改;学术顾问负责丛书编撰过程中的解难答疑。本丛书是全体同仁十易寒暑,无怨无悔,甘苦与共结出的丰硕成果,在此一并致谢。

《中医经典导读丛书》编撰委员会
2008 年初夏

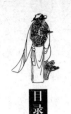

目　录

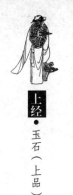

上　经

【提要】提示性说明了一百二十味上品药在处方中的作用（多用作君药），对上品药的毒性、服用注意，以及主要治疗作用作了简要概括，并对这一百二十味药的性味、主治及异名、出处等分别作了说明。

【原文】上药[1]一百二十种，为君[2]，主[3]养命[4]以应天[5]，无毒，多服、久服不伤人。欲轻身[6]益气[7]、不老延年[8]者，本上经[9]。

【词解】[1]上药：上品药。下文的中药、下药分别指中品药、下品药。[2]君：君药。下文的臣、佐使，分别指臣药、佐使药。[3]主：适合，适宜，主要用于。[4]养命：养生，这里指适合养生。[5]应天：与天相对应。上品药用于养命，而天道仁育，所以称做"应天"。[6]轻身：指身体轻巧、敏捷，心情愉快，是古代长寿、身体强壮的一种表述方式。[7]益气：补益精气，是治疗气虚证的方法。[8]延年：延年益寿。[9]本上经：以上经中的上品药为本。

【语译】上品药共有一百二十味，在处方中作君药用。主要用于养生，这一点与天、地、人中的"天"相应和。没有毒性，多服、久服，也不会损伤人的性命，要想使身体轻巧敏捷，补益精气，延年益寿，长生不老，就应该依据上经中的上品药来进行遣方用药。

【按语】上品药以"养命"为其主要功效，在处方中多用作君药，并具有无毒的特点，这些理论在临床上有一定的指导意义。

本节所谓"无毒"，虽然是针对上品药而言，但"是药三分毒"，很多上品药服用时都会对人体产生一定的毒性作用（有的还会产生严重的毒性作用），因此在使用上品药时，也应该注意到药物的毒性作用，使用时不宜过量。

玉石（上品）

丹　砂

【原文】丹砂，味甘，微寒。主[1]身体五藏百病[2]，养精神[3]，安魂魄[4]，益气，明目[5]，杀精魅、邪、恶鬼[6]。久服通神明[7]，不老[8]。能化为汞[9]，生山谷[10]。

【词解】[1]主：主治，指主要的临床治疗范围和作用。[2]五藏：即五脏，指心、肝、脾、肺、肾。此处泛指人体脏腑。百病：泛指多种疾病。[3]养精神：使精力充沛。[4]安魂魄：魂魄等都属于精神意识活动。安魂魄指使精神安定，此处指镇惊。[5]明目：使眼睛明亮。[6]精魅、邪、恶鬼：魅，mèi，音妹，怪物。精魅、邪、恶鬼指多种能令人精神恍惚错乱、烦躁不安、癫狂恐惧等精神异常的病因，古人认为这类病因多是妖魔鬼怪、万物精灵作祟。[7]通神明：使人精神安定，耳聪目明。[8]不老：长生不老，就是健康长寿的意思。[9]能化为汞：因为丹砂含有硫化汞，遇热后产生氧化汞，然后在高温下不能保持稳定，能析出汞。[10]山谷：两山之间低凹而狭窄的地方，中间多有溪流。

【语译】丹砂，味甘，性质微寒，能治疗人体脏腑百病，使人精力充沛，情绪安定，精气充足，眼睛明亮，还能驱杀妖魔鬼怪，万物精灵。长期服用能使人气旺神足。本品能化为水银。生长在山谷地带。

【按语】丹砂，又名朱砂、辰砂，为天然的硫化物类矿物辰砂Cinnabar矿石，因为颜色暗红或鲜红，所以称做丹砂或朱砂。

丹砂中片状的又称为"镜面砂",块状的称做"豆瓣砂",碎末状的称做"朱宝砂"。主要成分为硫化汞,但常混有雄黄、磷灰石、沥青质等杂质。产于贵州、云南、广西、四川、湖南等省的某些山谷地带。

丹砂味甘,性质微寒,有毒,入心经,具有安神定惊、解毒明目等作用,临床主要用以治疗心经有热的惊痫、癫狂、心悸、失眠、眩晕、疮疡肿毒、疥癣、咽喉肿痛等症。临床配合黄连、生地、当归等治疗心烦惊悸失眠;配伍猪心炖服,可治疗心悸怔忡;配麦冬、白芍、柏子仁、酸枣仁、五味子,治疗阴血不足、心悸失眠多梦;配伍白矾、郁金,治疗发狂;配伍犀角,治疗高热发惊;配伍山慈姑、千金子、雄黄、麝香外用,可以治疗疮疖痈毒;配伍冰片、西瓜霜、硼砂外用,可以治疗咽喉肿痛、口舌生疮;配伍磁石、神曲,可以治疗视物昏花。但本品含有硫化汞,不宜过量服用和久服,以防汞中毒。不可火煅,火煅则析出水银,有剧毒。内服时每次 $0.3 \sim 1.5g$,多入丸散剂,或者研末冲服,也可以与其他药物入汤剂煎服。外用适量,常与其他药物合研外涂或外吹。

《神农本草经》(以下简称《本经》)认为丹砂"主身体五脏百病",有两方面的原因:一是因为丹砂体重性急,善走善降,无处不到。《本草正》曾谈到丹砂"入心可以安神而走血脉,入肺可以降气而走皮毛,入脾可以逐痰而走肌肉,入肝可以行血滞而走筋膜,入肾可以逐水邪而走骨髓",故与柏子仁、龙骨、北五味子配伍以养心,与当归、白芍、枸杞子配伍以养肝,与白术、山药、黄精配伍以养脾,与黄芪、党参、人参配伍以养肺,与熟地、首乌、山萸肉配伍以养肾。二是指丹砂药性平和,五脏六腑的病,都可以用丹砂进行治疗(陈修园:丹砂"主身体五脏百病者,言平和之药,凡身体五脏百病,皆可用而无顾忌也")。实际上,每种药物都有它的适应证和禁忌证,不能完全相信。

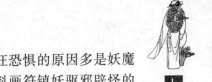

古人认为，导致精神恍惚错乱、癫狂恐惧的原因多是妖魔鬼怪、万物精灵作祟，而且以朱砂为颜料画符镇妖驱邪辟怪的做法，在祈祷禁咒类带有浓厚迷信色彩的活动中时有运用，这是由于当时的认识水平所限制。但丹砂具有安神定志作用，这是肯定的。

现代药理研究表明，本品对大脑中枢神经的兴奋有镇静作用，对某些细菌有抑杀作用。另外，还有防腐作用。

云 母

【原文】云母，味甘，平。主身皮[1]，死肌[2]，中风[3]寒热如在车船上，除邪气，安五藏[4]，益子精[5]，明目。久服轻身，延年。一名云珠，一名云华，一名云英，一名云液，一名云沙，一名磷石，生山谷。

【词解】[1]身皮：皮，通"痹"，身体麻木不仁。[2]死肌：肌肉坏死，没有感觉。[3]中风：风指外风，即外感风邪的病证，症见发热、头痛、汗出、脉浮缓等。[4]五藏：包括心肝脾肺肾。一般是指胸腹腔中那些内部组织充实，并有储存、分泌和制造精气功能的脏器。[5]子精：即生殖之精。子，泛指小孩、后代。

【语译】云母味甘，药性平和。主治身体麻木不仁，肌肉坏死无感觉，外感风邪发冷发热，身体像在车船上，不能稳立，可祛除病邪，使五脏充实，补益生殖之精，使眼睛明亮。长期服食使身体轻便灵活，寿命延长。此药又名云珠，云华，云英，云液，云沙，磷石，生长于山谷中。

【按语】云母又名云珠、云华、云英、云液、云沙、磷石、云砂、云母石、白云母、银精石、云粉石、千层玻、地涿、贝石、云胆、金星石等,为硅酸盐类矿物白云母的晶体矿石,产于西藏、辽宁、内蒙古、吉林、云南、山东、山西等地。一般采得后洗净泥土,除去杂质入药,另外也可取干净的云母装入砂罐内,放到无烟炉中,烧至红透,取出放凉,研末用,这种叫做煅云母。

云母味甘,性温,入肺、脾、膀胱经,具有重镇安神,益肺镇惊,敛疮止血的作用,临床上用于治疗虚喘、眩晕、惊悸、癫痫、久痢、寒疟、疮疡、外伤出血等。配伍蜀漆、龙骨,治疗寒疟;配伍常山,治疗痰饮头痛、往来寒热等,也可单独使用。内服每次9~15g煎服,或研细末每次1.5g吞服治疗外伤出血;也可研细末调敷外伤出血处。

云母能够除邪气,是指它具有祛风除湿的作用,且云母色白入肺,质重下气坠痰瘀,能够利肺气以使肺司开阖之职,外畅皮毛,所以"主身皮死肌,中风寒热如在车船上"。至于其"安五脏,益子精,明目,轻身延年",都是针对云母的补益肾阴的作用而言,因肾精充足,则五脏安定,目明,身体轻捷愉快而延年益寿,因此现代临床有时也将云母用做强壮药。

现代研究发现云母含 K^+、Na^+、Ca^{2+}、Mg^{2+}、Fe^{2+} 等人体所需的多种元素,故具有补益、强壮的作用。

玉 泉

【原文】玉泉,味甘,平。主五藏百病,柔筋[1]强骨[2],安魂魄,长肌肉[3],益气。久服耐寒暑,不饥渴[4],不老神仙。人临死服五斤,死三年色不变。又名玉札。生山谷。

【词解】[1]柔筋:使筋柔韧。筋即肌肉的肌腱部分。[2]强骨:使骨骼强健。[3]长肌肉:使肌肉生长。[4]不饥渴:指此药有滋养作用,久服就能不饥不渴。

【语译】玉泉，味甘，药性平和，主治五脏多种疾病，能使筋柔韧，使骨骼强健，使精神安定，使肌肉生长，可补益精气。长期食用能够耐受寒暑，无饥渴感，不衰老，像神仙一样长寿。人临死时服五斤，死后三年尸体颜色不变。一名玉札。生于山谷地带。

【按语】玉泉，又名玉屑，是矿物软玉的碎屑，呈致密或细粒块状，为玉的精华，色白明澈，可消之为水液。由于用的时候大多消为水液再服用，所以又称做"玉浆"。

玉泉味甘，性平，入心、肺、胃经，具有补益生津和泻火明目的作用，主治消渴、喘息烦满、目翳、小儿惊啼、胃中热等。由于玉泉能够润心肺，补脾气，所以能够"长肌肉"。玉泉能够"柔筋强骨"，是由于它具有补益肝肾的作用。肝主筋，肾主骨，肝血肾精充足，就会筋骨强健。又因为玉泉属于矿石类药物，质重，所以能镇惊、降火、潜阳、坠痰、安神志。关于"人临死服五斤，死三年色不变"，是指玉泉具有防腐的作用，有待进一步考证和验证。

玉泉的一般用法为：6～9g，煎服或调入丸中；也可外用，研末调敷患处。

关于服食白玉能"不老神仙"，是由于古代将服玉作为养生的一种手段，《周礼》有"王斋，则供食玉"的说法，《抱朴子》也有"服金者，寿如金，服玉者，寿如玉"的论述，《本草经集注》也说："服玉，古时行之"。古人认为玉是石中美者，服玉可以长生不老，这是古代方士夸张的说法，不足为信。

对玉泉的有效成分及药理作用，尚需进一步研究。

石钟乳

【原文】石钟乳，味甘温。主欬逆上气[1]，明目，益精，安五藏[2]，通百节，利九窍[3]，下乳汁[4]。生山谷。

【词解】[1]欬逆上气:咳嗽气喘。[2]安五藏:使五脏功能协调。[3]通百节,利九窍:通利筋脉九窍。九窍指眼鼻耳口及前后二阴。[4]下乳汁:使乳汁通畅。

【语译】石钟乳,味甘,性温。主治咳嗽气喘,能使眼睛明亮,补益精气,通利筋脉九窍,通畅乳汁。此药产于山谷中。

【按语】石钟乳,又名钟乳石,为碳酸盐类矿物钟乳石 Stalactite 的矿石,常见于石灰岩山洞中,水分蒸发后积淀而成,自上向下逐渐增长,倒垂于洞顶。采得后,除去杂质,粗的像酒杯的称为杯钟乳,细的呈管状的称做滴钟乳。两种都可以入药,以色白、有光泽的为佳。石钟乳主要产于广西、广东、湖北、四川、贵州、云南、陕西、甘肃、山西等地。石钟乳由于形状的不同,在《本草纲目》中有不同的名称,应当引起注意。当碳酸钙液从洞顶下滴,逐渐凝结下垂而成冰蟾状物,其附于石上的粗大根盘,称为"殷孽";其下较细部分或有中空的称为"孔公孽";再下延伸呈较细的圆柱状或管状的称做钟乳。名称不同,但都是同一种物质。钟乳石,别名虚中、钟乳、公乳、滴乳石、鹅管石、孔公孽、石乳、竹乳、小灵、夏乳根、留公乳、芦石、夏石、卢布、黄石砂、煅钟乳石等。

石钟乳味甘,性温,入肺、肾二经,具有补肾壮阳、温肺平喘、下乳汁、益精明目、益气温脾等作用,主治腰膝冷痹无力、阳痿、消渴、虚痨、咳逆气喘、目暗不明、视物昏花、乳汁不通,以及消瘦、泄痢等症。石钟乳配伍麻黄、杏仁,治疗咳喘;配伍漏芦,治疗乳汁不通。

钟乳石的临床用法:内服 8～15g,煎服或入丸散。阴虚火旺、肺热咳嗽者忌服,孕妇忌服。

现代药理研究表明,石钟乳的主要成分为碳酸钙,并含有少量的镁及极少量不溶性残渣。石钟乳具有收敛、止血、制酸等药理作用。

涅　石

【原文】涅石,味酸,寒。主寒热洩利[1],白沃[2]阴蚀,恶创[3],目痛,坚筋骨齿。炼饵服之,轻身不老,增年。一名羽(石涅)。生山谷。

【词解】[1]洩利:即泄痢。[2]白沃:即白带。形容白带从阴道直漏而下,就像沃泉涌出一样。[3]恶创:即恶疮。

【语译】涅石,味酸,性寒。主治寒热泄痢,白带阴疮,恶疮,目珠疼痛,能够强健筋骨,坚固牙齿。如果经过冶炼再服用,可以使身体轻便,延缓衰老,延年益寿。又叫羽(石涅)。生于山谷地带。

【按语】涅石,为硫酸盐类矿物矾石经加工提炼而成的结晶体,又名明矾、白矾等,产于浙江、安徽、山西、湖北、福建及河北等地。矾石种类甚多,明矾为矾石的一种,其主要成分为碱性硫酸铝钾$[KAl_3(SO_4)_2(OH)_6]$。矾石中炼制明净而色白者,又叫白矾,白矾主要成分为硫酸铝钾$[KAl(SO_4)_2 \cdot 12H_2O]$。其制作过程:将采得的矾石打碎,用水溶解,收集溶液,蒸发浓缩,放冷后析出的结晶就是白矾。取炼净的白矾,置砂锅内加热溶化并煅至枯干,即是枯白矾,简称枯矾。

白矾味酸涩,性寒,入肺、胃、大肠经,具有收涩燥湿、止血止泻、祛痰解毒、杀虫的功效,内服能治风痰癫痫、久泻不止、便血崩漏、带下等症,外用能杀虫止痒,治疥癣、湿疹、妇人阴肿阴痒及口、耳部位的各种病证。由于白矾能够清除各种湿热毒邪,所以主治泄痢、白带、阴蚀、恶疮。由于矾石性寒,所以能够制火清金,可以用于目痛的治疗。又因为矾石具有敛

气固精的作用,所以能够坚固牙齿。酸又能收敛肝气,所以主寒热。

临床上可用枯矾与五倍子、诃子、五味子各等份,治疗久泻、便血、崩漏、带下等症;白矾与黄蜡配伍可治疗一切疮痈恶毒、虫蛇所伤;石榴皮蘸明矾外抹,可治牛皮癣疮;生白矾与细茶做丸,能够治疗风痰痫病。此外,白矾外用,还可以用于内痔、脱肛、子宫脱垂、烧伤、头癣等。

白矾的临床参考用法为:一般内服 3 ~ 6g,多入丸散剂;外用 10 ~ 30g,研末外敷或煎汤外洗患处。

现代药理研究表明,白矾具有较强的抗菌作用,对金黄色葡萄球菌、变形杆菌有抑制作用(试管法)。研究表明,白矾对大肠杆菌、绿脓杆菌、痢疾杆菌(弗氏、志贺氏)、伤寒杆菌、副伤寒杆菌、变形杆菌以及葡萄球菌、白色念珠菌等有明显的抑制力(纸碟、平板法),对绿色链球菌、溶血性链球菌、肺炎球菌、白喉杆菌作用最强,对牛型布氏杆菌、百日咳杆菌、脑膜炎球菌作用次之,对流感杆菌无作用(纸片法)。高浓度白矾液在试管内有明显的抗阴道滴虫的作用。此外,白矾还具有收敛作用,内服刺激性很大,一般不用作内服。白矾外用可以止汗,硬化皮肤(特别是足部),可用于白带过多、溃疡(浓度为 1% ~ 5%),以白矾直接放于出血点用以止血。实验研究表明,白矾还具有强烈的凝固蛋白作用。现代毒理研究表明,白矾具有强烈腐蚀作用,以 0.3 ~ 0.5ml 白矾液注入家兔肛缘皮肤内,家兔表现为烦躁不安,24 小时皮肤破溃,2 周后自愈。另外,0.3ml 白矾液给家兔耳静脉注射,可发生寒战、呼吸急迫、精神萎靡、末梢血管发紫,呈现缺氧现象。

消 石

【原文】消石,味苦,寒。主五藏积热[1],胃张闭[2],

涤^[3]去蓄结饮食^[4]，推陈致新^[5]，除邪气^[6]。炼之如膏^[7]，久服轻身。生山谷。

【词解】[1]五藏积热：指五脏实热积滞。[2]胃张闭："张"通"胀"，胃张闭指胃脘胀满、大便秘结等纳降功能阻滞诸证。[3]涤：除去，荡涤。[4]蓄结饮食：指宿食积滞。[5]推陈致新：指具有泻下作用，能排出陈腐之物，接受新的食物。[6]邪气：致病因素。[7]炼之如膏：指炼膏久服，也有学者认为这里是针对消石遇水则溶化而言。

【语译】消石是一种带苦味、性质寒凉的矿物药。主治五脏饮食积聚，胃脘胀满，大便不通，能荡涤胃肠积滞，去除邪气。炼膏久服，可使人身体轻捷。出产于山谷地带。

【按语】消石，即硝石，为矿物硝石（硝酸钾）经加工炼制而成的无色透明六角斜方形柱状结晶体，或为白色粉末。消石又名火硝、焰硝、苦硝、芒硝、化金石、河东野、水石、地霜、硝、硝石等，产于山东、江苏、湖南、湖北、四川及贵州等地。硝石的炮制分为水制和火制两种：水制硝石是将硝石加水与萝卜同煮，过滤，浓缩后析出的结晶；火制硝石是将硝石置锅内微炒至洁白色即得。

硝石味苦、咸，性寒，有毒，入心、脾、肝、胃经，具有破坚散积、利尿泻下、解毒消肿的功效，主治痧胀、腹痛、吐泻、黄疸、淋证、热结便秘、目赤、喉痹、疮疡、结石等。硝石配伍礞石，对顽痰癖积、宿食癥瘕、热结便秘、癫狂惊痫等证有良好疗效；硝石配伍矾石，即《金匮》"硝石矾石散"，主治肾虚夹有瘀血湿热之女劳疸效果很好。

硝石的临床参考用法：1.5～3g溶化入汤服用，或入丸、散剂；也可适量外用，研末点眼、吹喉或水化罨敷。因硝石有毒，久服或过量服用会刺激消化道及肾脏，引起血红蛋白变性或肾炎，故临床内服宜慎，体弱患者及孕妇均忌服。

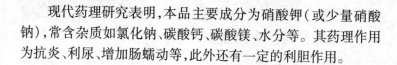

现代药理研究表明,本品主要成分为硝酸钾(或少量硝酸钠),常含杂质如氯化钠、碳酸钙、碳酸镁、水分等。其药理作用为抗炎、利尿、增加肠蠕动等,此外还有一定的利胆作用。

朴 消

【原文】朴消,味苦,寒。主百病,除寒热邪气[1],逐六府积聚[2],结固,留癖[3],能化七十二种石[4]。炼饵服之,轻身,神仙。生山谷。

【词解】[1]寒热邪气:感受邪气而出现的寒热之证。[2]六府积聚:积于六腑之糟粕。积聚,指腹内结块(多由气血积蓄,日久而成),日积渐大,或胀或痛的病证。[3]留癖:肠中积滞,多见于两胁痞块,时痛时止,或由饮食不节,或由痰瘀凝滞,水饮停结而成,经久不瘥,留而不去,故名留癖。[4]能化七十二种石:具体含义不详。可能是指硝石在高温时,能溶化为多种硅酸盐类矿物,七十二是言其多。也有人认为其功当非朴硝,而是针对真硝石,即硝酸钾、硝酸钠之类的性质而言。

【语译】朴消,苦味,性寒。能治多种疾病,解除寒热症状,攻逐六腑和肠道积滞,能化七二种矿石。炼成丸饵服用,可使人身体轻松,似神仙。该药出产于山川峡谷中。

【按语】朴消,也称朴硝,为含有硫酸钠的矿物药芒硝经加工而得的粗制结晶。朴消又名土硝、皮硝,也称做朴消石、消石朴、海末、朴硝、土消、霜花、红雪、大青尊者、净皮消等。一般朴硝经煎炼后呈芒状结晶者称为芒硝,芒硝经风化失去结晶水后变成的白色粉末俗称为玄明粉(元明粉)。

芒硝味辛、苦、咸,性寒,入肺、大肠、胃、小肠、三焦、肝、脾、肾八经,具有泻热润燥、清热消肿、破血通经、软坚散结的功效,主治阳明腑实、肠胃实热积滞、腹胀便秘、结痼留癖、停痰痞满、五脏癥结、结胸证、瘰疬、黄疸、便溏不爽、瘀血头痛以及闭经等，且能用于堕胎；外用以治疗目赤肿痛、喉痹、痈肿、疮疡不敛等。芒硝配伍大黄，能够破积泻下热结，主治阳明实热便秘、腹痛拒按、大便坚结、壮热、神昏、谵语等；配伍鸡内金，具有软坚散结，健脾消食，清热缩尿化石之功；配伍朱砂，临床除用于痈肿初起作湿敷外，常取药末吹喉，用来治疗心火热毒所致的口舌生疮、咽喉肿痛；配伍甘草，能使朴消泻而不速；配伍枳实，枳实能够助朴消荡涤肠胃积滞以加速热结之排泄；配伍甘遂，可用于治疗结胸证。

　　芒硝的临床参考用法为：4.5～9g，溶入汤剂，或入丸、散剂；外用适量，研细点眼或水化涂洗等。脾胃虚寒、体弱患者及孕妇均忌服。"炼饵服之，轻身，神仙"是上品药里的套话，不能完全相信。现代研究表明，芒硝含主要硫酸钠（$Na_2SO_4 \cdot 10H_2O$），此外，还常夹杂有各种物质如食盐、碳酸钙、碳酸镁等。药理研究发现，内服芒硝后其硫酸离子不易被肠黏膜吸收而存留于肠内成为高渗溶液，使肠内水分增加，引起机械刺激，从而促进肠蠕动。另外，由于芒硝在大气中容易失去水分，故表面常呈白粉状，这种风化的芒硝，其碳酸钠含量常可超过44.1%。

　　玄明粉又名白龙粉、风化硝，为朴消经风化失去结晶水后变成的白色粉末。其味辛、咸，性寒，入胃、大肠二经，具有泻热通便、软坚散结、清热解毒、清肺解暑、消积和胃的功效，主治胃肠积热、肠道失润出现的大便干结、小便短赤、面红身热，兼有腹胀腹痛、口干口臭、舌红苔黄或黄燥等阳明燥结证，以及癥瘕、湿热带下、目赤肿痛、咽肿口疮、痈疽肿毒、湿热中暑、饮食积滞化热等。玄明粉配伍大黄，两药相须为用，能够泻下热结，软坚散结，消肿止痛；配伍全瓜蒌，治疗一切痈疽肿毒，阳明实热便秘；配伍黄连，治疗目赤肿痛；配伍冰片，治疗咽喉肿痛、目赤肿痛；配伍佩兰，治疗外感暑湿或暑温；配伍鸡内金，能够软坚散结，润燥通便，清热化石。

　　玄明粉的临床参考用法为:4.5~9g,溶入汤剂,或入丸、散剂;外用适量,研细点眼或水化涂洗等。脾胃虚寒、体弱患者及孕妇均忌服。现代研究表明,玄明粉的主要成分为无水碳酸钠,是由芒硝脱水而制成,也常夹杂有碳酸钙、硫酸铁、硫酸钾等,其药理作用为泻下(其机理与芒硝相同)、消肿止痛、利尿等。

　　硝石和朴硝均为矿物加工炼制而成的结晶,均有破坚散积、利尿泻下等作用,但二者同中有异。《本草纲目》中说:"朴消属水,味咸气寒,其性走下,不能上升,阳中之阴也,故惟荡涤肠胃积滞,折治三焦邪火;消石属火,味辛带苦微咸,而气大温,其性上升,水中之火也,故能破积散坚,治热病,升散三焦火郁,调和脏腑虚寒。"另外,大黄与芒硝均为苦寒药,二者均能入阳明,荡涤胃肠实热,常相须为用,但大黄偏于攻,走而不守,可用于积滞泻痢;芒硝偏于润,软坚散结,守而不走,故赤痢患者忌用。

　　古代认为,硝盐经煎炼后上面出现的细芒如锋的结晶称为芒硝,凝底成块者称为朴硝,经炮制置空气中,风化成的白色粉末称为玄明粉。这三者实际上功用都相同,只是药力有轻重之别而已,其中朴硝药力最猛,芒硝次之,玄明粉药力最缓。所以朴硝多用于外涂,内服多用芒硝、玄明粉。

滑　石

【原文】滑石,味甘,寒。主身热[1],洩澼[2],女子乳难[3],癃闭[4],利小便,荡胃中积聚寒热,益精气。久服轻身,耐饥,长年。生山谷。

【词解】[1]身热:发热。[2]洩澼:肠鸣下利的病证。[3]乳难:乳汁不通。[4]癃闭:癃指小便点滴而出,闭指小便完全不通。

【语译】滑石，味甘，性寒。主治发热，下利，女子乳汁不通，小便点滴难出。能利小便，祛除胃中积滞，补益人体精气。久服可使人身体轻捷，不饥饿，延长寿命。出产于山谷地带。

【按语】滑石，为硅酸盐类矿物滑石的矿石采挖后去泥土和杂石而得，主要成分为含水硅酸镁$[Mg(Si_4O_{10})(OH)_2]$等。滑石主要生产于山东、江西、山西、辽宁等地。

滑石味甘、淡，性寒，入胃、膀胱经，具有利水通淋、清解暑热、祛湿敛疮等作用。治小便不利、淋漓涩痛、暑热烦渴、小便短赤、水泻、湿疮湿疹、痱子等。与木通、车前子配伍，可以治疗淋证；与甘草配伍，可治暑热烦渴、小便黄赤；与冬葵子、通草、车前子配伍，可治产后热淋；与蒲黄配伍，可治小便不利、茎中疼痛、小腹急痛。但是应注意，临床上尚有湿热表现的患者不宜使用滑石。

临床上，滑石内服，9～24g（布包），入水煎剂，或者入丸、散剂；也可外用，单独用滑石粉适量外敷。或者与其他药物（如六一散、益元散）配伍，内服或外敷。脾虚气弱、滑精、热病伤津、小便多者忌服。

滑石含硅酸镁、氧化铝、氧化镍等。现代药理研究表明，滑石具有抗菌作用，对伤寒杆菌和副伤寒杆菌有抑制作用，对脑膜炎球菌有轻度抑制作用；另外，滑石的主要成分硅酸镁具有吸附和收敛作用，内服能保护肠壁，具有保护创面、吸收分泌物和促进结痂作用。外用时，滑石粉撒于黏膜创面，能形成保护膜，可减少局部创面的渗出，防止外界刺激，又能吸附大量化学刺激物或毒物，并能吸收分泌液，促进创面干燥结痂。

石　胆

【原文】石胆，味酸，寒。主明目，目痛，金创，诸痫痉[1],女子阴蚀痛[2],石淋,寒热,崩中下血,诸邪毒气,令人有子。炼饵服之,不老。久服增寿,神仙。能化铁为铜,成金银。一名毕石。生山谷。

【词解】[1]癫痉:指癫痫、抽搐一类的病证。[2]阴蚀痛:指外阴发斑、溃疡等湿热、虫害所致的疼痛。

【语译】石胆,味酸,性寒。能够使眼睛明亮,能治疗眼目疼痛、金疮、癫痫、抽搐、女子阴部生疮疼痛、石淋、发寒发热、崩漏下血及感受各种邪毒之气,能够让人易于受孕。炼丹后服用,能使人长生不老。长期服用能够使人长寿,就像神仙一样。能够使铁变成铜,变成金银。又名毕石。出产于山谷地带。

【按语】石胆,即胆矾,为硫酸盐类矿物胆矾的晶体,或为人工制成的含水硫酸铜。主产于云南、江西、山西、广东、陕西及甘肃。一般在铜矿中挖取选择蓝色透明的结晶即得,或者用硫酸作用于铜片或氧化铜而制得。人工制造者,质纯,水化即可入药。石胆又名蓝矾、毕石、君石、立制石等。

石胆味酸、辛、涩,性寒,有毒,入肝、胆经,具有涌吐热痰毒物、燥湿解毒的功效,主治风痰癫痫、喉痹痰壅、眼睑赤烂、口疮牙疳、痔疮热肿等,在内服毒物尚未完全吸收时,也可用石胆涌吐以解除毒性。石胆配伍硼砂,治疗口疮牙痛、风火烂眼;配伍冰片,吹口治疗口腔生疮,吹喉治喉痹风,能涌吐痰涎。

石胆的临床参考用法为:0.15~3g 研末吹喉,或以羽毛蘸药末敷、掺于患处,或适量煎汤外洗。由于石胆有毒,故内服宜慎,属虚证者忌服。

现代研究表明,胆矾的成分为硫酸铜,通常是带 5 分子结晶水的蓝色结晶($CuSO_4 \cdot 5H_2O$)。在某些铜矿中,有天然产生者,名为蓝矾,但它们经常存在于矿水中,蒸去水分,即得蓝矾。

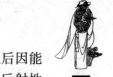

药理研究发现,胆矾具有以下药理作用:(1)催吐。内服后因能刺激胃壁末梢神经,然后又反射至延髓呕吐中枢,引起反射性呕吐,故又可将胆矾作为催吐药用;(2)收敛。胆矾能与蛋白质结合而生成不溶性蛋白化合物而沉淀,故胆矾稀溶液有收敛制泌作用,浓溶液对局部黏膜具有腐蚀作用;(3)抑菌。胆矾对常见化脓性球菌和肠道伤寒、副伤寒、痢疾杆菌和沙门氏菌等均有较强的抑制作用;(4)利胆。大鼠十二指肠给予胆矾0.6g/kg,与生理盐水比较,90分钟胆汁流量明显增加,说明胆矾有利胆作用。

白矾、胆矾、皂矾(硫酸盐类矿物绿矾的矿石或化学制品,主要成分为硫酸亚铁)三者都有收敛的作用,都可外用治疗湿疮,只是白矾长于燥湿,胆矾长于涌吐,皂矾则以腐蚀杀虫为主。

空 青

【原文】空青,味甘,寒。主青盲[1],耳聋,明目[2],利九窍[3],通血脉,养精神。久服轻身,延年,不老。能化[4]铜、铁、铅、锡作金。生山谷。

【词解】[1]青盲:指由于肝肾精血亏虚,精气不能上达于目,而出现的视力减退,乃至失明的病证。[2]明目:使眼睛明亮。[3]九窍:指眼、耳、鼻孔各二窍,合口、前阴尿道和后阴肛门三窍,共九窍。《难经·三十七难》亦指眼、耳、鼻孔各二窍合口、舌、喉三窍。[4]化:使。这句话指能使铜、铁、锡炼化成金。此为古代科学不发达时产生的错误认识。

【语译】空青、味甘,性寒。主治青盲、耳聋,能通利九窍,疏通血脉,养精神。久服能使人一身轻松,延年益寿。能炼铜、铁、铅、锡。生长在山谷。

【按语】空青,又名青油羽、青神羽、杨梅青等,为碳酸盐类矿物蓝铜矿的矿石,成球形或中空者。其味甘、酸,性寒,有小毒,能平肝明目,破积通络,其特点为长于治疗眼疾,临床上用于治疗青盲、雀目、中风、癥瘕、瘿瘤、乳汁不通等。临床参考用法为:研末服0.3~0.9g,或水飞点眼(其现代研究及鉴别参见中经"肤青"条)。

曾 青

【原文】曾青,味酸,小寒,主目痛[1],止泪出,风痹[2],利关节,通九窍,破癥坚积聚[3]。久服轻身,不老。能化金,铜。生山谷。

【词解】[1]目痛:指眼睛疼痛。[2]风痹:又称行痹或周痹,俗称走注,为痹证之一。主要表现为肢体疼痛,痛而游走无定处。乃风邪侵袭人体,易于游走所致。[3]癥坚积聚:指癥瘕积聚,乃腹内包块,或胀或痛的病证。癥和积是有形的,痛有定处,固定不移,病在脏,属血分;瘕和聚是无形的,痛无定处,聚散无常,常在腑,属气分。它们的发生多由气机阻滞,瘀血内停,日久渐积而成。

【语译】曾青,酸味,略寒。主治眼睛疼痛,流泪,肢体游走疼痛,能通利关节,开通九窍,破癥消瘕。久服能使人一身轻松,长生不老。能溶解金、铜。生长在山谷。

【按语】曾青,又名眩青、层青、朴青,为碳酸盐类矿物蓝铜矿的矿石成层状者,产于铜矿脉的氧化带,挖出后除去杂石及泥土即得。其味酸,性小寒,能明目退翳,消肿散结,镇惊,杀虫。临床可治疗风热目赤涩痛、头风、惊痫、风痹等。临床用法为0.3~0.9g入丸服,或研末点眼,调敷(其现代研究及鉴别参见中经"肤青"条)。

禹余粮

【原文】禹余粮，味甘，寒，主欬逆[1]，寒热，烦满[2]。下赤白[3]，血闭[4]，癥瘕，大热。炼饵[5]服之，不饥[6]，轻身，延年。生池泽及山岛中。

【词解】[1]欬逆：即咳逆上气，咳嗽之义。[2]烦满：烦闷，满闷，指心腹胀满。[3]下赤白：利下红色、白色的脓血。[4]血闭：女子经闭。[5]炼饵：指炼制成药饵。[6]不饥：不饿。

【语译】禹余粮，味甘，性寒。主治咳嗽，散寒解热，消除心烦胀满、利下赤白脓血。治疗女子经闭，消癥瘕，除大热。炼成药饵服用后，不感饥饿，身体轻捷，能够延年益寿。出产于水池河泽岛屿之类的地方。

【按语】禹余粮，又名太一余粮、太一石脑、禹哀、自然谷等，为氧化物类的矿石褐铁矿的一种矿石，主要为沼铁矿（Bog－iron－ore），主要成分为 Fe_2O_3，主产于浙江、广东、河南、江苏及四川。将采挖后的褐铁矿除去泥土和杂石就得到禹余粮；将干净的禹余粮砸碎后，置于无烟炉火中煅烧，至红透时取出，倒入醋水中淬（每100kg禹余粮用醋30kg），即得煅禹余粮。

禹余粮味甘、涩，性平，入脾、胃、大肠经，具有涩肠止泻、收敛止血、止带的作用。临床上常用于久泻久痢、崩漏带下的治疗。禹余粮与赤石脂配伍，能治泄痢日久；与人参、当归、熟地、赤石脂配伍，治疗体虚崩漏；与乌贼骨、煅牡蛎配伍，治疗带下证。由于禹余粮的收涩作用较强，所有内有实积的实证患者慎服。

临床上禹余粮多作内服，每次10~20g煎服，也可入丸散。外用研末撒，或调敷。

现代药理研究表明,禹余粮的主要成分为 Fe_2O_3,具有止泻作用,对肠道内异常的发酵产物和炎症渗出物有吸附作用,对发炎的肠黏膜有保护作用;禹余粮还有止血作用,实验证明能显著缩短家兔血浆再钙化时间。

太一余粮

【原文】太一余粮,味甘,平,主欬逆上气[1],癥瘕,血闭,漏下[2],除邪气。久服耐寒暑,不饥,轻身,飞行千里,神仙[3]。一名石𢶈。生山谷。

【词解】[1]欬逆上气:咳嗽气逆。[2]漏下:指月经血非时而下,淋漓不断之证。[3]轻身,飞行千里,神仙:此句的意思是指能使一身轻松,如有空中飞越感,似神仙一般逍遥。

【语译】太一余粮,味甘,性平和。主治咳嗽,能消癥瘕,通利经血,治疗女子月经不调、崩漏,能祛除邪气。久服可使人耐寒热,不感饥饿,身体轻松如飞,逍遥似神仙。又名石脑。出产于山谷地带。

【按语】太一余粮,与禹余粮实为一物,均为粉末状的褐铁矿。两者的区别在于禹余粮生于池泽中,而太一余粮生在山谷中。"太一"为道家术语,因为这些石类药为道家经常服用,所以有"太一余粮"这一名称,其具体功用见"禹余粮"条。

白石英

【原文】白石英,味甘,微温。主消渴[1],阴痿不足[2]，欬逆，胸鬲间久寒[3]，益气，除风湿痹[4]。久服轻身长年。生山谷。

【词解】[1]消渴：指以渴饮多尿为主症的一类疾病，可分为上消、中消、下消。阴虚和燥热为消渴的两大基本病因。[2]阴痿：指阴茎不兴的病证，正名阳痿，又称"阳事不举"，《内经》称为"阴痿"，多由精气损伤、命门火衰或肾气亏虚所致，故称"不足"。[3]胸鬲间久寒：指胸膈寒凉日久。鬲通膈。[4]风湿痹：即湿痹，又称"着痹"，痹证之一，主要表现为肌肤麻木，关节重着，肿痛固定不移。主因湿邪所致。

【语译】白石英，味甘，性微温。主治渴饮多尿，阳痿不举，咳嗽，胸膈寒冷日久，能益气，祛除湿邪所致肌肤麻木、关节重着肿痛之证。久服能使人轻松，长寿。出产于山谷地带。

【按语】白石英，又名石英、银华、广石，为氧化物类矿物石英的矿石，主产于江苏、广东等地。上海及北京地区所用的白石英为水晶，水晶与白石英为同一矿物，水晶是其无色透明的结晶体。白石英一般以色白，明洁，有光泽，无杂色、杂质者为佳。

白石英，味甘，性温，入肺、肾、心三经，具有温肺下气、温肾壮阳、镇心安神、利尿消肿、散寒通痹、涩肠止泻的功效，主治肺寒咳喘，肺痿，肾脏阳气衰微出现的阳痿、腰膝酸软、耳聋及惊悸善忘、癃闭、黄疸、浮肿、风寒湿痹、脏寒久痢等。白石英配伍白芥子，治疗肺寒咳喘；配伍枸杞，治疗肾脏阳虚衰，津液不能上济诸证；配伍五味子，治疗肺虚少气，久咳不止；配伍仙茅，治疗阳痿、遗精；配伍朱砂，治疗惊悸怔忡、健忘；配伍茵陈，治疗寒湿阻滞脾胃所致的胆汁外泄而形成的黄疸。

白石英的临床参考用法为：10～15g煎服，或入丸散。阴虚火旺者不宜服用。

现代研究表明，白石英的主要成分为二氧化硅（SiO_2），其中硅53.3%，氧46.7%，此外还含有不同的元素，如铝、铁、钠、钾等。近年来研究发现，人体吸收的硅，不仅对心脏疾患和癌症有特殊疗效，而且硅还能维持血管壁的弹性，以免血管硬化。

紫石英

【原文】紫石英，味甘，温。主心腹[1]，咳逆[2]，邪气，补不足[3]，女子风寒在子宫，绝孕，十年无子[4]。久服温中[5]，轻身，延年。生山谷。

【词解】[1]心腹，指心腹疼痛诸证。[2]咳逆，咳，《御览》作呕，咳逆指呃逆。[3]不足：气血不足。[4]女子风寒在子宫，绝孕，十年无子：指由于女子经期感受风寒之邪累及子宫虚寒，故致多年不孕之证。[5]中：指中焦脾胃。温中，即温健中阳。

【语译】紫石英，味甘，性温。主治心腹疼痛，呕吐，能补益气血，治疗女子因虚寒所致不孕。久服能温健中焦阳气，使人轻身，延年益寿。生长于山谷。

【按语】紫石英，又名萤石、氟石、紫石、煅紫石英、赤石英等，为氟化物类矿物石族萤石的矿石块状体。以色紫、质坚者为佳，主产于甘肃、山西、江西、湖北、黑龙江、河北等地。

紫石英味甘，性温，入心、肝二经，具有镇惊安神、温肺下气、益血暖宫的功效，主治癫痫惊悸、心神不宁、不寐、咳喘气逆、宫冷不孕等。紫石英配伍紫贝齿，治疗心神不安，肝阳上亢，惊悸失眠，多梦，头晕目胀；配伍白石英，治疗心肺不足，冲气上逆，惊悸怔忡，心腹痛，宫寒不孕；配伍磁石，治疗肾气不足，肝阳上逆之头晕、耳鸣、失眠、多梦；配伍石决明，治疗肝阳上逆所致的头晕、头胀、头痛、目眩；配伍生铁落，治疗肝阳冲逆，头晕胀痛，惊悸怔忡，失眠等。

紫石英的临床参考用法为:6～12g煎汤内服,或入丸、散。阴虚火旺者及血热者不宜服用,孕妇忌用紫石英。

现代研究表明,紫石英的化学成分为氟化钙(CaF_2),纯品含钙51.2%,氟48.8%,也常含有杂质如氧化铁(Fe_2O_3)和稀土元素。紫石英具有镇静安神的药理作用。

白石英和紫石英均能镇惊安神,温肺下气,但是白石英偏于温肺下气,紫石英偏于镇惊安神。另外白石英还能温肾助阳,利尿消肿,而紫石英能益血暖宫,用于子宫虚冷不孕。

五色石脂

【原文】青石,赤石,黄石,白石,黑石脂等,味甘,平。主黄疸[1],洩利[2],肠澼[3],脓血[4],阴蚀[5],下血赤白,邪气,痈肿,疽,痔,恶创,头疡,疥搔[6]。久服补髓[7],益气,肥健[8],不饥,轻身,延年。五色石脂各随五色补五藏[9]。生山谷中。

【词解】[1]黄疸:以身黄、目黄、小便黄为主证。主由脾胃湿邪内蕴,肠胃失调,胆汁外溢所致。临床上可分为阳黄,阴黄两类。[2]洩利:即泄痢,即痢疾泄泻。[3]肠澼:即肠澼,又名"滞下"、痢疾。肠澼为夏秋季常见的肠道急性传染病,以腹痛、下利黏液脓血、里急后重为主要表现,多由湿风内蕴,毒滞肠道所致。[4]脓血:指下利脓血。[5]阴蚀:指阴道生疮溃烂,瘙痒难忍。多因湿热下注或肝经郁热所致。[6]疽,痔,恶创,头疡,疥搔:疽,指皮肤漫肿平塌,皮色不变,不热少痛,未成脓难消,已成脓难溃,脓水清稀,破后难敛之证。痔,生于肛门内外之突出块物,疼痛、出血。多由浊气瘀血流注肛门所致,可分为内痔、外痔和混合痔等。恶创,创者疮也,恶疮,即指严重的疮疡。头疡,头部疮疡。疥,即疥疮,多见于手指,尤以指缝为最,刺痒难忍,多由疥虫潜隐皮肤,辗转攻行所致。[7]髓:中医"奇恒之腑"之一,主要指脊髓,也包括骨腔内的髓质,由肾所藏之精气化生。[8]肥健:使人体胖健壮。[9]五藏,即五脏,心、肝、脾、肺、肾。它们各有五色对应,即赤、青、黄、白、黑。因此,五石脂青石、赤石、黄石、白石、黑石分别入肝、心、脾、肺、肾,并与五脏对应各有补益作用。

【语译】青石脂、赤石脂、黄石脂、白石脂、黑石脂等五色石脂,味甘,性平和。主治身黄目黄小便黄的黄疸之证及泄下黏液脓血。治疗阴部溃烂瘙痒,能除邪气,消除痈肿、疽、痔、恶疮、头疮、疥疮,止痒。久服可补髓,益气,使人体胖健壮,不感饥饿,身体轻捷,延年益寿。五石脂指青石脂、赤石脂、黄石脂、白石脂、黑石脂,分别补益肝、心、脾、肺、肾。出产于山谷。

【按语】五色石脂,为五种颜色的石脂,目前多以赤色石脂(即赤石脂)入药,其为硅酸盐类矿物多水高岭石的块状体。五种颜色的石脂,尽管其颜色由于所含氧化铁、氧化锰的含量不同而有异,但功用大抵相似,只是作用有强弱之分而已。一般赤白二种,一入血分,一入气分,故现代最为常用。现重点介绍赤色石脂。

赤石脂,味甘、涩,性温,入脾、胃、大肠三经,具有收涩固脱、收湿敛疮、收敛止血的功效,临床用于主治脾虚久泻、气虚脱肛、遗精、带下清稀如水、湿疹不敛、黄疸、湿热久痢、疥癣、血虚出血、肠风下血等。赤石脂与血余炭配伍,长于涩肠止泻;配伍白石脂(偏入气分,收涩固肠,止血止带),收敛止泻、固涩止血的功效更强;配伍干姜(即张仲景桃花汤),治疗脾胃阳虚、肠胃不固之久泻久利,或下利脓血、血色不鲜之证;配伍伏龙肝,治疗脾胃虚寒、大肠滑脱之下利便血、腹中冷痛等;配伍乌贼骨,治疗崩漏下血及外伤出血。

赤石脂的临床参考用法为:9～12g 煎汤内服,或入丸、散剂;外用研末撒或调敷患处。内有积滞的各种实证忌用。

现代研究表明,赤石脂的主要化学成分为水化硅酸铝,另外还含有相当多的氟化铁、氧化铁、锰、镁、钙等物质。赤石脂与高岭土极其相似,实际上赤石脂在 150～200℃,尚余 2 分子的水时,即成高岭土。普通的赤石脂是带红色的,但是由于所含氧化铁、氧化锰的多少不同而可以出现白、灰,以至青、绿、黄、红、褐等颜色(即五色石脂);而高岭土则比较纯粹,多为白色或灰色。药理研究发现,赤石脂的主要药理作用有:吸附作用(内服能吸附消化道内的毒物,如磷、汞、细菌毒素,以及异常发酵的产物等),保护黏膜作用(对发炎的胃肠黏膜有保护作用,一方面能够减少异物的刺激,另一方面能吸附炎性刺激物,使炎症得以缓解),止血作用(对胃肠出血有止血作用)。

白　青

【原文】白青,味甘,平。主明目,利九窍,耳聋,心下邪气[1],令人吐[2],杀诸毒,三虫[3]。久服通神明[4],轻身,延年,不老。生山谷。

【词解】[1]心下:指胃脘。邪气,概指引起胃脘不适的因素。心下邪气指能治疗胃脘不适。[2]令人吐:使人呕吐。[3]诸毒:多种毒邪。三虫:多种寄生虫。[4]通神明:使人聪明。

【语译】白青,味甘,性平和。能使眼睛明亮,通利人体诸窍,治疗耳聋,胃脘不适,能使人呕吐,祛杀多种毒邪和寄生虫。久服能使人聪明,身体轻捷,延年益寿,长生不老。出产于山谷。

【按语】白青,又名扁青、碧青、石青、大青、天青、西方回头青,为蓝铜矿物质中圆如铁珠、色白而腹不空者,其味甘、酸、咸,性平,无毒,具有镇肝降逆、清利头目的作用,主治目赤羞明、年老耳聋耳鸣,以及蛔虫、蛲虫等寄生虫病。其现代研究及鉴别参见中经"肤青"条。

扁 青

【原文】扁青,味甘,平。主目痛,明目,折跌,痈肿,金创不瘳[1],破积聚,解毒气,利精神。久服轻身,不老。生山谷。

【词解】[1]瘳:音抽,痊愈之义。

【语译】扁青,味甘,性平。主治目痛,能够明目,治疗骨折、跌打损伤、痈疮肿痛、金疮长期不愈,能够破积消聚,清解毒气,振奋精神。长期服用能够使身体轻巧灵活,不易衰老。出产于山谷地带。

【按语】扁青,为碳酸盐类矿物蓝铜矿的矿石单斜晶体,其色青,味甘,性平,入肝经,具有养肝消痰的作用,主治目痛、目痒,以及目翳不明、跌打损伤、积聚、小儿急惊风等。扁青为治疗骨折及跌打损伤的要药,功效与自然铜相似,内服外敷均可,尤以外用疗效更佳。其现代研究及鉴别参见中经"肤青"条。

草（上品）

昌 蒲

【原文】昌蒲,味辛,温。主风寒湿痹[1],欬逆上气。开心孔[2],补五藏,通九窍,明耳目,出声音。久服轻身,不忘,不迷惑[3],延年。一名昌阳。

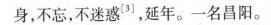

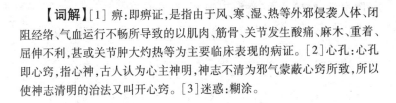

【词解】[1]痹:即痹证,是指由于风、寒、湿、热等外邪侵袭人体、闭阻经络、气血运行不畅所导致的以肌肉、筋骨、关节发生酸痛、麻木、重着、屈伸不利,甚或关节肿大灼热等为主要临床表现的病证。[2]心孔:心孔即心窍,指心神,古人认为心主神明,神志不清为邪气蒙蔽心窍所致,所以使神志清明的治法又叫开心窍。[3]迷惑:糊涂。

【语译】昌蒲,味辛,性温。主治风寒湿痹,咳嗽气喘。能使神志清明,补益五脏,通利九窍,使人耳聪目明,使人发出声音。久服可使身体轻捷,不健忘,不糊涂,延年益寿。又叫昌阳。

【按语】昌蒲,现写作菖蒲,又称做石菖蒲,又名昌阳、昌羊、名上菖蒲、尧时薤、尧韭、木腊、阳春雪、望见消、九节菖蒲、水剑草、苦菖蒲、菖卜、九节菖、寸菖蒲、泥浦、紫耳、石上草、松衣介、兰荪芷、荃、宅护、剑菖、山菖蒲、溪菖、石蜈蚣、野韭菜、水蜈蚣、香草、绿剑真人、石菖卜、昌本、粉菖蒲、粉菖、剑草、剑叶菖蒲、钱菖蒲、细叶菖蒲、鲜菖蒲、香菖蒲、药菖蒲等,为天南星科植物石菖蒲 *Acorus gramineus* Soland. 的干燥根茎,主产于四川、浙江、江苏,另外河南、山东、江西、福建、台湾、湖北、湖南、广东、广西、陕西等地也有分布。

菖蒲味辛,性温,入心、肝经,具有开窍豁痰、化湿和胃的功效。主治痰浊蒙蔽清窍或高热引起的神昏、癫狂、痴呆、耳鸣耳聋、健忘等,也能治疗湿阻脾胃而出现的胸腹胀闷、噤口痢等,对痰厥也有很好的治疗作用。菖蒲与远志、龟板、龙骨等配伍,可以治疗清窍蒙蔽、精神恍惚、健忘;配伍郁金,能治疗热病神志不清;配伍厚朴、陈皮,能治疗脾被湿困而出现的腹胀、食欲不振;配伍石莲子、茯苓,能治疗久痢不止;配香附、木香,可治中寒气滞所致的脘腹胀痛。

临床应用时,一般为 5~8g 水煎服,鲜品加倍,或入丸、散剂;外用适量,研末涂敷,或煎汤淋洗。凡阴血亏虚、阴虚阳亢、烦躁多汗、咳嗽吐血、滑精不固者,均当慎用。

现代药理研究表明,菖蒲的根茎含挥发油 0.5%~0.9%,挥发油中的主要成分为细辛醚(占 86%);鲜叶含挥发油 0.11%~0.42%,挥发油中的主要成分为 β-细辛醚(占 63.2%~81.2%)、α-细辛醚(占 8.8%~13.7%)。菖蒲中还含有黄樟油素、丁香醛、石竹烯、α-草烯、石菖醚等 22 种微量成分。另外,还含有氨基酸、有机酸、糖类。研究表明,菖蒲的水煎剂、去油煎剂、挥发油或 β-细辛醚都具有镇静作用,能减少实验动物的自发活动,还能显著延长戊巴比妥钠的麻醉时间。另外,菖蒲还具有解痉和抗癫痫的作用,其水煎剂能够对抗戊四氮对小鼠的惊厥作用,其挥发油成分对支气管及回肠都有很好的解痉作用。另外,菖蒲还能轻度兴奋呼吸,舒张支气管,改善肺通气,增加潮气量及扩张外周血管,增加离体心脏血流量,并对小鼠有较强的降温作用和增强实验动物在常压或减压下的耐缺氧作用。内服菖蒲能促进消化液的分泌及制止胃肠异常发酵,并能弛缓肠管平滑肌痉挛。研究表明,菖蒲具有一定毒性,其水煎剂对小鼠腹腔注射时,LD_{50} 为 53g/kg。

原文说菖蒲能够“出声音”,是因为菖蒲能化痰开窍,对于痰蒙心窍所致口噤不语,能够开窍发音,而并不是指菖蒲具有清咽利喉的功效,这点应加以注意。

鞠 華

【原文】鞠華,味苦,平。主风头眩[1],肿痛[2],目欲脱[3],泪出,皮肤死肌[4],恶风[5],湿痹[6]。久服利血气,轻身,耐老,延年。一名节华。生川泽及四野。

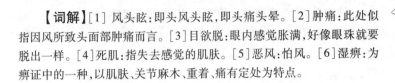

【词解】[1]风头眩：即头风头眩，即头痛头晕。[2]肿痛：此处似指因风所致头面部肿痛而言。[3]目欲脱：眼内感觉胀满，好像眼珠就要脱出一样。[4]死肌：指失去感觉的肌肤。[5]恶风：怕风。[6]湿痹：为痹证中的一种，以肌肤、关节麻木、重着、痛有定处为特点。

【语译】鞠华，味苦，性平。主治头痛头晕、头面肿痛、目胀、流泪、肌肤麻木不仁、怕风及湿痹证。久服通利血脉，使身体轻捷，不易衰老，延年益寿。又名节华。生长于山川河泽及田野。

【按语】鞠华，即菊花，又名节华、茶菊、家菊、馒头菊、簪头菊、甜菊、女节、女茎、日精、甘菊花、白菊花、女花、传延年、更生、傅延年、阴成、周盈、金精、治蔷、女华、甜菊花、干菊花、亳菊、徽菊、德菊、箱菊、绿蒂菊、济菊、平江菊、池菊、金蕊、牡菊、甘菊、真菊、杭菊、白菊、滁菊、珠子菊、回蜂菊、茶苦蒿、羊欢草、地薇蒿、秋菊、冬菊、邓州黄、邓州白、白甘菊、怀菊花、环菊、祁菊、川菊、贡菊、白茶菊、杭白药、杭黄菊、黄甘菊、杭菊花、黄菊等，为菊科植物菊 *Chrysanthemum morifolium* Ramat. 的头状花序，按照药材产地及加工方法的不同分为四类：(1)亳菊（白菊），产要产于安徽亳县，另外河南、四川、山东、河北、湖南及云南也产；(2)滁菊，主产于安徽滁县；(3)贡菊，主产于安徽歙县（徽菊）和浙江德清（德菊）；(4)杭菊，主产于浙江。此外，江苏、广东、广西、湖南、湖北、贵州及云南等地也盛产菊花。

菊花味甘、苦、辛，性微寒，入肝、肺经，具有疏风清热、解毒明目的作用，主治外感风热所引起的发热、头痛、眩晕、目赤肿痛，以及疔毒等。与桑叶、薄荷、连翘、芦根等配，可治外感风热初起时的发热、头痛等；配伍羌活、防风、白芷、细辛等治风寒头痛；配伍熟地、枸杞子治两目昏暗；配伍石决明、白芍、钩藤等治肝风眩晕；配伍木贼、蝉蜕、白蒺藜，治目赤肿痛、昏暗羞明。

临床上，菊花多入汤剂煎服，用量为4.5～9g；或泡茶，入丸、散也可。凡阴虚或头痛而恶寒者均忌用。

现代药理研究表明,菊花含挥发油、腺嘌呤、胆碱、水苏碱、矢车菊苷等,挥发油中的主成分为龙脑、樟脑、菊油环酮等。实验研究表明,菊花有以下药理作用。(1)心血管系统:菊花水煎醇沉液对正常的或实验性冠状动脉硬化的离体兔心脏灌流,均能显著增加冠脉流量和提高心肌耗氧量,心率略受抑制,其对冠状动脉的作用与心肌代谢产物的缩血管作用无关,也与冠状动脉 β - 肾上腺素能受体无关。(2)提高耐缺氧能力:小鼠腹腔注射10%菊花浸膏,能提高小鼠对减压缺氧的耐力。(3)抗病原微生物:菊花水浸剂或煎剂,在体外对多种致病菌及流感病毒 PR_3 和钩端螺旋体均有抑制作用,对大多数革兰阳性细菌、人型结核杆菌有某些抑制作用,其水浸剂(1:4)对某些常见皮肤致病性真菌亦有抑制作用。此外,菊花提取物对小鼠腹腔注射,可使皮内注射组织胺之局部扩散变小,显示其能抑制毛细管的通透性而有抗炎作用。

人 参

【原文】人参,味甘,微寒。主补五藏,安精神[1],定魂魄[2],止惊悸[3],除邪气,明目,开心益智[4]。久服轻身,延年。一名人衔,一名鬼盖。生山谷。

【词解】[1]安精神:精、气、神为人体生命活动的基础物质,安精神即益精、养神。[2]定魂魄:通过补益作用使人精神安定。[3]止惊悸:心的气血不足可导致心中悸动,惊惕不安,人参可通过补益心气而止心悸。[4]开心益智:开启心神,使人聪明。

【语译】人参,味甘,性微寒。具有补益五脏、益精养神、安定精神、定惊止悸、祛除病邪的作用,能使眼睛明亮,能开启心智,增长智力,久服可使身体轻捷,延年益寿。又名人衔,又名鬼盖。生长于山谷地带。

【按语】人参,又名鬼盖、人衔、神草、人微、土精、血参、玉精、黄参、地精、白物、海腴、皱面还丹、百尺杵、金井玉阑、子参、孩儿参、汤参、棣参、人身、黄石、棒棰、红参、山参、白参、生晒参、园参、糖参、别直参、高丽参、人御、大力参、辽参、野参、野山参、移山参、白人参、白干参、掐皮参、秧参、白糖参、全须生晒参、东洋参、吉林参、鸡林参、朝鲜参、边条参、白杆参、百济参、白修参、羊雨参、紫团参、皱面丹、辽东参、力参等,为五加科植物人参 *Panax ginseng* C. A. Mey. 的根。野生人参又名野山参,主产于吉林、黑龙江、辽宁及河北;栽培品名园参,在辽宁及吉林有大量栽培,北京、天津等地也有少量栽培。将新鲜园参用硫黄熏后在日光下晒干的名生晒参,将新鲜园参蒸 2～2.5 小时后取出烘干或晒干的名红参。除以根入药外,人参须(支根及须根)、人参芦、人参叶、人参果亦可药用。

人参味甘、微苦,性温,入脾、肺经,具有大补元气、固脱生津、健脾补肺、宁神益智的作用,主治元气暴脱、气微欲绝、脾肺气虚、虚劳、消渴、眩晕、惊悸、汗证、气喘、食少、心悸、失眠、虚喘、阳痿等。配伍附子,治元气暴脱、气微欲绝、大汗淋漓、失血过多、四肢厥冷、神志散乱;配伍白术、茯苓、甘草,治四肢无力、食欲不振、大便溏泻;配伍黄芪,治面色萎黄、气短懒言、神疲乏力、不思饮食;配伍麦门冬、五味子,治气阴两亏、神疲气短、自汗口渴、口干舌燥;配熟地,治气血两亏诸证;配伍鹿茸,治先后天不足、阳气虚损、形体羸弱、腰酸阳痿、妇女宫寒不孕;配伍酸枣仁、远志,治心悸、失眠;配伍蛤蚧,治虚喘咳逆,不能平卧;配伍紫苏叶、前胡、桔梗、枳壳等,治气虚患者的感冒咳嗽。临床上一般阳气虚者宜用红参,气阴虚者宜用白参或生晒参。

临床上,人参一般用 1.5～9g 入汤剂煎服,或入丸、散。一切实证、热证患者忌用人参。另外,因为"十八反"中有人参反藜芦、畏五灵脂,所以忌与这两味药同用。

现代药理研究表明,人参的主要活性成分为人参皂苷Ⅰ～Ⅵ,另外还有黄酮和挥发油等。根据对动物的脑电图及条件反射方法的研究,人参主要是加强大脑皮质的兴奋过程,同时也能加强抑制过程,改善神经活动过程的灵活性。在人体,人参同样能加强大脑皮质的兴奋过程,对抑制过程也能加强;它还能提高人的一般脑力和体力的机能,对人亦有显著的抗疲劳作用。人参与刺五加、北五味子等相似,具有"适应原样"作用,即能增强机体对各种有害刺激的防御能力。人参对多种动物心脏均有先兴奋、后抑制,小剂量兴奋、大剂量抑制的作用。人参对麻醉动物,小剂量升压,大剂量降压,治疗量对病人血压无明显影响。人参对病态的心脏有良好的作用,能减轻或消除氯仿、肾上腺素所致的心律不齐;能升高心内电极起搏所致早搏阈值,缩小实验性心肌梗死范围,改善猫、兔心室纤颤时的心跳无力状态。另外,人参还具有抗休克作用,促进造血系统功能以及抗利尿等作用。

人参毒性很小,人在内服3%人参酊剂2 000ml时,可出现中毒现象:全身玫瑰疹、瘙痒、眩晕、头痛,体温升高及出血等,使用时应加以重视。

天门冬

【原文】天门冬,味苦,平。主诸暴风湿偏痹[1],强骨髓[2],杀三虫[3],去伏尸[4]。久服轻身,益气,延年。一名颠勒。生山谷。

【词解】[1]暴风湿偏痹:由于风湿痹证多因突感风邪,故称为暴风;其邪夹湿,多致肢体偏软疼痛等症,故有"偏"之说。[2]强骨髓:指强壮筋骨,充实骨髓。[3]三虫:泛指多种人体寄生虫,如蛲虫、蛔虫等。
[4]伏尸:指病隐伏于五脏内,积年不除;若发作,则心腹刺痛、胀满喘急
之证。

【语译】天门冬,味甘,性平。主治风湿痹证,能强壮筋骨,
杀灭多种人体寄生虫,可治疗积年不愈的心腹刺痛、胀满气急
等证。久服能使人身体轻捷,益气,延年益寿。又名颠勒。生
长于山谷地带。

【按语】天门冬,又名天冬、多儿母、余面崽、颠勒、万岁藤、
波罗树、天棘、白罗彬等,为百合科植物天门冬 *Asparagus co-
chinchinensis*(Lour.)Merr. 的干燥块茎,秋、冬季采挖,去泥沙
后剪下块根,洗净后用沸水煮或蒸香透心,倒入清水中,趁热去
皮,用硫黄熏 2~3 次,晒干或烘干即得。主产于贵州、四川、广
西、浙江、云南;陕西、甘肃、安徽、湖北、湖南、河南、江西等地也
有出产;河北、江苏、福建、台湾、广东、广西、贵州等地均有分布。

天门冬味甘、苦,性寒,入肺、肾经,具有养阴清热、润燥生
津的作用,主治阴虚发热、咳嗽吐血、肺痿、咽痛、消渴、便秘等。
临床上与麦门冬配伍,治疗阴虚内热,干咳气逆;配伍熟地、人
参,治津亏口渴;配伍白薇、秦艽、地骨皮、生地、知母,治肺痿、
肺痨,低热咯血;配伍生地、山萸肉、花粉、五味子、麦冬,治消
渴;配伍麦冬、麻仁、当归、生地,治老年人燥结便秘。

临床上,天门冬一般用 6~12g 入水煎剂,也可入丸、散、膏
剂,口服。由于天门冬具有滋腻碍脾的作用,所以脾虚泄泻以
及外感风寒的患者忌服。

现代研究表明,天门冬根中含天门冬素、黏液质,β-谷甾
醇及 5-甲氧基甲基糖醛、19 种氨基酸及多种低聚糖等。药理
研究表明,天门冬的药理作用如下:(1)抗菌:体外实验表明,天
门冬对多种细菌有抑制作用,对炭疽杆菌、α-溶血链球菌、β-
溶血链球菌、白喉杆菌、假白喉杆菌、肺炎双球菌、金黄色葡萄

球菌、柠檬色葡萄球菌、白色葡萄球菌、枯草杆菌等 10 种革兰阳性嗜氧菌皆有抗菌作用;(2)杀灭蚊、蝇幼虫:0.5% ~1% 天门冬水煎剂可使其中的孑孓于 72 ~76 小时后全部死亡,2% ~5%浓度经 3 ~4 天,可使其中的蛆死亡 70% ~100% ;(3)其他:研究表明,天门冬块根含多糖,其中有具抑瘤作用的天冬多糖 A、B、C、D 等,因而天门冬具有抑制肿瘤活性作用。从天门冬中提取的 80% 乙醇沉淀物口服对小鼠肉瘤 S_{180} 的并对急性淋巴细胞白血病、慢性粒细胞白血病及急性单核细胞白血病患者的白细胞脱氢酶有一定抑制作用,还能抑制急性淋巴细胞白血病患者白细胞的增殖。

甘 草

【原文】甘草,味甘,平。主五藏六府寒热邪气[1]。坚筋骨,长肌肉,倍力[2],金创[3],肿[4],解毒[5]。久服轻身,延年。生川谷。

【词解】[1]五藏六府寒热邪气:统指五脏六腑疾病。[2]倍力:增长力气。[3]金创:指因外伤所致的疮疡。[4]肿:指下肢浮肿。[5]解毒:指解百药之毒。

【语译】甘草,味甘,性平。主治五脏六腑各种疾病,能够强健筋骨,使肌肉发达,力气增加,可治疗金疮、下肢浮肿,能解各种毒。长期服用能够使身体轻巧灵活,延年益寿。生长于山川河谷之间。

【按语】甘草,又名美草、汾草、买草、抱罕草、伦蜜珊瑚、美丹、生甘草、甜甘草、红甘草、粉甘草、主人、蜜甘、蜜草、粉草、国老、灵通、甜根子、棒草、光果甘草、欧甘草、黄甘草、紫甘草、胀果甘草、甜菜草、蜜甘草、炙甘草,为豆科植物甘草 *Glycyrrhiza uralensis* Fisch. 的干燥根及根茎,将甘草除去栓皮者称"粉甘草"。分布于我国东北、西北、华北等地。

甘草味甘,性平,无毒,入心、肺、脾、胃四经,具有补脾益气、清热解毒、润肺止咳、缓急止痛、和中祛痰、调和药性的功效,主治脾虚食少便溏,肢软乏力,劳倦发热,胃腹疼痛,肺痿咳喘,里急腹痛,心悸惊痫,疮疡,痈疽肿毒,咽喉肿痛,阴茎中痛,食品、药物中毒等。甘草配伍人参、白术、茯苓,治疗脾胃虚弱诸证;配伍干姜,治疗肺痿吐涎沫;配伍人参、生地、桂枝、麦冬,治疗心动悸、脉结代;配伍桔梗,治疗咽喉肿痛;配伍小麦、大枣,治疗妇人脏躁;配伍白芍、桂枝、饴糖,治疗腹痛里急;配伍滑石,治疗暑湿证。

甘草的临床用法为:2～10g 煎服,或入丸、散;外用研末掺或煎水洗患处。湿盛中满,腹胀者忌用。"十八反"中,甘草反甘遂、大戟、芫花、海藻。

现代药理研究表明,甘草根及根茎含甘草酸,是甘草次酸的二葡萄糖苷,为甘草的甜味成分,此外还含多种黄酮成分。甘草有类似肾上腺皮质激素作用,对组织胺引起的胃酸分泌过多有抑制作用,并有抗酸和缓解胃肠平滑肌痉挛作用。甘草黄酮、甘草浸膏及甘草次酸均有明显的镇咳作用;祛痰作用也比较显著,其作用强度为甘草次酸＞甘草黄酮＞甘草浸膏。甘草还有抗炎、抗过敏作用,能保护发炎的咽喉和气管的黏膜。甘草浸膏和甘草酸对某些毒物有类似葡萄糖醛酸的解毒作用。

干地黄

【原文】干地黄,味甘,寒。主折跌[1]绝筋[2],伤中[3],逐血痹[4],填骨髓,长肌肉。作汤[5],除寒热积聚。除痹,生者[6]尤良,久服轻身,不老。一名地髓,生川泽。

【词解】[1]折跌:指关节错位,肌肉挫伤。[2]绝筋:肌肉断裂。[3]伤中:中焦脾胃受损,多由饮食不节引起。[4]血痹:以身体麻木、游走性痹痛为主的一类内伤病证,主由气血内虚,邪气乘虚而入,导致血气闭阻不通所致。[5]作汤:煎汤。[6]生者:这里指鲜品。

【语译】干地黄,味甘,性寒,主治挫伤伤筋,身体麻木游走性疼痛,填补骨髓,生长肌肉,煎汤能除寒热,消积聚,治疗痹证。其鲜品效果尤好。久服能使人轻捷,长生不老。又名地髓。生于山川沼泽地带。

【按语】干地黄,又名地髓、原生地、干生地、地黄、地黄根、大生地、小生地、细生地、根生地、次生地、苄根、牛奶子根、婆婆奶根、狗奶子根、山烟根、山白菜根、酒壶花根、甜酒棵根、蜜罐棵根、怀庆地黄、怀生地、酒盅盅花根、蜜蜜罐棵根、山旱烟根、山烟棵根、炮掌根、阳精、淮生地、生地炭、生地、生地黄、怀生地等,为玄参科植物地黄 *Rehmannia glutinosa*(Gaertn.)Libosch. 的干燥块根,主产于河南、辽宁、河北、山东及浙江。地黄一般秋季采挖,鲜用者称"鲜生地";将鲜生地缓缓烘焙至约八成干时,捏成团块,习称"生地",也称为"干地黄";将生地置容器内蒸至黑为度,取出晒至八成干,切片再晒干,称"蒸熟地";将生地置容器内,加黄酒盖严,隔水蒸至酒被吸尽,取出晒至黏液稍干时切片再晒干称"酒熟地"。

干地黄味甘、苦,性凉,入心、肝、肾三经,具有清热凉血、养血滋阴的功效,主治阴虚血少、腰膝痿弱、劳嗽骨蒸、遗精盗汗、热病发斑、血淋、吐衄、崩漏、月经不调、消渴溲多、耳聋目昏、发热便秘等。地黄与山茱萸配伍,治疗肝肾不足的头晕、耳鸣、腰膝酸软;配伍龟版,治疗阴虚阳亢的头晕耳鸣、少寐健忘、潮热盗汗等;配伍山药、五味子,治疗肾虚遗精、遗尿及肾虚作喘。

熟地黄味甘,性微温,入心、肝、肾三经,具有滋养肝肾、补血调经的功效,临床用于治疗虚劳内热、肾虚腰痛、肝血虚胁痛、阴虚咳喘、消渴,以及血虚崩漏下、闭经、产后腹痛等。

一般而言,生地、鲜生地、熟地都能滋阴,但鲜地黄凉血力强,熟地滋阴力大,生地则兼能凉血滋阴。鲜生地味甘液多,偏于生津,所含的水分多,凉血生津作用胜于生地黄;生地黄滋阴清热胜于熟地黄,并且微寒不腻,为阴虚血亏平补之药,血热者宜用;熟地黄偏于温补,阴亏者相宜,且能独入肾经,为滋阴补肾的要药。

生地黄的临床用法为:鲜生地 12～30g,干地黄 9～15g,煎汤内服,或入丸、散剂;外用适量,捣烂敷患处。脾虚便溏者不宜服用。熟地黄的临床用法为:9～30g 煎汤,或入丸、散剂,或熬膏、浸酒服。脾胃虚弱、腹满便溏者忌服。

现代药理研究表明,干地黄根茎含多种环烯萜苷类,如梓醇(Catalpol $C_{22}H_{26}O_{12}$)、桃叶珊瑚苷、β-谷甾醇、地黄素(reh-mannin)、甘露醇、葡萄糖、生地碱、铁质、维生素 A 等,其水溶部分含有蔗糖、水苏糖、精氨酸等多种糖类和氨基酸。生地黄中含环烯醚萜 A、B、C、D 和梓醇、黄零香苷等。生地与熟地比较,某些化学成分含量有些不同,如梓醇含量生地为 0.3%,熟地为 0.08%;单糖含量生地 ρ(生药)为(1.64±0.03)g/10g,熟地 ρ(生药)为(5.16±0.03)g/10g。另外生地含有环烯醚萜及环烯醚萜苷,在熟地中则几乎完全消失。

地黄有一定的强心、利尿、升高血压、降低血糖及抑菌等作用。研究表明,生地黄的提取物能促进血液的凝固。小白鼠服生地黄炭,能缩短出血时间。地黄煎剂还有保护肝脏、防止肝糖元减少的作用,并有一定的抗辐射损伤作用。另外,地黄煎剂对多种真菌的生长有抑制作用。地黄的药理作用有:(1)止血。地黄水煎剂或醇浸剂以及口服地黄炭均能缩短小鼠尾部出血时间,生、熟地均有此作用,地黄炒炭后止血作用更强;(2)保护肝脏。生地提取物有延缓肝细胞对皮质醇的分解代谢效应,地黄煎剂能使 CCl_4 引起的肝损害小鼠存活率提高;(3)对心血管的作用。地黄煎剂能明显增加小鼠营养性血流量,并对麻醉犬血压有降低作用,重复给药后有明显的快速耐受现象;(4)抗炎。地黄水煎剂对大鼠实验性甲醛性脚肿有显著消肿作用,醇浸剂作用不明显;(5)免疫调节作用。地黄水浸剂可拮抗地塞米松对脑垂体－肾上腺皮质系统的抑制作用,使血浆皮质酮浓度升高,并能调节 cAMP 系统的反应性;干地黄水提物使小鼠外周血淋巴细胞显著增加;(6)另外,实验还发现地黄具有抗放射、抗氧化、抗缺氧、抗真菌、降低血糖的作用。实验表明,熟地黄有较弱的抗凝血酶作用,说明其对纤溶系统有活化作用,此作用与体内作用有关。

临床上,干地黄由于加工炮制的方法不同,临床功用也有一定区别。①鲜生地:性大寒,归心、肝、肾经,长于清热,用于治疗热盛口渴、咽喉肿痛、发斑发疹、吐血便血;②干地黄:性寒,归心、肺、肾经,专于滋阴清热、凉血,用于阴虚低热、内热消渴、血热妄行、发斑发疹;③熟地黄:性温,归肝、肾经,擅长于滋阴补血、益精填髓,用于阴虚血少、腰膝酸软、盗汗遗精、血虚萎黄、心悸怔忡、月经不调、眩晕耳鸣、须发早白;④熟地炭:专于止血,用于吐血、衄血、便血、崩漏下血等;⑤砂仁拌熟地:防止腻膈,和合五脏,用于胸膈闷,需常服熟地者。

术

【原文】术,味苦,温。主风寒湿痹,死肌[1],痉[2],疸[3]。止汗,除热,消食[4]。作煎饵,久服轻身,延年,不饥。一名山蓟,生山谷。

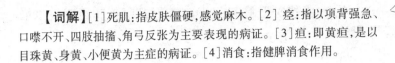

【词解】[1]死肌:指皮肤僵硬,感觉麻木。[2]痉:指以项背强急、口噤不开、四肢抽搐、角弓反张为主要表现的病证。[3]疸:即黄疸,是以目珠黄、身黄、小便黄为主症的病证。[4]消食:指健脾消食作用。

【语译】白术,味苦,性温,主治风寒湿痹,皮肤感觉麻木,抽搐,黄疸,能止汗、除热、消食。煎服,久服能使人轻捷,延年益寿,不感饥饿。又名山蓟,生于山谷。

【按语】术,这里为白术和苍术的合称。《神农本草经》所记载的主治"风寒湿痹,死肌,痉,疸",属苍术的证治范围,止汗,除热,消食,又与白术的证治范围相符,而"煎饵,久服轻身,延年,不饥",则与白术的扶正固本作用有关,苍术也有此作用,但药力不及白术。可见,《神农本草经》虽未明确术确为何物,但从经文分析,术即包括白术和苍术。

白术,为菊科植物白术 *Atractylodes macrocephala* Koidz. 的根茎,主产浙江及湖南等地,多为栽培品,少有野生。白术,又名浙术、于术、山蓟、山芥、天蓟、山姜、乞力伽、山精、山连、吃力伽、旌术、天生术、烘术、生晒术、野于术、马蓟、冬白术等。

白术味苦、甘,性温,入脾、胃经,具有补气健脾、燥湿利水、固表止汗、益气安胎的功效,主治脾胃虚弱、食少腹满、倦怠少气、大便溏薄、头晕目眩、痰饮水肿、小便不利、黄疸、自汗、风湿痹证、胎动不安等。白术配伍人参、茯苓、甘草,治疗脾胃虚弱;配伍干姜、甘草,治疗脾胃虚寒;配伍黄芩、砂仁,治疗胎动不安;配伍茯苓、桂枝,治疗痰饮;配伍麻黄,治疗风湿痹痛;配伍猪苓、茯苓、泽泻,治疗水肿小便不利;配伍黄芪、防风,治疗表虚自汗。

白术的临床用法为:5～15g煎服,或入丸、散内服。阴虚火旺者忌用。

现代药理研究表明,白术含挥发油,油中主要成分为苍术酮,白术内酯 A、B 等。白术有强壮、利尿、降血糖、降压、抗凝血的作用,并能保护肝脏和防止四氯化碳所致肝糖原减少的作用。

苍术,为菊科植物茅苍术(南苍术)*Atractylodes lancea*(Thunb.)DC.、北苍术(山苍术)*Atractylodes chinensis*(DC.)Koidz.或关苍术(东苍术)*Atractylodes japonica* Koidz ex Kitam 的根茎。第一种主产于江苏、湖北及河南,第二种主产于河北、山西及陕西,第三种分布于东北三省。

苍术味辛、苦,性温,入脾、胃经,具有燥湿健脾、祛风胜湿的功效,主治湿阻中焦、脘腹胀满、食欲不振、恶心呕吐、泄泻、风寒湿痹、脚膝肿痛。苍术配伍厚朴、陈皮,治疗脘腹胀满疼痛、呕酸、不思饮食;配伍白术、茯苓、猪苓,治疗泄泻;配伍黄柏,治疗脚膝肿痛;配伍独活、薏苡仁、川乌,治疗着痹;配伍羌活、防风,治疗外感风寒湿邪,头痛、肢体酸痛;配伍柴胡、香附、厚朴、神曲,治疗肝胃不和,脘腹胀满、呕吐泛酸;配伍石膏、知母、甘草,治疗暑湿,烦热身痛、口渴汗出;配伍白术、半夏、茯苓,治疗阴痒、带下;配伍地榆,治疗肠风下血。

苍术的临床用法为:5~15g煎服,或入丸、散内服。阴虚内热、气虚多汗者忌用。

现代研究表明,苍术根茎含挥发油,油中主要含苍术素、茅术醇等。药理研究发现,苍术具有镇静、抗惊厥、利胆、抗胃溃疡、抗病毒等作用,并能对抗乙酰胆碱对肠的收缩作用。

兔丝子

【原文】兔丝子,味辛、平。主续[1]绝伤[2],补不足[3],益气力[4],肥健[5]。汁[6]去面鼾[7]。久服明目,轻身,延年。名兔芦。生川泽。

【词解】[1]续:连接。[2]绝伤:指由于金刃、跌打等外因所致的筋骨折断。[3]不足:指身体亏虚之证。[4]益气力:增长力气。[5]肥健:使人健壮。[6]汁:榨成汁。[7]颜:应为皯,面黑色也。面皯,即面部黑暗无光。

【语译】兔丝子,味辛,性平和。能续筋接骨,补益身体亏虚,增长力气,使人健壮。取汁,能去除面部黑色。久服能使人眼睛明亮,身体轻捷,延长寿命。又名兔芦。生长于山川河泽。

【按语】兔丝子,即菟丝子,为旋花科植物菟丝子(豆寄生、无根草、黄丝)*Cuscuta chinensis* Lam. 或大菟丝子(金灯藤)*Cuscuta japonica* Choisy 等的干燥成熟种子,前者主产于山东、河北、山西、陕西、江苏、辽宁、黑龙江、吉林、内蒙古等地,后者主产于甘肃、山东、江苏及四川。菟丝子又名吐丝子、无娘藤米米、大菟丝子、迎阳子、丝子、豆养生子、豆须子、龙须子、萝丝子、缠龙子、黄藤子、黄湾子、黄网子、黄萝子、黄丝子、黄丝藤子、无娘藤子、金黄丝子、无根草子、玉女、乌麻等。

菟丝子味甘、辛,性平,入肝、肾经,具有补益肝肾、益精明目、固精缩尿、健脾止泻的功效,主治腰痛、阳痿、遗精、早泄、小便频数不禁、消渴、白带过多、头昏耳鸣、目暗不明、腰膝酸软、便溏泄泻等。菟丝子配伍枸杞子、五味子、覆盆子,治疗阳痿遗精;配伍鹿茸、桑螵蛸、五味子,治疗小便不禁;配伍杜仲、山药,治疗肾虚腰膝酸痛;配伍熟地、枸杞、女贞子,治疗两目昏花;配伍山药、茯苓、莲子,治疗脾虚便溏;配伍续断、桑寄生、阿胶,治疗胎漏下血、胎动欲堕;配伍桑螵蛸、泽泻,治疗膏淋;配伍白茯苓、石莲子,治疗溺有余沥,小便白浊。

菟丝子的临床用法为:10~15g 煎汤或入丸、散剂内服。阴虚火旺、大便燥结、小便短赤者忌用。

现代药理研究表明,菟丝子的种子含胆甾醇、菜油甾醇及豆甾醇等,并含有树脂苷、糖类、黄酮类化合物等。药理实验发现,菟丝子能增强蟾蜍离体心脏的收缩力,降低麻醉犬的血压;

抑制肠运动;兴奋离体子宫;延缓大鼠半乳糖性白内障的发展,并对白内障有一定的治疗作用;对氢化可的松所致小鼠"阳虚"模型有治疗作用,能增强小鼠非特异性抵抗力等。菟丝子具有一定的毒性,过量使用的中毒症状主要为共济失调和呼吸抑制。

牛 膝

【原文】牛膝,味苦酸,主寒湿痿痹[1],四肢拘挛[2],膝[3]痛不可屈伸。逐血气[4],伤热[5],火烂[6],堕胎[7]。久服轻身,耐老。一名百倍。生川谷。

【词解】[1]痿痹:下肢软弱、行步困难之证。由于多因寒湿所致,故称寒湿痿痹。[2]拘挛:拘急,抽搐。[3]膝:膝的异体字。[4]血气:指瘀血。[5]伤热:这里指热证。[6]火烂:指红肿溃烂。[7]堕胎:导致流产。

【语译】牛膝,味苦、酸。主治寒湿所致下肢软弱,四肢抽搐,膝关节疼痛、不能屈伸之证。能活血,治疗红肿热痛,并能引起流产。久服能使人身体轻捷,延缓衰老。又名百倍。生于山川峡谷。

【按语】此处所指牛膝,应为苋科植物牛膝(怀牛膝)*Achyranthes bidentata* BL.的根,主产河南,全国其他地区也有分布。牛膝又名百倍、怀牛膝、牛茎、鸡股骨、牛七、雄土牛膝、牛夕、牛膝根、怀膝、怀夕、山苋、牛髁膝、对节草、红牛膝、山苋极、通天挂杖、牛膝段、酒牛膝、淮牛膝等。

牛膝味苦、酸,性平,入肝、肾经,具有活血化瘀、补益肝肾、强壮筋骨、引血下行的功效,主治淋证、尿血、经闭、癥瘕积聚、难产、胞衣不下、产后瘀血腹痛、跌打、痈肿、喉痹、下肢关节痹痛、腰膝骨痛、痿证等。配伍桃仁、红花、赤芍、牡丹皮,治疗闭经、癥瘕积聚;配伍川芎、泽兰、红花、当归,治疗胞衣不下;配伍海金沙、金钱草,治疗石淋;配伍金银花、忍冬藤、赤芍,治疗脱疽;配伍苍术、黄柏,治疗湿热下注,足膝红肿;配伍熟地、当归、龟版、知母、黄柏,治疗肝肾不足,两足痿躄;配伍独活、桑寄生、续断、杜仲,治疗筋骨痿软、腰膝酸痛、四肢屈伸不利等;配伍石膏、知母、麦门冬、地黄,治疗阴虚牙痛、口舌生疮、吐血、衄血等。一般而言,牛膝生用偏于散瘀血,酒制偏于补肝肾、强筋骨。

牛膝的临床用法为:6~15g煎汤内服,或入丸、散内服。脾胃虚寒、中气下陷、肾虚滑精、月经过多患者及孕妇忌服。

现代药理研究表明,牛膝主要含皂苷、脱皮甾酮、牛膝甾酮、寡聚糖、多糖等。一般牛膝属及川牛膝属各种植物均含昆虫变态激素,如牛膝中含促脱皮甾酮、牛膝甾酮,牛膝及粗毛牛膝尚含三萜皂苷,水解后产生齐墩果酸等。牛膝具有明显的抗炎、镇痛、抑制平滑肌、抑制心肌以及利尿等药理作用。药理实验发现,牛膝醇浸剂对大鼠甲醛性关节炎有较明显抑制作用,提取的皂苷对大鼠蛋清性关节炎也有促进炎性肿胀消退的明显作用。对子宫的作用因动物种类不同及是否怀孕而异,对家兔已孕及未孕子宫及小鼠子宫均显兴奋作用;对猫子宫未孕者弛缓,已孕者兴奋。川牛膝提取物有抗生育和抗着床作用。所含昆虫变态甾体激素具有强的蛋白质合成促进作用;所含脱皮激素有缩短桑蚕龄期等作用。

另外,牛膝的同属植物柳叶牛膝 *Achyrantheslongifolia* Mak. 及粗毛牛膝 *Achyranthesaspera* L. 的根及根茎也作牛膝用,其野生品称土牛膝;苋科川牛膝属植物川牛膝 *Cyathula officinalis* Kuan 及头花蒽草 *Cyathula capitata*（Wall）Moq 也作牛膝用,称为川牛膝。牛膝(怀牛膝)以活血通经、补肝肾、强筋骨为主,土牛膝则以泻火解毒见长,川牛膝以活血祛瘀效力为重。

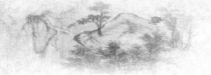

充蔚子

【原文】充蔚子,味辛,微温。主明目,益精,除水气[1]。久服轻身。茎,主瘾疹[2],痒,可作浴汤。一名益母,一名益明,一名大札。生池泽。

【词解】[1]水气:指水液停留体内而产生的病证,以水肿为主要表现。多因脾肾阳虚、不能运化水湿所致。[2]瘾疹:俗称"风疹块"或"瘾疹",即荨麻疹,是常见的过敏性疾病,以皮肤出现大小不一的风团,小如麻疹、大如豆瓣、成块成片为主要表现。该症若反复发作,经年不愈,则多致气血亏虚。

【语译】充蔚子,辛味,微温,主能使眼睛明亮,补益精气,利水消肿。久服能使人身体轻捷。其茎主治瘾疹,瘙痒,可作热水洗。又名益母、益明、大札,生于水池河泽。

【按语】充蔚子,又名茺蔚子、益母草子、苦草子、坤草子、鏊菜、郁夏枯草子、三角子、冲玉子等,为唇形科植物益母草 *Leonurus heterophyllus* Sweet. 或细叶益母草 *Leonurus sibiricus* L. 的成熟果实,全国各地均产。

充蔚子味辛、甘、性微寒,入肝、心包经,具有活血调经、清肝明目的功效,主治月经不调、痛经、崩漏带下、产后腹痛、肝热头痛、跌伤、目赤肿痛或生翳膜。充蔚子配伍青葙子、石决明,治疗目赤肿痛;配伍生地、枸杞,治疗肝肾不足,目暗不明。

充蔚子的临床用法为:6～9g煎汤,或入丸、散剂内服;外用研末调敷。瞳孔散大者及孕妇忌用,血虚无瘀者慎用。

现代研究表明,充蔚子含益母草宁碱(Leonurinine)、水苏碱(Stachydrine)、维生素 A 等物质及脂肪油,脂肪油中含油酸

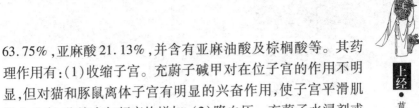

63.75%,亚麻酸21.13%,并含有亚麻油酸及棕榈酸等。其药理作用有:(1)收缩子宫。充蔚子碱甲对在位子宫的作用不明显,但对猫和豚鼠离体子宫有明显的兴奋作用,使子宫平滑肌张力升高,收缩力与频率均增加;(2)降血压。充蔚子水浸剂或醇浸出液对麻醉动物静脉注射有降压作用,但持续时间短。研究发现,1次口服充蔚子30g左右,可于4~6小时发生中毒现象,其症状为全身乏力、下肢不能活动、周身酸麻疼痛、胸闷等,但神态、语言清楚,舌、脉无明显改变。可服用赤豆绿豆甘草汤及输液、强心等对症治疗。

女 萎

【原文】女萎,味甘,平。主中风暴热[1],不能动摇,跌筋,结肉[2],诸不足。久服去面黑,好颜色[3],润泽[4],轻身,不老。生山谷。

【词解】[1]中风暴热:指突然感受风热。[2]跌筋,结肉:指筋肉肿胀成瘤,相当于现代所称肿瘤。[3]好颜色:指使人容颜姣好,令人面色红润有光泽。[4]润泽:肌肤润滑有光泽。

【语译】女萎,味甘,性平和。主治突然感受风热,肌体不利,筋肉肿胀成瘤,能补益人体亏虚之候。久服能消除面部黑斑,使容颜姣好,肌肤润滑光泽,身体轻捷,长生不老。生长于山谷地带。

【按语】女萎,现称玉竹,又名葳蕤、节地、乌萎、萎蕤、马重、玉术、萎香、连竹、西竹、蒸竹、蒸玉竹、王马、乌女、黄芝、地节、女草、娃草、尾参等,为百合科植物玉竹 *Polygonatum odoratum* (Mill)Druce 的根茎,主产于湖南、河南、江苏及浙江。

女萎味甘,性平微寒,入肺、胃经,具有养阴润燥、生津除烦止渴的功效,主治热病伤阴、咳嗽烦渴、虚劳发热、消谷善饥、小便频数等。女萎配伍麦门冬、沙参、甘草,治疗肺胃燥热伤阴;配伍葱白、桔梗、豆豉,治疗阴虚体质之人患风温感冒咳嗽。

女萎的临床用法为:10～15g煎服,或入丸、散内服。脾虚及有痰湿者忌用。

现代研究表明,女萎根茎中含玉竹黏多糖,并含有4种玉竹果聚糖等。其药理作用有:(1)强心作用。小剂量时对离体蛙心有强心作用,可使心搏收缩加强,振幅增大,但大剂量时可使心搏减弱并迅速停止,玉竹煎剂还对垂体后叶素所致的兔急性心肌缺血有一定的保护作用;(2)对血管的作用。可使蛙下肢血流量显著减少,但使蟾蜍下肢及离体兔耳血管扩张,此作用与神经无关;(3)能使麻醉动物血压缓慢升高,较大剂量时可使血压短暂下降;(4)可使血中甘油三酯、血胆固醇及 β - 脂蛋白含量下降,对动脉粥样硬化斑块形成也有一定的缓解作用;(5)可使离体小鼠肠管先兴奋后抑制,对小鼠子宫平滑肌仅有温和的刺激作用;(6)对血糖的作用。对肾上腺性高血糖及葡萄糖和四氧嘧啶引起的实验性高血糖均有抑制作用。

此外,毛茛科落叶攀援藤本植物女萎 *Clematis apiifolia* DC. 的茎,也称"女萎",该植物生长在山野,分布于湖南、安徽、江苏、浙江、江西、广东、广西等地。别名小叶鸭脚力刚、钥匙藤、蔓楚、山木通、木通草、白木通、穿山藤、苏木通、牡丹蔓等。其味辛,性温,入大肠、肝二经,具有散寒温中、行气消食的功效,主治泄泻、脱肛、食积、腹胀。其临床用法为:9～15g煎汤,或入丸、散内服;外用烧烟熏。现代研究发现,其化学成分为:槲皮素苷、有机酸、甾醇及少量生物碱。

防　葵

【原文】防葵,味辛,寒。主疝瘕[1],肠洩,膀胱热结[2]，溺不下，欬逆，温疟[3]，癫痫，惊邪，狂走[4]。久服坚骨髓。益气，轻身。一名梨盖。生山谷。

【词解】[1]疝瘕:指小腹部热痛,溺窍流出白色黏液的病证。[2]膀胱热结:指由于肾与膀胱蕴热,热入于胞,导致小便不通之证。[3]温疟:疟疾的一种,指由于先伤于风而后伤于寒,出现先热而后寒交替出现之证,多按时发作。[4]惊邪,狂走:指易受惊吓,发狂乱跑。

【语译】防葵,味辛,性寒。主治小腹热痛,尿流白浊,泄泻,小便不通,咳嗽,温疟,癫痫,惊惕,狂躁乱走。久服能健骨壮髓,补益精气,身体轻捷。又名梨盖。生长于山谷地带。

【按语】防葵,又名房苑、梨盖、利茹、爵离、方盖,农果等,为菊科植物防葵的根,产于山东等地。

防葵味辛,性寒,入肺、肝、脾、胃、肾五经,具有降逆止咳、清热通淋、益气填精、除邪镇惊、行气散结的功效,主治咳逆上气、膀胱热结所致的少尿、膀胱宿水、少腹支满胀痛,以及虚劳、五脏气虚、癫痫惊狂,邪气惊狂,腹中气、血、痰、邪气结块形成的积聚等。

防葵的临床用法为:6～12g煎服。现代对防葵的应用及研究均较少。防葵的有效成分及药理作用尚需进一步研究。

茈　胡

【原文】茈胡,味苦,平。主心腹[1],去肠胃中结气[2],饮食积聚,寒热邪气,推陈致新[3]。久服轻身,明目,益精。一名地熏。

【词解】[1]心腹:指心腹疼痛。[2]结气:气留而不行结于内之证。

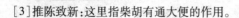

[3]推陈致新:这里指柴胡有通大便的作用。

【语译】茈胡,味苦,性平和。主治心腹疼痛,行肠胃之气,消除饮食积聚,解除恶寒发热,通利大便。久服使人身体轻捷,明目,补益精气。又名地熏。

【按语】茈胡,即柴胡,又名地熏、春胡、麦胡、麦苗柴胡、韭叶柴胡、蛇叶柴胡、山菜、茹草、津柴胡、膜缘柴胡、硬柴胡、南柴胡等,为伞形科植物北柴胡 *Bupleurum chinense* PC. 或狭叶柴胡 *Bupleurum scorzonerifolium* Willd. 等的根。前者生于干燥的荒坡、田野、路旁,主产于吉林、辽宁、河南、山东等地;后者生于干燥草原,分布于黑龙江、辽宁、吉林、内蒙古、河北等地。

柴胡味苦,性凉,入心包络、肝、胆、三焦经,具有和解少阳、疏肝和胃解郁、升阳举陷、清泄相火、祛风除痹的功效,临床上用于治疗少阳病,邪在半表半里之间,症见往来寒热、胸胁苦满、嘿嘿不欲饮食、心烦喜呕、口苦咽干、目眩;或少阳阳明合病,症见往来寒热、胸胁苦满、呕不止、郁郁微烦、心下满痛或心下痞硬、大便不解或胁热下利、舌苔黄、脉弦有力等;心腹结气,症见左胁或右胁疼痛剧烈,常引肩背,往来寒热,恶心呕吐,腹胀纳呆,心下硬满,大便不解等;以及饮食积聚,胁痛腹胀,脾胃气虚,中气下陷,郁证,月经不调,疟疾,热入血室(妇女经期或产后,感受外邪,邪热乘虚侵入血室,与血相搏所致,症见下腹部或胸胁下硬满,寒热往来,白天神志清醒,夜晚则胡言乱语,神志异常等),以及头痛、眩晕、目昏翳障、耳聋耳鸣,风寒湿痹尤其是以湿邪为甚的痹证等。临床上柴胡配伍黄芩,能够清肝胆热,疏调气机,用于治疗外感寒邪,及少阳证,见寒热往来,口苦咽干,目眩,胁痛,苔白,脉弦等;配伍白芍,能够疏肝理脾,和解止痛,对肝脾失调有和解止痛之功;配伍枳实,如《伤寒论》四逆散,用于治疗少阳未解,里热已盛,清浊相混诸症;配伍升麻,能升举肝胃之清阳，用治清阳下陷诸症；配伍陈皮，治疗肝经气滞，胸胁胀痛，头晕目眩；配伍前胡，治疗风热气滞不宣，胸胁疼痛，咳嗽有痰；配伍半夏，能够和解少阳，治疗伤寒少阳证，见往来寒热，心烦喜呕，口苦咽干，目眩默默不欲饮食，舌苔薄白，脉弦，又治妇人伤寒，热入血室，以及疟疾、黄疸与内伤杂病而兼见少阳证者；配伍人参，能使热由里达外；配伍当归、黄芪，治疗热结便秘。

柴胡的临床用法为：3～10g煎服，或入丸、散剂。真阴亏损、肝阳上亢者忌服。

现代药理研究表明，柴胡的根含 α－菠菜甾醇、春福寿草醇及柴胡皂苷，另含挥发油、柴胡醇、油酸等。狭叶柴胡根含皂苷、挥发油、柴胡醇、春福寿草醇、α－菠菜甾醇。药理研究发现，柴胡具有镇静、安定、镇痛、解热、镇咳等广泛的中枢抑制作用，柴胡及其有效成分柴胡皂苷有抗炎作用，柴胡皂苷还有降低血浆胆固醇作用，柴胡有较好的抗脂肪肝、抗肝损伤、利胆、降低转氨酶作用，柴胡煎剂对结核杆菌有抑制作用，柴胡挥发油有抗感冒病毒作用。此外，柴胡还具有增强机体免疫的作用。

麦门冬

【原文】麦门冬，味甘，平。主心腹结气，伤中，伤饱[1]，胃络脉绝[2]，羸瘦[3]，短气。久服轻身，不老，不饥。生川谷及隄阪[4]。

【词解】[1]伤中，伤饱：指由于饮食不节导致中焦脾胃运化失司之证。[2]胃络脉绝：指胃气胃阴大伤所致中焦脉沉细欲绝之候。[3]羸瘦：衰弱消瘦。[4]隄：即堤，堤岸；阪，坡者曰阪。隄阪，即堤岸山坡。

【语译】麦门冬,味甘,性平。主治心腹胀满不适,中焦脾胃受损,胃阴大伤,形消体瘦,短气。久服能使人身体轻捷,长生不老,不感饥饿。生长于山川峡谷及堤岸山坡。

【按语】麦门冬,即麦冬,又名寸冬、寸麦冬、苏大、沿阶草、羊韭、火冬、乌韭、马韭、甘冬、笕麦冬、朱麦冬、蜈蚣七根、麦文、羊荠爱韭、禹韭、忍陵、忍冬草根、川子、青提、超级大、仆垒、不死药、采阳子、不死叶、不死草、随脂等,为百合科植物沿阶草 *Ophiopogon japonicus* Ker - Gawl. 以及同属植物大麦冬等的块根,全国除东北外,都有分布,主产于浙江、四川等地。

麦门冬味甘、微苦,性寒,入肺、胃、心三经。具有养阴润肺、清热除烦、益胃生津、凉血止血的功效,临床用于治疗燥邪伤肺所致的干咳、咯血、阴虚咳嗽、肺热痿软(症见皮毛枯萎、咳呛气喘、下肢软弱、寸脉浮数等)、日晡潮热、心肺虚热(症见烦热、咳呛气逆、痰少而黏、咽干口燥、心悸、虚烦、少寐、舌质红、脉细数等)、消渴、便秘,以及吐血、衄血、咯血等。临床上,麦门冬配伍元参,治疗小儿阴伤咳嗽、不食、苔花剥者;配伍半夏,治疗肺胃阴伤、气火上炎、咳吐涎沫、咽干而渴等;配伍五味子,治疗阴虚多汗、心悸、肺虚久咳、少痰或痰黏不爽等症;配伍沙参,治疗阴虚肺燥或热伤肺阴所致的干咳少痰、咽喉干燥;配伍粳米,治疗热病之后,或慢性病中出现的胃中气阴两伤证;配伍乌梅,治疗久泻久利,大肠津脱,虚火上炎之喜唾、喉干难忍、引饮无度者。

麦门冬的临床用法为:6~12g 煎服,或入丸、散剂。凡脾胃虚寒泄泻、胃有痰饮湿浊及暴感风寒咳嗽者均忌服。

现代药理研究表明,麦冬含多种沿阶草甾体皂苷、β-谷甾醇、氨基酸、多量葡萄糖及葡萄糖苷等。药理实验发现,麦门冬具有增强网状内皮系统吞噬能力、升高外周白细胞、提高免疫功能等作用;能增强垂体肾上腺皮质系统作用,提高机体适应

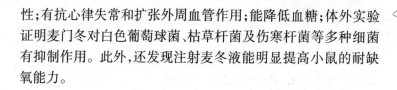

性;有抗心律失常和扩张外周血管作用;能降低血糖;体外实验证明麦门冬对白色葡萄球菌、枯草杆菌及伤寒杆菌等多种细菌有抑制作用。此外,还发现注射麦冬液能明显提高小鼠的耐缺氧能力。

独　活

【原文】独活,味苦,平。主风寒所击,金疮[1],止痛,贲豚[2],痫[3],痓[4],女子疝瘕[5]。久服轻身,耐老。一名羌活,一名芜菁,一名护羌使者。生川谷。

【词解】[1]金疮:指刀枪等所致的创伤。[2]贲豚:即奔豚,以发作性上下腹气上冲胸,直达咽喉,伴腹部绞痛、胸闷气急、头昏目眩、心悸易惊、烦躁不安为主要表现,多由肾脏寒气上冲或肝脏气上逆所致。[3]痫:抽搐。[4]痓:抽搐。[5]女子疝瘕:指女子腹部出现的包块。

【语译】独活,味苦,性平。主治外感风寒,金刃创伤,能止痛,能消除奔豚之气,治疗抽搐,女子腹部包块。久服能使人身体轻捷,不老。又名羌活、芜菁、护羌使者。生于山川峡谷。

【按语】独活,又名毛当归根、紫茎独活、牛尾独活、软毛独活、资丘独活、巴车独活、芜菁、护羌使、天名精、护羌使者、胡王使者、山前独活、地头乙户色、独摇草、独滑、长生草、大活、一活、川独活、山独活等,为伞形科植物重齿毛当归 *Angelica pubescens* Maxim. f. biserrata Shan et Yuan,以及兴安白芷 *Angelica dahurica*（Fisch. ex Hoffm.）Benth. et Hook. f. ex Franch. et Sav.、紫茎独活 *Angelicaporphyrocaulis* Nakai et kitay.、牛尾独活 *Heracleum hemsleyanum* Diels、软毛独活 *Heracleum lanatum* Michx. 等的根及根状茎,主产于湖北、四川、陕西、江西等地。

独活味辛、苦,性温,入肾、膀胱二经,具有辛温解表、散寒止痛、祛风胜湿、消痹散肿、燥湿止痒的功效,临床用于治疗感冒属风寒表实证、风寒夹湿证、头痛、齿痛、痹证、风疹等。临床上独活配伍羌活,相须为用,治疗表里上下,一身尽痛,周身骨节疼痛,腰脊背痛;配伍桑寄生,治疗肾虚伏风痹证,腰背酸痛,转侧不能,足膝痿痹,屈伸不利,麻木难行;配伍细辛,治疗外感风寒,波及少阴而头痛如劈、头连颊齿、腰膝寒凉、骨节酸楚;配伍防风,治疗风湿痹痛;配伍蒲公英,治疗痈肿;配伍地肤子,治疗风湿郁表,湿热为患,皮肤湿疹瘙痒。

独活的临床用法为:3～10g煎服,或入丸、散剂;外用适量,煎水洗。独活为辛散温燥之品,阴虚血燥及非风寒湿邪所致而属于气血不足诸证禁服。

现代药理研究表明,本品含挥发油、当归醇、当归素、佛手柑内酯等。药理实验发现,独活有抗关节炎、镇痛、镇静及催眠等药理作用,并能直接扩张血管,降低血压,同时还有兴奋呼吸中枢的作用。

古代,羌活和独活并未分。实际上,羌活和独活是两种药物。羌活为伞形科植物羌活 *Notopterygium incisum* Ting. ex H. T. Chang 及宽叶羌活 *Notopterygium forbesii* Boiss. 的干燥根茎及根。羌活辛温燥烈,发散力强,善走气分,主散肌表游风及寒湿,故风寒在表之头疼、身疼的上部风寒湿痹多用之;独活气味较淡,发散力弱,善走血分,主散在里伏风,又可除湿,故下部腰膝筋骨间风寒湿痹用之,并兼能治疗伏风头痛。

车前子

【原文】车前子,味甘,寒,无毒。主气癃[1],止痛,利水道[2]小便,除湿痹[3]。久服轻身,耐老。一名当道。生平泽。

【词解】[1]气癃：即气淋，由于气滞不行或气虚下陷所致小便频数短涩，滴沥刺痛，欲出未尽，小腹拘急，或痛引腰腹的病证。[2]水道：水液运行和排泄的道路。[3]湿痹：即感受风寒湿以湿邪偏盛，留滞经络关节使阳气布达阻受，气血运行不畅，临床以关节重着酸痛、痛有定处、手足沉重、肌肤麻木不仁为主要表现的病证。

【语译】车前子，味甘，性寒，无毒。主要治疗气淋，具有止痛、通利小便、除湿蠲痹的功效，长期服用可使身体轻捷，延缓衰老。又名当道。生长于平地水湿之处。

【按语】车前子，为车前科多年生草本植物车前（大粒车前）*Plantogo asiatica* L. 或平车前 *Plantogo depressa* Willd.、大叶车前 *Plantago major* L. 的成熟种子，后两种的商品名均为小粒车前。车前子又名车前实、虾蟆衣子、猪耳朵穗子、风眼前仁等，分布于全国各地，主产于黑龙江、辽宁、河北等地。

车前子味甘，性寒，入肾、膀胱、肝三经，具有利水通淋、清热止泻、清肝明目、清肺化痰的功效，临床用于治疗淋证、湿痹、暑湿泄泻、目赤、目翳、肺热咳嗽等。车前子配伍萹蓄、瞿麦、木通、滑石、山栀，治疗热淋；配伍海金沙、金钱草，治疗石淋；配伍泽泻、白术、茯苓、猪苓，治疗水肿及泄泻初起、小便不利；配伍苍术、黄柏，治疗妇女白带；配伍菟丝子、枸杞子、沙苑蒺藜、熟地黄，治疗视力减退、目暗翳障。

车前子的临床用法为：5～10g 煎服（宜包煎），或入丸、散剂；外用适量，煎水洗，或研末撒，或捣烂敷患处。肾虚精滑者忌服。

现代药理研究表明，本品含黏液质、琥珀酸、车前烯醇、腺嘌呤、胆碱、车前子碱、脂肪油、维生素 A 和 B 等。本品有显著利尿作用，还能促进呼吸道黏液分泌，稀释痰液，故有祛痰作用。此外，车前子还有保肝、抗菌（对多种致病真菌和杆菌、葡萄球菌均有不同程度的抑制作用）、抗溃疡、抗炎及缓泻作用。

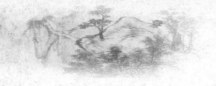

木　香

中医经典导读丛书　神农本草经

【原文】木香,味辛。主邪气[1],辟[2]毒,疫温鬼,强志[3],主淋露[4]。久服不梦寤魇寐[5]。生山谷。

【词解】[1]邪气:与人体正气相对而言,指各种致病因素。[2]辟:祛除、避开。[3]强志:增强记忆力。[4]淋露:被露水浸渍。[5]梦寤魇寐:寤,睡醒。魇:妖邪。寐,睡着了。梦寤魇寐即睡着后做噩梦,又惊醒。

【语译】木香,味辛,主治感受病邪。能解毒,祛除传播瘟疫的鬼邪,能增强记忆力。主治湿邪浸渍之病。长期食用不做噩梦,睡眠好。此药生长于山谷中。

【按语】木香,为菊科植物木香 *Aucklandia lappa* Decne. 的干燥根,过去曾由印度等地经广州进口,故又名广木香,现主产于云南,故又称云木香,四川、湖北、湖南、广东、广西、陕西、甘肃、西藏亦有生产。另外,菊科植物云木香 *Saussurea lappa* Clarke、越西木香 *Vladimiria demticulata* Ling 、川木香 *Vladimiria souliei*(Franch.)Ling 等的根,也可作为木香药用。木香别名番木香、铁杆木香、槽子木香、矩琶陀香、一根草、五香、南木香、大通绿、密香、五十香、越西木香、川木香、木里木香、木香片、大理木香、土木香等。

木香味辛、苦,性温,入肺、肝、脾经,具有行气止痛、温中和胃的功效,临床用于治疗中寒气滞、胸腹胀痛、呕吐、泄泻、下痢里急后重、寒疝等。

木香的临床用法为:1.5～6g煎汤内服;外用适量,捣敷患处。阴虚津液不足者慎服。

现代药理研究表明,木香含挥发油0.3%～3%,树脂6%,

云木香碱 0.05%，菊糖约 18%，以及少量甾醇等。挥发油中成分为云木香烯、α-木香烃、β-木香烃、单紫衫烯、α-紫罗兰酮、木香烯内酯、木香内酯、二氢脱氧木香内酯、木香酸、木香醇、水芹烯，以及木香碱等。药理实验发现，木香对肠胃道有兴奋或抑制的双向调节作用，并能促进消化液分泌，能松弛气管平滑肌，抑制伤寒杆菌、痢疾杆菌、大肠杆菌及多种真菌。此外，木香还有利尿、解痉、降压及促进纤维溶解等作用。

临床上还有青木香作为药用，青木香与木香不同。青木香为马兜铃科植物马兜铃 *Aristolochia debilis* Sieb et Zucc 及北马兜铃 *Aristolochia contorta* Bge. 的根，产于浙江、江苏、安徽等地，具有和胃止痛、清热解毒的作用，临床用于治疗胃痛、五官科急性炎症、龋齿所致的急性牙髓炎等。一般 3~9g 入煎剂，或入丸、散，或浸酒服用；外用鲜品适量捣烂敷患处，或干品研粉与香油调敷患处。现代研究表明，青木香主要含挥发油，主要成分为马兜铃酮、马兜铃酸、尿囊素、青木香酸、木兰花碱、土青木香甲素及丙素。药理实验发现，青木香具有抗菌、兴奋巨噬细胞的吞噬活性、抗癌、降压、镇静等作用。

署豫

【原文】署豫，味甘，温。主伤中[1]，补虚羸[2]，除寒热邪气，补中，益气力，长肌肉。久服耳目聪明，轻身，不饥，延年。一名山芋。生山谷。

【词解】[1]伤中：中焦脾胃受损，多由饮食不节等引起。[2]羸：虚弱。

【语译】署豫，味甘，性温。主治中焦脾胃受损，能改善虚弱状态，驱除寒热邪气，补益中焦脾胃，使人增长气力、生长肌肉。

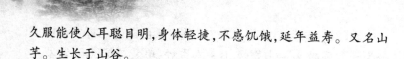

久服能使人耳聪目明，身体轻捷，不感饥饿，延年益寿。又名山芋。生长于山谷。

【按语】署豫，即薯蓣，现称山药，为薯蓣科植物薯蓣 *Dioscorea epposita* Thunb. 或参薯 *Dioscorea alata* L. 的块茎。前者主产于河南，后者主产于云南、湖南、湖北、广西。薯蓣又名薯、儿草、延草、毛山药、光山药、诸署、山芋、王芋、蛇芋、薯药、山薯、野白薯、扇子薯、佛掌薯、玉延、修脆、怀山药、馀子、野山豆、山板术、白苕、九黄姜等。

薯蓣味甘，性平，入肺、脾、肾经，具有益气养阴、健脾补肺、固肾益精的功效，主治脾虚泄泻、食少便溏、虚劳、喘咳、气短无力、遗精、尿频、带下、消渴、小便频数等。临床上山药配伍人参、白术、茯苓、薏苡仁、扁豆，治疗脾虚泄泻，饮食不多；配伍芡实、白术，治疗白带过多；配伍黄芪、天花粉、地黄、五味子，治疗消渴；配伍薏苡仁，治疗虚劳久咳；配伍玄参、地黄，治疗虚劳发热。

山药的临床用法为：15～30g 煎汤内服，或入丸、散剂。实热证、有外邪者慎用。

现代药理研究表明，山药块茎主要含淀粉 16%，黏液质、胆碱、糖蛋白、多酚氧化酶、维生素 C，以及薯蓣皂苷、薯蓣皂苷元等。其黏液中含甘露聚糖、3,4－二羟基苯乙胺等。药理实验发现，山药具有滋补、助消化、止咳、祛痰、脱敏和降血糖作用，并有增强雄激素的作用，给大鼠灌服山药水浸剂能够增加前列腺和贮精囊的重量。

薏苡仁

【原文】薏苡仁，味甘，微寒。主筋急拘挛[1]，不可屈伸，风湿痹[2]，下气[3]。久服轻身，益气。其根下三虫。一名解蠡。生平泽及田野。

【词解】[1]筋急拘挛：即肢体痉挛。[2]风湿痹：痹，闭阻不通。通常多指风、寒、湿三种邪气侵犯肌表经络和骨节，发生关节或肌肉疼痛、肿大、重着等症状的一类疾患。风湿痹即痹证中的风邪、湿邪偏胜的一种。[3]下气：使气降不升，是治疗气逆的方法。

【语译】薏苡仁，味甘，药性微寒。主治筋脉痉挛、不能伸缩自如，补益精气。薏苡仁的根可祛除肠道寄生虫。又叫解蠡。此药生长于平原河泽及田野。

【按语】薏苡仁，为禾本科植物薏苡 Coix lachryma – jobi L. 的种仁，主产于福建、江苏、河北及辽宁。薏苡仁又名解蠡、起实、感米、玉林、草菩提、薏黍、鬼铢箭、铁玉蜀黍、薏珠子、回回米、草珠儿、菩提子、葡芦、有乙梅、草鱼目、珠子米、必提珠、芑实、玉米、蒲米仁、祁薏米、六谷米、胶念珠、尿塘珠、瞎眼子树仁、桂珠黍、便婆菊、关米仁、老鸦珠、沟子米、天谷、起目、壳米仁、川谷、裕米、尿端子、尿珠子、催生子、茶子、益米等。

薏苡仁味甘、淡，性凉，入脾、胃、肺经，具有利水渗湿、健脾止泻、除痹止痛、清热排脓的功效，临床上用于治疗小便不利、水肿、脾虚泄泻、脚气、风湿痹痛、筋脉拘挛、淋浊、肺痈、肠痈等。薏苡仁配伍茯苓、滑石、冬瓜皮，治疗水肿、小便不利；配伍麻黄、杏仁、甘草，治疗风湿身痛；配伍杏仁、白蔻仁、厚朴，治疗湿温病，邪在气分，头痛身重、胸闷不饥；配伍芦根、冬瓜仁，治疗肺痈；配伍败酱草、牡丹皮、桃仁，治疗肠痈；配伍桑寄生、当归、川续断、苍术，治疗风湿痹痛，腰脊酸痛。

薏苡仁的临床用法为：9～30g 煎汤内服，或入丸、散剂内服。孕妇慎用。

现代研究表明，薏苡仁含薏苡仁酯及钙、磷、铁等多种微量元素，种仁中脂肪酸为棕榈酸、硬脂酸、亚油酸、油酸、亚麻酸，并含少量二酰二醇的脂类。药理实验发现，薏苡仁具有抗肿瘤，增强免疫功能，降低血糖、血钙等作用。此外，还发现薏苡仁石油醚提取物对离体蛙心和运动神经末梢低浓度兴奋而高浓度抑制,对兔耳血管低浓度收缩而高浓度扩张,对离体兔肠管低浓度兴奋而高浓度抑制;小剂量薏苡仁油对呼吸呈兴奋作用,大剂量则麻痹。此外,还发现薏苡仁油对兔和豚鼠子宫呈兴奋作用。

泽 泻

【原文】泽泻,味甘,寒。主风寒湿痹,乳难[1],消水[2],养五藏,益气力,肥健。久服耳目聪明,不饥,延年[3],轻身,面生光[4],能行水上。一名水泻,一名芒芋,一名鹄泻。生池泽。

【词解】[1]乳难:乳汁难出。[2]消水:利水消肿。[3]延年:延年益寿。[4]面生光:颜面光泽。

【语译】泽泻,味甘、性寒。主风寒湿痹,乳汁难出,利水消肿,濡养五脏,主要能增长气力,健体强身。长期服用耳聪目明,无饥饿感,延年益寿,身体轻捷,面色有光泽,灵活得能够行走水上。又叫水泻、芒芋、鹄泻。生长于沼泽地带。

【按语】泽泻,为泽泻科植物 *Alisma plantago - aquatica* L. var. *orientale* Samuels. 的干燥块茎,主产于福建、四川及江西。泽泻又名水泻、芒芋、鹄泻、泽芒、及泻、车苦菜、建泻、建下、泽下、川下、宅下、宅夕、小圆泻、文且、鹄泽、禹泻、兰江、牛耳菜、酸恶俞、一枝花、牛唇、水泽、耳泽、建泽泻、川泽泻、如意花、天秃、天鹅蛋等。

泽泻味甘、淡,性寒,入肾、膀胱经,具有利水、渗湿、泻热的功效,临床主要用于治疗小便不利、水肿泄泻、痰饮积聚、脚气、淋浊带下等。泽泻配伍丹皮，治疗虚火上炎、头晕目眩、骨节酸痛、遗精；配伍木通，治疗小便短赤、涩痛以及全身水肿；配伍砂仁，治疗小便不利、腹胀尿短；配伍半夏，治疗痰饮停留，脘腹胀满。

泽泻的临床用法为：6～10g煎服。肾虚精滑及无湿热的患者忌服。

现代药理研究表明，泽泻主要含泽泻醇 A、泽泻醇 B、乙酸泽泻醇 A 酯、B 酯和表泽泻醇 A 酯等 5 种三萜类化合物，另含挥发油（油中含糠醛、小量生物碱、天门冬素、天门冬素树脂等）、脂肪酸（棕榈酸、硬脂酸、亚油酸、油酸）、三萜酸、生物碱、胆碱等。药理实验发现，泽泻有显著的利尿作用，能增加尿量，增加尿素与氯化物的排泄，对肾炎患者利尿作用明显。此外，还具有降压、降血糖作用，能抗脂肪肝（其抗脂肪肝作用推测与所含胆碱、卵磷脂外，还可能与含有可溶于苯及丙酮的未知成分有关），对金黄色葡萄球菌、肺炎双球菌、结核杆菌等有抑制作用。

远 志

【原文】远志，味苦，温。主咳逆[1]，伤中[2]，补不足[3]，除邪气[4]，利九窍[5]，益智慧，耳目聪明，不忘，强志[6]，倍力[7]。久服轻身，不老。叶名小草。一名棘菀，一名葽绕，一名细草。生山谷。

【词解】[1]咳逆：咳嗽。[2]伤中：中焦脾胃受损。[3]不足：指维持人体生命活动的气血精液等物质的缺乏。[4]邪气：泛指各种致病因素。[5]九窍：指眼、耳、鼻、口及前后二阴。[6]强志：益智。[7]倍力：使力气倍增。

【语译】远志，是一种味苦性温的药物，主治咳嗽、脾胃受损，可以补益正气，祛除病邪，通利九窍，增益智力，使耳聪目明，记忆力强、头脑聪明、身强体健，长期服用可使身体轻捷，不易衰老。远志叶又叫小草，远志又叫棘菀、葽绕、细草。生长于山谷中。

【按语】远志，为远志科植物细叶远志 *Polygala teauifolia* Willd. 或卵叶远志 *Polygala silirica* L. 的根。前者主产于山西、陕西、吉林、河南及内蒙古，后者主产于山西、陕西、河北及河南。远志又名棘菀、山茶叶、光棍茶、小鸡棵、山胡淋、米儿茶、燕子草、关远志、夷门远志、小掂、十月花、苦要、余粮、阿只草、小鸡腿、小鸡根、线茶、炙远民、棘菀、醒心杖等。

远志味苦、辛，性微温，入心、肺、肾经，具有宁心安神、化痰止咳的功效，临床上用于治疗惊悸、失眠、健忘、梦遗、咳嗽、中风、癫痫等。远志配伍人参、茯神、石菖蒲、朱砂、龙齿，治疗惊悸失眠，健忘；配伍桔梗、杏仁、陈皮、半夏，治疗寒痰咳嗽；配伍石菖蒲，治疗久心痛；配伍茯神、益智仁，治疗小便赤浊。

远志的临床用法为：3～9g煎服。阴虚火旺及有实热者忌服，孕妇慎用。

现代药理研究表明，本品含多种皂苷，水解后可分得远志皂苷A和远志皂苷B，另外还含远志醇、细叶远志定碱、脂肪油、树脂等。药理实验发现，全远志具有镇静、催眠及抗惊厥作用，有较强的祛痰作用；远志煎剂对离体之未孕及已孕子宫均有兴奋作用，乙醇浸剂对人型结核杆菌、金黄色葡萄球菌、伤寒杆菌等均有抑制作用，远志所含皂苷亦有溶血作用。

龙　胆

【原文】龙胆，味苦，涩。主骨间寒热[1]，惊痫[2]，邪气,续绝伤[3],定五藏,杀蛊毒[4]。久服益智,不忘,轻身,耐老。一名陵游。生山谷。

【词解】[1]骨间寒热:发冷发热似从骨中发出。骨,这里指人体内部深层。[2]惊痫:因受惊而得的痫病。[3]续绝伤:续,治疗、修复;绝伤,程度极严重的外伤。续绝伤即续补修复重伤。[4]蛊毒:人体腹内的寄生虫,感染后能使人发生蛊胀病。此寄生虫类似于血吸虫的尾蚴。

【语译】龙胆,味苦,性寒,主治骨头间的寒热惊痫等病,能续补修复严重的外伤,补益五脏,祛杀蛊虫,长期服食能增长智慧,增加记忆,使身体轻便灵活,不易衰老。此药又名陵游,生长于山谷之中。

【按语】龙胆,又名龙胆草,为龙胆科4种植物的干燥根及根茎:龙胆 *Gentiana scabra* Bge.,主产于东北和内蒙古;东北龙胆(条叶龙胆) *Gentiana manshurica* Kitag.,主产于江苏、浙江及安徽;三花龙胆 *Gentiana triflora* Pall.,主产于东北和内蒙古;坚龙胆 *Gentiana rigescens* Franch.,主产于云南、四川及贵州。龙胆又名粗糙龙胆、三花龙胆、湿生扁蕾、滇龙胆、陵游、草龙胆、龙胆草、苦龙胆草、苦胆、观音草、斜枝大七、斜枝大夫、苦胆草、地胆草、山龙胆、四叶胆、水龙胆、东北龙胆、云龙胆、严龙胆、苏龙胆、达各都撒花科淡、条叶龙胆、关龙胆、酒龙胆、坚龙胆等。

龙胆草味苦,性寒,入肝、胆经,具有泻肝胆实火、清下焦湿热的功效,临床上用于治疗肝胆湿热郁火所致的目赤肿痛、胸胁刺痛、阴囊肿痛、淋浊带下、耳聋耳肿、湿热黄疸、阴部肿痒、头痛耳鸣、咽痛、惊风抽搐等证。龙胆草配伍柴胡,治疗肝胆湿热诸证;配伍茵陈、郁金,治疗湿热发黄、胸胁胀痛、口苦等症;配伍牛黄、青黛、钩藤,治疗急惊风有肝火痰湿者。

龙胆草的临床用法为:3~9g煎服;外用适量,捣敷患处。脾胃虚弱者忌服。

现代药理研究表明,本品含龙胆苦苷、当药苦苷、当药苷、龙胆碱、龙胆黄素、龙胆糖等。药理实验发现,龙胆煎剂对绿脓杆菌、变形杆菌、伤寒杆菌、金黄色葡萄球菌、某些皮肤真菌及钩端螺旋体等,均有一定的抑制作用,并有抗炎作用;龙胆碱有镇静作用,还可使肌肉松弛,对麻醉动物有降压作用;龙胆草少量口服,可反射性增强胃液分泌,并能增加游离酸,有帮助消化、增进食欲的作用。此外,龙胆草还有保肝、降低谷丙转氨酶以及利胆的作用。

细　辛

【原文】细辛,味辛,温。治欬逆,头痛脑动[1],百节[2]拘挛,风湿痹痛,死肌。久服明目,利九窍,轻身,长年。一名小辛。生山谷。

【词解】[1]头痛脑动:即头痛。[2]百节:泛指全身各处关节。

【语译】细辛,味辛,性温,能治疗咳嗽、头痛、肢体拘挛屈伸不利、风湿痹证、肌肤麻木不仁。长期服用可使眼睛明亮、九窍通利、身体轻捷、延年益寿。又叫小辛。生长于山谷中。

【按语】细辛,为马兜铃科植物辽细辛 *Asarum heterotropoides* F. Schm. var, mandshuricum（Maxim.）Kitag. 或华细辛 *Asarum sieholdii* Miq. 的带根全草,因其根极细极苦,所以名细辛,又名小辛、细草、少辛、独叶草、玉香丝、万病草、细参、烟袋锅花、北细辛、金盘草、细身、绿须姜、玉番丝、金盆草、山人参等。主产东北等地。

细辛味辛,性温,入肝、肾、膀胱经,具有辛温解表、祛风散寒、温肺化饮、辛香通窍的作用。(1)细辛为辛温解表要药,常用于治疗风寒表实而出现的恶寒发热、无汗头痛、鼻塞声重、肢节酸痛等;又因细辛辛温,入肺、肾经,能助麻黄发汗,解太阳在表之寒,又可助附子扶阳,温少阴之里,更兼散少阴之邪,所以能够扶正祛邪,表里双解,对阳虚感寒而出现的恶寒发热、寒重热轻、头痛背寒、面白足寒、脉沉无力等有较好疗效。(2)因为细辛能够散寒止痛,所以对风湿痹痛、风冷头痛、风寒齿痛、胃火牙痛等均有治疗作用。(3)细辛辛香通窍,所以对风寒鼻塞、鼻渊流脓、耳聋失听、猝然昏仆等,均能宣泄郁滞,通利耳目,通达孔窍,为芳香通窍习用之品。(4)细辛还能温肺化饮,宣肺行水,所以对外寒内饮、寒痰咳喘、水肿等,能够开宣肺气,利尿消肿。(5)此外,细辛还能温通经脉、散寒止呕、宣散浮热等。对腹泻后口腔糜烂,以细辛为末,调醋敷脐部,有很好疗效。

临床上,细辛常用1.5~3g煎汤内服,或入丸、散剂;外用适量,外敷、吹鼻、煎水含漱均可。细辛生用温散力强,用于发表散寒;蜜炙温散力减弱,长于润肺止咳。另外,细辛与白芷均为芳香辛温药,都可用于外感风寒,头痛齿疼及风湿痹痛、鼻渊鼻塞等症,但细辛为少阴经引经药,又有温通经脉、温肺化饮的功效,善于治疗咳喘;白芷为阳明经引经药,具有消肿排脓之功,善于治疗痈疽。

现代研究表明,细辛含挥发油,其主要成分为甲基丁香油酚,尚含黄樟醚、N-异丁基十二碳四烯胺及消旋去甲乌药碱等。细辛挥发油、水及醇提取物分别具有解热、抗炎、镇静、抗惊厥及局部麻醉作用,大剂量挥发油可使中枢神经系统先兴奋后抑制,显示有一定毒副作用;其醇浸液及挥发油体外实验有抑菌作用,所含消旋去甲乌药碱有强心、扩张血管、松弛平滑肌、增强脂代谢及升高血糖等作用。所含黄樟醚毒性较强,为致癌物质,高温易被破坏。

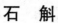

石　斛

【原文】石斛,味甘,平。主伤中,除痹,下气^[1],补五藏虚劳^[2]羸瘦,强阴。久服厚肠胃,轻身延年。一名林兰。生山谷。

【词解】[1]下气:是治疗气机上逆的方法。[2]虚劳:是五脏诸虚不足而产生的多种疾病的概括。凡先天不足,后天失调,病久失养,正气损伤,久虚不复,表现各种虚弱证候的,都属虚劳范围。其病变过程,大都由积渐而成。

【语译】石斛,味甘,性平和。主治中焦脾胃受损,能够祛湿除痹,降气,补益五脏,强健形体,滋阴。长期服用可强健脾胃,使身体灵活,延年益寿。石斛又叫林兰,生长于山谷中。

【按语】石斛,为兰科石斛属5种植物的新鲜或干燥茎:环草石斛 *Dendrobium loddigesii* Rolfe,主产于云南、广西、贵州及广东;马鞭石斛 *Dendrobium fimbriatum* Hook,ver. *Oculatum* Hook.,主产于广西及云南;黄草石斛 *Dendrobium chrysanthum* Wall. ex Lindl.,主产于广西、贵州及云南,西藏也有分布;铁皮石斛 *Dendrobium candidum* Wall. et Lindl.;金钗石斛 *Dendrobium nobile* Lindl.,主产于广东、广西、云南、贵州、四川及湖北。石斛又名林兰、禁生、杜兰、结子斗、圆枫斗、西枫斗、百丈旋、雀髀斛、鳞鲤甲、瓜兰石斛、枫斗、黑节草、长毛草、金钗、铜皮兰、吊兰花、细黄草等。

石斛味甘、淡、微咸,性微寒,入肺、胃、肾经,具有滋阴退热、养胃生津、强筋除痹的功效,临床用于治疗热病伤津、口干烦渴、病后虚热、阴伤目暗等。石斛配伍麦门冬、天花粉,治疗胃阴不足,脘闷干呕;配伍忍冬藤、白薇,治疗风湿热痹。

石斛的临床用法为:煎服6~12g。湿温未化燥者忌用。

现代药理研究表明,本品含石斛碱、石斛胺碱、石斛次碱、石斛星碱、石斛因碱,以及黏液质、淀粉等。药理实验发现,石斛碱具有一定的止痛退热作用,与非那西丁相似但较弱;石斛煎剂内服,能够促进胃液分泌,可帮助消化。此外,石斛还有增强代谢、抗衰老等作用。另外,石斛碱能使豚鼠、家兔等血糖升高,大剂量时可抑制心脏和呼吸。

巴戟天

【原文】巴戟天,味辛,微温。主大风邪气[1],阴痿不起[2],强筋骨,安五藏,补中,增志,益气。生山谷。

【词解】[1]大风邪气:即风邪。[2]阴痿不起:即阳痿,指阴茎不举的病证。多由于性欲过度或屡犯手淫,损伤精气,命门火衰,或思虑忧郁,损伤心脾,或恐惧过度,损伤肾气所致。

【语译】巴戟天,味辛,性微温。主治风邪所致之证,治阳痿,可强健筋骨,调和五脏,补益中气,增长智力,补益阳气。此药生长于山谷之中。

【按语】巴戟天,为茜草科植物巴戟天 *Morinda officinalis* How 的干燥根,主产广东、广西及福建。巴戟天又名三蔓草、不凋草、巴戟、巴吉、女本、叶柳草、兔子肠、兔仔肠、鸡眼藤、鸡肠风、三角藤、丹田霖雨、老鼠刺根、黑藤钻、糖藤等。

巴戟天味辛、甘,性微温,入肝、肾经,具有补肾阳、壮筋骨、祛风湿的功效,临床适用于治疗肾虚阳痿、少腹冷痛、小便不禁、尿频、宫冷不孕、风寒湿痹、腰膝酸痛等。巴戟天配伍菟丝子、肉苁蓉、续断，能够补肾壮阳，治疗遗精、宫冷腹痛、腰膝无力及崩漏带下；配伍杜仲、续断、牛膝，治疗肾虚腰腿痛及风湿痹痛；配伍山茱萸、补骨脂，治疗阳痿遗精、虚寒带下。

巴戟天的临床用法为：10~15g 煎服。阴虚火旺、大便燥结者忌服。

现代药理研究表明，本品主要有效成分为：根皮含植物甾醇，根含蒽醌、黄酮类化合物、维生素 C、糖类等。药理实验发现，巴戟天有类皮质激素样作用，并具有降低血压、抑菌、抗炎的作用；巴戟天水煎液能显著增加小鼠体重，延长游泳时间，抑制幼年小鼠胸腺萎缩，升高白细胞数。

白　英

【原文】白英，味甘寒。主寒热，八疸[1]，消渴[2]，补中益气，久服轻身，延年。一名谷菜。生山谷。

【词解】[1]八疸：古代将发黄为主的病证称为"黄"或"疸"。"八疸"具体为哪八种黄疸不详。《诸病源候论》有九疸：胃疸、心疸、肾疸、肠疸、膏疸、舌疸、体疸、肉疸、肝疸；《金匮要略》有"五疸"：黄疸、酒疸、谷疸、黑疸、女劳疸。[2]消渴：指渴而饮多、食多而反而消瘦、尿多而出现尿糖的一类病证，类似于现代糖尿病。本病多由于嗜酒和恣食肥甘，中焦积热，五志过极，郁而化火，或因纵欲过度，虚火妄动，肾精耗损所致。

【语译】白英，味甘，性寒。主治恶寒发热，八种黄疸，消渴，可补益中气，长期服用使人身体轻捷灵活，让人长寿。此药又叫谷菜。生于山谷地带。

【按语】白英，又名蜀羊泉，为茄科植物白英 *Solanum lyratum* Thumb 或其同属植物苦茄的全草。别名苻、谷菜、鬼目草、小儿拳、毛千里光、毛秀才、金钱绿毛龟、白草、排风、白幕、天灯笼、和尚头草、望冬江、酸尖菜、土防风、耳坠菜、葫芦菜、毛老人、药道士、毛和尚、野猫耳朵、胡毛藤、生毛梢、龙毛龟、毛燕仔、红麦禾、白毛藤等。

白英味甘、苦，性寒，具有解毒利湿、活血祛风、利尿、抗癌的功效。本品性寒则能清热，味甘则能入脾补中，且兼甘寒之性，故可治疗脾虚不运、湿热内生所致的黄疸，以及阴虚火旺、灼津消食的消渴等。临床也可将其用于治疗疟疾、疔疮、赤眼、水肿、淋证、丹毒等。

本品实者可泻，虚者能补，是一味攻补兼施的良药，现代也有将白英用于治疗风热感冒、发热咳嗽、黄疸型肝炎、胆囊炎、肾炎水肿、血淋、白带过多、肺癌、风湿性关节炎等病证。另有报道本品可与其他药物配伍治疗红细胞增多症。

白英的临床用法为：15～20g煎服；外用煎水洗，或捣汁涂。本品有毒，勿过量服用。

现代研究表明，白英全草含有β-羟基甾体生物碱苷，具有抑制肿瘤的作用，并对金黄色葡萄球菌、痢疾杆菌、绿脓杆菌、伤寒杆菌等有抑制作用。大剂量使用可引起喉头烧灼及恶心、呕吐、眩晕、瞳孔散大，出现惊厥性运动，并表现全身性衰弱。

白 蒿

【原文】白蒿，味甘，平。主五藏邪气，风寒湿痹，补中益气，长毛发，令黑，疗心悬[1]，少食常饥[2]。久服轻身，耳目聪明，不老。生川泽。

【词解】[1]心悬：即心悸，指自觉心中悸动，惊惕不安，甚则不能自主的一种病证。[2]少食常饥，吃得少而易饥饿。

【语译】白蒿,味甘,性平和。主治五脏病邪,风寒湿痹,补中益气,使毛发生长黑泽,治疗心悸,常饥少食,长期服用使身体轻捷,耳聪目明,不易衰老。此药生长在山川河泽中。

【按语】白蒿,又名蘩、皤蒿、由胡、蘩母、旁勃、白艾蒿、蓬蒿、大蓬蒿等,为菊科植物大粉蒿 *Artemisin sieversiana* Ehrh ex Wild 的全草。生长于河边、草地、荒地,主产于东北,华北及甘肃、陕西等地。

白蒿味甘,性平。入脾、胃二经。具有清热利湿,祛风除痹,补中益气,解毒疗疮的功效,主治黄疸,热痢,淋病,风寒湿痹,心悬食少常饥,以及疥癞、恶疮等。

临床用法为:6～15g(鲜品30～50g)煎服或捣汁内服。

现代研究表明,白蒿的绿色部分含有一种倍半萜类白蒿宁,地上部分又含白蒿素、洋艾内酯和洋艾素;干植物含生物碱0.12%～0.2%,焦性儿茶鞣质0.499%,黄酮类0.831%,内酯类及痕量的呋喃香豆精,另外还含有芸香苷、异槲皮苷。其药理作用有:(1)从其中分出的倍半萜类γ-内酯,对金黄色葡萄球菌、大肠杆菌等在体外有抑制作用;(2)能够治疗急性细菌性痢疾,疗效似较小檗碱、呋喃唑酮、合霉素等为高,冲剂、片剂疗效较煎剂为差。

赤 箭

【原文】赤箭,味辛,温。主杀鬼精物[1],虫毒,恶气[2]。久服益气力,长阴,肥健,轻身,增年。一名离母,一名鬼督邮。生山谷。

【词解】[1]鬼精物:鬼怪精灵。古人认为人生病系鬼神作祟所致。[2]恶气:指病邪,这里泛指六淫或疫疬之气等致病因素。

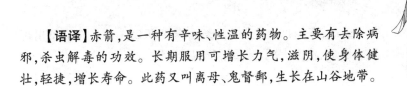

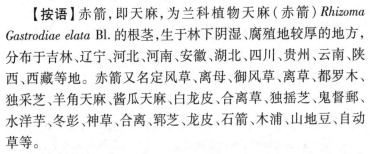

【语译】赤箭，是一种有辛味、性温的药物。主要有去除病邪，杀虫解毒的功效。长期服用可增长力气，滋阴，使身体健壮，轻捷，增长寿命。此药又叫离母、鬼督邮，生长在山谷地带。

【按语】赤箭，即天麻，为兰科植物天麻（赤箭）*Rhizoma Gastrodiae elata* Bl. 的根茎，生于林下阴湿、腐殖地较厚的地方，分布于吉林、辽宁、河北、河南、安徽、湖北、四川、贵州、云南、陕西、西藏等地。赤箭又名定风草、离母、御风草、离草、都罗木、独采芝、羊角天麻、酱瓜天麻、白龙皮、合离草、独摇芝、鬼督邮、水洋芋、冬彭、神草、合离、郓芝、龙皮、石箭、木浦、山地豆、自动草等。

赤箭味甘，性平，入肝经，具有平肝潜阳、息风止痛、定惊除痹的功效，临床用于治疗肝阳头痛、眩晕、各种肝火痛证、破伤风、痰浊头痛、偏头痛、惊痫、风湿痹痛及肢体麻木、偏瘫、手足不遂等证。天麻与钩藤配伍，能够平肝息风，治疗肝阳化风，头晕抽搐，肢体麻木；配伍川芎，治疗眩晕、头痛；配伍防风，治疗肢体麻木，风湿痹痛；配伍半夏、白术，治疗痰饮上逆之眩晕头痛；配伍全蝎、僵蚕，治疗惊风、抽搐；配伍羌活、全蝎、石菖蒲、远志、天南星、白附子，治疗风痰上壅，失语。

赤箭的临床用法为：3～10g 煎汤内服，或入丸、散剂。气血两虚的患者慎服。天麻可生用，也可煨用。生用长于祛风胜湿、息风止痉、止痛定眩，煨用则长于平肝潜阳。

现代研究表明，天麻含香荚醇、天麻素、天麻苷元、天麻醚苷、β－谷甾醇、对羟基苯甲醛、柠檬酸、棕榈酸、琥珀酸等。其中天麻素的含量高达 0.33%～0.67%。药理实验发现，天麻具有抗惊厥、镇静、镇痛等作用；天麻乙醇提取物能使离体兔耳血灌流量增加，并能对抗肾上腺素的缩血管作用，使家兔脑血流量有不同程度的增加。此外，天麻还有促进胆汁分泌的作用。天麻有一定的毒性，小鼠注射天麻浸膏，半数致死量为 51.5～

61.4g/kg；家兔每天注射天麻烯醇浸剂 0.25～1.0g/kg，可出现软弱少动、食欲大减、体重下降，甚至死亡。

菴闾子

【原文】菴闾子，味苦，微寒，主五藏瘀血，腹中水气[1]，胪胀[2]，留热[3]，风寒湿痹，身体诸痛。久服轻身，延年，不老。生川谷。

【词解】[1]水气：指水液停留体内而产生的病证。[2]胪胀：胪，腹前部。胪胀指腹前胀满、四肢不肿者。[3]留热：邪热久留不去，郁而发热，也指长期持续发热症状。

【语译】菴闾子，味苦，性微寒。主治脏腑瘀血，腹水，腹胀，长期持续发热，风寒湿痹，身体各种疼痛。长期服用可使身体轻便灵活，延年益寿，不易衰老。此药生长在山谷中。

【按语】菴闾子，为菊科植物菴闾 Artemisia keiskeana Miq. 的果实。菴闾子为多年生草本，生长于林下、山坡、原野阴湿处，分布于广东、江苏、安徽及东北等地。菴闾子别名菴芦子、覆闾子、臭蒿子等。

菴闾子味苦、辛，性温，入肝经，具有祛风除湿、活血散瘀、祛风明目的功效。本品味苦辛，苦可燥湿，辛可行气，且性温可以散寒，故能散寒除湿，用治风寒湿痹、腰膝疼痛等；本品辛散苦泄温通，能够行气活血，散结化瘀，通经活络，消肿止痛，所以用治跌打损伤。此外，本品与菊花等清凉之品配用，可疏散肝经风热，有明目的功效。现代也将菴闾子用于治疗阳痿。

菴闾子的临床用法为：4.5～9g 煎服，或者研末入丸、散剂服。无瘀滞湿热者慎服，孕妇忌服。

另外,菴闾的全草也可入药,称菴闾或菴闾草,其味苦、辛,性温。入肝、肾经,具有祛风除湿、活血化瘀的功效,临床用于治疗风湿痹证、跌打损伤、关节疼痛、妇女血瘀经闭等。菴闾草的临床用法为:15~24g煎服,或者研末服,也可捣汁饮。现代多将菴闾草用于治疗风湿性关节炎、风湿关节痛等。

菴菌子的有效成分及药理作用尚需进一步研究。

析蓂子

【原文】析蓂子,味辛,微温,主明目[1],目痛,泪出,除痹,补五藏,益精光[2]。久服轻身,不老。一名蔑析,一名大蕺,一名马辛。生川泽及道旁。

【词解】[1]明目:使目睛明亮。[2]益精光:指使目光敏锐,视物清晰。

【语译】析蓂子,味辛,性微温。主治目睛不明,眼睛疼痛,流泪,痹证。可补益五脏精气,使目光敏锐,视物清晰。长期服用可使身体轻捷,不易衰老。此药又名蔑析、大蕺、马辛,生长于山川河泽道路旁。

【按语】析蓂子,为十字花科植物析蓂 *Thlaspi arvense* L. 的种子。析蓂为一年生草本植物,产于江苏、浙江、湖南等地,部分地区将其作为败酱使用。析蓂别名大荠、蔑析、大蕺、马辛、析目、茶目、马驹、老荠、老鼓草、爪子草、洋辣罐等。

析蓂子味辛,性微温,入肝、脾、肾三经,具有散风明目、活络通痹、温补五脏的功效。本品入肝,辛散风热,可以治疗目痛、流泪;本品又能祛除风湿,可治疗痹证关节疼痛、腰膝酸痛等;本品还能益精气,壮筋骨,有延年益寿的功效。

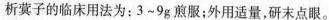

析蓂子的临床用法为：3～9g 煎服；外用适量，研末点眼。

现代研究表明，析蓂子含黑芥子苷，并含有脂肪34%，挥发油0.83%、蔗糖1.8%、卵磷脂1.6%等。其脂肪油中含丰富的芥酸和油酸、亚油酸、亚麻酸及二十烯酸（eicosanonic－[11]－acid－[1]）。黑芥子苷经酶水解成苷元芥子油后，有杀菌作用。黑芥子苷可用于痛风的治疗，以增加尿酸的排出。

此外，析蓂的全草也可入药，其味微苦，性平，入肝、肾二经，具有清除肝热、明目退翳、清热利尿的功效，临床可用于治疗肝热目赤肿痛、羞明、多眵、多泪等症，以及小便不利、水肿等。析蓂草的临床用法为：15～24g 水煎服。现代研究表明，析蓂的全草含黑芥子苷，经酶作用后产生芥子油。黑芥子苷本身无刺激性，一旦水解成芥子油后，刺激性很强。

蓍实

【原文】蓍实，味苦，平。主益气，充[1]肌肤，明目，聪慧先知[2]。久服不饥，不老，轻身。生山谷。

【词解】[1]充：充满，充实。[2]聪慧先知：指思维灵活，反应敏锐，即聪明之义。

【语译】蓍实，味苦，性平和。主要具有补益精气、充养肌肤、明目作用，使人聪明。长期服用不饥饿，不易衰老，身轻体健。生长于山谷之中。

【按语】蓍实，为菊科植物蓍 Achillea alpina L. 的果实。蓍又名蓝、蓼蓝，为一年生草本植物，野生于旷野水沟边，分布于辽宁、河北、山东、陕西等地，现东北至广东均有栽培，秋季果实成熟时采收，晒干。蓍实又名蓝子。

著实味苦、甘、酸，性微寒，无毒，入心、肝、脾、肺、肾五经，具有和调五脏、解毒消肿的功效。本品主补五脏，和调六腑，填骨髓，明耳目，利关节，通经络，其药性微寒近平，苦近甘，无毒，入心、肝、脾、肺、肾经，为补中圣品。此外，对于温热疫邪上扰、热毒发斑咽痛，或金石药毒为患，或疮疖肿毒，本品有解毒消肿的功效，内服外涂均可。

著实的临床用法为：3～9g煎服；外用适量，研末调敷。

现代研究表明，著含著素、兰香油萸、d-樟脑和脱乙酰母菊素，以及乌头酸、菊糖和桉叶素。另外还从著中初步测定出氨基酸、生物碱、香豆素类、黄酮类、酚性物质和甾醇等。药理实验发现，著草在试管内对金黄色葡萄球菌、大肠杆菌、绿脓杆菌、宋内氏痢疾杆菌、弗氏痢疾杆菌有高度的抑菌作用，其有效成分可能为内酯香豆精类化合物。用相当于人剂量625倍于小白鼠（腹腔注射）未见死亡。

赤芝、黑芝、青芝、白芝、黄芝、紫芝

【原文】赤芝[1]，味苦，平。主胸中结[2]，益心气，补中，增慧智，不忘。久食轻身，不老，延年，神仙。一名丹芝。

黑芝，味咸，平。主癃，利水道，益肾气，通九窍，聪察。久食轻身，不老，延年，神仙。一名元芝。

青芝，味酸，平。主明目，补肝气，安精魂，仁恕。久食轻身，不老，延年，神仙。一名龙芝。

白芝，味辛，平。主欬逆上气，益肺气，通利口鼻，强志意，勇悍，安魄。久食轻身，不老，延年，神仙。一名玉芝。

黄芝，味甘，平。主心腹五邪，益脾气，安神，忠信和乐。久轻身，不老，延年，神仙。一名金芝。

紫芝，味甘，温。主耳聋，利关节，保神，益精气，坚筋骨，好颜色。久服轻身，不老，延年。一名木芝。生山谷。

【词解】[1]芝：即灵芝，也称灵芝草，属多孔菌科植物，种类极多，现仅以紫芝或赤芝的全株入药。[2]胸中结：即胸中结气，指胸中之气郁结不行，出现胸闷、胸胀等症状。

【语译】赤芝，味苦，性平。主治胸中结气，能够补益心气，补中益气，使人更加聪明，增强记忆力。长期服用能够使身体轻便灵活，不衰老，长寿，就像神仙一样。别名丹芝。

黑芝，味咸，性平。主治癃闭，能够通利水道，补益肾气，通利九窍，使人观察力更加敏锐。长期服用能够使身体轻便灵活，不衰老，长寿，就像神仙一样。别名元芝。

青芝，味酸，性平。主要功效为明目，补益肝气，使精魂安定，人性格平和、豁达。长期服用能够使身体轻便灵活，不衰老，长寿，就像神仙一样。别名龙芝。

白芝，味辛，性平。主治咳逆上气，能补益肺气，通利口鼻，增强意志，使人勇猛强悍，能够安魂魄。长期服用能够使身体轻便灵活，不衰老，长寿，就像神仙一样。别名玉芝。

黄芝，味甘，性平。主治心腹中的各种邪气，能够补益脾气，安神，使人性格诚恳快乐。长期服用能够使身体轻便灵活，不衰老，长寿，就像神仙一样。别名金芝。

紫芝，味甘，性温。主治耳聋，能够通利关节，保养精神，补益精气，强健筋骨，使人面色红润好看。长期服用能够使身体轻便灵活，不衰老，长寿，就像神仙一样。别名木芝。生于山谷地带。

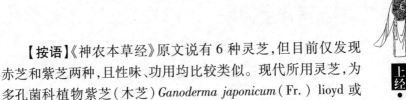

【按语】《神农本草经》原文说有 6 种灵芝，但目前仅发现赤芝和紫芝两种，且性味、功用均比较类似。现代所用灵芝，为多孔菌科植物紫芝（木芝）*Ganoderma japonicum*（Fr.）lioyd 或赤芝 *Ganoderma lucidum*（Leyss. ex Fr.）Karst. 的子实体。前者主产于浙江、江西、湖南、广西、福建及广东，后者主产于吉林、河北、河南、山东、山西、四川、安徽、江苏、浙江、贵州等地。

灵芝又名灵芝草、三秀、茵、芝，味淡、微苦，性温，入心、脾、肺、肾经，具有滋补强壮、养心安神、健胃、止咳平喘的功效，临床用于治疗虚劳、头晕、耳聋、咳嗽、气喘、失眠、消化不良、白细胞减少症，以及高胆固醇血症、冠心病、高血压等。

灵芝的临床用法为：1.5～3g 水煎内服，或研粉，每次服 0.9～1.5g，1 日 3 次。现多制成糖浆剂、酊剂、片剂、胶囊剂或注射剂使用。外感初起者不宜。

现代研究表明，赤灵芝含多种灵芝多糖，以及多种三萜类的灵芝酸和四环三萜类苦味素，此外尚含胆碱、甜菜碱、麦角甾醇、多种烷酸，以及硬脂酸、棕榈酸、氨基酸等，并含有酯酶、淀粉酶、胰蛋白酶、真菌溶菌酶、尿激酶等多种酶类；紫芝含麦角甾醇、顺蓖麻酸、延胡索酸、氨基葡萄糖、甘露醇、氨基酸及三萜类化合物等，并含灵芝多糖、葡聚糖等，其主要氨基酸为胱氨酸、酪氨酸、亮氨酸、谷氨酸等。

药理研究发现，紫芝和赤芝的药理作用相似，均具有镇静、强心、增加冠脉血流量、降压、镇咳平喘、保肝解毒、增强耐缺氧能力，以及提高机体免疫力、促进血清和蛋白质的合成、改善造血机能、抗胃溃疡、抗凝血、抗高血糖的作用。

需指出的是，古人将灵芝按五色命名，其主治也多按五行分配（紫芝则近于黑芝），五芝的性味，也按五色入五脏，以合五行而进行划分，现在看来这种划分并不科学，因而不能对此进行引申应用，因此完全不必过分拘泥于此。此外，古人将灵芝称为神草、仙草，或者瑞草，所以对其功用也有一些过誉之词，应当注意。

此外,石耳亦别名灵芝,为脐科植物脐衣 Umbilicayia esculenta（Migoshi）Minks 的地衣体。石耳味甘、微苦,性凉,功能养阴、清肺、止血,临床用于吐血、衄血、咳血、便血、崩漏等属阴虚血热者,并能治疗阴虚劳咳、肺脓疡及痔瘘、脱肛、荨麻疹等。一般用 10～30g 煎汤内服。其主要成分为石耳酸。现代研究表明其有抗肿瘤、抗胃溃疡、降压、镇咳祛痰等作用,其毒性较小,偶见头昏头痛、胃肠不适、乏力等。

卷　柏

【原文】卷柏,味辛、温。生山谷,主五藏邪气,女子阴中寒热痛[1],癥瘕[2],血闭[3],绝子[4]。久服轻身,和颜色[5]。一名万岁。生山谷石间。

【词解】[1]阴中寒热痛:阴部寒热疼痛,类似阴痒、阴疮等疾病。[2]癥瘕:即腹内的积聚包块,这里指女子下腹部生殖系统的包块。癥,指坚硬不移、痛有定处的包块;瘕,指推之可移、痛无定处的包块。[3]血闭:闭经。[4]绝子:不孕。[5]和颜色:使人面色荣润光泽、美丽。

【语译】卷柏,味辛,性温。主治脏腑病痛、妇科疾病阴部发痒疼痛、腹部包块、闭经、不孕等。长期服用可使身体轻便灵活,面色红润美丽。此药又叫万岁,生长于山间谷缝中。

【按语】卷柏,为卷柏科植物卷柏 Selaginella tamariscina（BeauV.）Spring 的全草,为多年生草本,生于岩石上,分布于广东、广西、福建、台湾、山东、浙江、江苏、江西、湖南、陕西、河北、山东、辽宁、吉林等地。卷柏又名豺足、求股、神投时、交时、一把抓、老虎爪、拳头草、阿木阿拉、的哇三睦、玻吼冒、猴帽、石

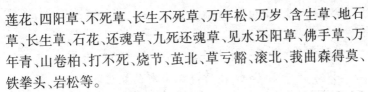

莲花、四阳草、不死草、长生不死草、万年松、万岁、含生草、地石草、长生草、石花、还魂草、九死还魂草、见水还阳草、佛手草、万年青、山卷柏、打不死、烧节、茧北、草亏豁、滚北、栽曲森得莫、铁拳头、岩松等。

卷柏味辛，性平，入脾、肝二经，具有破血散瘀、活血止血、止咳化痰、通经活络的功效，临床用于治疗闭经，腹痛，癥瘕，各种血证如吐血、便血、尿血、崩漏，以及跌打损伤、痿躄、咳喘。卷柏配伍青皮，能够疏肝解郁，破气破血，散结消瘀，通经止痛，用治肝气郁滞之瘀血腹痛、癥瘕积聚等；配伍香附，治疗肝郁气滞，月经不调；配伍车前子，能够活血止血，利水通淋；配伍木香，能够行气活血，散瘀止血，用于因瘀出血证；配伍三七，用于跌打损伤，瘀滞肿痛；配伍血余炭，用治瘀血崩漏；配伍杏仁，能够止咳平喘；配伍牛膝，治疗腰膝酸痛、下肢痿软等证。

卷柏的临床用法为：1.5~9g煎服、浸酒或入丸、散剂内服；外用适量，捣敷或研末调敷。孕妇禁服。

现代研究表明，卷柏含黄酮、酚性成分、氨基酸、海藻等多糖类及少量鞣质。黄酮成分有芹菜素、穗花杉双黄酮、扁柏双黄酮和异柳杉素。药理实验发现，卷柏具有抗癌作用，对化学抗癌剂或放射治疗敏感瘤均有效，常用于绒毛膜上皮癌、恶性葡萄胎、鼻咽癌、肺癌、肝癌等，且对瘤体较小的癌肿疗效最好。此外，卷柏炒炭用具有良好的止血作用。

蓝　实

【原文】蓝实，味苦，寒。主解诸毒，杀蛊蚑^[1]，注鬼^[2]，螫毒^[3]。久服头不白，轻身。生平泽。

【词解】[1]杀蛊蚑：蚑，本义指蜘蛛之长足者，此处为"魃"的误义，魃，小儿鬼。杀蛊蚑即祛鬼。[2]注鬼：即鬼注，为因鬼怪作祟所致疾病。

[3]螫毒:蜂蝎类刺伤发生的肿毒。

【语译】蓝实是一种有苦味、药性寒凉的药物,主要具有解毒之功效,可祛鬼杀鬼,治疗蜂蝎类刺伤发生的肿毒。长期服用,可使头发不白,身体轻便灵活。此药生长在河泽中。

【按语】蓝实,又名蓼蓝实、蓝子、六青子、青黛实等,为蓼科植物蓼蓝 *Polugonum tinctorium* Ait. 的果实,野生于旷野水沟边,主产于辽宁、河北、山东、陕西等地。

蓝实味苦、甘,性寒,无毒,入心、肝、脾、肺、肾五经,具有和调脏腑、解毒消肿的功效,主治虚损、发斑咽痛、疮疡等。本品主补益五脏,和调六腑,能够填骨髓,明耳目,利关节,通经络,其药性平偏寒,苦偏甘,无毒,入心、肝、脾、肺、肾五经,为补中圣品。此外,本品还主治温热疫邪上扰,阳毒发斑,咽痛,或金石药毒为患,或疮疖肿毒,本品内服外用皆能解毒消肿。

蓝实的临床用法为:6~9g 煎服,或外用适量,研末调敷。脾胃虚寒者忌服。

蓝实的主要成分及药理作用尚需进一步研究。

芎䓖

【原文】芎䓖,味辛,温。主中风入脑[1],头痛,寒痹[2],筋挛缓急[3],金创[4],妇人血闭,无子。生川谷。

【词解】[1]中风入脑:即中风。"风"指"内风"。中风指脑血管意外等疾患,又称"卒中"。病因可为阴精亏损,或暴怒伤肝,使肝阳偏亢,肝风内动;或嗜食肥甘厚味,痰热内壅而化风;或气血亏损而生虚风;或本内虚而骤然感受外来的风邪等。[2]寒痹:又称"痛痹",痹证之一,临床表现为肢体疼痛,且疼痛程度较为剧烈,遇寒痛增,得热痛减。病因为风寒湿邪中的寒邪偏胜,使血气凝滞不通所致。[3]筋挛缓急:即肌肉痉挛。[4]金创：又称"金疮"，指金属利器造成的创伤，并包括因创伤而化脓溃烂的疮。其中由刀斧利器所致的称"刀斧伤"。

【语译】芎䓖，味辛，性温。主治中风、头痛、寒痹、肌肉痉挛、外伤、绝经、不孕等病证。此药生于山谷中。

【按语】芎䓖，现称川芎，为伞形科植物川芎 *Ligusticum chuanxiong* Hort. 的干燥根茎。川芎为多年生草本植物，多为栽培品，分布于四川、云南、贵州等西南地区。川芎又名山鞠穷、香果、胡䓖、马街芎䓖、雀脑芎、阇莫伽、杜芎、药芹、川芎䓖、蛇避草、西芎、菅䓖、鞠䓖等。

川芎味辛、苦，性温，入肝、胆、膀胱、三焦经，具有行气开郁、祛风燥湿、活血止痛、消肿排脓的功效，临床用于治疗胸胁胀痛、胃脘胀痛、风寒感冒、头痛、风寒湿痹、产后血晕、产后腹痛、血瘀经闭、跌打肿痛、疮疡痈肿等。川芎配伍当归，能够活血祛瘀，养血和血，凡是血虚血瘀，尤其是血虚兼瘀证均可用之；配伍白芍，用于肝血、肝阴不足，或肝郁血瘀等证；配伍石膏，用于气血失调、郁火上逆所致的头痛头胀；配伍防风，治疗外感风寒头痛及风湿痹痛；配伍土茯苓，能够升清降浊，活血行气，清热除湿，特别适用于治疗肝郁湿热头痛。

川芎的临床用法为：3～9g 煎服，或入丸、散剂；外用研末撒或调敷患处。阴虚火旺、上盛下虚、气弱患者及孕妇忌服。

现代药理研究表明，本品含挥发油、生物碱（如川芎嗪等）、酚性物质（如阿魏酸等）以及内脂素、维生素 A、叶酸、甾醇、蔗糖、脂肪油等。药理实验发现，川芎嗪能抑制血管平滑肌收缩，扩张冠状动脉，增加冠脉血流量，改善心肌缺氧状况及肠系膜微循环，并能降低心肌耗氧量，增加脑及肢体血流量，降低外周血管阻力；川芎嗪还能降低血小板表面活性，抑制血小板聚集，可预防血栓的形成；微量川芎浸膏可使怀孕兔离体子宫张力增高，收缩加强，大剂量则转为抑制，使子宫麻痹而收缩停止，川芎浸膏还可抑制小肠的收缩,研究发现川芎中所含的阿魏酸与中性成分对平滑肌有抗痉作用;川芎水煎剂对动物中枢神经有镇静作用,并有降压作用;川芎有抗维生素 E 缺乏症的作用;阿魏酸对免疫系统有一定调整作用,可提高 γ 球蛋白及 T 淋巴细胞,对^{60}Co-γ 射线及氮芥所形成的动物损伤有明显保护作用;对宋内氏痢疾杆菌、大肠杆菌以及变形杆菌、绿脓杆菌、伤寒、副伤寒杆菌和霍乱弧菌等均有一定的抑制作用。

蘪 芜

【原文】蘪芜,味辛,温。主欬逆[1],定惊气[2],辟邪恶,除蛊毒,鬼注,去三虫[3]。久服通神[4]。一名薇芜。生川泽。

【词解】[1]欬逆:咳嗽。[2]定惊气:定惊。[3]去三虫:杀虫。[4]通神:成神仙,比喻能够长寿,通神明,是古代唯心的说法。

【语译】蘪芜,味辛,性温。主治咳嗽,止惊,杀鬼祛邪,杀虫解毒。长期服用可成神仙。此药又名薇芜。生于河泽中。

【按语】蘪芜,又名蕲茝、薇芜、江蓠、芎䓖苗、川芎苗,为伞形科植物川芎 Ligusticum wallichii Franch. 的苗叶。

蘪芜味辛,性温,入肝、肾二经,具有祛风止眩、补肝明目、除涕止唾的功效,能够补肺肾,治头眩,治疗雀盲、涕唾多等。肝为风木之脏,主动摇,《素问》有"诸风掉眩,皆属于肝"的说法,本品入肝经,能够去风定眩,故可治疗头晕目眩;肝体阴而用阳,开窍于目,本品补肝之体,有明目之效,所以对雀目有良好的治疗作用;肺主上焦,属金,肾主下焦,属水,金水相生,就会身体健康,而老年人肺肾两虚,多涕多泪,本品能补益肺肾,故有除涕止唾的功效。

蘼芜的临床用法为:3~9g水煎服。蘼芜为川芎的嫩苗,但有两种,一种叶子外形与芹叶相似,一种外形与蛇床相似,两种香气近似,但作用不同。陶弘景指出:"蘼芜今出历阳,处处亦有之,有家多种之。叶似蛇床而香,方药用甚稀。"有待进一步研究。其药理作用参考"芎劳"条。

黄 连

【原文】黄连,味苦,寒。主热气[1],目痛,眦伤[2],泣出[3],明目,肠澼[4],腹痛,下利[5],妇人阴中肿痛。久服令人不忘。一名王连。生川谷。

【词解】[1]热气:即热邪。[2]眦伤:眦,指眼角或眼眶。眦伤,即睑缘或眼角红赤溃烂。[3]泣出:泪出。泣,泪。[4]肠澼:即痢疾。肠澼是形容肠内有积滞,排便时澼澼有声。临床以腹痛、黏液脓血样大便、次数增多而量少、里急后重为主症。多因肠胃内虚,摄食生冷瓜果不洁之物,以致湿热内蕴、毒滞肠中所致。[5]下利:指一般的腹泻。

【语译】黄连,味苦,药性寒凉。主治热邪、眼目疼痛、目赤肿烂、流泪,使眼睛明亮,可治痢疾、腹泻、腹痛、妇女阴痛阴肿。长期服食可增强记忆力。此药又名王连。生于山谷中。

【按语】黄连,为毛茛科植物黄连 *Coptis chinensis* Franch.、三角叶黄连 *Coptis deltoidea* C. Y. Cheng et Hsiao、峨眉野连 *Coptis omeiensis*(Chen)C. Y. Cheng 或云南黄连 *Coptis teetoides* C. Y. Cheng 等的根茎,因其根连株而色黄,故名黄连。黄连为多年生草本植物,野生已经少见,现多为栽培,分布于四川、湖北、贵州、陕西、云南、西藏昌都等地区。黄连又名王连、支连、酒黄连、南连、宣连、楝连、净黄连、滴胆芝、酒饮连、萸连、田鸡、古连、上川连、古勇连、南岸连、北岸连、酒连、鸡爪连、家连、峨眉连、嘉定连、刺盖连、野连、尾连、上草、味连、姜连、光连、雅连、尾连、西连、鹰爪连、川雅连、雅川连、洪雅连、原云连、天姥连、仙姑连、马湖连、运南连、水连头、鲁连等。

黄连味苦,性寒,入心、肝、胃、大肠经,具有清热燥湿、泻火解毒、除痞安蛔的功效,临床用于治疗湿热中阻所致的脘腹痞满、泛恶欲呕、湿热泻痢、湿毒疮,以及心经实火所致的烦热、焦躁失眠、口苦唇热、舌红、口舌生疮、舌糜、舌衄等,胃火上炎所致的牙龈红肿疼痛、口气热臭、牙宣出血等,肝火犯胃所致的脘胁胀痛、急躁易怒、吞酸嘈杂、舌红苔黄,血热妄行所致的咳血、咯血、吐血、尿血等,以及壮热、神昏谵语、烦渴、不寐、泻痢、呕逆、喉肿、发颐、斑疹、痈疔疮毒、热毒下血、烫伤、疳积、蛔虫病等。黄连配伍吴茱萸,治疗肝郁化火,胃失和降出现的胸胁胀痛、呕吐吞酸、嘈杂嗳气、口苦、舌红苔黄、脉象弦数等;配伍肉桂,主治心肾不交,怔忡失眠等;配伍木香,治疗湿热痢疾,脓血相兼,腹痛、里急后重等;配伍干姜,主治心下痞满不痛,或干呕,或呕吐,肠寒下利等症。

黄连的临床用法为:1.5～10g煎服,或入丸、散剂;外用研末调敷、煎水洗或浸汁点眼或患处。黄连炒用能降低寒性,姜汁炒黄连能清胃止呕,酒炒黄连能清上焦之火,猪胆汁炒黄连能泻肝胆实火。黄连为大苦大寒的药物,过服久服易伤脾胃,脾胃虚寒者忌服,阴虚烦热、胃虚呕恶者慎用。

现代药理研究表明,本品含大量小檗碱(黄连素)、少量黄连碱及甲基黄连碱等多种生物碱,其中黄连素占5%～8%。药理实验发现,黄连有很广的抗菌范围,对痢疾杆菌、伤寒杆菌、结核杆菌、葡萄球菌、脑膜炎双球菌、肺炎双球菌等均有显著的抑制作用,对钩端螺旋体、阿米巴原虫、滴虫以及流感病毒、新城鸡瘟病毒及多种致病性皮肤真菌也有抑制作用,并能降低乙肝病毒表面抗原的阳性率。黄连对痢疾杆菌的抑制作用最强，1:20和1:40浓度的黄连煎剂能完全抑制阿米巴原虫的生成。黄连能增强白细胞的吞噬能力，并有降压、利胆、解热、镇静、镇痛、抗利尿、局部麻痹等作用。此外，对血管平滑肌有松弛作用，对子宫、膀胱、肠胃道平滑肌都呈兴奋作用。小檗碱及其一些衍生物有抗癌作用，能抑制细胞呼吸，主要是抑制黄酶的作用。小檗碱的体内过程：小檗碱为季胺类化合物，口服吸收较差，肠道外给药，广泛分布于全身组织，心、肾、肺、肝中浓度较高。由于吸收差，分布迅速，消除较快，血液浓度不易维持，故对黄连素治疗全身感染，应视病情酌情选用。

络 石

【原文】络石，味苦，温。主风热[1]，死肌，痈伤[2]，口干舌焦，痈肿不消，喉舌肿，水浆不下。久服轻身，明目，润泽，好颜色，不老，延年。一名鲮石。生山谷。

【词解】[1]风热：古病名，临床表现有恶风、寒战、目胀欲脱、涕唾自出，短时间内可致昏迷不省人事。[2]痈伤：即痈疡。

【语译】络石，味苦，性温。主治风热，肌肤坏死，痈疽疮疡，口干舌燥，痈肿不消，咽喉舌头肿大，不能吞咽。长期服用使身体轻便灵活，使眼睛明亮，使人容颜光泽滋润而美丽，并可延年益寿，不易衰老。此药又名鲮石。生长于山谷中。

【按语】络石，又名络石藤，为夹竹桃科植物络石 *Trachelospermum jasminoides*（Lindl.）Lem. 的茎、叶。络石为常绿攀援木质藤本，生于田野、荒地，常攀援附生于石上、墙上或其他植物上，现有栽培者，分布于河南、山东、安徽、江苏、浙江、福建等

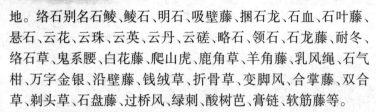

地。络石别名石鲮、鲮石、明石、吸壁藤、捆石龙、石血、石叶藤、悬石、云花、云珠、云英、云丹、云磋、略石、领石、石龙藤、耐冬、络石草、鬼系腰、白花藤、爬山虎、鹿角草、羊角藤、乳风绳、石气柑、万字金银、沿壁藤、钱绒草、折骨草、变脚风、合掌藤、双合草、剃头草、石盘藤、过桥风、绿刺、酸树芭、膏链、软筋藤等。

络石味苦、微涩，性微寒，入心、肝、肾三经，具有祛风通络除痹、凉血消痈止疼、清热利湿消瘀的功效，外用有止血的作用，临床用于治疗风湿热痹、筋脉拘急，痈肿初起，舌肿喉痹，湿热白浊，外伤出血，跌伤，产后恶露不行等。络石配伍忍冬藤，治疗风湿热痹，关节红肿热痛；配伍独活，治疗各种痹证；配伍皂刺，能够清热消肿，用治痈毒；配伍射干，治疗咽喉肿痛、喉痹；配伍茯苓，治疗湿热下注，小便白浊。

络石的临床用法为：6～12g煎服，或入丸、散剂；外用捣敷或干粉外敷，可止刀斧创伤出血。络石为苦寒之品，阳虚畏寒、便溏者忌服。

现代药理研究表明，络石藤含牛蒡苷、络石糖苷、罗汉树脂酚苷、降络石糖苷、援胶肌醇、加拿大麻糖等。药理实验发现，络石所含牛蒡苷可引起血管扩张，血压下降，使冷血及温血动物产生惊厥，大剂量引起呼吸衰竭，并使小鼠皮肤发红、腹泻，对离体兔肠及子宫则有抑制作用。络石含微量强心苷，可促进血液循环。络石煎剂能抑制金黄色葡萄球菌、福氏痢疾杆菌及伤寒杆菌的生长。

蒺藜子

【原文】蒺藜子，味苦，温。主恶血[1]，破癥结积聚[2]，喉痹[3]，乳难[4]。久服长肌肉，明目，轻身。一名旁通，一名屈人，一名止行，一名豺羽，一名升推。生平泽或道旁。

【词解】[1]恶血:瘀血的一种,是指溢出于经脉外、积于组织间隙的坏死血液,又叫"败血"。[2]癥结积聚:即癥瘕积聚,都是腹内结块,或胀或痛的一种病证。癥和积是有形的,而且固定不移,痛有定处,病在脏,属血分;瘕和聚是无形的,聚散无常,痛无定处,病在腑,属气分。积聚以中焦病变为多,癥瘕以下焦病变及妇科疾患为多,因而有不同的名称。癥瘕积聚的发生,多因情志抑郁,饮食内伤等,致使肝脾受伤,脏腑失和,气机阻滞,瘀血内停,日久渐积而成,正气不足更是本病发生的主要原因。[3]喉痹:痹,闭塞不通之意。凡咽喉局部阻塞不利、吞咽不爽甚至吞咽难下的,均属喉痹范围。[4]乳难:乳少,或乳汁难下。

【语译】蒺藜子,味苦,性温。主治恶血、腹内包块、喉痹、乳汁不下等证。长期食用可使肌肉生长,眼睛明亮,身体轻捷灵活。此药又叫旁通、屈人、止行、豺羽、升推,生于平原河泽或路边。

【按语】蒺藜子,即刺蒺藜,为蒺藜科植物蒺藜 *Tribulus terrstris* L. 的干燥成熟果实,主产于河南、河北、山东、安徽、江苏、四川、山西及陕西。蒺藜子又名茨蒺藜、土蒺藜、旁通、屈人、止行、豺羽、升推、即藜、白蒺藜、休羽、三角蒺藜、旱草、杜蒺藜、硬蒺藜、蒺藜菁葵、吉藜、三角刺、野菱角、地菱、腊居塞、八角刺、七厘、秦尖等。

蒺藜子味苦、辛,性微温,入肝经,具有疏肝解郁、散风行血、明目止痒的功效,临床用于主治头痛、眩晕、胸胁不舒、胁痛、缺乳或乳汁不通、目赤肿翳、多泪、风疹、皮肤瘙痒等。蒺藜子配伍珍珠母、菊花、钩藤、天麻,治疗头痛眩晕;配伍草决明、木贼草、蔓荆子,治疗目赤多泪;配伍柴胡、枳壳、香附、郁金,治疗肝气郁结,胸胁不舒;配伍白鲜皮、地肤子、苍耳子,治疗皮肤瘙痒;配伍附子、栀子,治疗阴疝、小腹痛。

蒺藜子的临床用法为:6~9g煎服;外用煎水洗眼或调敷患处。气血虚弱患者及孕妇忌服。

现代药理研究表明,本品含脂肪油及少量挥发油、鞣质、树脂、甾醇、钾盐、皂苷、微量生物碱等。其中含甾体皂苷1.47%,皂苷元为薯蓣皂苷元0.2%,并含鲁斯皂苷元、绿皂苷元、新皂苷元等,另外还含有山柰酚、蒺藜苷及豆甾醇等。药理实验发现,蒺藜子水浸液及乙醇浸出液对麻醉动物有降压作用,生物碱及水溶部分均能抑制金黄色葡萄球菌、大肠杆菌等的生长。此外,研究还发现蒺藜子具有预防心肌缺血,对抗乙酰胆碱、组胺和氯化钡引起的离体豚鼠回肠痉挛,松弛兔十二指肠,抗应激,增强性机能,抗衰老等药理作用。蒺藜子具有一定的毒性,给大鼠腹腔注射蒺藜子乙醇提取物的 LD_{50} 为56.4mg/kg,给药后出现竖毛、发抖至持续惊厥而死。蒺藜子植物中含有硝酸钾,吃入体内被酶还原成亚硝酸钾,可引起高铁血红蛋白血症而产生窒息。

黄　耆

【原文】黄耆,味甘,微温。主痈疽[1],久败疮[2],排脓止痛,大风癞疾,五痔[3],鼠瘘[4],补虚,小儿百病。一名戴糁。生山谷。

【词解】[1]痈疽:凡肿疡表现为红肿高起,焮热疼痛,周围界限清楚,在未成脓之前无疮头而易消散,已成脓易溃破,溃后脓液黏稠,疮口易敛的,都称为"痈"。痈即气血受毒邪所困而壅塞不通之意,属阳证。凡疽疡表现为漫肿平塌,皮色不变,不热少痛,未成脓难消,已成脓难溃,脓水清稀,破后难敛的,都称为"疽"。[2]久败疮:长期不愈合的疮疡。如大风癞疾(麻风病)。[3]痔:生于肛门内外。多由平素湿热内积,过食辛辣燥热食物,或因经常大便秘结,或妇女临产用力过甚,或久痢等原因,以致浊气瘀血流注肛门所致。主要症状为有块物突出、疼痛、出血等。按块物位置可分为内痔、外痔和混合痔等。[4]鼠瘘:即瘰疬,主要指颈部淋巴结结核。因结核破溃后脓稀薄如痰,或如豆汁,久不收口,可形成窦道或瘘管等,故又名"鼠瘘"。

【语译】黄耆，味甘，性微温。主治痈疽和长期破溃不愈的疮，能够使脓排除，止痛，可治麻风、各种痔疮、瘰疬。治疗虚证及多种儿科疾病。此药又名戴糁，生长于山谷地带。

【按语】黄耆，现写作黄芪，为豆科植物黄芪（膜荚黄芪、东北黄芪）*Astragalus membranaceus*（Fisch）Bunge. 或蒙古黄芪 *Astragalus membranaceus* Bge. *var. mongholicus*（Bge.）Hsiao（A. Mongholicus Bge.）等的根。前者主产于山西、黑龙江及内蒙古，后者主产于山西及内蒙古等地。黄芪又名戴糁、戴粉、戴椹、蜀脂、百本、艾草、羊肉、甘板麻、口芪、兆芪、独椹、棉耆、土山爆张根、黄蓍、百药绵、白大芪、独根、二人抬、绵芪、箭芪、王孙、大有芪、红芪、木耆、白水耆、妒妇、蒙芪、元芪、红蓝芪、白皮芪、黑皮芪、春黄芪、藏黄芪、弯齿黄芪、冲正芪、武川芪、炮名芪、阿克苏黄芪、下白芪、浑源芪等。

黄芪味甘，性微温，无毒，入肺、脾二经，具有补益中气、养血活血、托脓生肌、利水消肿、固表止汗的功效。黄芪甘温，为补气要药，能够补气健脾，益气升阳，补中助阳，补气生血，补气摄血，补气益阴，补气行滞，益气固表，利水消肿，温里散寒，托脓生肌，并能强壮体质，延年益寿。

黄芪生用能够固表、利水、托毒排脓、生肌，临床用于治疗自汗盗汗、血痹、浮肿、痈疽不溃或久溃不敛；黄芪炙后则能补中益气，临床用于治疗劳倦内伤、脾虚泄泻、食少便溏、久泄脱肛、气虚血脱、崩漏带下，及一切气衰血虚证。临床上黄芪配伍附子，治疗气虚阳衰；配伍当归、熟地，治疗气血俱虚；配伍白术、茯苓，治疗气虚便溏；配伍党参、白术、当归、龙眼肉，治疗便血、崩漏；配伍地龙、川芎、当归、桃仁、红花，治疗半身不遂；配伍生地、山药、天花粉，治疗消渴；配伍浮小麦、牡蛎、麻黄根、五味子，治疗自汗；配伍生地、黄柏，治疗阴虚盗汗；配伍党参、升麻、柴胡、枳壳，治疗脱肛；配伍党参、穿山甲、肉桂、当归，治疗疮疡久溃不敛;配伍防己、白术、茯苓,治疗虚性水肿;配伍黄连,治疗肠风下血。

黄芪的临床用法为:9～60g(鲜者30～60g)煎服、熬膏或入丸、散剂;外用煎水洗。实证及阴虚阳盛者忌服;外有表邪、内有积滞,气实胸满,阳盛阴虚,上热下寒,肝旺多怒,以及痈疽毒热尚盛、痘疮血分热甚者,均禁用。一般排脓止痛、活血生肌、固表止汗用生黄芪,补中益气、升提中焦清气、补气生血、利水消肿用蜜炙黄芪。

现代药理研究表明,本品主要含有苷类、多糖、氨基酸及微量元素等。黄芪含有蔗糖、葡萄糖醛酸、黏液质、苦味素、胆碱、甜菜碱、叶酸等。药理实验发现,黄芪具有增强机体免疫功能、利尿、抗衰老、保肝、降压等作用。实验证实,黄芪煎剂能消除实验性肾炎尿蛋白,增强心肌收缩力,并有促雌激素样作用和较广泛的抗菌作用。其中膜荚黄芪皂苷甲具有降压、稳定红细胞、提高血浆组织内 cAMP 的含量、增强免疫功能、改善肝功能等多种作用。黄芪多糖具有提高小鼠应激能力、增强免疫功能、调节血糖含量、保护心血管系统、加速遭受放射线损伤机体的修复等作用。此外,黄芪还具有抗老延寿、强壮机体、增强学习记忆力、降低血黏度等作用。

肉松容

【原文】肉松容,味甘,微温。主五劳[1]七伤[2],补中,除茎[3]中寒热痛。养五藏,强阴[4],益精气,多子,妇人癥瘕。久服轻身。生山谷。

【词解】[1]五劳:即心劳、肝劳、脾劳、肺劳、肾劳等五脏劳损的疾病。[2]七伤:指肾气亏损的七个症状。《诸病源候论·虚劳候》论述七伤者,一曰阴寒,二曰阴萎,三曰里急,四曰精连连,五曰精少、阴下湿,六曰精清,七曰小便苦数、临事不卒。[3]茎:指男性阴茎。[4]强阴:实际上指的是壮阳。

【语译】肉松容,味甘,性微温。主治五脏劳损、肾气亏损等病证,补益中气,解除阴茎部寒热疼痛,能滋养五脏,强壮肾阳,增补精气,使人生殖能力增强。主治女性腹中包块。长期服用可使身体轻捷灵活。此药生长于山谷中。

【按语】肉松容,即肉苁蓉,为列当科植物肉苁蓉 *Cistanche salsa*（C. A. Mey.）G. Beck 或苁蓉 *Cistanche deserticola* Y. C. Ma 等的干燥带鳞片的肉质茎,主产内蒙古等地。肉苁蓉又名黑司命、苁蓉、地丁、肉菘蓉、列当、地精、淡苁蓉、金笋、大芸、寸云、肉从容、苁蓉、迷肉苁蓉、甜大芸、咸大芸、淡大芸、咸苁蓉、甜苁蓉、盐苁蓉、田大芸、寸芸、碧水龙、察干高牙等。

肉苁蓉味甘、酸、咸,性温,入肾、大肠、脾、肝、膀胱五经,具有补肾助阳、润肠通便、软坚散结的功效,临床用于治疗肾虚阳痿、遗精、月经不调、经闭不孕、小便淋漓、声哑失音、腰膝冷痛、筋骨痿软、虚寒泄泻、肠燥便秘、妇人阳虚不足所致的癥瘕等。肉苁蓉配伍锁阳,治精血不足,肾虚阳痿;配伍山茱萸、补骨脂,治疗肾虚疲劳,腰膝无力;配伍杜仲、续断,治疗肾虚腰痛,酸软无力;配伍火麻仁,治疗老人津枯便秘。

肉苁蓉的临床用法为:6~9g煎汤内服,或入丸剂。阴虚火旺及大便溏泻者忌服,肠胃有实热的便秘也不宜用。

现代药理研究表明,肉苁蓉含微量生物碱及结晶性中性物质及苯丙素类化合物、含环烯醚萜类化合物等。药理实验证明,肉苁蓉水浸液对实验动物有降低血压作用,能促进小鼠唾液分泌,并有抗家兔动脉粥样硬化的作用,有一定程度的抗衰老作用,能显著提高小鼠小肠推进度,缩短通便时间,同时对大肠的水分吸收有明显抑制作用(研究发现肉苁蓉的通便有效物质为所含的无机盐和亲水性胶质类多糖)。

防　风

【原文】防风,味甘,温,无毒。主大风[1],头眩痛[2],恶风[3],风邪[4],目盲无所见,风行周身,骨节疼痹[5],烦满[6]。久服轻身。一名铜芸。生川泽。

【词解】[1]大风:即麻风。[2]头眩痛:头部眩晕、疼痛。[3]恶风:怕风。[4]风邪:使人致病的病因之一,风为阳邪,发病症状每有游走性、多变性,常与其他病邪结合致病。[5]骨节疼痹:关节疼痛,活动不利。[6]烦满:烦闷。

【语译】防风,味甘,性温,无毒。主治麻风,头晕、头痛,怕风及风邪所致疾病,瞎眼,风邪游走全身,关节疼痛,烦闷等。长期服食可使身体轻捷灵活。此药又名铜芸,生长在山川河泽中。

【按语】防风,为伞形科植物防风(关防风)*Saposhnikovia divaricata*(Turcz.)Schischk.[*Ledebouriolla divaricata*(Turcz.)Hiroe;*Siler divaricata* Benth. et Hook.]的干燥根,主产于东北及内蒙古等地。防风又名回辛、回草、回芸防丰、曲方氏、山花菜、续弦胶、铜芸、屏风、风肉、白毛草、山芹菜、东防风、茴芸、茴草、云防风、松叶防风、细叶防风、新疆防风、北防风、公防风、软防风、百枝、百蜚、炒防风、关防风、口防风、西防风、山防风、黄防风、青防风、旁风、北风、苏风、黄风等。

防风味辛、甘,性微温,入膀胱、肺、脾三经,具有解表散寒、祛风止痉、胜湿止痛的功效,临床用于治疗风寒感冒、头痛、目眩、项强、风寒湿痹、骨节酸痛、四肢挛急、破伤风等。防风配伍紫苏、白芷、荆芥,治疗风寒感冒;配伍独活、羌活,治疗风寒湿

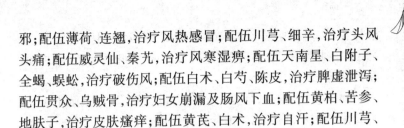

邪;配伍薄荷、连翘,治疗风热感冒;配伍川芎、细辛,治疗头风头痛;配伍威灵仙、秦艽,治疗风寒湿痹;配伍天南星、白附子、全蝎、蜈蚣,治疗破伤风;配伍白术、白芍、陈皮,治疗脾虚泄泻;配伍贯众、乌贼骨,治疗妇女崩漏及肠风下血;配伍黄柏、苦参、地肤子,治疗皮肤瘙痒;配伍黄芪、白术,治疗自汗;配伍川芎、人参,治疗盗汗;配伍枳壳、甘草,治疗老人大便秘结。

防风的临床用法为:5～10g 煎汤内服,或入丸、散剂;外用研末调敷。阴虚火旺、无风寒湿邪者慎用,血虚发痉者忌服。

现代药理研究表明,防风含挥发油、甘露醇、苦味苷、酚类、多糖类及有机酸等。药理实验发现,本品有解热、抗炎、镇痛、抗惊厥等作用。此外,防风新鲜汁对绿脓杆菌和金黄色葡萄球菌有一定抗菌作用,煎剂对痢疾杆菌、溶血性链球菌等有不同程度的抑制作用。

蒲 黄

【原文】蒲黄,味甘,平。主心腹膀胱寒热,利小便[1],止血,消瘀血。久服轻身,益气力。延年,神仙。生池泽。

【词解】[1]利小便:使小便通利。

【语译】蒲黄,味甘,药性平和,主治心腹膀胱发冷发热,通利小便,能止血,消除瘀血。长期服用使身体轻捷灵活,增加气力,增加寿命,像神仙一样长生不老。该药生在沼泽中。

【按语】蒲黄,为香蒲科植物长苞香蒲(水烛香蒲)*Typha angustifolia* L.、东方香蒲 *Typha orientalis* Dresl 或其同属多种植物的花粉,主产于东北、云南等地。蒲黄又名蒲厘花粉、蒲花、蒲棒花粉、蒲槌中黄粉、卜黄、草蒲黄、蒲黄粉、甘蒲、礁石、香蒲、水蜡烛、蒲草黄、炒蒲黄、达氏香蒲黄、细叶香蒲黄、中央粉、草蒲花等。

蒲黄味甘、微辛，性凉，入心、心包二经，具有凉血止血、活血祛瘀的功效，临床用于治疗多种出血证，如咳血、咯血、吐血、衄血、尿血、便血、崩漏，以及创伤出血等，并能用于治疗心腹痛、产后瘀痛、痛经等。蒲黄配伍仙鹤草、侧柏叶，治疗各种血证；配伍五灵脂，治疗气滞血瘀，胸痛、痛经、产后腹痛；配伍生地、冬葵子，治疗血淋；配伍青黛，治疗肺热衄血；配伍石榴花，治疗鼻衄；配伍郁金，治疗尿血；配伍干姜、甘草，治疗卒下血；配伍龙骨、艾叶，治疗月经过多、崩漏；配伍归尾、赤芍、炮姜、桂心，治疗产妇恶露不下、小腹作痛。

蒲黄的临床用法为：4.5～9g煎服，或入丸、散剂；外用研末撒或调敷患处。一切劳伤发热、阴虚内热、无瘀血者禁用，孕妇忌服。

现代研究表明，蒲黄含香黄新苷、山柰酚化合物、槲皮素及含异鼠李素的苷等，另外还含有棕榈酸、硬脂酸、α-香蒲甾醇等。其药理作用有：低浓度蒲黄醇提物能够增强离体蟾蜍心脏的收缩力，高浓度则抑制之；动脉或静脉注射蒲黄水提物能使狗血压降低，切断迷走神经再用药不降压，提示其降压作用与兴奋迷走神经有关；蒲黄还具有抗炎、抗缺氧、抗动脉粥样硬化、抗结核等作用；并能使离体大鼠子宫节律性收缩加强和紧张度增高，使离体兔十二指肠平滑肌紧张度增高；降低高脂饮食大鼠血清谷丙转氨酶；抑制体液和细胞免疫，使胸腺和脾脏明显缩小，并有增加 cAMP 趋势，但大剂量则能增强巨噬细胞的吞噬功能。

香 蒲

【原文】香蒲，味甘，平。主五藏，心下^[1]邪气，口中烂臭，坚齿，明目，聪耳。久服轻身，耐老。一名睢。生池泽。

【词解】[1]心下：指胃脘部。

【语译】香蒲，味甘，性平。主治五脏胃脘病邪，治疗口中溃烂有臭气，能使牙齿坚固，使眼睛明亮，使耳朵听力好。长期服用可使身体轻捷灵活，不易衰老。该药又名睢，生长在沼泽。

【按语】香蒲，为香蒲科植物狭叶香蒲 *Typha angustifolia* L.（水烛）、长苞香蒲 *Typha angustata* Bory et Chaub. 或其同属植物的全草，又名蒲、睢、睢蒲、醮、醮石、水烛、甘蒲、蒲黄草、鬼蜡烛、水蜡烛、莎草、莎草、蒲草、长包香蒲、狭叶香蒲、宽叶香蒲、线叶香蒲、小香蒲、东方香蒲、板枝、蒲包草、随手香、毛蜡烛、金簪草、芦烛、芦油烛等。分布于黑龙江、吉林、辽宁等地。

香蒲味甘，性平，入脾、肝、肾三经，具有补脾益肾、生津润燥、安胎止血、解毒消痈、利水通淋的功效，临床用于治疗脾肾不足所致的牙齿松动、目昏目眩、肾阴亏虚之消渴证、肾虚胎动不安，以及乳痈、淋证等。香蒲配伍滑石，治疗小便不利；配伍法半夏，治疗关格上下不通，膈中觉有所碍，欲升不升、欲降不行、饮食不下、大便不出等证。

香蒲的临床用法为：3～9g 煎汤内服，或研末或烧灰入丸、散剂；外用适量捣敷。

现代研究表明，香蒲全草含多量维生素 B_1、B_2 和 C，含钙量极低。药理实验发现，香蒲可促进胃肠道的消化和吸收功能，能增加血管的致密度。

续 断

【原文】续断,味苦,微温。主伤寒[1],补不足[2],金创,痈伤[3],折跌[4],续筋骨,妇人乳难。久服益气力。一名龙豆,一名属折。生山谷。

【词解】[1]伤寒:被寒邪所伤。[2]补不足:补益虚损。[3]痈伤:痈疽疮疡。[4]折跌:跌伤、骨折。

【语译】续断,味苦,性微温。主治被寒邪所伤,补虚损,能治金属利器所致创伤、痈疽疮疡、跌打损伤,能续接筋骨,能治女子乳汁不下。长期服用增长气力。该药又名龙豆、属折,生长在山谷中。

【按语】续断,为川续断科植物川续断(山萝卜根、黑老鸦头)*Dipsacus asper* Wall. 或续断(小血转、恶鸡婆)*Dipsacus japonicus* Miq. 的根。前者主产于湖北、湖南、四川等地,后者主产于河北、安徽、江苏等地,但目前后者已经较少使用。续断又名龙豆、属折、接骨、南草、鼓槌草、和尚头、川断、川续断、炒续断、续断肉、接骨草、山萝卜、六汗、六旦、滋油菜、小血转、黑老邪头、龙立、槐生、槐槐生、诸藤断、诺藤、续断藤等。

续断味苦、甘、辛,性微温,入肝、肾经,具有补肝益肾、通调血脉、续筋接骨、止血安胎的功效,临床用于治疗肾虚腰痛、腰腿脚弱、腰膝酸痛、风寒湿痹、筋脉拘挛、遗精、崩漏、胎漏下血、胎动不安、跌打骨折等。续断配伍杜仲、牛膝、桑寄生、狗脊,治疗腰膝酸痛;配伍当归、熟地、阿胶、艾叶,治疗崩漏;配伍菟丝子、桑寄生、阿胶,治疗胎漏下血;配伍骨碎补、自然铜、乳香、没

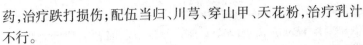

药,治疗跌打损伤;配伍当归、川芎、穿山甲、天花粉,治疗乳汁不行。

续断的临床用法为:6～12g煎服,或入丸、散剂;外用捣敷。治血病,禁与寒药同用;孕期禁与大辛热药同用;阴虚火旺者忌服。

现代药理研究表明,川续断根含胡萝卜苷、β-谷甾醇、维生素E、常春藤皂苷元及蔗糖等,并含有0.16%龙胆碱、三萜皂苷及挥发油。药理实验发现,续断具有促使组织再生及止血、生乳的作用。

漏 芦

【原文】漏芦,味苦、咸,寒。主皮肤热,恶疮,疽[1],痔[2],湿痹[3],下乳汁。久服轻身,益气,耳目聪明,不老,延年。一名野兰。生山谷。

【词解】[1]疽:凡疮疡表现为漫肿平塌,皮色不变,不热少痛,未成脓难消,已成脓难溃,脓水清稀,破后难敛的,都称为"疽"。其证可因感受外邪、痰凝湿滞等因素而致。[2]痔:生长于肛内外。多由平素湿热内积,过食辛辣燥热食物,或因久坐而血脉不行,或经常大便秘结,或妇女临产用力甚,或久痢等原因,以致浊气瘀血流注肛门所致。主要症状为块物突出、疼痛、出血等,可分为内痔、外痔、混合痔等。[3]湿痹:又称"着痹",临床表现为肌肤麻木、关节重着、肿痛处固定不移。病因为风寒湿之邪中湿偏胜,湿性黏腻滞着所致。

【语译】漏芦味苦、咸,性寒。主治皮肤发热、恶疮、痔、湿痹等,能下乳汁。长期服用身体轻捷灵活,补益精气,使人耳聪目明,不易衰老,增长寿命。该药又名野兰,生长于山谷中。

【按语】漏芦,为菊科植物祁州漏芦(牛馒头、和尚头、独花山牛蒡）*Rhaponticum uniflorun*（L.）DC. 或禹州漏芦（蓝刺头、华州漏芦）*Echinops latifolius* Tausch 的根。前者主产于河北、辽宁及山西，后者主产于山东、河南、内蒙古。漏芦为多年生草本植物，一般生长于向阳的山坡、草地。漏芦，又名野兰、荚蒿、北漏、蓝头漏芦、老翁花、伐曲大、鹿骊、鹿骊根、球花漏芦、老葱根、白头漏芦、毛头、大脑袋花、祁州漏芦、独花山牛蒡、和尚头、蓝刺头、华州漏芦、椰头花、禹州漏芦、郎头花、狼头花、牛馍头根、驴粪蛋子花、鬼油麻等（另有独漏、木藜芦，待考）。

　　漏芦味苦、咸，性寒，入胃、大肠二经，具有清热解毒、消肿排脓、通络下乳、凉血止血的功效，临床用于治疗痈疽发背、痄腮，湿热之邪壅滞肠中所致的热痢，肝胆实火上炎所致的目赤，以及乳痈、乳汁不下、瘰疬、恶疮、风寒湿痹、骨节疼痛、尿血、衄血、痔疮出血等。漏芦配伍瓜蒌，治疗乳痈、乳汁不行等；配伍蒲公英、连翘、大黄，治疗乳痈疼痛；配伍升麻、大黄、大青叶，治疗时疫丹毒，头面咽喉肿痛；配伍王不留行、穿山甲，治疗乳汁不下；配伍黄芪、连翘、大黄、沉香，治疗疽作二日后，能够退毒下脓；配伍连翘、紫花地丁、贝母、夏枯草，治疗瘰疬；配伍荆芥、白鲜皮、浮萍、当归，治疗皮肤瘙痒、风毒疮疥；配伍板蓝根、牛蒡子、甘草，治疗痄腮；配伍地龙，治疗历节风，筋骨拘挛，骨节疼痛；配伍当归、红花、枳壳、白术，治疗室女月经不调。

　　漏芦的临床用法为：4.5～9g 煎服，或入丸、散剂；外用煎水洗或研末调敷。疮疡阴证、平不起发者忌用，孕妇及气虚者禁服。

　　现代药理研究表明，祁州漏芦根含挥发油，其地上部分含 γ-内酯类、黄酮和皂苷；新疆蓝刺头果实含蓝刺头碱，种子含蓝刺头碱及蓝刺头宁碱。从漏芦中分离出的主要成分是蜕皮甾酮。漏芦的体内外实验显示漏芦有显著的抗氧化作用，能抑制过氧化脂质生成，从而能在多方面改善动脉粥样硬化的病理指标,减轻病变,特别是漏芦能恢复前列环素/血栓素 A_2 的平衡,具有抑制动脉粥样硬化的作用。此外,漏芦还能抗皮肤过敏,提高细胞免疫功能,促进淋巴细胞的转化。

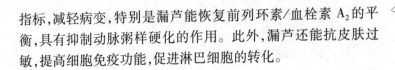

营 实

【原文】营实,味酸,温。主痈,疽,恶疮,结肉跌筋[1],败创[2],热气,阴蚀[3]不瘳[4],利关节。一名墙薇,一名墙麻,一名牛棘。生川谷。

【词解】[1]结肉跌筋:即筋肉肿瘤。[2]败创:指溃烂长久不愈的疮。[3]阴蚀:即阴部生疮溃烂瘙痒,是阴痒的重症。[4]瘳:愈合,痊愈。

【语译】营实,味酸,性温。主治痈、疽、恶疮、筋肉肿瘤、溃烂不愈的疮疡、热邪所致诸疾及阴部疮疡不愈,能通利关节。该药又名蔷薇、墙麻、牛棘,生长于山谷中。

【按语】营实,为蔷薇科植物多花蔷薇 *Rosa multiflora* Thunb. 的果实。营实别名蔷薇子、野蔷薇子、石珊瑚、营实子、英实、狗蔷薇实等。营实主产山东、江苏、浙江等省。

营实味酸,性凉,入肺、脾、肝、膀胱四经,具有利水通淋、解毒疗疮、凉血化瘀的功效,主治小便不利、水肿、脚气、皮肤疔毒痈肿、恶疮结肉、皮肤顽癣、疮痈疥癞,以及跌打伤肿疼痛、风湿关节疼痛、妇女月经不调、痛经等。配伍金银花、紫花地丁等,可凉血解毒消痈;配伍玉米须、车前子、薏苡仁等,可清热利湿消肿;煎汁加红糖、黄酒饮服,或与丹参、香附配伍,可以活血调经止痛;浸酒饮服或配伍络石藤、海风藤、秦艽之类以活血通络、祛风除湿。此外,营实尚有通便作用,配伍寒下药可治疗热结便秘,配伍润下药可治疗肠燥便秘。

97

营实的临床用法为:3~9g煎服,或浸酒,或入丸、散内服;外用捣敷或煎水洗。

现代研究表明,营实的主要化学成分为:果实含蔷薇苷或芸香苷,脂肪油(内含棕榈酸、硬脂酸、亚油酸、亚麻酸)及番茄烃、α-胡萝卜素等。蔷薇苷有泻下作用。

天名精

【原文】天名精,味甘,寒。主瘀血,血瘕[1]欲死,下血[2],止血,利小便。久服轻身,耐老。一名麦句姜,一名蝦蓝,一名豕首。生川泽。

【词解】[1]血瘕:属妇科癥瘕类疾病。多因月经期间,邪气与血结聚,阻于经络而成。主要症状为:少腹有积气包块、急痛,阴道内有冷感,或见背脊痛,腰痛不能俯仰等。[2]下血:阴道出血。

【语译】天名精,味甘,性寒。主治瘀血证,妇女癥瘕疼痛欲死,阴道出血,能止血,通利小便。长期服用使人身体轻捷灵活,不易衰老。该药又名麦句姜、虾蟆蓝、豕首,生长在山川河泽地带。

【按语】天名精,为菊科多年生草本植物天名精 *Carpesium abrotanoides* L. 的根及茎叶。天名精又名豕首、麦句姜、虾蟆蓝、山烟、野叶子烟、癞格宝草、挖耳草、癞头草、癞蛤蟆草、臭草、天蔓精、地葱、玉门精、蟾蜍兰、觐、地菘、天芜菁、皱面地菘草、鹤虱草、母猪草、土牛膝、野烟、天蔓菁、葵松、鹿活草、杜牛膝等。生长于山野草丛中,分布于河南、湖北、湖南、四川、云南、江苏、浙江、福建、台湾、江西、贵州、陕西等地。

天名精味辛、甘,性寒,入肝、肺二经,具有清热解毒、破血止血、祛痰定惊、祛风杀虫的功效，临床上鲜品捣汁、含漱或内服，治疗乳蛾、喉痹，外敷治疗疔疮肿毒，捣汁外涂或煎水洗可治疗阴痒、阴疮；内服可治疗血瘕、衄血、血淋、急慢惊风、黄疸、虫积等。研末塞牙或泡水搽涂，可治疗齿痛。现代亦用于治疗肾炎及作皮肤消毒剂。

天名精的临床用法为：9～15g煎服，或捣汁，或入丸、散剂内服；外用捣敷或煎水熏洗。由于本品生汁能令人吐，无痰涎壅滞者不宜内服；脾胃虚寒者慎服。

现代药理研究表明，天名精果实中含天名精内酯、天名精酮等内酯化合物和缬草酸、正己酸、油酸、右旋亚麻酸、三十一烷、豆甾醇等。野胡萝卜果实含挥发油，挥发油中含细辛醚、甜没药烯、细辛醛、巴豆酸等。天名精内酯对中枢神经系统有较显著的作用，能使小鼠在短暂兴奋后即转入抑制，四肢肌肉松弛，并呈麻醉状态，大量则可引起动物阵发性痉挛而致死。研究发现，天名精内酯能够对抗尼可刹米和士的宁的致痉作用，与巴比妥类有显著的协同作用。对神经末梢无箭毒样作用，对猫的脊髓中间神经元亦无作用，主要作用部位可能在延脑及脑干部分。此外，天名精还有降压（可引起血压降低，阿托品不能阻断此作用）、退热（正常及菌液引起的发热）作用，并对犬脑组织的呼吸有抑制作用。此外，天名精还有驱绦虫作用及有罂粟碱样作用。

决明子

【原文】决明子，味咸，平。主青盲[1]，目淫肤[2]，赤白膜[3]，眼赤痛，泪出。久服益精光，轻身。生川泽。

【词解】[1]青盲：病名，系因肝肾不足，精血亏损，兼以脾胃虚弱，精气不能上达于目而起。开始视力减退，逐渐发展，可至失明，是一种病程较长的慢性眼病,类似视神经萎缩。[2]目淫肤:淫,浸润。肤,指分布于眼睛表面的胬肉组织。目淫肤即胬肉攀睛,主要症状是胬肉由眦角隆起,呈灰白色,渐侵黑睛角膜,以致影响视力。多由心肺二经风热壅盛,加之脾胃积热诱发。[3]赤白膜:指目翳的红色或白色薄膜组织。

【语译】决明子,味咸,性平,主治青盲、胬肉攀睛、目翳、眼睛发红疼痛、流泪等病证。长期服用可增强视力,使人身体轻捷灵活。该药生长于山川河泽地带。

【按语】决明子,即草决明,为豆科植物决明属钝叶决明(大决明子)*Cassia obtustifolia* L. 和小决明 *Cassia tora* L. 的干燥成熟种子。决明子为一年生草本植物,前者主产于江苏、安徽及四川,后者主产于广西及云南。决明子又名草决明子、槐豆、槐藤、江南豆、狄小豆、江篱子、决完子、羊明、羊角、羊角豆、马蹄子、假绿豆、马蹄决明、还瞳子、千里光、芹决、野青豆、猪骨明、猪屎豆、夜拉子、羊尾豆、猪屎蓝豆、狗屎豆、钝叶决明、马蹄草、合明草子、细叶猪屎豆、独占缸子、独占缸等。

决明子味甘、苦、咸,性凉,入肝、肾、大肠经,具有清肝明目、润肠通便的功效,临床用于治疗目赤肿痛、羞明多泪、雀目、青盲、小儿疳积、浮肿、黄疸、腹水、习惯性便秘、肝阳上亢所致的高血压病、头晕目眩等。草决明配伍菊花、黄芩、石决明,治疗目赤涩痛,羞明多泪;配伍枸杞子、沙苑子、女贞子,治疗肝肾阴亏,目暗不明;配伍谷精草,治疗肝肾不足,风热上壅,视物不清,羞明多泪等;配伍地肤子,治疗雀目;配伍鸡肝,治疗小儿疳积;配伍菊花、蔓荆子、木贼,治疗急性结膜炎。

决明子的临床用法为:5~10g煎服,或研末入丸、散剂;外用研末调敷。泄泻和血压低者以及孕妇慎用。

现代药理研究表明,本品新鲜种子含大黄酚、大黄素、决明素、橙黄决明素等,并含有维生素A。药理实验证实,决明子水浸液及醇液对实验动物有降压、降血脂及利尿作用,其所含蒽醌有缓下作用,动物实验及临床应用均证明决明子能抑制血清胆固醇升高和主动脉粥样硬化斑块的形成。此外,决明子水浸液对皮肤真菌有抑制作用,醇浸液对葡萄球菌、白喉杆菌、大肠杆菌、伤寒及副伤害杆菌均有抑制作用。另外,本品还能收缩子宫。

丹 参

【原文】丹参,味苦,微寒。主心腹邪气[1],肠鸣,幽幽如走水,寒热积聚,破癥,除瘕,止烦满,益气。一名蝉草。生川谷。

【词解】[1]心腹邪气:心腹疾病。

【语译】丹参,味苦,性微寒。主治心腹疾病,胃肠声流水般,包块不散而发冷发热,能消除包块,消除烦闷,补益精气。该药又名蝉草,生长在山川谷地。

【按语】丹参,为唇形科植物丹参(紫丹参)*Salvia miltiorrhiza* Bge.、南丹参 *Salvia bowleyama* Dunn. 及甘肃丹参(甘西鼠尾)*Salvia przewalskii* Maxim. 的根及根茎。丹参为多年生草本,多生长于山野阳处,第一种主产于四川、山西、河北、江苏及安徽,第二种主产于湖南、江西、浙江、福建等,第三种产于甘肃及云南。丹参,又名郄蝉草、山参、滇丹参、红丹参、木羊花、炒丹参、赤参、紫参、红根、红暖药、紫党参、红参、血参、血参根、血生根、血山根、逐马、山红萝卜、活血根、靠山红、烧酒壶根、野苏子根、山苏子根、大红袍、蜜罐头、蜂糖罐、朵朵花根、却蝉草根、奔马草、长鼠尾草、水羊草根等。

丹参味苦,性微寒,入心、心包、肝、肾、脾经,具有活血调血、祛瘀止痛、凉血消肿、养血安神、补血益气的功效。丹参为妇科要药,临床用于治疗月经不调、血滞经闭、痛经、崩中漏下、冲任不调而胎动不安、血下不止、产后恶露不尽、瘀血腹痛等妇科病证,以及腹痛、癥瘕积聚、胸痹、疮疡肿毒、气血凝滞所致的腰脊强硬、痹证、心悸、失眠及血虚气滞诸证。临床上,丹参配伍桃仁、红花、益母草,治疗月经不调;配伍三棱、莪术、泽兰、鳖甲,治疗癥瘕;配伍檀香、砂仁,治疗气滞血瘀,胸痹胃痛,心腹刺痛;配伍乳香、没药、当归,治疗瘀血肢体疼痛;配伍生地、玄参、竹叶心,治疗温病热入营血,高热谵语,烦躁不寐;配伍柴胡、枳壳、当归、白芍,治疗胸胁刺痛;配伍生地、麦冬、枣仁、远志,治疗心悸,烦躁不眠;配伍银花、连翘、乳香、没药,治疗疮疡肿痛;配伍益母草、香附,治疗产后瘀血腹痛,经闭腹痛;配伍杜仲、独活、当归、川芎,治疗腰脚痛;配伍赤芍、白芷,治疗妇人乳房肿痛;配伍槟榔、青橘皮、蘹香子,治疗外阴肿痛;配伍旱莲草,治疗阴虚血热所致的吐血、衄血、尿血、咳血、崩漏等;配伍瓜蒌,治疗热结疮疡、胸痹疼痛等。

丹参的临床用法为:5～15g 煎服,或入丸、散剂;外用熬膏外敷或煎水洗。丹参炮制后,用法有所不同,一般炒丹参性温,长于养血活血,用于血虚经闭等;酒丹参性温且散,活力增强,用于肝脾肿大,瘀血肿痛;丹参炭活血止血,用于月经不调,崩漏带下;鳖血制丹参,能入肝行血和防其苦燥之弊,用于肝血阴虚而成血瘀之证;猪血拌丹参,可引药入心而养血,用治心血不足所致惊悸不眠、心烦神乱之症。孕妇及无瘀血者慎用丹参。

现代药理研究表明,丹参根含脂溶性非醌类成分,如丹参酮Ⅰ、ⅡA、ⅡB、隐丹参酮、二氢丹参酮等及水溶液性成分,如原儿茶醛、原儿茶酸、丹参素、维生素 E 等。药理实验证实,丹参能扩张冠状动脉,增加冠脉流量,改善心肌缺血、梗死和心脏功能,调整心律,扩张外周血管,改善微循环,有抗凝、促进纤溶、抑制血小板聚集、抑制血栓形成的作用。丹参还能降血脂,抑制肝细胞再生,抗纤维化,提高机体耐缺氧能力,促进组织修复,加速骨折的愈合,缩短红细胞及血色素恢复期,增加网织红细胞,对多种细菌及结核杆菌有抑制作用,并有抑制中枢神经的作用。此外,丹参还具有增强免疫、降低血糖及抗肿瘤作用。

茜 根

【原文】茜根,味苦,寒。主寒湿风痹,黄疸^[1],补中。生川谷。

【词解】[1]黄疸:以身黄,目黄,小便黄为主证。病因是由于脾胃湿邪内蕴,肠胃失调,胆液外溢而引起。临床上分阳黄和阴黄两大类。

【语译】茜根,味苦,性寒。主治风寒湿痹、黄疸等病证,能补益脏腑精气。该药生长在山川谷地。

【按语】茜根,今名茜草或茜草根,为茜草科植物茜草 *Rubia cordifolia* L. 的根及根茎。茜草为多年生攀援草本,多生于山坡、丛林、灌丛、草丛阴湿处,全国各地都有分布,主产于陕西、河南、安徽、河北及山东。茜根又名茹藘、蒽茹、地苏木、活血丹、茜草根、粘草、拉狗蛋、捻捻草、血见愁、过山龙、红龙须根、五爪龙、九龙根、四轮车、四轮草、穿骨草、麦珠子、铁血藤、活血草、挂拉豆、小活血龙、小红根、红茜草、红茜根、红茜、茜草炭、林茜草、大砧草、肉叶茜草、地红、地苏、牛人参、粘蔓草、八仙草、金钱草等。

茜根味苦,性寒,入心、肝经,具有凉血止血、活血祛瘀、通经活络、清热退黄、化痰止咳的功效,临床用于治疗各种血证如吐血、衄血、咯血、尿血、便血以及崩漏、经闭等,并可用于风湿痹痛、跌打损伤、风痹、黄疸、痈疽初起、肝火犯肺之咳嗽等。临床上茜草配伍乌贼骨,治疗妇女血枯,月经衰少不至、白带等;配伍当归,水煎黄酒冲服,治疗血滞经闭;配伍三七,治疗吐血;配伍艾叶、乌梅,治疗衄血;配伍龙骨、牡蛎、乌贼骨,治疗赤白带下、崩漏;配伍地榆,治疗便血、血痢;配伍丹参,治疗经闭;配伍红花、赤芍、苏木、乳香、没药,治疗跌打损伤、瘀血痹痛;配伍藕节、白及、阿胶,治疗咯血;配伍羌活、独活、防风、威灵仙,治疗风湿痹痛;配伍茵陈、山栀、黄柏,治疗黄疸;配伍鸡血藤,治疗月经不调、经行不畅、痛经、血虚经闭,以及关节酸痛、手足麻木、肢体瘫痪、风湿痹痛等。

茜草的临床用法为:6～9g煎服,或入丸、散剂;外用适量捣敷。脾胃虚寒及无瘀滞者忌服,孕妇慎用。

现代药理研究表明,本品含蒽醌类物质,如茜素、茜草素、黑茜草素等。药理实验发现,茜草能缩短家兔凝血时间,有一定止血作用;茜草素能与血液内的钙离子结合,有轻度抗凝血效应;茜草水提取物有兴奋子宫作用;茜草提取物用人工合成茜草双酯,有升白细胞作用;茜草中的环己肽有抗肿瘤作用。此外,茜草对多种细菌及皮肤真菌均有抑制作用。

飞　廉

【原文】飞廉,味苦,平,主骨节热,胫[1]重酸疼。久服令人身轻。一名飞轻。生川泽。

【词解】[1]胫:小腿的别称。

【语译】飞廉,味苦,性平。主治关节发热,小腿沉重酸痛。长期服用使人身体轻捷灵活。该药又名飞轻,生长在山川河泽之间。

【按语】飞廉，又名飞轻、天荠、飞雉、木禾、飞廉蒿、老中错、红花草、大蓟、枫头棵、伏兔、伏猪、刺盖、老牛锉、刺飞廉、刺打草、雷公菜、大力王、飞帘、漏芦蒿、鲜飞廉等，为菊科植物飞廉 *Carduu crispus* L. 等的全草或根。飞廉，本是神禽之名，其状鹿身豹纹，雀头蛇尾，有角，能致风气。此草附茎有皮如箭羽，复疗风邪，故有飞雉、飞轻、飞廉诸名。处方名为一般飞廉、漏芦蒿。飞廉有两种，一种为飞廉，又名大力王、老牛挫等，全国大部分省区均有分布；另一种为藏飞廉，分布于云南和西藏地区。

飞廉味苦、辛，性平偏凉，入肺、膀胱、肝三经，具有祛风清热、凉血散瘀、利湿消肿的功效，主治风热感冒、风热痹痛、皮肤瘙痒、尿血、月经过多、瘀血肿痛、淋浊、胁痛、恶疮疔疮、烧伤等。飞廉与小蓟配伍，治疗热结尿血、疮疡肿毒；配伍荆芥，治疗皮肤瘙痒；配伍桑叶，治疗风热感冒、风热痹痛；配伍儿茶，外用治疗痈疽肿毒及金疮出血。

飞廉的临床参考用法为：9～15g 蒸服，或煎汤，或入散剂，或浸酒服；外用适量捣敷或烧灰存性研末掺。飞廉恶麻黄，且血虚及脾胃功能弱者慎服。

现代研究表明，藏飞廉干草中含有生物碱类：藏飞廉碱、盐酸藏飞廉次碱及两种弱碱性生物碱。飞廉的药理作用有：(1) 降压：飞廉所含的生物碱部分，具有明确的降压作用；(2) 止血：飞廉外敷疮口具有一定的止血作用，且可抗凝，并能促进疮口愈合；(3) 抗菌：飞廉煎剂可抑菌及抗菌，如对金黄色葡萄球菌、大肠杆菌等，均有抑制作用。

五味子

【原文】五味子，味酸，温。主益气，咳逆上气，劳伤羸瘦。补不足，强阴，益男子精。生山谷。

【语译】五味子,味酸,性温。主要有补益精气的功能,治咳嗽气喘、虚劳、形体瘦弱,能补虚壮阳,增加男子精液。该药生长在山谷中。

【按语】五味子,为木兰科植物五味子(北五味子、辽五味)*Schisandra chinensis*(Turcz.)Baill.、华中五味子(南五味子)*Schisandra sphenanthera* Rehd. et Wils. 等的果实。前者主产于东北,后者主产于河南、陕西及甘肃。五味子又名玄及、会及、五梅子、辽五味子、酒五味子、山花椒、北味、五味、南五味子、西五味子、嗽神、茎猪、六亭剂、金铃子、红内藤、辽五味、北五味子、华中五味子、面藤子、血藤子等。

五味子味酸,性温,入肺、肾经,具有敛肺滋肾、涩精止泻、生津收汗、安神的功效,临床用于治疗肺虚久咳虚喘、遗精滑精、久泻不止、自汗盗汗、消渴、虚烦失眠、心悸等。五味子配伍地黄、山茱萸、山药,治疗肺虚喘咳;配伍人参、麦冬,治疗气阴两亏,神疲气短,自汗口渴;配伍桑螵蛸、龙骨、附子,治疗滑精;配伍黄芪、山药、麦冬、天花粉,治疗消渴;配伍吴茱萸、肉豆蔻、补骨脂,治疗五更泄泻;配伍酸枣仁,治疗虚烦失眠;配伍牡蛎、浮小麦、麻黄根,治疗自汗盗汗。

五味子的临床用法为:3~6g煎服,或入丸、散剂。表证未解及有实热证者忌用,孕妇慎用。

现代药理研究表明,五味子果实主要含挥发油、有机酸、鞣质、维生素、糖及树脂等,其挥发油中的主要成分为倍半皆烯(Sesquicarene)、β_2-甜没药烯(β_2-Bisabolene)、β-花柏烯(β-Chamigrene)及衣兰烯(α-Ylangene)等;五味子种子含多种木脂素类成分如五味子素、五味子甲素、乙素等。药理实验发现,本品对神经系统各级中枢有兴奋作用,对大脑皮质的兴奋和抑制均有影响,能使之趋于平衡;对呼吸系统有兴奋作用,有镇咳和祛痰作用;能兴奋子宫,降低血压,利胆,并能降低血清转氨酶,对肝细胞有保护作用。此外,五味子还含有与人参相似的适应原样作用,能增强机体对非特异性刺激的防御能力,能抗应激、抗自由基,并对金黄色葡萄球菌、肠道沙门氏菌、绿脓杆菌等均有抑制作用。五味子本身毒性不大,但将五味子脂肪油灌小鼠胃,会出现呼吸困难,运动减少,1~2日后死亡;小鼠灌服其种子挥发油后呈抑制状态,呼吸困难,共济失调,1~3小时后全部死亡。

旋　花

【原文】旋花,味甘,温。主益气,去面皯黑[1],色媚好。其根味辛,主腹中寒热邪气,利小便。久服不饥,轻身。一名筋根花,一名金沸。生平泽。

【词解】[1]面皯黑:面部黑斑。

【语译】旋花,味甜,性温。主要功能为补益精气,能祛除面部黑斑,使人容颜美好娇艳。它的根味辛,主治腹中寒热邪气,能通利小便。长期服用无饥饿感,身体轻捷灵活。该药又名筋根花、金沸,生长在平原河泽地带。

【按语】旋花,为旋花科植物篱天剑 *Calystegia sepium*（L.）R. Br. 的花朵,别名篱天剑花、蒿花、美草花、打碗花、面根花、狗儿释花、挂金灯、续筋根花、牵枝牡丹、饭藤花、肫肠草花、天剑草花、筋根花、鼓子花等。旋花多生长于荒地及路边,主产于四川、陕西、新疆、河北、河南、江苏、浙江等地。

旋花味甘、微苦,性温,入肺、肾二经,具有润肤疗斑、益肾填精的功效,临床用于治疗黑斑、腰膝酸软、眩晕等。本品味甘,能益气养肺,滋润肌肤,用于治疗皮肤干燥、面部黑斑;本品还可用于治疗肾虚头晕眼花、耳鸣耳聋、腰膝酸软、疲乏无力、阳痿、早泄等。

旋花的临床用法为:9～12g 水煎服(不宜久煎);外用鲜品适量捣敷。

现代研究表明,篱天剑花含山奈酚－3－鼠李糖葡萄糖苷、皂苷等。具有泻下、利尿的作用。

此外,下经中"旋复花"与旋花名称近似,注意区别。

兰 草

【原文】兰草,味辛,平。主利水道,杀蛊毒,辟不祥[1]。久服益气,轻身,不老,通神明。一名水香。生池泽。

【词解】[1]不祥:有害于人体的致病因素。

【语译】兰草,味辛,性平。主要具有通利水道、杀除蛊毒、祛除致病因素的功效。长期服用能增长力气,使身体轻捷,不易衰老,还能增长智力。该药又名水香,生长在沼泽地中。

【按语】兰草,即兰香草,为马鞭草科植物兰香草 Caryopteris mcana(Thunb.)Miq 的全草或带根全草,又名婆绒花、石母草、走马风、段菊、九层楼、野薄荷、茵陈草、节节花、获、马蒿、独脚球、山薄荷、紫罗球、地罗球、野仙草、子附莲、对对花、避蛇虫、香壁力、野金花、石仙草、白鸡婆捎、蓝花草、齿瓣兰香草、小六月寒、血汗草、酒药草、金石香、石上香、九层塔、假仙草、黄鸦柴等。产于陕西等地。

兰草味辛、微苦,性平,具有祛风除湿、止咳祛痰的功效,临床用于治疗感冒发热、咳嗽咽痛、急慢性支气管炎、痹证、百日

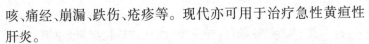

咳、痛经、崩漏、跌伤、疮疹等。现代亦可用于治疗急性黄疸性肝炎。

兰草的临床用法为:9~15g煎水服;外用适量捣敷患处,或煎水熏洗。

现代研究表明,兰香草含挥发油:α-侧柏烯、α-蒎烯、β-蒎烯、樟烯等,还含兰香草酮和兰香草苷 A、B 等。其药理作用为抗菌作用,其水煎剂口服对氨水刺激所致慢性支气管炎小鼠有止咳作用。过量使用可出现中毒,表现为无力、呼吸困难,死于呼吸麻痹。

蛇床子

【原文】蛇床子,味苦,平。主妇人阴中肿痛,男子阴痿,湿痒,除痹气,利关节,癫痫[1],恶疮。久服轻身。一名蛇米,生川谷及田野。

【词解】[1]癫痫:是一种发作性神志异常的疾病。发作时突然昏倒,口吐涎沫,两目上视,四肢抽搐,或发出猪羊的叫声,醒后一如常人,往往不定时反复发作。

【语译】蛇床子,味苦,性平。主治妇人阴中肿胀疼痛,男子阳痿不举,湿邪所致瘙痒,能除痹,通利关节,能治癫痫、恶疮。长期服用使身体轻捷灵活。该药又名蛇米。生长于山川谷地及田野。

【按语】蛇床子,为伞形科植物蛇床 *Cnidium monnieri*(L.) Cusson 的干燥成熟果实。蛇床子为一年生草本植物,生于山坡草丛中,或田间路旁,我国大部分地区均有分布,主产于河北、山东、浙江、江苏及四川。蛇床子又名蛇粟、蛇米、虺床、盱子、野胡萝卜、蛇床子仁、蛇床、蛇常、赤木草、赤目常、鬼老子、连阳八座、马床、墙蘼、蛇床仁、蛇床实、蛇珠、思益、绳毒、枣棘、秃子花子、建阳八座、气果、双肾子、癫头花子、野茴香等。

蛇床子味辛、苦，性温，有小毒，入肾、脾经，具有温肾壮阳、祛风散寒、燥湿杀虫的功效，临床用于治疗肾虚阳痿、寒湿带下、阴痒、阴中肿痛、宫冷不孕、湿痹腰痛、湿热毒疮、疥癣湿疮、湿癣湿疹等。蛇床子配伍五味子、菟丝子，治疗阳痿、宫冷不孕、带下阴痒、湿痹腰痛、疥癣、湿疮、湿疹；配伍桑寄生、杜仲、秦艽，治疗湿痹腰痛；配伍山茱萸、南五味子、车前子，治疗寒湿带下；配伍苦参、地肤子、苍术，治疗湿疹瘙痒；配伍白矾，煎汤频洗或坐浴，治疗妇人阴痒；配伍黄连，治疗湿热疮毒。

蛇床子的临床用法为：3～10g煎服，或入丸、散剂；外用适量煎汤熏洗，或研末调敷，亦可研末为药。下焦有湿热或肾阴不足、相火易动、阴虚火旺及精关不固者忌服。

现代药理研究表明，本品含香豆精类成分蛇床子素、二氢化山芹醇等。另含挥发油，油中主要成分为左旋蒎烯、莰烯、异缬草酸、龙脑酯等。药理实验证实：蛇床子有杀灭阴道滴虫的作用，对絮状表皮癣菌等有抑制作用，能明显抑制流感病毒，并有驱除蛔虫的作用。此外，蛇床子乙醇提取物还具有类似性激素样作用，能延长小鼠的动情期，缩短动情间期，并能使去势鼠出现动情期，卵巢及子宫重量增加。以前列腺、精囊、肛提肌增加重量的办法证明，蛇床子提取物有雄激素样作用，对家兔阴道黏膜无腐蚀作用。

地肤子

【原文】地肤子，味苦，寒。主膀胱热，利小便，补中，益精气。久服耳目聪明，轻身，耐老。一名地葵。生平泽及田野。

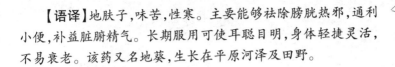

【语译】地肤子，味苦，性寒。主要能够祛除膀胱热邪，通利小便，补益脏腑精气。长期服用可使耳聪目明，身体轻捷灵活，不易衰老。该药又名地葵，生长在平原河泽及田野。

【按语】地肤子，为藜科植物地肤 *Kochia scoparia*（L.）Schrad. 的胞果。地肤子为一年生草本植物，生于田野荒地、路旁、庭院，分布于黑龙江、吉林、辽宁、河北、山西、山东、陕西、河南等地。地肤子又名地葵、地肤、地麦、地脉、地华、地扫子、地菜子、千心子、千心妓女、千风子、汪王帚、落帚莓、白地草子、黄蒿子、益明、落帚子、箭子、王帚、扫帚、延衣草、鸭舌草、地面草子、地夫子、唐摄、竹帚子、干头子、铁扫帚子、略苓草子、铁扫把子、白地苈、扫帚菜、妓女子等。

地肤子味甘、苦，性寒，入膀胱、肾经，具有利小便、清湿热、止瘙痒、益精强阴的功效，临床用于治疗淋证小便不利、湿热带下、阴部湿痒、目赤肿痛、血痢不止、疝气、疮疡肿毒、风疹、疥疮，以及腰膝酸软，两足痿弱等。地肤子配伍苦参、枯矾、蛇床子、川芎煎水外洗，治疗皮肤湿疮瘙痒；配伍猪苓、黄柏，治疗膀胱湿热，淋证小便不利等；配伍阳起石，治疗肾阳虚衰之男子阳痿、女子宫冷；配伍白鲜皮，治疗皮肤湿痒；配伍黄芩，治疗湿热泻痢；配伍生地，治疗风火赤眼；配伍牡蛎、山药、五味子，治疗湿热带下。

地肤子的临床用法为：6～15g 煎服，或入丸、散剂；外用煎水洗。脾胃虚寒者忌服。

现代药理研究表明，地肤子含三萜皂苷、脂肪油、维生素 A 类物质等。药理实验发现，地肤子水浸剂对许兰黄癣菌、奥杜盎氏小芽孢癣菌、铁锈色小芽孢癣菌、羊毛状小芽孢癣菌、星形如卡菌等皮肤真菌均有不同程度的抑制作用，对伤寒杆菌有较好的抑制作用。试验证实地肤子对大鼠无利尿作用。

景　天

【原文】景天,味苦,平。主大热,火疮,身热,烦,邪恶气。花主女人漏下[1],赤白,轻身,明目。一名戒火,一名慎火。生川谷。

【词解】[1]漏下:不在行经期间,阴道内持续出血淋沥不断的病证。[2]赤白:即赤白带,即妇女白带异常的疾病。

【语译】景天,味苦,性平。主治壮热、火邪所致疮疡、身体发热、烦躁、病邪。它的花主治妇女漏下、赤白带等病。有使人身体轻捷,眼睛明亮的功效。该药又名戒火、慎火,生长在山川谷地。

【按语】景天,为景天科植物景天(八宝)*Sedum erythrotictum* Miq. 的全草,又名戒火、慎火、火母、据头、救火、慎火草、护花草、拔火、谨火、臂青、活血三七、八宝草、佛指甲、火炊灯、绣球花、跤蹭草、胡豆七、大打不死、土三七、胶稔草、美人草等。多为栽培,或野生于山坡草地及沟边,分布于云南、贵州、四川、湖北、陕西、山西、河北、辽宁、吉林等地。

景天味苦、酸,性寒,入心、肝、肾、大肠四经,具有清热解毒、凉血止血的功效,用于治疗五心烦热、目赤涩痛、风瘙痒、漆疮、丹毒,以及外伤出血及吐血、衄血、咳血、咯血等血证。单用本品捣汁饮或煎水洗可治伤寒热极狂乱、小儿高热惊风;绞汁或煎汤冲冰糖服,可治肺热咳嗽、咯血、吐血、崩漏;捣汁点眼可治疗流行性火眼,眼生花翳,痛涩难开;外用还可治疗痈肿、丹毒、水火烫伤、蛇虫咬伤等。

景天的临床用法为:15～30g煎服,或捣汁服,或入丸剂内服;外用适量煎水洗或捣汁涂。脾胃虚寒者忌服。

现代研究表明，景天的叶中可分离出景天庚糖(Sedoheptulose)，药理实验发现，景天具有一定的清热、解毒、止血的作用。

此外，景天科植物红景天 *Rhodiola rosea* L. 及库页红景天 *Rhodiola sachalinensis* A. Bory 亦简称景天。红景天味甘、微苦，性凉，功能补气养阴、强心益智，用于肺燥咳嗽、心力衰弱、体虚乏力、头昏健忘、阳痿遗精、妇女白带等，具有兴奋神经系统、提高代谢水平、抗缺氧等作用。外用治水火烫伤。一般用 3 ~ 5g 煎汤内服。其主要成分红景天苷即毛柳苷，对于耐疲劳等有很好的作用。

因　陈

【原文】因陈，味苦，平。主风湿寒热邪气。热结[1]，黄疸。久服轻身，益气，耐老。生邱陵阪岸上。

【词解】[1]热结：热邪在体内郁结。

【语译】因陈，味苦，性平。主治风湿寒热邪气所致病证，以及体内热邪郁结、黄疸。长期服用可使身体轻捷灵巧，增加力气，不易衰老。该药生长于丘陵山坡河岸上。

【按语】因陈，现名茵陈蒿、茵陈，为菊科植物茵陈蒿 *Artemisia capillaris* Thunb 及滨蒿（臭蒿、黄花蒿）*Artemisia scoparia* Waldst. et Kit. 的干燥幼苗及嫩叶茎。前者主产于安徽、江苏、江西、湖北及山西，后者主产于东北、河北、广东等地。茵陈又名马先、烟尘、蓍蒿、家茵陈、石茵陈、茵蒿、安吕蒿、缤蒿、北茵陈、由胡、白蒿、刚蒿、陈茵、绵陈、猴子毛、猪毛蒿、绵茵陈、绒蒿、细叶青蒿、臭蒿、安吕草、山茵陈、细叶蒿、马新蒿、白茵陈、白莲蒿、铁杆蒿、西茵陈、婆婆陈、婆婆蒿、野兰蒿等。

茵陈味苦、辛,性凉,入肝、胆、脾、膀胱经,具有清利湿热、利胆退黄、解毒疗疮的功效,临床用于治疗湿热黄疸、二便不利、风瘙隐疹、疥癣湿疮等。茵陈配伍大黄、栀子,治疗阳黄(湿热黄疸,症见身目俱黄、黄色鲜明、腹微满,或见发热、头身困重、心中懊侬、口苦咽干、舌苔黄腻、脉沉数等),二便不利;配伍栀子、大田螺,治疗酒疸(身黄、溲赤如酱);配伍干姜、附子、甘草,治疗阴黄(寒湿内阻,症见黄色晦暗、神倦食少、肢体逆冷、脉沉细无力等);配伍黄柏、土茯苓,治疗湿疮;配伍荷叶,治疗风疹瘙痒;配伍白鲜皮,治疗病人身如金色,不多言语,四肢无力,好眠卧;配车前子,治疗湿热淋证,小便不利;配伍厚朴、滑石,治疗湿郁中焦、暑湿、黄疸、食欲不佳、小便不利。

茵陈的临床用法为:10~30g煎服,量大者可用至60g;外用煎水洗。血虚发黄者禁用。

现代药理研究表明,茵陈蒿含挥发油,油中主要成分为β-蒎烯、茵陈烃、茵陈酮及叶酸等。药理实验发现,茵陈蒿有显著的利胆作用,能在增加胆汁分泌同时,也增加胆汁中固体物质如胆酸和胆红素的排泄量;茵陈还具有解热和降压的作用,其煎剂对人型结核菌也有完全抑制作用。此外,茵陈的乙醇提取物对流感病毒有抑制作用,水煎剂对$ECHO_{11}$病毒有抑制作用。

杜　若

【原文】杜若,味辛,微温。主胸胁下[1]逆气,温中,风入脑户,头肿痛,多涕,泪出。久服,益精,明目,轻身。一名杜衡。生川泽。

【词解】[1]胁下:即腋部以下至第十三胁骨部分的统称。

【语译】杜若,味辛,性微温。主治胸胁下有气上逆,能温暖脏腑,治风邪入脑所致的头肿胀疼痛、鼻涕多、眼泪自出之证。长期服用能补益阴精,使眼睛明亮、身体轻捷灵活。该药又名杜衡,生长于山川河泽中。

【按语】杜若,即白芷,为伞形科植物兴安白芷(祁白芷、禹白芷)*Angelic dahurica*(Pish ex Hoffm)Hook. f. ex. Franch. et. sav 和杭白芷(川白芷)*Angelia dahurica*(Fisch)Benth. et Hook. *var. formosana*(Boiss)Shan et Yuan 的根。祁白芷主产于河北安国,禹白芷主产于河南,杭白芷主产于浙江,川白芷主产于四川。白芷又称兰槐、云间小玉、兴安白芷、达乌兰当归、走马芹、川白芷、异形当归、芷、苻蓠、泽芬、白茞、杭白芷、浙白芷、台湾当归、云南牛防风、滇白芷、药香白芷、莞、苓、蓠、粗糙独活、仇里竹根、香棒、补白芷、白芷、禹白芷、会芷等。

白芷味辛,性温,入肺、胃经,具有解表散寒、祛风止痛、燥湿止带、消肿排脓的功效,临床用于治疗风寒感冒、头风头痛、鼻渊鼻塞、牙龈肿痛、肠风、赤白带下、疮疡痈毒、皮肤瘙痒等。白芷配伍羌活、防风,治疗风寒感冒;配伍川芎,治疗头风头痛;配伍苍耳子、辛夷,治疗鼻渊;配伍细辛,治疗眉棱骨痛、鼻塞流涕;配伍苍术、薏苡仁、椿根白皮,治疗白带过多;配伍石膏、升麻,治疗牙龈肿痛;配伍贝母、瓜蒌,治疗乳痈;配伍天花粉、桔梗,治疗痈肿疮毒,脓成未溃,或已溃而脓不易出者;配伍甘草,治疗胃痛。

白芷的临床用法为:3～10g 煎服,或入丸、散剂;外用研末敷患处。血虚有热、阴虚火旺者,以及痈疽已溃而脓出通畅者忌用。

现代药理研究表明,兴安白芷含有白芷素、白芷醚、白芷毒素等,杭白芷根含 6 种呋喃香豆精和两种白色结晶物。药理实验发现,小量白芷毒素有兴奋中枢神经、升高血压作用并能引

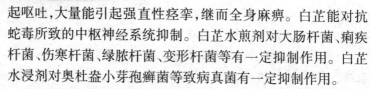

起呕吐,大量能引起强直性痉挛,继而全身麻痹。白芷能对抗蛇毒所致的中枢神经系统抑制。白芷水煎剂对大肠杆菌、痢疾杆菌、伤寒杆菌、绿脓杆菌、变形杆菌等有一定抑制作用。白芷水浸剂对奥杜盎小芽孢癣菌等致病真菌有一定抑制作用。

另外,杜若还是竹叶莲的别名。竹叶莲又名地藕,为竹叶花 *Pollia japonica* Thrmb 的根茎或全草。竹叶莲主产于江西、四川。竹叶莲味甘,性平,具有益肾、解毒、消肿的功效,临床用于治疗腰痛、跌打损伤、蛇虫咬伤等。其临床用法为:3～9g 煎服,或外用捣敷患处。

沙　参

【原文】沙参,味苦,微寒。主血积[1],惊气[2],除寒热,补中,益肺气。久服利人[3]。一名知母。生川谷。

【词解】[1]血积:瘀血结聚。[2]惊气:惊悸。[3]利人:使人泄痢。

【语泽】沙参,味苦,性微寒。主治瘀血结聚、固定不移,惊悸。能祛除恶寒发热,补益脏腑,补益肺气。长期服用使人泄痢。该药又名知母。生长在山川谷地。

【按语】沙参,有南沙参和北沙参之分。南沙参为桔梗科植物轮叶沙参 *Adenophora tetraphylla*（Thunb）Fisch 或杏叶沙参 *Adenophora stricta* Miq. 等的根,主产于江苏、安徽、浙江及贵州。北沙参则为伞形科植物珊瑚菜 *Glehnia littoralis* Fr. Schmidt et Mig. 的干燥根。北沙参多栽培于肥沃的砂质土壤中,主产于山东、江苏及河北。

南沙参又名知母、白沙参、苦心、线齿沙参、泡沙参、云南沙参、石沙参、糙萼沙参、米沙参、识美、虎须、白参、志取、文虎、文

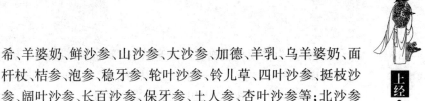

希、羊婆奶、鲜沙参、山沙参、大沙参、加德、羊乳、乌羊婆奶、面杆杖、桔参、泡参、稳牙参、轮叶沙参、铃儿草、四叶沙参、挺枝沙参、阔叶沙参、长百沙参、保牙参、土人参、杏叶沙参等；北沙参又名海沙参、银条参、莱阳参、辽沙参、野香菜根、真北沙参等。

沙参味甘、淡、微苦，性凉，入肺、胃经，具有养阴清肺、益胃生津、祛痰止咳的功效，临床用于治疗肺燥干咳、少痰或咯痰不爽、津伤口渴、虚劳、肺痿、失音、咽干喉痛等。沙参配伍麦门冬，治疗肺热干咳少痰、咽干；配伍贝母，治疗肺燥咯痰不爽；配伍石斛，治疗热病津亏，口干舌燥；配伍阿胶，治疗肺痨久咳；配伍乌梅，治疗温热病后期，阴液耗竭，胃阴亏损，食欲不振，口干舌燥，及虚火内扰，心胸烦闷；配伍陈酒，治疗疝气，小腹及阴中引痛如刀绞；配伍天花粉，治疗热毒疮痈，红肿热痛；配伍粳米，治疗妇人白带。

沙参的临床用法为：10～15g 煎服，或入丸、散剂。风寒咳嗽及脾胃虚弱者慎服。北沙参及南沙参功用基本相似，均有清养肺胃之功，但北沙参坚实而瘦，富有脂液，偏于养胃；南沙参空松而肥，气味轻清，偏于清肺。对于肺虚而无余热的咳嗽，宜用北沙参；对于胃虚而有余热的咳嗽，宜用南沙参。

现代药理研究表明，南沙参之轮叶沙参含三萜皂苷、植物甾醇、生物碱、黄酮类、鞣质等；杏叶沙参含皂苷、花椒毒素。药理实验证实：轮叶沙参有祛痰、强心和抗真菌作用，但其祛痰力较紫菀稍差。北沙参的根和全草含挥发油，根还含有三萜酸、豆甾醇、生物碱和淀粉等。药理实验证实：北沙参根的乙醇提取物具有降温、镇痛作用，叶的醇提取物的作用较差，根的挥发油更差；北沙参水浸剂在低浓度时可使心脏收缩力增强，但浓度增高却会出现抑制直至心跳停止（此时心房仍可跳动），但可以恢复；北沙参水浸液对麻醉兔静脉注射，血压稍有上升，呼吸加强，切断迷走神经，此作用仍然存在。

又有蜘蛛果，亦名沙参，也名红果参、肉算盘、山荸荠、披针叶金钱豹等,为桔梗科植物披针叶金钱豹 *Campanumoea lancifolia*(Roxb.)Merr. 的根,主产于长江以南地区。其味甘、微苦,性平,具有润肺的功效,临床用于治疗肺燥咳嗽。

白兔藿

【原文】白兔藿,味苦,平。主蛇虺[1],蜂虿[2],猘狗[3],菜肉蛊[4]毒注。一名白葛。生山谷。

【词解】[1]虺:音悔(huǐ),毒蛇,一般大者长七八尺,头扁眼大,色如土,见人昂首而逐之。[2]虿:音菜(cài),蝎子一类的毒虫。[3]猘狗:猘,音制(zhì),疯狂。猘狗即疯狗。[4]蛊:音古(gǔ),有两种含义,一是指害人的毒虫,二是指陈谷中所生的虫。

【语译】白兔藿,味苦,性平。主治毒蛇咬伤,被蜂、蝎子螫伤以及疯狗咬伤,能解菜肉腐败之毒,以及各种毒虫之毒。又名白葛。生于山谷间。

【按语】白兔藿现代已经少有应用,其具体为何种植物,目前尚无定论,有待进一步研究。陶弘景谓:"白兔藿解毒之功莫之与敌",李时珍《本草纲目》指出:"此药解毒,莫之与敌,而人不复用,不闻识者。"可供参考。

徐长卿

【原文】徐长卿,味辛,温。主鬼物百精[1]蛊毒,疫疾[2],邪恶气[3],温疟[4]。久服强悍,轻身。一名鬼督邮。生山谷。

【词解】[1]鬼物百精:多种鬼怪精灵。[2]疫疾:即现代所指的传染病。[3]邪恶气:病邪,致病因素。[4]温疟:疟疾。

【语译】徐长卿,味辛,性温。主治鬼邪精魅所致之病及蛊毒、传染病、疟疾等。长期服用使人强壮勇悍,身体轻捷。该药又名鬼督邮,生长在山谷中。

【按语】徐长卿,为萝藦科植物徐长卿 *Cynanchurn paniculatum*(Bge.)Kitag. 的干燥根及根茎或带根全草。徐长卿为多年生草本,野生于山坡或路旁,全国各地都有分布,主产于江苏、安徽、浙江、山东、湖北、湖南及河南等地。徐长卿又名鬼督邮、石下长卿、别仙踪、料刁竹、钓鱼竿、逍遥竹、一枝箭、谷茬细辛、英雄草、一枝香、线香草、了刁竹、寥刁竹、柳叶细辛、柳枝广、天竹、料吊、生竹、土细辛、铃柴胡、九头狮子草、竹叶细辛、溪柳、瑶山竹、蜈蚣草、铜锣草、蛇草、黑薇、药王、山刀竹、蛇利草、对叶莲、九头狮、中心草、遥竹逍、察寥草、牙蛀消、小对叶草、对目草、上天梯、老君须、香摇边、摇竹消、摇边竹、三百根、寮刁竹、千云竹、痢止草等。

徐长卿,味辛,性温,入肝、胃二经,具有祛风止痛、解毒止痒、止咳活血的功效,临床用于治疗风湿痹痛、胃脘痛、牙痛、跌打损伤、经期腹痛、风疹、皮肤瘙痒、湿疹顽癣、虫蛇咬伤,以及气管炎、腹水、水肿、泻痢、疱疹等。徐长卿配伍威灵仙、五加皮,治疗风湿痹痛;配伍桃仁、五灵脂,治疗跌打损伤;配伍续断、杜仲,治疗腰痛;配伍苦参、地肤子、白鲜皮,治疗风疹(徐长卿为祛风止痒的要药);配伍半边莲,治疗毒蛇咬伤(徐长卿为治毒蛇咬伤的要药);配伍延胡索,治疗胃寒作痛、腹痛、风湿关节痛等;配伍月季花、川芎,治疗经期腹痛;配伍千年健,治疗风湿痹痛;配伍木香,治疗风湿、寒凝、气滞、血瘀所致的各种痛证。

徐长卿的临床用法为:3~9g煎服,或入丸剂,或浸酒服用;外用捣敷或煎水洗。体弱者慎服。

现代研究表明,徐长卿全草含牡丹酚约 1%,肉珊瑚苷元、去酰基牛皮消苷元、茸毛牛奶藤苷元和桂皮酸等;根含黄酮苷、糖类、氨基酸、牡丹酚等。药理实验证实:徐长卿煎剂具镇静、镇痛、降压、降脂的作用,并能减慢正常动物的心率。此外,在试管内徐长卿煎剂对痢疾杆菌、金黄色葡萄球菌有抑制作用。

石龙刍

【原文】石龙刍,味苦,微寒。主心腹邪气,小便不利[1],淋闭,风湿,鬼注[2],恶毒[3]。久服补虚羸,轻身,耳目聪明,延年。一龙须,一名草续断,一名龙珠。生山谷。

【词解】[1]小便不利:指小便尿量减少、排出困难的病证,多因气不化津、水湿失运或湿热阻滞所致。[2]鬼注:即一些慢性传染病,如肺痨等。[3]恶毒:指毒邪深重、顽恶。

【语译】石龙刍,味苦,性微寒。主治脏腑感受邪气,小便不利,淋漓癃闭,风湿痹阻,传染病,感受深重邪气。长期服用能够补益虚弱的身体,使人体轻捷灵活,耳聪目明,延长寿命。又名龙须,或名草续断,也名龙珠。生于山谷地带。

【按语】石龙刍,为灯心草科植物石龙刍 *Juncus effusus* L. *var. decipiens* Buchen. f. utilis Mak. 的全草,分布于广西、浙江等地。石龙刍别名龙须、草续断、龙珠、席草、草龙刍、龙华等。

石龙刍味苦,性凉,入肺、大肠经,具有利水通淋、清热安神、祛风除湿、杀虫消食的功效,临床用于治疗淋病、小便不利、小儿夜啼、风湿、茎中热痛、牙痛,以及蛔虫、食积等。

石龙刍的临床用法为:9~15g 煎服,或烧灰存性研末内服。

现代研究表明，石龙刍含水分 7.14%，蜡及脂肪质 2.36%，果胶 1.52%，半纤维素 13.54%，木质素 17%，纤维素 52.18%，灰分 1%，戊聚糖 13.4%；绿色的茎含赭朴吩（Phloba-phene）1.07%，葡萄糖 3.04%，戊聚糖 20.09%，甲基戊聚糖 1.5%；叶含木樨草素 – 7 – 葡萄糖苷。

薇 衔

【原文】薇衔，味苦，平。主风湿痹，历节痛[1]，惊痫，吐舌，悸气，贼风[2]，鼠瘘，痈肿。一名糜衔。生川泽。

【词解】[1]历节痛：指周身关节疼痛、不能屈伸的疾病。[2]贼风：泛指不正常的气候。

【语译】薇衔，味苦，性平。主治风湿痹痛，周身关节疼痛，惊风癫痫，吐舌弄舌，心悸，感受致病邪气，瘿瘤鼠瘘，痈疮疖肿。又名糜衔。生于山川河泽之间。

【按语】薇衔，又名鹿蹄草、鹿衔草，为鹿蹄草科植物鹿蹄草 *Ryrola calliantha* H. Andres 或普通鹿蹄草 *P. decorata* H. Andres 的全草，全国大部分省均产，以安徽产者质量佳，浙江产量较大。

薇衔，味苦、微辛，性平，归肝、肾经，功能祛风除湿、补肾健骨、止血、解毒。用于：(1)风湿关节痛、肾虚腰痛、腰膝无力；(2)虚劳咳嗽、咯血、盗汗；(3)女子崩漏、白带、各种内外出血；(4)外治痈肿疮毒、蛇咬伤、过敏性皮炎等。现亦用于肠炎、痢疾、气管炎、肺炎及高血压等。

薇衔的临床用法为：10～30g 煎汤内服，也可研末或浸酒；外用捣敷或研末撒。孕妇忌服。

现代研究表明,鹿蹄草全草含熊果酚苷 7.93%,鞣质 18%,以及挥发油、苦杏仁酶等。干叶含高熊果酚苷、异高熊果酚苷。药理研究发现,其煎剂具有增加小鼠心肌营养性作用,浸剂对衰弱的离体蛙心有强心作用,并有降压作用、抗菌作用、避孕作用。其避孕作用可能与抑制动物发情期和使子宫特别是卵巢萎缩有关。

云 实

【原文】云实,味辛,温。主洩利[1],肠澼[2],杀虫,蛊毒,去邪恶,结气[3],止痛,除热。花,主见鬼精物,多食令人狂走。久服轻身,通神明。生川谷。

【词解】[1]洩利:泻下清稀臭秽的粪便,但不能通畅,肛门重坠,如有物阻滞的感觉。[2]肠澼:形容肠内有积滞,排便时澼澼有声。[3]结气:气机郁结。

【语译】云实,味辛,性温。主治泄泻,痢疾,可杀虫,治蛊毒,除病邪,解除气机郁结,止痛,能解除恶寒发热。其花主治幻视如见鬼魅,过量服用可使人发狂到处乱跑。长期服食可令人身体轻捷,增长智慧。该药生长在山川峡谷中。

【按语】云实,为豆科植物云实 *Caesalpinia sepiaria* Roxb. 的根。云实又名拦蛇刺、小霸王、牛王刺、员实、百鸟不停、草云母、水皂角、牛王茨、老虎茨实、药王子、铁场豆、猫抓刺、倒挂刺、百鸟不宿、鸟不落、黄牛刺、臭草子、蛇不过、老虎、刺尖、芽皮刀、鸟不栖、黄花刺、红总管、天豆、云英、马豆、杉刺、羊石子、草子、翻天云、刺皂角等,主产于云南。

云实味酸,性温,具有解毒活血、强精利尿的功效,临床用

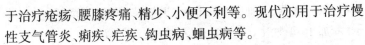

于治疗疮疡、腰膝疼痛、精少、小便不利等。现代亦用于治疗慢性支气管炎、痢疾、疟疾、钩虫病及蛔虫病等。

云实的临床用法为：9～15g煎服；外用捣敷患处。

现代研究发现，云实种子含油量35%，果实含鞣质30%～40%，台州产云实水煎剂小鼠腹腔注射或灌服，有显著延长咳嗽潜伏期和增加酚红排出量的作用。此外，水煎液（合州产）1：256浓度还对金黄色葡萄球菌有抑制作用。

王不留行

【原文】王不留行，味苦，平。主金疮，止血，逐痛，出刺[1]，除风痹内寒[2]。久服轻身，耐老，增寿。生山谷。

【词解】[1]出刺：使刺从肉中拔出。[2]内寒：应为内塞，指气机在体内闭塞。

【语译】王不留行，味苦，性平和。主治金属利器所致创伤，能止血，消除疼痛，使刺拔出，祛除风邪及体内气机郁滞。长期服用使身体轻捷灵巧，不易衰老，增长寿命。该药生长在山谷地带。

【按语】王不留行，为石竹草科植物麦蓝菜 *Vaccaria segetalis*（Neck.）Garcke 的干燥种子。王不留行为一年生草本植物，生于山地、路旁等丘陵地带荒地上，尤以麦田中生长最多。除华南外，全国各地都有分布，主产于河北、黑龙江、辽宁、山东、山西及湖北。王不留行又名禁宫花、剪金花、不留行、麦蓝菜、王不留、金钱银台、王留、孩儿、角蒿、莪蒿、木蓝子、剪金子、长鼓草、麦蓝子、金剪刀草、留行子、炒王不留行、不留面条棵子、兔儿草子、麦加菜子、奶米、王母片、道灌草子、兔儿草子、麦加菜子、麦加子、王牡牛、马不留、妈不流、麦连子等。

王不留行味苦，性平，入肝、胃二经，具有活血通经、催生下乳、消肿敛疮、利水通淋的功效，临床用于治疗妇女经闭、痛经、难产、乳汁不通、缺乳、乳痈、金疮、痈疮、血淋等证。王不留行配伍当归、川芎、桃仁、红花，治疗妇女经闭；配伍穿山甲，治疗妇女乳汁不通；配伍连翘、皂角刺、炮甲片、白芷、赤芍，治疗痈肿疮毒；配伍全瓜蒌、蒲公英，治疗乳痈；配伍蟾酥，治疗疔疮初起；配伍石韦、滑石、瞿麦、冬葵子，治疗淋证；配伍茺蔚子、五灵脂、刘寄奴，治疗难产；配伍续断，治疗跌打损伤；配伍木通，治疗水肿、癥瘕积聚、疮痈疔疖、经闭等，并能催生。

王不留行的临床用法为：3～9g煎服，或入丸、散剂；外用研末调敷。生王不留行偏于通乳，用治乳汁不通、乳痈肿痛；炒王不留行偏于消瘀，用治经闭不通、痈肿疮疖。孕妇忌用。

现代药理研究表明，本品含多种皂苷，其中王不留行皂苷，经酸水解得王不留行次皂苷，再水解得丝石竹皂苷元，并含王不留行黄酮苷，另含棉籽糖及一种化合物，水解得 d – 葡萄糖，并显香豆素类成分和生物碱反应。药理实验证实：王不留行具有抗着床、抗早孕作用，除去钾盐的王不留行水煎液对大鼠离体子宫有兴奋作用，醇浸液作用更强；王不留行对小鼠实验性疼痛有镇痛作用；王不留行水煎剂体外实验具有完全抗凝作用。

升　麻

【原文】升麻，味甘，辛。主解百毒[1]。杀百老物，殃鬼[2]，辟温疾[3]，瘴邪[4]，毒蛊[5]。久服不夭[6]。一名周升麻。生山谷。

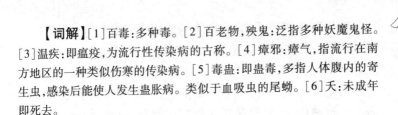

【词解】[1]百毒:多种毒。[2]百老物,殃鬼:泛指多种妖魔鬼怪。[3]温疾:即瘟疫,为流行性传染病的古称。[4]瘴邪:瘴气,指流行在南方地区的一种类似伤寒的传染病。[5]毒蛊:即蛊毒,多指人体腹内的寄生虫,感染后能使人发生蛊胀病。类似于血吸虫的尾蚴。[6]夭:未成年即死去。

【语译】升麻,味甘、辛。主要具有解毒、祛鬼,消除瘟疫、瘴邪、蛊毒的功效。长期服用就能避免早死。该药又名周升麻,生长在山谷地带。

【按语】升麻,为毛莨科植物升麻 *Cimifuga foetida* L.、兴安升麻 *Cimicifuga dahurica*（Turz.）Maxim 或大三叶升麻 *Cimicifuga heracleifolia* Kom. 的根茎。升麻为多年生草本,生于田野林中。第一种主产于陕西、四川、青海,第二种主产于黑龙江、河北、山西、内蒙古,第三种主产于东北三省。

升麻又名马尿杆、火筒杆、兴安升麻、地龙芽、苦龙芽菜、达呼乐尔升麻、龙眼根、周升麻、周麻、鬼脸升麻、莽牛犬架、收靡、绿升麻、雉脚、苦老菜根、关升麻、既济公、北升麻、鸡骨升麻、蜜升麻、毫升麻、绿色升麻、升麻炭、炒升麻、雉麻、黑蛇根、苦菜秧、苦力芽、苦北菜、大三叶升麻、西升麻、窟窿牙根等。

升麻味辛、甘,性微寒,入脾、胃、肺、大肠经,具有发表透疹、清热解毒、升阳举陷的功效,临床用于治疗寒热头痛、疹出不畅、胃火亢盛所致的口疮齿痛、咽喉肿痛、疮疡肿毒、气虚下陷、久泻脱肛、子宫下垂等。升麻配伍牛蒡子,治疗疹毒热盛,疹出不畅;配伍石膏、黄连,治疗龈肿牙痛、口舌生疮;配伍白芷,治疗阳明头痛;配伍柴胡,治疗气虚下陷所致的久泻脱肛、子宫脱垂;配伍葛根,能够解肌透疹,用治小儿麻疹透发不畅者;配伍黄芪,能够益气升阳,用治气虚下陷所致的各种病证。

升麻的临床用法为:3~6g 煎服,或入丸、散剂;外用研末调敷、煎水含漱或淋洗。上盛下虚、阴虚火旺及麻疹已透者忌服。

现代药理研究表明,升麻含升麻碱、水杨酸、咖啡酸、阿魏酸、鞣质等;兴安升麻含麻苦味素、升麻吉醇、升麻吉醇木糖苷、北升麻、异阿魏酸、齿阿米素、升麻素、皂苷等。药理实验证实:升麻对结核杆菌、金黄色葡萄球菌、白色葡萄球菌和卡他球菌有中度抗菌作用;北升麻提取物具有解热、抗炎、镇痛、抗惊厥作用;升麻对氯化二酰胆碱、组织胺和氯化钡所致的肠管痉挛均有一定的抑制作用。此外,升麻还具有抑制心脏、减慢心率和降低血糖作用。升麻的生药与炒炭均能缩短实验动物的凝血时间。

青　蘘

【原文】青蘘,味甘,寒。主五藏邪气,风寒湿痹,益气,补脑髓,坚筋骨。久服耳目聪明,不饥,耐老,增寿。巨胜苗也。生川谷。

【语译】青蘘,味甜,性寒。主治五脏感受各种病邪,能治疗风寒湿痹,补益精气,补养脑髓,使筋骨强健。长期服用可使耳聪目明,无饥饿感,不易衰老,增添寿命。该药为巨胜的幼苗,生长在山川谷地。

【按语】青蘘,为胡麻科植物脂麻 *Sesamum indicum* DC. 的枝叶。青蘘又名胡麻叶、巨胜苗、蔓、梦神、胡麻苗等(青蘘与胡麻出于同一植物,青蘘为枝叶,胡麻为种子,两种功用大抵相近,只是现代对青蘘的临床应用已经很少,参见《神农本草经》上经"胡麻"条)。

青蘘味甘,性寒,具有祛风胜湿、解毒止血的功效,临床用于治疗风湿、阴痒、吐血、崩漏等。青蘘的临床用法为:60～120g煎服。

现代研究发现,青葙干燥叶含脂麻苷(Pedalin)0.3%。叶含胶质,加入水中可形成黏浆剂,腹泻和痢疾病人用作饮料有缓和刺激的作用。

姑　活

【原文】姑活,味甘,温。主大风邪气,湿痹[1],寒痛。久服轻身,益寿,耐老。一名冬葵子。

【词解】[1]湿痹:痹证类型之一。临床表现为肌肤麻木,关节重着,肿痛处固定不移,病因为风寒湿三邪中以湿邪偏胜,湿性黏腻滞着所致。

【语译】姑活,味甜,性温,主治风邪所致严重病证,湿痹,冷痛。长期服用使身体轻捷,增长寿命,不易衰老。该药又名冬葵子。

【按语】《神农本草经》原文说姑活又名冬葵子,但冬葵子另有专条论述。现代对姑活为何种植物尚无定论,有待进一步研究。

别　羁

【原文】别羁,味苦,微温。主风寒湿痹,身重,四肢疼酸,寒邪历节痛。生川谷。

【语译】别羁,味苦,性微温。主治风寒湿痹,身体重着,四肢疼酸,感受寒邪所致的全身关节疼痛。生于山川河谷地带。

【按语】现代对别羁为何种植物尚无定论,有待进一步研究。陶弘景注:"方家时有用处,今俗亦绝尔。"

屈　草

【原文】屈草,味苦。主胸胁下痛,邪气,腹间寒热,阴痹。久服轻身,益气,耐老。生川泽。

【语译】屈草,味苦。主治胸胁胀痛、腹痛,感受外邪出现的腹间寒热疼痛,风寒湿痹。长期服用能使人身体轻捷灵活,能补益脏气,使人不易衰老。生于山川河谷地带。

【按语】现代对屈草为何种植物尚无定论,有待进一步研究。陶弘景注:"方药不复用,俗无识者。"

淮　木

【原文】淮木,味苦,平。主久欬上气,肠中虚羸,女子阴蚀,漏下,赤白沃。一名百岁城中木。生山谷。

【语译】淮木,味苦,性平。主治久咳,咳喘上气,肠中空虚,女子阴部蚀疮,崩漏,赤白带下。又名百岁城中木。生于山谷地带。

【按语】有人认为淮木指古城中的树木,即多年老木,但现代对淮木为何种植物尚无定论,有待进一步研究。陶弘景注:"方药亦不复用。"

木（上品）

牡 桂

【原文】牡桂，味辛，温。主上气欬逆，结气，喉痹[1]，吐吸[2]，利关节，补中，益气。久服通神，轻身，不老。生山谷。

【词解】[1]喉痹：是咽喉局部气血瘀滞痹阻的病理变化。凡咽喉肿痛诸病，感到阻塞不利、吞咽不爽甚至吞咽难下的，均属喉痹范围。[2]吐吸：指吸气困难。

【语译】：牡桂，味辛，性温。主治咳嗽气喘，气机郁结，喉痹，吸气困难，通利关节，补益中焦脏腑精气。长期服用可以增长智力，使人如同通晓神明一般。能使身体轻捷，不易衰老。该药生长在山谷中。

【按语】牡桂，即肉桂，为樟科植物肉桂 *Cinnamomum cassia* Presl 的干皮及枝皮。其干皮去表皮者称桂心，采自粗枝条或幼树干皮者称官桂（即下条"菌桂"）。肉桂为常绿乔木，主产于广东、广西、福建及云南等地。牡桂又名糖桂、连桂、棵桂、丹桂、咄者、尉佗生、尉佗桂、玉桂、菌桂、官桂、筒桂、桂尔通、桂通、条桂、企边桂、清代桂、桂树、板桂、桂楠、桂心、交趾桂、木桂、桂木皮、肉桂皮、紫桂、大桂、绿水桂、小桂、油桂、安桂、赤油桂、上肉桂、刁安、丹阳木皮、桂、辣桂等。

肉桂味辛、甘,性大热,有小毒,入心、脾、肾、肝四经,具有补元阳、暖脾胃、除积冷、通血脉的功效,临床用于治疗肾阳不足,畏寒肢冷,肾虚作喘,阳虚眩晕,阳虚阴寒内盛所致的头痛、胸痛、胁痛、腰痛、腹痛,脾阳不振,脘腹冷痛,食少便溏,阴疽色白,漫肿不溃,以及阳虚脱证、腹痛泄泻、寒疝、阳痿遗精、月经不调、血寒经闭、痛经等。肉桂还有杀虫止痢的功效,能温脏安蛔,治疗脾肾阳虚久泻久痢。肉桂配伍黄芪,治疗气血不足,阳虚阴疽;配伍熟地、人参,治疗心肾不足、气血两虚的心悸气短;配伍当归、熟地,治疗虚寒腹痛经闭,或痈疽不溃;配伍黄柏、知母,治疗肾虚小便不利;配伍附子,能温肾助阳,治疗腰髀酸楚、足痿软、形寒无力、阳痿早泄、宫寒不孕等;配伍黄连,治疗心肾不交所致的心悸怔忡,入夜尤甚、多梦失眠、心烦不安、难以入睡等;配伍麝香,治疗胞宫瘀血阻滞、临产胎死腹中、胞衣滞留难下,或寒凝血滞难产等;配伍丁香,治疗阴寒内盛、寒凝气滞所致的腹痛;配伍生地,能引火归元,治疗温热病后期,热病伤阴,阴虚发热等。

肉桂的临床用法为:1.4～4.5g煎服,或入丸、散剂;外用研末调敷或浸酒涂搽。阴虚火旺、津伤内热、里有实热、血热妄行的患者及孕妇忌服。

现代研究表明,肉桂含挥发油2.9%,并含鞣质、黏液、碳水化合物等。其挥发油中含桂皮醛约85%,醋酸桂皮酸及少量桂皮醛等。桂皮醛是肉桂镇静、镇痛和解热的有效成分。药理实验证实:肉桂具有改善心肌缺血、降压、强心、抗凝血、镇静、镇痛、解热、抗惊厥、抑菌、抑制免疫反应、抗辐射、增强肾上腺皮质功能、抗胃溃疡、抗应激等药理作用。

菌 桂

【原文】菌桂,味辛,温。主百病,养精神,和颜色,为诸药先聘通使[1]，久服轻身，不老，面生光华[2]，媚好[3]，常如童子。生山谷。

上经·木（上品）

【词解】[1]为诸药先聘通使：比喻作为各种药的先行向导，即使药，其力先到达病所。[2]光华：指光明润泽。[3]媚好：意为美好、艳丽。

【语译】菌桂味辛，性温。主治多种疾病，调养精神，使容颜美丽，为诸药使药，使药力先达病所。长期服用使身体轻捷，不易衰老，颜面光泽美丽，如童子般不老。该药生长于山谷地带。

【按语】菌桂亦为肉桂，即今之所指官桂，为樟科植物肉桂树的粗枝皮或幼树干皮。关于肉桂的介绍详见"牡桂"。

《神农本草经》认为，官桂味辛性热，善于宣通，有招导引诱之力，所以称做诸药的先导，而主治百病。本品能温运阳气，鼓舞气血，从而使人精神得养而达到"久服轻身，不老，面生光华，媚好，常如童子"的程度。实际上，本品辛热燥烈（但不及肉桂），多服易损气动火，不宜多服久服。阴虚火旺、里有实热者忌服。

肉桂为桂树皮，官桂为桂树粗枝皮或幼树干皮，二者性味、功效及临床应用相似，但官桂力薄，温补之性不及肉桂。

另外，肉桂树的嫩枝皮也可入药，即桂枝。肉桂与桂枝同生于桂树，二者均有温营血、助气化、散寒凝的功效。但肉桂为树皮，长于温里止痛，入下焦而补肾阳，归命火；桂枝为嫩枝，长于发表散寒，振奋阳气，主上行而助阳化气，温通经脉。

松　脂

【原文】松脂，味苦，温。主疽[1]，恶疮，头疡，白秃[2]，疥搔，风气[3]，安五藏，除热。久服轻身，不老，延年。一名松膏，一名松肪。生山谷。

【词解】[1]疽:凡疮疡表现为漫肿平塌,皮色不变,不热少痛,未成脓难消,已成脓难溃,脓水清稀,被压难敛者,称为"疽"。[2]白秃:生在头上,初起白痂,瘙痒难忍,蔓延成片,久则发枯脱落,形成秃斑。但愈后毛发常可再生。类似于白癣。[3]风气:古病名,泛指外感风邪的病证。

【语译】松脂,味苦,性温。主治痈疽,恶疮,头部疮疡,白秃,疥疮瘙痒,风气,能安定五脏,清热。长期服用使身体轻捷灵活,不易衰老,增长寿命。该药又名松膏、松肪,生长于山谷地带。

【按语】松脂,即松香,为松科植物马尾松 *Pinus massoniana* Lamb. 或其同属植物树干中取得的树脂,经蒸馏除去挥发油后的遗留物。松脂又名琥珀子、松胶、黄香、松脂香等。

松脂味苦、甘,性温,入肝、脾经,具有祛风燥湿、拔毒排脓、生肌止痛的功效,临床一般外用治疗风湿痹痛、疥癣湿疮、痈疽疖肿、跌打损伤等。松脂配伍蓖麻子,治疗痈疖;配伍轻粉、麻油,治疗疥癣湿疮;配伍白及、枯矾等,治疗金疮出血。

松脂的临床用法为:多外用,不作内服,用菜油或麻油调敷患处,或捣作膏摊贴。

现代研究表明,油松和马尾松的松脂含松香酸酐及松香酸约80%,树脂烃5.6%,挥发油约0.5%,并含某些微量苦味物质。

槐　实

【原文】槐实,味苦,寒。主五内[1]邪气热,止涎唾,补绝伤,五痔,火创,妇人乳瘕[2],子藏[3]急痛。生平泽。

【词解】[1]五内：即五脏。这里指槐实能治疗五脏内的邪气。[2] 乳瘕：乳房部包块。[3]子脏：子宫。

【语译】槐实，味苦，性寒。主治五脏内的各种邪气，能够治疗口水过多，治疗外伤以及五种痔疮、火疮、妇女乳房包块和子宫拘急疼痛。该药生长在平原河泽地带。

【按语】槐实，现多称做槐角，为豆科植物槐 *Sophora japonica* L. 的果实。槐属落叶乔木，全国各地都有分布。槐实又名槐豆、槐子、槐角豆、响豆、槐角子、槐连豆、天豆、槐连灯、九连灯、蜜槐角等。

槐实味苦，性寒，入肝、胆、大肠三经，具有清热润肝、凉血止血的功效，临床用于治疗心胸间风热烦闷，风眩欲倒，眼热目暗，妇人乳房有包块，以及丹毒、阴痒，血热妄行所致的肠风下血、尿血、吐血、咳血、衄血、咯血、痔血、崩漏出血等血证。槐角配伍地榆，能凉血止血，治疗下焦热盛所致的便血、痔血、血痢、尿血、崩漏下血等。

槐角的临床用法为：5～10g 煎服，或入丸、散剂，嫩角捣汁服；外用烧灰存性研末调敷。脾胃虚寒者及孕妇忌服。

现代研究表明，槐角含 9 个黄酮类和异黄酮类化合物，其中有染料木素、槐属苷、槐属双苷、山奈酚苷 – C、槐属黄酮苷和芸香苷。芸香苷的含量很高，幼果中达 46%。另外槐实中还含槐糖。槐的种子中含油 9.9%，其游离和结合脂肪酸中，油酸为 22.3%，亚油酸为 12%。药理实验证实：槐实具有升血糖、抗菌的药理作用。槐实有一定毒性：槐实中含一种破坏红细胞的物质，于家兔皮下注射，可使其红细胞减少。

枸 杞

【原文】枸杞，味苦，寒。主五内邪气，热中[1]消渴^[2]，周痹^[3]。久服坚筋骨，轻身，不老。一名杞根，一名地骨，一名枸忌，一名地辅。生平泽。

【词解】[1]热中：古病名，指善食易饥、小便频数的病证。[2]消渴：泛指以渴饮多尿为主症的一类疾病，根据病机、症状和病性发展阶段的不同，有上消、中消、下消之别，常见于糖尿病、尿崩症、肾上腺皮质机能减退等疾病。[3]周痹：为痹病之一，指周身移走疼痛之病。《录枢·周痹》："周痹之存身也，上下移走，随脉其上下，左右相应，间不容空。"

【语译】枸杞，味苦，性寒。主治五脏病邪、热中消渴、周痹等病证。长期服用可使筋骨强健，使身体轻捷，不易衰老。该药又名杞根枸忌、地辅，生于平原河泽地带。

【按语】枸杞，又称枸杞子，为茄科植物枸杞 *Lycium chinense* Mill. 或宁夏枸杞 *Lycium barbarum* L. 等成熟果实。枸杞为蔓生乔木，主产于宁夏、内蒙古、新疆、甘肃等地。枸杞又名苟起子、长生草、甜菜子、杞子、红青椒、枸蹄子、狗奶子、枸杞果、地骨子、枸茄茄、红耳坠、血枸子、枸地芽子、枸杞豆、羊乳、苦杞、狗地草、西枸杞、泽枸杞、津血杞、杜杞子、甘州子、古城子、赤宝、枸棘、血杞子、杞果、枸忌、枸乳、宁夏枸杞、甘枸杞、甜枸杞、红枸杞、地筋、象柴、纯卢、灵庞、地带子、青精子、朋眼草仔、仙人杖、却老、却暑、天精、地仙、雪厌珊瑚、红榴榴科、石寿树子、枣杞、贡果等。

枸杞味甘，性平，入肝、肾二经，兼入肺经，具有滋补肝肾、养精明目、补血安神、生津止渴、润肺止咳的功效。枸杞子为养血补精的要药，临床用于治疗肝肾阴虚所致的耳聋目昏、头晕目眩、腰膝酸软、骨软筋惫、遗精消渴、目涩昏花、视瞻昏渺、头昏耳鸣、心悸怔忡、口干目涩、阴虚劳嗽等。枸杞配伍菊花，治疗肝肾虚损之目昏瞻视、目生云翳等；配伍北沙参，治疗肺胃阴伤之咳嗽咽干、阴虚肺痨、消渴瘅中；配伍女贞子，治疗肝肾精血不足之头昏目眩、视物不清、目生云翳或暴盲、须发早白、腰

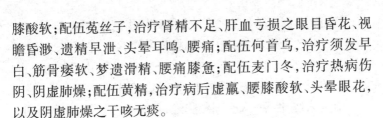

膝酸软；配伍菟丝子，治疗肾精不足、肝血亏损之眼目昏花、视瞻昏渺、遗精早泄、头晕耳鸣、腰痛；配伍何首乌，治疗须发早白、筋骨痿软、梦遗滑精、腰痛膝惫；配伍麦门冬，治疗热病伤阴、阴虚肺燥；配伍黄精，治疗病后虚赢、腰膝酸软、头晕眼花，以及阴虚肺燥之干咳无痰。

枸杞的临床用法为：6～12g煎服，或熬膏、浸酒服，或入丸、散剂。外有实热、脾虚有湿及泄泻者忌服。

现代药理研究表明，本品含甜菜碱、多糖、粗脂肪、粗蛋白、硫胺素、核黄素、胡萝卜素、抗坏血酸、烟酸及钙、磷、铁、锌等元素。药理实验证实：枸杞有增强非特异性免疫作用，能升高外周白细胞，增强网状内皮系统吞噬能力，有增强细胞与体液免疫的作用；对造血功能有促进作用，还能抗衰老、抗突变、抗肿瘤、保肝、降血糖等，并具有生长刺激、拟胆碱样、促进乳酸杆菌生长等作用。

柏　实

【原文】柏实，味甘，平。主惊悸[1]，安五藏，益气，除湿痹。久服令人悦泽，美色，耳目聪明，不饥，不老，轻身，延年。生山谷。

【词解】[1]惊悸：因惊恐、恼怒而发作的自觉心跳悸动不安的病证。本病的发生，除精神因素外多先有心血不足、心阳虚弱、肾阴亏损的内在因素。

【语译】柏实味甘，性平和。主治因惊恐所致心悸，使五脏充实，补益精气，祛湿除痹。长期服用使人面色荣润光泽美丽，耳朵听力好，眼睛视力好，无饥饿感，不易衰老，身体轻捷，增长寿命。该药生长在山谷中。

【按语】柏实,现名柏子仁,为柏科植物侧柏 *Biota orientalis* (L.) Endl. 的干燥成熟种仁。侧柏为常绿乔木,喜生长于湿润肥沃的山坡,全国各地都有分布,主产于山东、河南及河北。柏实又名柏子、柏仁、柏麦、侧柏子、柏子霜、侧柏仁等。

柏实味甘,性平,入心、肝、脾经,具有养心安神、润肠通便、敛阴止汗、祛风止痹的作用,临床用于治疗虚烦失眠、心悸怔忡、遗精、阴虚盗汗、皮枯发落、肠燥便秘、肠风下血、风湿痹痛、足膝痿痹等。柏实配伍酸枣仁,治疗心虚血少,心悸不眠;配伍五味子,治疗虚烦不眠、怔忡、心悸及阴虚盗汗;配伍火麻仁、郁李仁,治疗老年人及产后肠燥便秘;配伍牡蛎,治疗心肝阴血不足,心悸失眠,烦躁惊狂,遗精盗汗;配伍杏仁,治疗年老体虚,习惯性便秘;配伍熟地,治疗遗精盗汗、血虚有热经闭、头晕心悸;配伍泽兰,治疗阴虚有热,月经不调及经闭等;配伍当归,治疗经闭、毛发脱落;配伍艾叶,治疗肠风下血;配伍远志,治疗心肾不交所致的惊悸失眠、梦遗健忘。

柏实的临床用法为:10~20g 煎服,或入丸、散剂;外用炒研取油涂。阴寒泄泻、便溏及体虚火盛、多痰者忌服。

现代药理研究表明,柏实含脂肪油约 14%,并含少量挥发油及皂苷,以及植物甾醇、维生素 A、蛋白质等。因有大量脂肪油,故有缓泻作用,能够润肠通便。此外,柏实还有镇静及降低心率的作用,可用于心动过速之证。

茯 苓

【原文】茯苓,味甘,平。主胸胁逆气,忧恚[1],惊邪,恐悸,心下结痛[2],寒热,烦满,欬逆,口焦舌干,利小便。久服安魂,养神,不饥,延年。一名茯菟。生山谷。

【词解】[1]忧恚:忧愁和忿怒。 [2]心下结痛:胃脘部气结疼痛。

【语译】茯苓，味甜，性平和。主治胸胁胃脘部有气上行不降、忧愁、忿怒、惊吓等引起的病证。能治疗因恐惧引起的心悸、胃脘部气结疼痛、发寒发热、烦闷、咳嗽气逆、口干舌燥、能通利小便。长期服用可使精神安定，补养心神，不感觉饥饿，增长寿命。该药又名茯菟，生长在山谷地带。

【按语】茯苓，为多孔菌科植物茯苓 *Poria cocos*（Schw.）Wolf 的干燥菌核。茯苓主产于河南、安徽、湖北及云南等地。茯苓又名茯菟、茯灵、松腴、不死面、更生、雪腴、金翁、兔丝、不死曲、万岁精、绛晨伏胎、白茯苓、白云苓、白茯、白苓块、白茯糕、白糕、浙茯苓、云茯苓、云苓、伏菟、朱茯苓、朱衣茯苓、伏灵、个苓、茯苓个、浙苓、苓乳糕、割茯苓、云苓魂、茯菟、松薯、安苓、平片苓、方苓、野苓、杜茯苓、福临、赤茯苓、松苓等。

茯苓味甘、淡，性平，入心、脾、肾、肺、胃、膀胱、三焦经，具有渗湿利水、健脾和胃、宁心安神、强精益髓的功效，临床用于治疗小便不利、水湿肿满、水湿痰饮、脾虚泄泻、食少便溏、呕哕、痰饮咳逆、眩晕、淋浊、惊悸健忘、消渴、失眠、遗精，以及小儿惊痫等。茯苓配伍白术、猪苓、泽泻，治疗水湿肿满；配伍党参、白术、山药、莲子肉，治疗脾虚泄泻；配伍桂枝、白术、甘草，治疗痰饮眩悸；配伍党参、龙眼肉、酸枣仁，治疗心脾虚弱、惊悸失眠；配伍人参、龙齿、石菖蒲、远志，治疗心肾不交、惊悸失眠；配伍半夏、生姜，治疗中焦停水，呕吐不止；配伍旱莲草、瞿麦、甘草，治疗小便淋痛、尿血；配伍黄芪、防己、桂枝，治疗皮水；配伍黄连，治疗上盛下虚消渴；配伍附子，治疗脾肾阳虚、水湿内停而见恶寒脉沉、四肢沉重浮肿、小便不利，或腹痛下利等。

茯苓的临床用法为：煎服，9～15g。虚寒精滑及气虚下陷者忌服。茯苓有茯苓皮、赤茯苓、白茯苓、茯神之分。茯苓皮走表，长于利肌表之水肿；白茯苓偏入气分，偏补，长于补益心脾；

赤茯苓偏入血分，偏利，长于分利水湿，行血消瘀；茯苓抱附松根而生者称为茯神，临床多用于安神。

现代药理研究表明，茯苓含三萜类如茯苓酸、块苓酸等，以及多聚糖类（茯苓聚糖最高含量可达 75%）、蛋白质、脂肪、卵磷脂、胆碱、组胺酸、麦角甾醇等。药理实验发现，茯苓具利尿作用，能增加尿中钾、钠、氯等电解质的排出。此外，茯苓还有镇静、强心、抗菌、抗癌和降低血糖等作用。

榆　皮

【原文】榆皮，味甘，平。主大小便不通，利水道，除邪气。久服轻身，不饥，其实尤良。一名零榆。生川谷。

【语译】榆皮，味甜，性平和。主治大小便不通利，可通利水道，祛除致病因素。长期服用可使身体轻捷灵活，无饥饿感，它的果实功效尤佳。该药又名零榆，生长在山谷地带。

【按语】榆皮，即名榆白皮，为榆科植物榆树 *Ulmus pumila* L. 的树皮或根皮的韧皮部。榆树为落叶乔木，生于河堤、田埂和路旁等，我国大部分地区均有分布。榆皮又名白粉皮、零榆皮、榆钱树皮、榆钱皮、榆树皮、粉皮、粉榆皮、钻天榆皮、钱榆皮、家榆皮、榆树皮、榆根皮、春榆皮、粘榔等。

榆皮味甘、淡，性平，入大肠、胃、小肠经，具有利水通淋、解毒消肿的功效，临床用于治疗癃闭、小便不利、五淋肿满、水肿、喘胀不眠、湿热疔疮、痈疽发背、丹毒、疥癣等。榆皮配伍滑石，能够利尿通淋，多用于治疗各种淋浊证。

榆皮的临床用法为：4.5~9g 煎服，或研末入丸、散剂；外用煎水洗或捣敷，或研末调敷。脾胃虚寒者忌服。

现代研究表明，榆皮含 β－谷甾醇、植物甾醇、豆甾醇等多种甾醇类及鞣质、树胶、脂肪油。药理实验证实，榆皮具有利水、导泻的药理作用。

酸 枣

【原文】酸枣，味酸，平。主心腹寒热，邪结气聚[1]，四肢酸疼，湿痹。久服安五藏，轻身，延年。生川泽。

【词解】[1]邪结气聚：病邪结聚，气机凝滞。

【语译】酸枣，味酸，性平，主治心腹发冷发热、病邪结聚、气机凝滞、四肢酸痛、湿痹等病证。长期服用可使五脏充实，身体轻捷，增长寿命。该药生长在山川河泽地带。

【按语】酸枣，即酸枣仁，为鼠李科植物酸枣 *Ziziphus jujuba* Miu. 的干燥成熟种子。酸枣为落叶灌木或小乔木，生长于阳坡或干燥瘠土处，主产于河北、陕西、辽宁及河南。酸枣又名枣仁、山枣、野枣、炒酸枣仁、山枣仁、酸枣子、棘仁、棘实、棘刺实、野枣仁、早人、枣人、山酸枣、调睡参果、棘酸枣等。

酸枣味甘、酸，性平，入心、肝经，具有养心安神、敛阴止汗的功效，临床用于治疗心血不足或心肾不交所致的虚烦不眠，心胆气虚所致的惊悸怔忡，心脾两虚所致的多梦易醒、心悸健忘，以及面色无华、气短倦怠、烦渴、自汗盗汗等。酸枣配伍当归、何首乌、白芍，治疗心肝血虚失眠；配伍知母、茯苓、川芎，治疗肝虚有热之虚烦失眠；配伍生地、玄参，治疗虚烦失眠；配伍人参、黄芪、茯苓，治疗心脾两虚、心悸失眠、多梦；配伍五味子、山茱萸、生地、丹皮，治疗盗汗；配伍黄芪、防风、浮小麦，治疗自汗；配伍人参、朱砂、乳香，治疗心气亏虚、神志不安；配伍远志，能养心益智安神;配伍柏子仁,治疗阴血亏损、心肝失养所致的惊悸怔忡、虚烦不眠、盗汗、大便秘结;配伍龙眼肉,治疗思虑过度、劳伤心脾所致的面色萎黄、健忘失眠、多梦易醒等。

酸枣的临床用法为:9~15g 煎服,或入丸、散。有外邪郁火、内有实邪,以及滑泄者忌服。炒酸枣长于养肝血以安神,生酸枣长于泻肝胆之热以安神。

现代药理研究表明,本品含多量脂肪油和蛋白质,并含有谷甾醇、两种三萜化合物(白桦脂醇、白桦脂酸)、酸枣仁皂苷,还含有多量维生素 C 等。药理实验发现,酸枣煎剂有镇静、催眠作用,能对抗咖啡因引起的兴奋状态,与巴比妥类药物表现协同作用,可使防御性运动性条件反射次数显著减少,内抑制扩散,条件反射减退。此外,酸枣煎剂还有镇痛、抗惊厥、降温等作用;酸枣仁水溶性成分可引起血压持续下降和心传导阻滞,亦有兴奋子宫等作用。

除酸枣仁外,酸枣的果肉(即酸枣肉)、树皮、棘刺均可入药。酸枣肉味甘、酸,性平,功能养阴生津,用于胃阴不足、津伤口干及神经衰弱、动辄汗出等,一般用 5~10g 煎汤或入丸散。酸枣树皮味苦、涩,性温,功能止血,敛疮,用于大便出血,外治水火烫伤、外伤出血等,一般用 20~30g 煎汤服,或外用研末撒、油调敷或熬膏涂敷。酸枣棘刺详见中经"白棘"条。

檗 木

【原文】檗木,味苦,寒。主五藏肠胃中结热[1],黄疸,肠痔[2],止洩利,女子漏下,赤白[3],阴伤,蚀创。一名檀桓。生山谷。

【词解】[1]结热:体内热气郁结。[2]肠痔;痔疮。[3]漏下,赤白:阴部瘙痒溃烂。

【语译】檗木，味苦性寒。主治五脏、肠胃内热气结聚及黄疸、痔疮，能止泻，治疗女性阴部瘙痒溃烂、阴部疮疡。该药又名檀桓，生长在山谷地带。

【按语】檗木，即黄柏，为芸香科植物黄檗（关黄柏）*Phellodendron amureuse* Rupr. 或黄皮树（川黄柏）*Phellodendron chinese* Schneid. 的树皮。前者主产于辽宁、吉林及河北，后者主产于四川、湖北、云南、贵州及陕西。檗木又名蘗木、檗皮、黄檗、黄波罗、黄树皮、黄檗皮、小黄连树皮、关柏、关黄柏、檀皮、黄柏宏、柏皮、黄波椤、黄柏粟、黄皮树皮、皮柏、华黄柏、元柏、蘗皮、黄蘗、东黄柏、山屠、川柏、川黄柏、盐柏、酒黄柏。

黄柏味苦，性寒，入肾、膀胱经，具有清热燥湿、泻火解毒、清退虚热、坚阴治痿的功效，临床用于治疗湿热泻痢、淋浊、带下、脚气、黄疸、遗精等，以及足膝肿痛、疮疡肿毒、皮肤瘙痒、目赤肿痛、口舌生疮、烫伤、湿疹、阴虚发热、骨蒸潮热、遗精盗汗、足膝痿废等。黄柏配伍白头翁、黄连、秦皮，治疗湿热痢疾；配伍茵陈蒿、栀子、大黄，治疗湿热黄疸；配伍芡实、白果、车前子，治疗湿热带下；配伍苍术、牛膝、薏苡仁，治疗湿热足膝肿痛；配伍知母、生地、龟板，治疗骨蒸劳热、遗精盗汗；配伍黄芩、黄连，治疗痈肿疮毒；配伍苦参、白鲜皮、蛇床子，治疗湿疹瘙痒；配伍铜绿，治疗口疮臭烂；配伍枯矾外用，治疗小儿脓疮遍体；配伍萆薢，治疗湿热淋浊。

黄柏的临床用法为：5～10g 煎服，或入丸、散剂；外用研末调敷或煎水浸渍。清热燥湿解毒多生用；泻火退热除蒸，多用盐水炒用。脾胃虚寒便溏者忌服。

现代研究表明，本品含小檗碱、黄柏碱等多种生物碱，并有黄柏酮、黄柏内酯等。药理实验证实：黄柏抗菌谱和抗菌效力与黄连相似，对痢疾杆菌、伤寒杆菌、结核杆菌、金黄色葡萄球菌、溶血性链球菌等多种致病细菌均有抑制作用，对某些皮肤真菌、钩端螺旋体、乙肝表面抗原也有抑制作用,对血小板有保护作用;外用可促使皮下渗血的吸收。另外,黄柏还有利胆、利尿、降压、解热等作用,但其作用不如黄连。黄柏还有一定的降血糖及促进小鼠抗体生成的作用。

干　漆

【原文】干漆,味辛,温,无毒,主绝伤[1],补中,续筋骨,填髓脑,安五藏,五缓、六急[2],风寒湿痹。生漆去长虫[3]。久服轻身,耐老。生川谷。

【词解】[1]绝伤:极度损伤。[2]五缓六急:古病名。五缓即五劳,因劳而伤及心、肝、脾、肺、肾者。这里泛指五脏不足的病证;六急即六极,为六种极度虚损的病证,包括筋极、骨极、血极、肉极、精极、气极。[3]长虫:蛔虫。

【语译】干漆,味辛,性温,无毒。主治极度损伤,补益脏腑,能接续筋骨,充填脑髓,使五脏充实,可治五劳、六极、风寒湿痹证。生漆可除蛔虫。长期服用可使身体轻捷,不易衰老。该药生长在山川谷地。

【按语】干漆,为漆树科植物漆树 *Rhus vernicflua* Stokes 树脂经加工后的干燥品,全国大部分省区均产。干漆又名漆花、漆渣、漆底、漆脚、漆滓、黑干漆、续命筒等。
　　干漆味辛,性温,有毒,入肝、胃经,具有破血通经、消癥散结、消积杀虫的功效,临床用于治疗瘀血经闭、癥瘕积聚、虫积等。干漆配伍生地,治疗妇女瘀血经闭,癥瘕积聚;配伍槟榔、龙胆草,治疗各种虫病。
　　干漆的临床用法为:2～4.5g,入丸、散服;外用捣碎调敷患处。孕妇忌用，虚证患者不宜用。

现代研究表明，干漆是生漆中的漆酚在虫漆酶的作用下，在空气中氧化生成的黑色树脂物质。其药理作用有：（1）耐缺氧：给予小鼠灌胃干漆浸膏 0.5g/kg，每日一次，连续 1 周，能明显延长小鼠减压缺氧存活时间，尽管对小鼠耗氧量无明显影响，但能明显降低小鼠红细胞中 2,3‐二磷酸甘油酸含量；上述剂量干漆对大鼠因注射垂体后叶素引起的急性戊巴比妥钠引起的急性心肌缺血也有一定的保护作用；（2）催眠：上述剂量干漆能延长戊巴比妥钠引起的小鼠睡眠时间。

五加皮

【原文】五加皮，味辛，温。主心腹疝气[1]，腹痛，益气，疗躄[2]，小儿不能行，疽创，阴蚀[3]，一名犲漆。

【词解】[1]疝气：指内脏凸出或因寒外袭而致引痛之类的病证，这里指腹部的剧烈疼痛。[2]躄：又为跛，足不得伸以行也。[3]阴蚀：女子外阴部溃疡。

【语译】五加皮，味辛，性温。主治心腹剧痛，腹痛，补益精气，治疗躄证、小儿不能行走、疮疽阴蚀。该药又名犲漆。

【按语】五加皮，为以下三种植物的根皮或干皮：一种为萝摩科植物杠柳（北五加皮、香加皮、羊奶藤）*Periploca sepium* Bge.，主产于山西、河南、河北及山东；另两种为五加科植物细柱五加（南五加皮）*Acanthopanax gracilistylus* W. W. Smith，主产于湖北及河南；或五加科植物刺五加 *Acanthopanax senticosus* (Rupr. et Maxim.) Harms，主产于吉林、黑龙江、辽宁、河北、山西等省。此外，五加科植物无梗五加、糙叶五加、轮伞五加及红毛五加等的根皮或茎皮亦可作为五加皮用。五加皮又名南五加皮、南五加豺漆皮、文辛草皮、五花皮、豺节皮、木骨皮、追风使者、利通皮、白刺皮、茨五甲皮、短梗五加皮、五叶路刺皮、老虎獠皮、五花眉皮、水面油皮、白节刺皮、五加花、刺五加皮、糙叶五加皮、无梗五加皮、轮伞五加皮、乔木五加皮、蜀五加皮、藤五加皮、刺五甲、加皮、五佳皮、五类皮、酒五加皮等。

五加皮味辛、苦,性温,入肝、肾经,具有祛风除湿、强筋健骨、活血祛瘀的功效,临床上适用于治疗风寒湿痹、腰痛、筋骨痿软、四肢拘挛、阳痿、脚弱、小儿行迟、水肿、脚气、跌打损伤等。五加皮配伍羌活、防风、威灵仙,治疗风寒湿痹;配伍木瓜、牛膝、薏苡仁、防己,治疗腰膝酸重、四肢拘挛;配伍茯苓皮、大腹皮、生姜皮、地骨皮,治疗水肿、小便不利。

五加皮的临床用法为:5～10g煎服,或泡酒服用,或入丸、散剂;外用适量,研末调敷。阴虚火旺者忌服。

现代药理研究表明,北五加皮含强心苷杠柳毒素、皂苷、杠柳苷 K、H_1、E,并含有 4 - 甲氧基水杨醛、α - 香树脂醇、β - 香树脂醇等;细柱五加根皮含挥发油、鞣质、棕榈酸、亚麻酸以及维生素 A、B_1;短梗五加根含木脂素苷类;刺五加根含多种糖苷。

药理实验发现南五加(细柱五加)根皮的药理作用有:①抗应激。南五加皮具有抗应激和耐缺氧的作用,其作用与北五加相似,其抗应激的有效成分可能为皂苷,给予小鼠灌胃南五加总苷,同样具有抗高温(45～47℃)和抗低温(1～2℃)、耐缺氧以及延长游泳时间的作用;②增强免疫功能。南五加总皂苷可增加小鼠网状内皮细胞吞噬功能和抗体生成;③催眠。小鼠腹腔注射南五加提取物可增加催眠阈下剂量(25mg/kg)戊巴比妥钠引起的小鼠入睡百分数;④促进核酸代谢。给予小鼠灌胃南五加提取物可增加幼鼠肝、脾 RNA 合成,对 DNA 合成无明显影响,但对四氯化碳中毒小鼠则能促进肝 DNA 的合成;⑤促进性激素样作用。南五加提取物可增加幼鼠睾丸重量;⑥抗菌。

南五加皮对金黄色葡萄球菌、绿脓杆菌有抑制作用。南五加的毒性较低。

刺五加的药理作用有：①抗疲劳。刺五加的提取物和刺五加总皂苷均具有抗疲劳作用，其提取物的兴奋作用较人参为强，总皂苷的作用较提取物更强；②抗缺氧。刺五加的提取物和刺五加总黄酮均能增加小鼠耐缺氧能力；③抗高温。刺五加的提取物能明显延长小鼠在高温环境（50℃）下的生存时间；④抗辐射。小鼠灌服刺五加的提取物一周后，能使经受450伦琴照射的小鼠生存时间延长，并使造血功能恢复；⑤抗微生物毒素。对小鼠腹腔注射破伤风毒素引起的死亡有对抗作用；⑥其他。刺五加还可增强大脑皮层的抑制作用，能增强机体免疫功能，增强机体抗病能力，有明显抗紧张、调整血压，使血压恢复正常的作用，并能兴奋性腺、肾上腺，加速体内糖原形成，降低血糖，并有抗利尿、抗炎作用，对肿瘤有一定抑制作用。另外还有祛痰和镇咳作用。刺五加毒性也较低。

蔓荆实

【原文】蔓荆实，味苦，微寒。主筋骨间寒热，痹，拘挛[1]，明目，坚齿，利九窍，去白虫[2]。久服轻身，耐老，小荆实亦等。生川谷。

【词解】[1]拘挛：指四肢拘急难以屈伸的症状。多由于风邪所致，也是神经系统疾病常见的症状之一。[2]白虫：即寸白虫，为绦虫的体节。

【语译】蔓荆实，味苦，性微寒。主治筋骨中发冷发热、痹证、四肢拘挛，能使眼睛明亮，使牙齿坚固，使九窍通利，能除寸白虫。长期服用使身体轻捷，不易衰老。小荆实功效也相同。该药生长在山谷地带。

【按语】蔓荆实,即蔓荆子,为马鞭草科牡荆属植物单叶蔓荆 *Vitex rotundifolia* L. 和三叶蔓荆(三叶蔓荆) *Vitex trifoia* L. 的干燥带宿萼的果实。前者主产于广东、广西、云南,后者主产于山东、江西、浙江、福建等地。蔓荆实又名小刀豆藤子、白背风子、白背草子、白背物、荆条子、小荆、黄荆、大荆子、僧法实、陆续丸、荆子、万荆子、蔓青子、羊叶蔓荆子、万京子、京子、万金子、蔓京子、水稔子、白布荆子、炒蔓荆子。

蔓荆子味苦、辛,性凉,入肝、胃、膀胱经,具有疏风清热、清利头目、祛风除湿的功效,临床用于治疗风热感冒、风水泛滥、头昏头痛、肝经风热所致的目赤肿痛、牙龈肿痛及风湿痹证。蔓荆子配伍菊花、川芎、防风、薄荷,治疗风热感冒、头痛;配伍菊花、荆芥、天麻,治疗偏头痛;配伍菊花、蝉蜕、白蒺藜、决明子,治疗目赤肿痛、多泪;配伍石膏、生地、黄芩、升麻,治疗牙龈肿痛;配伍防风、秦艽、木瓜、独活,治疗风湿痹痛;配伍连翘、蒲公英、菊花,治疗风热上扰所致的头晕头痛、目赤肿痛;配伍人参,治疗诸虚目疾、头晕、耳鸣、耳聋等。

蔓荆子的临床用法为:6～9g 煎服,或浸酒服,或入丸、散剂;外用捣敷。血虚有火所致的头痛目眩及脾胃虚弱、阴虚火旺者忌服。

现代药理研究表明,蔓荆子果实含挥发油,油中主要成分为茨烯和蒎烯,并含微量生物碱和维生素 A,以及牡荆子黄酮,即紫花牡荆素等。药理实验发现,蔓荆子具有一定的镇静、止痛、退热作用,蔓荆子的醇提取物具有增进外周血液循环的作用。

辛　夷

【原文】辛夷,味辛,温。主五藏身体寒,风头脑痛[1],面䵟[2],久服下气,轻身,明目,增年,耐老。一名辛夷，一名侯桃，一名房木。生川谷。

【词解】[1]风头脑痛，即头风，指头痛日久不愈，时发时止，甚至一触即发的病证，由风寒侵入头部经络，或因痰涎风火，郁遏经络，以至气血壅滞所致。[2]面皯：面部黑斑。

【语译】辛夷，味辛，性温，主治五脏及体内有寒邪、头风痛、面部黑斑，长期服用可使气下行，使身体轻捷，使眼睛明亮，增添寿命，不易衰老。该药又名辛矧、侯桃、房木。生在山谷中。

【按语】辛夷，为木兰科植物辛夷（木兰、柴玉兰）*Magnolia liliflora* Desr.、望春花 *Magnolia biondii* Pamp. 或玉兰 *Magnolia denudata* Desr. 等的干燥花蕾，均主产于河南、四川、湖北及湖南。辛夷又名辛矧、侯桃、房木、新雉、木笔、玉瓯、辛雉、侯木侯抄、流夷、新彝、望春、猴桃、猪心花、朝天花、报春花、应春花、玉堂春、白玉兰、朝天、木莲花、辛一、林兰、紫玉兰、木兰、杜兰、望春花、迎春、木拦、桂拦、玉兰、白木莲、木笔花、木莲花、春花、毛笔头、生春花、令春花、白花树花、辛夷苞、毛辛夷、辛夷桃、姜朴花、辛夷花、迎春花、喉桃、杜春花等。

辛夷味辛，性温，入肺、胃经，具有祛风散寒、通窍止痛、升清明目的功效，临床用于治疗风寒感冒、风邪头痛、鼻渊、鼻塞、鼻衄、鼻疮、齿痛。辛夷配伍苍耳子、白芷，治疗风寒头痛；配伍黄芩、桑叶、银花，治疗风热头痛；配伍细辛、白芷、藁本、川芎，治疗鼻渊头痛、前额头痛；配伍黄连、连翘，治疗鼻塞流涕、鼻疮；配伍蛇床子、青盐外用，治疗牙齿肿痛；配伍桑白皮、栀子、松实、白芷、桔梗，治疗鼻渊；配伍天雄，治疗虚寒头痛。

辛夷的临床用法为：3～9g煎服，或入丸、散剂；外用适量，研末塞鼻或水浸蒸馏滴鼻。凡气虚患者、头痛属血虚火炽、齿痛属胃火上炎者忌服，阴虚火旺头痛者禁服。

现代药理研究表明,各种辛夷均含挥发油。辛夷(木兰)花蕾中的挥发油中主要成分为枸橼醛、丁香油酚、桂皮醛、桉油精、对烯丙基甲醚等;玉兰花蕾中含 6 种新木脂素类化合物及挥发油,油中含柠檬醛、丁香油酚、1,8－桉叶素等,根含木兰花碱,叶和果实含芍药素的苷;望春玉兰的花蕾中挥发油的主要成分为一种生物碱结晶及松树脂醇二甲醚及鹅掌楸树脂醇 B 二甲醚等。药理实验证实,辛夷具有收敛作用,能保护鼻黏膜,促进黏膜分泌物的吸收,减轻炎症;辛夷浸剂或煎剂均有浸润麻醉作用,水或醇提取物有降压作用;辛夷水煎剂对横纹肌有乙酰胆碱样作用,能兴奋子宫平滑肌,增强肠运动。此外,辛夷还对多种致病菌有抑制作用,辛夷的挥发油有镇静、镇痛作用。

桑上寄生

【原文】桑上寄生,味苦,平。主腰痛,小儿背强[1],痈肿,安胎。充肌肤,坚发齿,长须眉。其实,明目、轻身,通神。一名寄屑,一名寓木,一名宛童。生川谷。

【词解】[1]小儿背强:小儿项背强直僵硬。

【语译】桑上寄生,味苦,性平和。主治腰痛、小儿项背强直僵痛、痈疽肿痛,能安胎,充养肌肤,使头发牙齿坚固,使须眉生长。它的果实可使眼睛明亮,身体轻捷,增长智慧,使人如同神仙一般。该药又名寄屑、寓木、宛童。生长于山川谷地。

【按语】桑上寄生,即桑寄生,为桑寄生科植物松树桑寄生(广寄生)*Taxillus chinensis*(DC.)Danser(*Loranthus chinensis* DC.)或桑寄生(油茶寄生)*Loranthus parasiticus*(L.)merr. 等的干燥带叶茎枝,均主产于广西、广东及福建等地。桑寄生又名名荔、桑络、桑上羊儿藤、混沌螟蛉、䕅屑、䕅童、寄居花童、寄童、广寄生、奴宁夏生、桑寄、寓木、宛童、杜宁寄生、蠹心宝、桃木寄生、油茶寄生、毛叶桑寄生、柿寄生、樟寄生、炒寄生等。

桑寄生味苦、甘，性平，入肝、肾经，具有补益肝肾、祛风胜湿、强健筋骨、养血通络、安胎的功效，临床用于治疗腰膝酸痛、筋骨痿软、眩晕、发枯齿落、风寒湿痹、久痹、胎动不安、胎漏下血等。桑寄生配伍独活、牛膝、杜仲、当归，治疗腰膝酸痛；配伍阿胶、艾叶、续断、杜仲，治疗胎动不安；配合熟地、龟板、虎骨、牛膝，治疗下肢痿软无力；配伍秦艽，治疗肝肾不足或风寒湿痹所致的筋骨疼痛；配合草决明，治疗肝火上炎；配合桑枝，治疗风湿痹痛，尤其是久痹；配伍当归，治疗肝肾不足、血脉不利所致的腰膝酸痛、步履维难、崩漏或妊娠下血、肾虚胎动不安。

桑寄生的临床用法为：9～18g 煎服，或入丸、散，也可浸酒或捣汁服。本品性平和，无寒热，无毒性，故可用于阴阳、寒热多种证候，而无特殊宜忌。

现代药理研究表明，桑寄生茎叶含槲皮素和萹蓄苷，及广寄生苷等黄酮类，槲寄生含齐墩果酸、β－香树脂醇等三萜成分、肌醇、黄酮类化合物等。药理实验证实，桑寄生具有降压、镇静、利尿等作用，能舒张冠状血管，增加冠脉流量，并对脊髓灰质炎病毒有抑制作用。槲寄生也有一定的降血压作用。经药理实验证明，桑寄生对血清胆固醇的降低有一定作用，其所含的槲皮素有祛痰作用，芸香苷有维生素 P 样作用，能维持毛细血管抵抗力，降低其脆性，临床上已经用作止血药和高血压的辅助治疗药。

杜　仲

【原文】杜仲，味辛，平。主要脊痛[1]，补中，益精气，坚筋骨，强志[2]，除阴下痒湿，小便余沥[3]。久服轻身，耐老。一名思仙。生山谷。

【词解】[1]要脊痛:即腰痛,要通腰。[2]强志:增强记忆。志通识,记忆。[3]小便余沥:小便淋漓不断,滴沥不尽。沥,水下滴沥。

【语译】杜仲,味辛,性平和。主治腰痛,能补益内脏,补养精气,使筋骨强健,增强记忆,并能祛除外阴瘙痒潮湿,治疗小便滴沥不尽。长期服用使身体轻捷灵巧,不易衰老。该药又名思仙,生长在山谷地带。

【按语】杜仲,为杜仲科植物杜仲 *Eucommia ulmoides* Oliv. 的树皮。杜仲为落叶乔木,分布于长江中游及南部各省,主产于四川、陕西、河南、贵州及云南等地。杜仲又名思仙、木棉、思仲、石思仙、丝连皮、丝楝树皮、扯丝皮、丝棉皮、林帛、绵杜仲、川杜仲、盐杜仲、杜仲炭、棉花、玉丝皮、乱银丝、鬼仙木等。

杜仲味甘、微辛,性温,入肝、胃经,具有补益肝肾、强壮筋骨、安胎止血的功效,临床用于治疗肾虚腰痛、肢体痿弱、久遗滑精、阳痿梦遗、五更泄泻、虚损虚劳、头晕目眩、尿频、小便余沥、胎动不安、滑胎、胎漏欲堕、胎水肿满,以及阴下湿痒等。杜仲配伍胡桃、破故纸、山药、菟丝子、山萸肉,治疗肾虚阴痒、小便余沥;配伍续断、阿胶、艾叶、白术、黄芩,治疗胎动不安、胎漏;配伍牛膝,治疗肝肾不足的腰腿疼痛及两足无力;配伍补骨脂,治疗肝肾不足之腰膝酸软、胎动不安及脾肾阳虚泄泻等;配伍五加皮,治疗肝肾两虚、风湿侵入筋骨而致的腰膝酸痛、关节不利、两下肢无力等。

杜仲的临床用法为:9~15g煎服,或浸酒,或入丸、散。阴虚火旺者忌用。杜仲与盐杜仲、杜仲炭的临床主治有一定区别:杜仲舒筋补肝力大,治肝虚风动、头晕目眩、肝虚湿阻、阴下湿痒;盐杜仲补肾壮骨、安胎,治肾虚腰痛、阳痿滑精、胎动不安

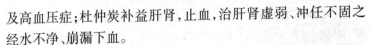

及高血压症;杜仲炭补益肝肾,止血,治肝肾虚弱、冲任不固之经水不净、崩漏下血。

现代药理研究表明,本品含杜仲胶、杜仲苷、松脂醇二葡萄糖苷、桃叶珊瑚苷、鞣质、黄酮类化合物等。药理实验证实,杜仲能减少胆固醇的吸收,并有较好的降压作用,其降压作用为:炒杜仲大于生杜仲,炒杜仲煎剂比酊剂好,但重复给药,易产生耐受性。杜仲能使离体子宫自主收缩减弱,并拮抗子宫收缩剂(乙酰胆碱、垂体后叶素)的作用而解痉。杜仲煎剂对家兔离体心脏有明显加强作用,对狗、大、小鼠均有利尿作用。杜仲亦有一定镇痛作用,并有增强动物肾上腺皮质功能、增强机体免疫功能及镇静等作用。

女贞实

【原文】女贞实,味苦,平。主补中,安五藏,养精神,除百疾。久服肥健,轻身,不老。生山谷。

【语译】女贞实,味苦,性平和。主要能补益内脏,使五脏充实,怡养精神,祛除诸多疾病。长期服用可使身体健壮,身体轻捷,不易衰老。该药生长于山谷地带。

【按语】女贞实,即女贞子,为木樨科植物女贞 Ligustrum lucidum Ait. 的干燥成熟果实,主产华东、华南、西南及华中各地,分布于浙江、江苏、福建、湖南、广西、江西及四川。女贞子又名冬青子、爆格蚤、冬青树子、白蜡树子、鼠梓子、酒女贞子、桢木子、女贞木子、蜡树子、小叶冻青子、将军树子、水蜡树子、水瑞香子、冻青树子、大蜡叶树子、水桢子等。

女贞子味甘、苦,性平,入肝、肾经,具有凉血补血、滋阴清热、清肝明目的功效,临床用于治疗肝肾不足、头晕眼花、耳鸣耳聋、腰膝酸软、须发早白、阴虚发热、血虚便秘、便血尿血、崩漏、潮热盗汗、消渴、目赤目昏等。女贞子配伍旱莲草,治疗肝肾不足之眩晕;配伍沙苑子、决明子、青葙子,治疗眼花目糊;配伍地骨皮、青蒿,治疗骨蒸潮热;配伍生地、龟板、石斛、花粉、牛膝,治疗下消证;配伍黑芝麻,治疗病后虚弱、津枯血燥、虚风头眩、须发早白、肠燥便秘;配伍川续断,治疗妇女隐疾、性欲减退、阴道干涩;配伍炒山药,治疗脾肾阴虚、头晕耳鸣、食少便溏、腰膝酸软。

女贞子的临床用法为:4.5~9g煎服、熬膏或入丸剂;外用熬膏点眼。脾胃不足及阳气虚衰、泄泻患者忌用。

现代药理研究表明,本品含齐墩果酸、甘露醇、葡萄糖、棕榈酸、硬脂酸、油酸、甘油酸等。药理实验证实,女贞子有增强免疫的功能,能升高外周白细胞,增强网状内皮系统功能,有增强细胞免疫和体液免疫的作用。女贞子对化疗或放疗所致的白细胞减少有升高作用。此外,女贞还具有强心、利尿、保肝作用,并能止咳、缓泻、抗菌、抗癌等。

木 兰

【原文】木兰,味苦,寒。主身大热在皮肤中。去面热,赤皰[1],酒齄[2],恶风[3],癫疾[4],阴下痒湿,明目耳。一名林兰。生川谷。

【词解】[1]赤皰:赤疱,指皮肤上起的水疱或脓疱。[2]酒齄:即酒齄鼻,系由于脾胃湿热上熏于肺,血瘀凝结而引起的病证。主要症状是鼻头血管扩张,局部皮肤发红,病久则呈紫红色,皮肤变厚,鼻头增大,表面隆起高低不平,状如赘瘤。[3]恶风:类似于麻风。[4]癫疾:癫痫。

【语译】木兰,味苦,性寒。主治身体发热,皮肤高热,能去

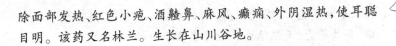

除面部发热、红色小疱、酒齄鼻、麻风、癫痫、外阴湿热，使耳聪目明。该药又名林兰。生长在山川谷地。

【按语】木兰，又名木兰皮、姜朴等，为木兰科植物辛夷 *Magnolia liliflora* Desr. 的树皮。

木兰味苦，性寒，入心、肺、脾三经，具有解毒消肿、清热利湿的功效，主治酒疸、酒齄鼻、面疮、阴下湿痒、癫痫、水肿、痈肿，以及重舌。

木兰的临床用法为：3～9g 研末服；或外用适量，煎水洗或醋浸含漱。

现代研究表明，木兰皮含木兰箭毒碱、柳叶木兰碱等季铵盐生物碱。木兰箭毒碱、柳叶木兰碱与蝙蝠葛碱、木兰花碱作用相似，具有箭毒样作用及神经节阻断作用，但作用强度较差，持续时间也短。

此外，木兰科植物辛夷 *Magnolia liliflora* Desr. 的花也可入药，名为木兰花，味酸，性温，入肝、脾二经，具有软坚散结的作用，能治疗鱼骨梗喉。其临床用法为：6～9g 煎汤内服。现代研究表明，木兰花含挥发油，主要为柠檬酸、丁香油酚、1,8－桉叶素、爱草脑，以及花青素芍药素和矢车菊素，另含黄酮醇山、奈酚和槲皮素等多种糖苷。

蕤 核

【原文】蕤核，味甘，温。主心腹邪结气，明目，目赤痛伤[1]，泪出。久服轻身，益气，不饥。生川谷。

【词解】[1]目赤痛伤：眼睛发红，疼痛，外伤。

【语译】蕤核，味甜，性温。主治心腹病邪结聚，气机凝滞，能使眼睛明亮,治眼睛红肿赤痛,流泪。长期服用可使身体轻捷,补益气力,无饥饿感。该药生长于山川谷地。

【按语】蕤核,又名蕤仁、蕤子、美仁子、山桃、小马茹子、马茹子、椹、蕤李子、白核子、李子蕤、单花扁、核木仁,为蔷薇科植物单花扁核木 Prinsepia uniflira Batal 的干燥成熟果核。

蕤核味甘,性寒,入心、肝经,具有清肝明目、散热安神的功效,主治目赤、眩晕、衄血、心烦等。蕤核为眼科要药,多用其祛风、散热、补血、养肝、明目的作用而用于治疗因风热乘肝以致血虚而目不得明之证。

蕤核的临床用法为:4.5~9g 水煎服;或外用适量,研末敷患处,或调水点眼。

现代研究表明,蕤核种子含水分 10.36%,灰分 1.72%,蛋白质 3.53%,脂肪 7.57%,纤维 56.91%。种仁含油脂 36%。

橘 柚

【原文】橘柚[1],味辛,温。主胸中瘕热[2],逆气,利水谷[3]。久服去臭,下气,通神。一名橘皮。生川谷。

【词解】[1]橘柚:根据下文说"一名橘皮",可见这里橘柚实际上只指橘,没有柚的含义。[2]胸中瘕热:古病名,指热聚胸中而成瘕,表现为痞满郁闷,聚散不定。[3]利水谷:健脾消食。

【语译】橘柚,味辛,性温。主治胸中气聚发热,有气上行,健脾消食。长期服用可去除口臭,使气下行,益智如通晓神仙一般。该药又名橘皮,生长于山川谷地。

【按语】橘皮,为芸香科植物柑橘 Citrus reticulata Blanco

（*Citrus nobilis* Lour. *Citrus deliciosa* Ten.），以及福橘 *Citrus tangerina* Hort. et Tanaka 或朱橘 *Citrus erythrosa* Tanaka 等多种橘类的果皮。习惯认为入药陈旧者为佳，所以现多称"陈皮"。主产于广东、福建、四川等地。橘皮又名贵老、黄橘皮、橘皮、红皮、陈橘皮、橘子皮、陈皮丝、建陈皮、炒陈皮等。

陈皮味辛、苦，性温，入脾、肺经，具有理气健脾、燥湿化痰、利尿通淋的功效，临床用于治疗胸腹胀满、不思饮食、呕吐呃逆、呕哕纳呆、咳嗽多痰、痰湿蕴肺、胸膈满闷、食鱼蟹中毒等。陈皮配伍木香、砂仁、枳壳，治疗脘腹胀满，食少吐泻，消化不良；配伍苍术、厚朴、甘草，治疗湿痰阻滞，脘痞呕恶，纳呆苔腻；配伍党参、白术、茯苓，治疗脾胃虚弱，倦怠乏力，食少吐泻；配伍竹茹、半夏，治疗胃虚夹热，呕逆脘胀；配伍白术、白芍、防风，治疗肝气乘脾，腹痛泄泻等；配伍半夏、茯苓、甘草，治疗湿痰壅滞，胸膈满闷，咳嗽痰多；配伍枳实、生姜，治疗胸痹；配伍生姜、枣肉，治疗反胃吐食；配伍甘草，治疗产后吐奶。

陈皮的临床用法为：3～9g煎服，或入丸、散剂。气虚及阴虚燥咳者不宜用，吐血者慎用。

橘的全身均可入药，橘核入肝肾，治疗疝气、睾丸作痛；橘络通经络而止痛，治疗痰滞经络之胸痛，咳嗽痰多，橘叶入肝胃，导胸胁逆气，为治疗乳痛要药；橘饼理气宽中，胜于橘皮；去白者名橘红，能理气并开胃；用白者名橘白，和脾胃不伤气。

现代药理研究表明，本品含挥发油、黄酮苷（如橙皮苷）、陈皮素及维生素 B_1、维生素 C 等。福橘皮挥发油中主要含柠檬烯。药理实验证实，本品煎剂对家兔及小白鼠离体肠管，麻醉兔、犬胃及肠运动，小鼠离体子宫均有抑制作用；对麻醉兔的在体子宫则显强直性收缩。小量煎剂可增强心脏收缩力，使心输出量增加；大剂量时可以抑制心脏。鲜橘皮煎剂有扩张气管的作用，其所含橙皮苷有维生素 P 样作用，可降低毛细血管的通透性，防止微细血管止血；能拮抗组织胺、溶血卵磷脂引起的血管通透性增加；能增强纤维蛋白的溶解，抗血栓形成；有利尿作用。

人（上品）

发 髪

【原文】发髪[1]，味苦，温。主五癃[2]，关格[3]不通，利小便水道，疗小儿痫，大人痓[4]。仍自还神化。

【词解】[1]髪：音剃（tì），古代妇女将他人剪下或落下的头发，编制成装饰之用的假发，称髪。发髪在这里即指人的头发，又名血余。[2]癃：这里指淋证。[3]关格：大小便不通。大便不通，谓之"内关"；小便不通，谓之"外格"；二便不通，则为关格。[4]痓：指热性病过程中出现的背强反张、口噤不开的病证。

【语译】发髪，味苦，性温。主治五种淋证、二便不通，可通利小便使水液外出。可治疗小儿痫证，或成人痓病。随本来面貌回到人身上去像神一样能变化。

【按语】发为血之余，所以发髪即血余，又名乱发、胎发、毛发、披锡、头发灰、乱发霜、血余炭、发灰、发炭、烧乱发、人退、人发、人发炭等，为人的头发经加工而成。一般药用的为"血余炭"，系头发加工煅烧而成的炭。

血余炭味苦，性温，入心、肝、肾经，具有止血散瘀、生肌敛疮的功效，主治各种出血证如吐血、衄血、咳血、尿血、便血、牙龈出血、血痢、崩漏等，以及咳喘、淋证、小便不通。血余炭配伍棕榈炭、陈莲蓬炭，治疗各种孔窍出血；配伍三七、煅花蕊石，治疗吐血、衄血、崩漏下血；配伍麝香，治疗咳血；配伍鸡冠花根、柏叶，治疗泻血脏毒；配伍露蜂房、蛇蜕，治疗疮疡溃烂，久不收口；配伍滑石、白鱼，治疗小便不利。

血余炭的临床用法为：1.5～3g研末服，或入丸剂，或4.5～9g煎汤内服；或外用适量，研末撒、吹鼻或调敷患处。

现代研究表明，人发的主要成分是一种优角蛋白（Eukeratin）；含水分为12%～15%，灰分0.3%，脂肪3.4%～5.8%，氮17.4%，硫5.00%，另外还含有或多或少的黑色素。灰分中含的金属按所含多少排序有：钙、钠、钾、锌、铜、铁、锰、砷。人发炮制为血余炭时，有机成分被炭化。药理实验发现，血余炭具有以下药理作用：(1)缩短大、小鼠出、凝血时间；(2)无明显缩短凝血酶原时间的作用，但能明显缩短家兔白陶土部分凝血活酶时间，并优于维生素K，提示血余炭粗结晶具有促内源性系统凝血功能；(3)能明显增强ADP诱发血小板聚集的作用；(4)大鼠股静脉注射血余炭粗结晶能显著降低血浆中cAMP的含量。

兽（上品）

龙 骨

【原文】龙骨，味甘，平。主心腹鬼注，精物老魅，欬逆，泄利脓血[1]，女子漏下[2]，癥瘕坚结，小儿热气惊痫。齿，主小儿、大人惊痫，癫疾，狂走，心下结气[3]，不能喘息，诸痉。杀精物。久服轻身，通神明，延年。生山谷。

【词解】[1]洩利脓血:即痢疾,临床以腹痛、黏液脓血样大便、次数增多而量少、里急后重为主证。多因肠胃内虚,摄食生冷瓜果不洁之物,以致湿热内蕴、毒滞肠中所致。[2]漏下:即崩漏,女子不在行经期间,阴道内大量出血或持续出血、淋漓不断的病证。[3]心下结气:心中邪气郁结。

【语译】龙骨,味甜,性平和。主治心腹患鬼注病、鬼邪作祟所致疾病、咳嗽气喘、痢疾、妇女崩漏、包块硬结、小儿热邪所致惊风痫证。龙齿主治小儿、大人因受惊所致痫症、癫狂证、心中邪气所聚、呼吸困难、多种痉病,可杀鬼祛邪。长期服用可使身体轻捷,增长智慧,做事有如通晓神明一样,能增添寿命。该药生长在山谷地带。

【按语】龙骨,为古代哺乳动物如象类、犀牛类、三趾马及鹿类等的骨骼的化石,拉丁用名 *Fossillia ossis* Mastodi. 分布于河南、河北、山西、内蒙古、青海、云南等地区。龙骨又名陆虎遗生、那伽骨、生龙骨、五花龙骨、青化龙骨、花龙骨、煅龙骨、白龙骨、土龙骨、粉龙骨等。

龙骨味甘、涩,性平,入心、肝、肾经,具有平肝潜阳、镇惊安神、收敛固涩、生肌敛疮的功效,临床用于治疗眩晕、惊痫癫狂、心悸失眠、怔忡健忘、多梦易醒、眩晕、自汗盗汗、崩漏带下、遗精淋浊、吐衄便血、泻痢脱肛、疮疡、溃疡久不收口等。龙骨配伍牡蛎,治疗阴虚阳浮所致的烦躁失眠、盗汗、遗精等;配伍菊花、牛膝,治疗头晕耳鸣;配伍莲须、芡实、益智仁,治疗肾虚遗精、早泄;配伍黄连,治疗湿热泄泻;配伍干姜,治疗脾胃虚弱,久泻不止;配伍桑螵蛸、乌药,治疗小儿遗尿。

龙骨的临床用法为:15～30g 煎服(应先煎);外用适量,研末撒或调敷。有实热实邪者忌用。

现代药理研究表明,本品主要含碳酸钙、磷酸钙,并含有铁、钾、钠、氯、硫酸根等。药理实验证实,龙骨所含钙盐吸收后,有促进血液凝固、降低血管的通透性及抑制骨骼肌的兴奋等作用。

麝 香

【原文】麝香,味辛,温。主辟恶气[1],杀鬼精物,温疟[2],蛊毒,痫痉,去三虫。久服除邪,不梦寤[3]魇[4]寐[5]。生川谷。

【词解】[1]恶气:即中恶,因触冒不正之气或卒见怪异而太惊恐,呈现手足逆冷、面色发青、精神恍惚、头目昏晕,或错言妄语,甚则口噤昏厥等表现。[2]温疟:内有伏邪,至夏季感受暑热而发的一种疟疾。临床表现有先热后寒、热重寒轻、汗或多或少、口渴喜凉饮、舌红、脉轻按浮数重按无力等。[3]寤:本义为睡醒,这里指梦话。[4]魇:噩梦。[5]寐:睡着。

【语译】麝香,味辛,性温。主要具有避免中恶、杀鬼祛邪功效。可治疗温疟、蛊毒、痫证、痉证,可祛除多种肠道寄生虫。长期服用可除邪气,不失眠多梦,不做噩梦,不说梦话。该药生长在山川谷地。

【按语】麝香,为鹿科动物林麝 *Moschus berezovskii* Flerov、马麝 *Moschus sifanicus* Przewalski 或原麝 *Moschus moschiferus* Linnaeus 的成熟雄体香囊中的干燥分泌物。全国除华南地区外均有分布,主产于西藏、四川及青海。麝香又名脐香、麝脐香、香獐、四味臭、拉石子、山驴子、麝脐、拔萃团、土獐、麝香仁、射香、元寸、当门子、臭子、腊子、香脐子、元寸香、麝父香、獐香子、獐子香、林麝香、马麝香、原麝香、蛇头香、香獐子、獐子脐、沙麝香、漠河婆伽、口麝香等。

麝香味辛,性温,入心、脾经,具有开窍醒神、活血散结、止痛催产的功效,临床用于治疗神昏惊厥、中风痰厥、惊痫、猝然昏倒、疮疡肿毒、跌打损伤、心腹暴痛、风寒湿痹、胎死腹中、经闭癥瘕、虫毒咬伤等。麝香配伍犀角、牛黄、冰片,治疗中风昏迷、温热病昏厥;配伍雄黄、乳香,治疗疮疡肿毒;配伍木香、桃仁,治疗厥心痛;配伍肉桂,治疗胎死腹中,胞衣不下;配伍天竺黄、冰片,治疗牙关紧闭,惊风抽搐;配伍人参、桃仁、三棱,治疗癥瘕积聚;配伍血竭、乳香、没药,治疗跌打损伤;配伍月石、牙皂、明矾,治疗痰迷心窍;配伍朱砂、雄黄,治疗中恶客忤垂死;配伍阿魏、桃仁、干蝎,治疗肾脏积冷,气攻心腹疼痛,频发不止。

麝香的临床用法为:0.1~0.2g,多入丸散服;外用0.3~0.6g或适量,吹喉、吹鼻、点眼、调涂或入膏药中摊贴。孕妇忌用。

现代药理研究表明,本品主要芳香成分为麝香酮及含氮化合物、胆甾醇、脂肪酸和无机盐等。药理实验证实,小剂量麝香及麝香酮对中枢神经系统呈兴奋作用,大剂量则可抑制;麝香可显著地减轻脑水肿,增强中枢神经系统对缺氧的耐受性,改善脑循环;对离体心脏有兴奋作用,能增加冠状动脉血流量;人工或天然麝香酮对麻醉离体及在体子宫均呈明显兴奋作用,后者更为敏感,妊娠子宫又较非妊娠子宫敏感。另外,麝香还有抗炎作用。同时,麝香对人体食道鳞癌、胃腺癌、结肠癌、膀胱癌的组织匀浆培养液均显示对肿瘤细胞有抑制作用。

牛 黄

【原文】牛黄,味苦,平。主惊痫[1],寒热,热盛,狂,痉[2],除邪,逐鬼。生平泽。

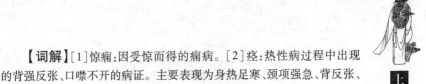

【词解】[1]惊痫：因受惊而得的痫病。[2]痉：热性病过程中出现的背强反张、口噤不开的病证。主要表现为身热足寒、颈项强急、背反张、卒口噤、独头动摇、脉沉细或劲急等。

【语译】牛黄，味苦，性平和。主治惊痫，发冷发热，高热，发狂，痉证，可除邪祛鬼。该药生长于平原河泽。

【按语】牛黄，为牛科动物黄牛 *Bos taurus domestious* Gmeliu 或水牛 *Bubalus bubalis* L. 的胆囊、胆管或肝管中的结石，全国大部分地区均有分布。牛黄又名乌金黄、犀中黄、丑黄、天然牛黄、胆黄、蛋黄、管黄西黄、犀黄、散黄、漫黄、团黄、西牛黄、京牛黄、东牛黄、金山牛黄、印度牛黄、肝黄、果黄、东黄、丑宝、丑玄、土精等。

牛黄味苦、甘，性凉，入心、肝经，具有清热解毒、豁痰开窍、息风定惊的功效，临床用于治疗热病神昏谵语、惊痫发狂、四肢抽搐、咽喉肿痛、痈疽疔毒、口舌生疮、中风口噤等。牛黄配伍犀角、麝香、朱砂、黄连、冰片，治疗热病神昏谵语、惊痫抽搐；配伍珍珠，治疗咽喉肿痛溃烂；配伍麝香、乳香、没药，治疗痈疽疔毒、痰核流注；配伍牵牛、朱砂，治疗痰厥神昏、小儿惊风。

牛黄的临床用法为：0.2～0.5g 入丸、散服；外用适量，研末撒或调敷。孕妇忌用。

现代药理研究表明，本品含胆酸、脱氧胆酸、胆甾醇及胆红素、麦角甾醇、维生素 D、钠、钙、镁、铁、铜、磷等，并含有胡萝卜素及丙氨酸、甘氨酸等多种氨基酸。药理实验证实，牛黄有镇静、镇痉作用，对离体豚鼠心脏有兴奋作用，有使血管扩张及抗肾上腺素的作用而降压；其所含大多数胆酸、尤其是脱氧胆酸能松弛胆道口括约肌，促进胆汁分泌而有利胆作用；牛磺酸N－二硫代氨基甲酸钠对四氯化碳引起的急性及慢性大鼠肝损害有明显的保护作用；家兔口服牛黄能显著增加末梢血内的红细胞；牛黄亦能与多种有机物结合成稳定化合物，从而起到解毒作用。

熊　脂

【原文】熊脂,味甘,微寒。主风痹不仁[1],筋急[2],五藏腹中积聚,寒热,羸瘦,头疡,白秃[3],面皯皰[4]。久服强志,不饥,轻身。生山谷。

【词解】[1]风痹不仁:痹证之一,临床表现为肢体疼痛,痛而游走无定处。不仁,肌肤麻木,感觉迟钝。[2]筋急:筋肉痉挛。[3]白秃:又名白秃疮,生在头上,初起白痂,瘙痒难忍,蔓延成片,久则发枯脱落,形成秃斑。但愈后毛发常可再生。[4]面皯皰:面部黑斑、粉刺。

【语译】熊脂,味甜,性微寒。主治风痹证,肌肤不仁,筋肉痉挛,五脏、腹中包块,发冷发热,形体消瘦,头部疮疡,白秃疮,面部黑斑、粉刺,长期服用增强记忆,无饥饿感,身体轻捷。该药生长在山谷地带。

【按语】熊脂,又名熊白,熊油,为熊科动物黑熊 *Selenarctos thibetanus* G. Cuvier 或棕熊 *Ursus arctos* L. 的脂肪油。一般秋末冬初时取出脂肪,熬炼去滓即得。产于四川、云南、黑龙江、吉林等地。

熊脂味甘,性温,入脾、大肠、心三经,具有祛风通络、强壮筋骨、补虚损、润肌肤、杀虫止痒、消积止呕的功效,临床用于治疗风痹、虚损、头癣、疮疡等。本品味甘温补,能通畅经络,故可用于治疗风痹不仁、筋脉挛急、筋骨疼痛无力、腰脚不随等;本品味甘性润,能滋养肝脾,从而具有补虚润燥的作用,能够治疗虚羸、腹满、食少、肌肤不华等症状;本品还能杀虫止痒,消积止呕,可治头癣、白秃、鹅掌风、疥癣、脚湿气,以及腹中积聚、食即欲呕等。

熊脂的临床用法为:6~9g 熬炼后开水冲服;外用涂搽患处。

白 胶

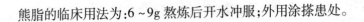

【原文】白胶,味甘,平。主伤中[1],劳绝[2],腰痛,赢瘦,补中益气,妇人血闭[3],无子[4],止痛,安胎。久服轻身,延年。一名鹿角胶。

【词解】[1]伤中:古病名。中指人体内的中气,即元气。伤中即元气损伤。[2]劳绝:古病名。为虚损劳伤之类病证。[3]血闭:闭经。[4]无子:不能受孕。

【语译】白胶,味甜,性平和。主治元气损伤、虚劳、形体瘦弱,可补益脏腑精气。治妇女闭经、不孕。可止痛、安胎。长期服用使身体轻捷,增加寿命。该药又名鹿角胶。

【按语】白胶,即鹿角胶,为鹿科动物梅花鹿 *Cervus nippon* Temminck 或马鹿 *Cervus elaphus* L. 的角煎熬浓缩而成的胶块,主产于吉林、黑龙江、辽宁、山东、北京等地。鹿角胶又名白胶、鹿胶、胶等。

鹿角胶味甘、咸,性温,入肝、肾二经,具有温补肾阳、补益精血、养血止血的功效,临床用于治疗阳痿、滑精、虚劳腰痛、妇人血少精亏所致的不孕、胎动不安,以及吐血、咯血、崩漏等。鹿角胶配伍龟板胶、人参、枸杞,治疗先天不足或后天劳损所致的小儿五迟,男子精少、阳痿、早泄及女子血少经闭、不孕等病证;配伍阿胶,治疗肾精亏虚、气血不足所致的赢瘦虚弱、腰膝酸软、男子精少阳痿、女子宫寒不孕及经少、经闭等;配伍人参,治疗形体赢弱、腰膝酸软、四肢发凉、精神疲惫、耳聋目暗、男子阳痿精冷、女子宫寒不孕等证。

鹿角胶的临床用法为：6～12g烊化服，也可用开水或黄酒溶化服，或入丸、散、膏剂。阴虚火炽者忌用。

现代研究表明，鹿角胶主要含胶质、碳酸钙、磷酸镁、氨基酸及氮化物等。药理实验证实，鹿角胶具有补血、止血、安胎的药理作用，并对人体淋巴母细胞转化有促进作用，效果较大肠菌脂多糖强；能促进周围血液中的红细胞、白细胞和血小板量的增加；对进行性肌营养障碍有显著的预防和治疗作用；能促进钙的吸收和在体内的潴留，使血钙略有增高，这种钙质载运作用可能与其所含的甘氨酸有关。钙能降低毛细血管通透性，使渗出减少，有消炎、抗肿和抗过敏作用。

阿 胶

【原文】阿胶，味甘，平。主心腹内崩[1]，劳极[2]，灑灑如疟状[3]，要腹痛，四肢酸疼，女子下血，安胎。久服轻身，益气。一名傅致胶。

【词解】[1]崩：即败坏。心腹内崩，即心腹虚损下血。[2]劳极：指虚劳病重。[3]灑灑：怕寒貌。灑灑如疟状，即阵发性恶寒。

【语译】阿胶，味甘，性平。主治心腹虚损下血、虚劳病重、阵阵畏寒、腰腹疼痛、四肢酸痛、女子下血，能安胎。久服使人身体轻捷，能益气。又名傅致胶。

【按语】阿胶，为马科动物驴 *Equus asinus* L. 的皮去毛后经煎煮、熬制后浓缩而成的固体胶。本品药用驴皮之胶，产于山东省东阿县，以阿井水煎制而成的质较优，故名阿胶。阿胶又名傅致胶、盆覆胶、驴皮胶、阿胶珠、胶珠、盆胶、乌胶、驴胶、显明巴、坣胶、胪皮胶、东阿胶、药料胶等。

阿胶味甘,性平,入肺、肝、肾经,具有补血止血、滋阴安胎的功效,临床用于治疗虚劳眩晕、心悸、咯血、吐衄血、尿血、便血、月经不调、崩漏带下、胎漏、心烦失眠、阴虚咳嗽等。阿胶配伍马兜铃、牛蒡子、杏仁、甘草,治疗虚劳咳嗽、咯血;配伍黑蒲黄、生地、侧柏炭,治疗便血、尿血、衄血、崩漏下血;配伍黄芩、黄连、白芍,治疗心烦不眠;配伍天冬、麦冬、知母,治疗阴虚燥咳;配伍人参,治疗久咳;配伍鹿茸、乌贼骨、当归,治疗妇人漏下不止;配伍黄连、石榴皮、当归,治疗妊娠腹痛、下痢不止;配伍枳壳、滑石,治疗产后大便秘结;配伍连须、葱白,治疗老人、虚人大便秘结。

阿胶的临床用法为:4.5~9g,黄酒或开水烊化服,或煎汤或入丸、散剂。脾胃虚弱者慎用。

现代药理研究表明,本品主要由胶原及部分水解产生的赖氨酸、精氨酸、组氨酸等多种氨基酸组成,并含钙、硫等元素。药理实验证实,阿胶能促进血中红细胞和血红蛋白的生成,其作用优于铁剂;能改善动物体内钙平衡,促进钙的吸收和在体内的存留,并能预防和治疗进行性肌营养障碍。此外,阿胶还可使血压升高从而起到抗休克的作用。

禽（上品）

丹雄鸡

【原文】丹雄鸡,味甘,微温。主女人崩中漏下,赤白沃,补虚,温中,止血,通神,杀毒辟不祥。头,主杀鬼,东门上者尤良。肪[1],主耳聋。肠,主遗溺。肶胵[2]裹黄皮，主洩利。尿白[3]，主消渴，伤寒，寒热。黑雌鸡，主风寒湿痹，五缓[4]六急[5]，安胎。翻羽[6]，主下血闭。鸡子，主除热，火疮，痫痉，可作虎魄神物[7]。鸡白蠹[8]肥脂。生平泽。

【词解】[1]脂：指鸡油。[2]肶胵：鸡沙囊内皮，即鸡胃内的黄膜，现名鸡内金。[3]尿白：可能为"鸡屎白"之误，鸡屎白即鸡粪便上发白的部分。[4]五缓：即五劳，因劳而伤及心、肝、脾、肺、肾者。这里泛指五脏不足的病证。[5]六急：即六极，为六种极度虚损的病证，包括筋极、骨极、血极、肉极、精极、气极。[6]翻羽：即鸡翅膀上的硬毛。[7]虎魄神物：虎魄即琥珀，因鸡子能镇惊安神，故称神物。鸡子即鸡蛋，其功用等如琥珀，所以可以作琥珀神物。[8]鸡白蠹：蠹即虫，但鸡白蠹为何物，尚等考证。有人认为是鸡白囊之误，待考。

【语译】丹雄鸡，味甘，微温。主治妇女崩漏、带下赤白。能够补虚、温中、止血、通神、扶正祛邪、驱逐毒物和不祥之气。鸡头，能扶正祛邪、辟瘟，东门上生长的鸡尤其好。鸡油，主治耳聋。鸡肠，主治遗溺。鸡内金，主泄泻下痢等。鸡屎白，主治消渴、伤寒、恶寒发热。黑雌鸡，主治风寒湿痹、各种虚损证候，能够安胎。鸡翻羽，主治月经不调、闭经。鸡蛋，能够滋阴清热，可治疗火疮、癫痫抽搐，可以和琥珀神物一样作为安神定惊的药物。鸡白蠹，肥脂。生长于平坦有水之地。

【按语】丹雄鸡，为雉科动物家鸡 Gallus gallus domesticus Brisson 雄性鸡的肉。对于家鸡，古代按羽毛颜色分为丹（红）、黄、乌（黑）、白四种，按雌雄又有公母之别。雄鸡善啼，别名夜烛。

鸡的全身都可入药，鸡肉味甘，性温，入脾、胃二经，具有益气养中、补髓添精、利水止渴的作用，临床用于治疗脾虚胃呆纳少、虚损劳积、脾胃虚寒泄泻，以及虚劳羸瘦、产后乳少、肾虚耳

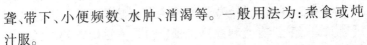

聋、带下、小便频数、水肿、消渴等。一般用法为：煮食或炖汁服。

鸡头，味甘，性温，入肝、肾二经，具有补血安胎、宣阳解毒的功效，主治肝肾阴虚胎动不安，以及小儿痘浆不起、时疹毒疮。一般用法为：煮食或炖汤服。《神农本草经》原文说能"杀鬼"，是针对鸡头能扶正邪祛而言。

鸡油，味甘，性温，入肝、肾二经，具有补肾益精的功效，主治由于肝肾阴虚所致的耳聋。一般用法为：溶化后炖汤服。

鸡肠，味甘，性平，入肾经，具有固肾止遗、化浊止漏的功效，主治肾气不固所致的遗尿、遗精，以及白浊、痔漏生管等。一般用法为：煮食，或炙黄为散内服。

肫胵裹黄皮，即鸡内金，为鸡的沙囊内皮，味甘，性平，入脾、胃、小肠、膀胱经，具有健脾和胃、消食化积的功效，主治食积不化、脘腹胀满、呕吐反胃、泻痢、疳疾、消渴、遗尿、癥瘕、胆结石、尿路结石等。临床上配伍茯苓、白术、干姜，治疗脾胃虚弱，食少纳呆，消瘦乏力；配伍芡头、莲子肉、菟丝子、桑螵蛸，治疗肾虚遗精、滑精；配伍神曲、麦芽、山楂，治疗食积泻痢；配伍白芥子、苏子，治疗久咳痰喘；配伍鳖甲、穿山甲、砂仁、神曲、麦芽、山楂，治疗疳疾；配伍菟丝子、鹿茸、桑螵蛸，治疗虚劳；配伍枯矾外用，治疗牙疳；配伍车前草、海金沙、川牛膝、滑石，治疗泌尿系结石；配伍金钱草、郁金，治疗胆结石。鸡内金的临床用法为：3~9g入汤剂煎服，若研末入丸、散冲服、吞服（每次3g），效果比煎剂更好；外用焙干研末外敷。现代研究表明，鸡内金主要含胃激素、蛋白质、多种氨基酸及黄色素、绿色素（为胆汁三烯和胆绿素衍生物）等。其药理作用为：促消化（鸡内金能使胃液分泌量增加，酸度升高，胃运动力增强，胃蠕动波增强，排空率加快），加速放射性锶的排泄（从鸡内金中提取得到的氯化铵为促进锶排泄的有效成分之一）。

鸡屎白,别名鸡矢、鸡子粪、鸡粪等。味苦、咸,性凉,入肾、肝、膀胱三经,具有通利湿热、祛风止痉、清热解毒的功效。本品苦凉清降,咸能软坚行水,故能通利下泄,使湿热从小便而出,适用于治疗臌胀、心腹满、黄疸、淋病;风为阳邪,多因热而生,本品咸凉,主入肝经,善清肝热,息风止痉,故可以治疗肝风筋脉拘挛的症状,以及风痹;本品既能利水泄热,息风止痉,又能清热解毒,故可治疗湿热疮毒,能解虫、蛇咬伤等。鸡屎白的临床用法为:3～6g 晒干,文火焙炒,炒时洒入白酒少许,研末为丸,或泡酒服。

黑雌鸡,即黑色的母鸡,与丹雄鸡都是鸡肉,其功用在《神农本草经》中与丹雄鸡有一些区别,其实应该大体相似。只是母鸡药性比较温和,偏于补益阴血,而雄鸡则温性较强,偏于温补阳气。所以黑雌鸡能够治疗各种虚损病证,尤其是阴血不足的证候。

鸡翮羽,又名鸡翅、鸡翮翎,其味甘,性温,入肝、肾二经,具有活血化瘀、解毒消肿、固肾止遗的功效,主治跌打损伤、血瘀经闭、痈疽、阴肿,以及妇人小便不禁。临床用法为:1～1.5g 烧灰研末服;外用烧灰研末调敷患处。

鸡子,即鸡蛋,又名鸡卵,其味甘,性平,入心、肝、肺、肾四经,具有润燥除烦、养血安胎、清热解毒的功效,主治热病烦闷、燥咳嘶哑、产后口渴、妊娠胎动不安,以及目赤咽痛、痢疾、痈疮,治蛛、蝎、蛇咬伤及烫伤等。临床用法为:去壳生服,沸水冲,与他药同煎,或入丸剂;外用去壳取黄、白,和药调敷。

鸡白蠹,肥脂,究竟系何种东西,有待考证。有人认为可能是鸡尾部上白囊之误,里面装有淡黄色的油脂。近代研究发现,鸡尾部上的鸡白囊叫法氏囊,是一个淋巴器官,主要作用于B细胞的个体发生,这是鸟类中特有的器官,其中可能有各种病菌及癌细胞的聚结,所以不宜食用。

现代研究表明,每 100g 鸡肉含水分 74g,蛋白质 23.3g,脂

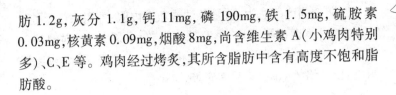

肪 1.2g,灰分 1.1g,钙 11mg,磷 190mg,铁 1.5mg,硫胺素 0.03mg,核黄素 0.09mg,烟酸 8mg,尚含维生素 A(小鸡肉特别多)、C、E 等。鸡肉经过烤炙,其所含脂肪中含有高度不饱和脂肪酸。

雁　肪

【原文】雁肪,味甘,平。主风挛拘急[1],偏枯[2],气不通利。久服益气,不饥,轻身,耐老。一名鹜肪。生池泽。

【词解】[1]风挛拘急:即感受风邪所致四肢抽搐。[2]偏枯:即半身不遂。

【语译】雁肪,味甘,性平和。主治抽搐、半身不遂、气机不通。久服能益气,使人不感饥饿,身体轻捷,能延缓衰老。又名鹜肪。生于河池沼泽。

【按语】雁肪,又名鹜肪、雁膏等,为鸭科动物白额雁 *Anser albifrons Albifrons*(Scopoli),以及鸿雁 *Anser cygnoides*(L.)及益雁 *Anser fabalis* Serrirostrisswinhoe 等的脂肪。原动物栖息于沼泽地,一般在西伯利亚北部繁殖,迁至长江下游一带越冬。

雁肪味甘,性平,入心、肝、胃三经,具有活血祛风、清热解毒、和胃止呕的功效,临床用于治疗偏枯、疮痈、烦满呃逆等。由于偏枯多由于系邪偏客于身半,导致瘀血阻滞不通而出现半身偏枯、手足拘挛的症状,雁肪能活血、祛风、散瘀,故能治疗半身不遂;又因本品能解毒消肿,和中止呕,故对疮痈肿毒等热毒较盛的病证,以及湿热积滞、停滞中焦、胃失和降而致的胸脘烦闷、痞塞呕逆等也有较好的治疗作用。

雁肪的临床用法为:适量熬油或煎汤内服;外用涂敷患处。

此外,雁肉也可药用,具有祛风通络、壮腰健肾、强健筋骨的作用,用于治疗肝肾不足,筋骨痿软无力,毛发不泽,或风湿阻络日久,络闭脉阻,关节疼痛等。

虫鱼(上品)

石　蜜

【原文】石蜜,味甘,平。主心腹邪气[1],诸惊,痫,痓,安五藏[2],诸不足,益气补中,止痛,解毒,除众病[3],和百药。久服强志,轻身,不饥,不老。一名石饴。生山谷。

【词解】[1]心腹邪气,《本草经》作"治主心邪",即心烦、食欲不振、泄泻。[2]安五藏,《别录》作"养脾气"。[3]除众病,即除百病。

【语译】石蜜,味甘,性平。主治心烦,食欲不振,泄泻,惊痫,痓证,能养脾气,补人体不足,止痛,解毒,治多种病,调和药性。久服能增强人的智力,使人倍感轻松,不饥饿,长生不老。又名石饴。生于山谷。

【按语】石蜜,即蜂蜜,又名崖蜜、石饴、食蜜、蜜、白蜜、卉酿、百花蕊、众口芝、录雀蜜、松花蜜、犁花蜜、利花蜜、黄连蜜、众口华之、沙蜜、白沙蜜、蜜糖、蜂糖、范蜜、生蜜、炼蜜、中华蜂蜜、蜡蜂蜜、白蜂蜜、中蜂蜜、百花精、百卉花醴、何首乌蜜,为蜜

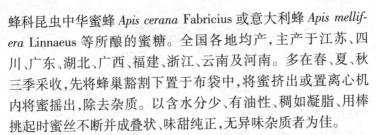

蜂科昆虫中华蜜蜂 *Apis cerana* Fabricius 或意大利蜂 *Apis melli-fera* Linnaeus 等所酿的蜜糖。全国各地均产,主产于江苏、四川、广东、湖北、广西、福建、浙江、云南及河南。多在春、夏、秋三季采收,先将蜂巢劙割下置于布袋中,将蜜挤出或置离心机内将蜜摇出,除去杂质。以含水分少、有油性、稠如凝脂、用棒挑起时蜜丝不断并成叠状、味甜纯正,无异味杂质者为佳。

蜂蜜味甘,性平,入肺、脾、大肠经,具有补中润肺、润肠通便、缓急止痛的功效,临床用于治疗食少胃痛、咳虚燥嗽、肠燥便秘、疮疡、烫伤等。蜂蜜配伍人参、地黄、茯苓,治疗虚劳干咳;配伍黑芝麻,治疗阴虚便秘;配伍甘草,治疗蛔虫腹痛;配伍乌头,治疗寒疝腹痛,能缓和乌头的毒性;配伍芦根汁、梨汁、人乳、牛乳,治疗噎膈。蜂蜜还可作为各种丸剂的赋型剂,有调和诸药的作用。

蜂蜜的临床用法为:10~30g 冲服;或外用调涂患处。

现代研究表明,蜂蜜的主要成分是果糖和葡萄糖,两者合计为 70%,尚含少量蔗糖(但有时蔗糖含量颇高)、麦芽糖、糊精、树胶、有机酸、挥发油、色素、蜡、残片(特别是花粉粒)、酵母、酶类、无机盐类等。并含有微量维生素、胆碱以及蛋白质、胨、氨基酸及转化酶、微量元素和有机酸等,但含量都较低。药理实验发现,蜂蜜具有抗菌、扩张冠状血管、强心、双向调节血糖血压、降血脂、促进组织再生以及解毒的作用。蜂蜜是几乎无毒的营养品,但毒蜜的毒性极大,应引起注意。

另外,又有白砂糖也名石蜜,又名白糖、飴糖、䭔糖、乳糖、糖霜、白霜糖等,为禾本科植物甘蔗的茎汁经精制而成的乳白色结晶体,其主要成分为蔗糖。白砂糖味甘,性平,具有润肺止咳、补中生津的功效,主治咳嗽、口渴、脘痛、烧伤。临床用法为5~10g 冲服或外用调敷。

蜂 子

【原文】蜂子，味甘，平。主风头[1]，除蛊毒[2]，补虚羸，伤中。久服令人光泽，好颜色[3]，不老。大黄蜂子，主心腹复[4]满痛，轻身，益气。土蜂子，主痈肿。一名蜚零。生山谷。

【词解】[1]风头：即感受风邪所致头晕、头痛。[2]蛊毒：人体腹内的寄生虫，感染后能使人发生蛊胀病。[3]好颜色：指使人容颜姣好。[4]复：胀的异体字。

【语译】蜂子，味甘，性平。主治头痛头晕，能杀人体寄生虫，治疗人体虚弱病证和中焦受损。久服能使人皮肤光泽，容颜姣好，长生不老。大黄蜂子，主治心腹胀满疼痛，能使人身体轻捷，能益气。土蜂子，主治痈肿。又名蜚零。生于山谷。

【按语】蜂子，即蜜蜂子，为蜜蜂科昆虫中华蜜蜂 *Apis cerana* Fabricius. 等的幼虫（参见"石蜜"条）。

蜂子味甘，性平，入脾、胃二经，具有消积杀虫、解毒消肿、祛风止痒、益气健脾、缓急止痛的功效。主治虚羸、疥癣、麻风、虫证、风疹、丹毒等。蜜蜂子性味甘平，入脾胃经，作用缓和，既能杀虫，又能消积，故可用于治疗麻风、疥癣、钩虫病、蛔虫病、绦虫病、蛲虫病等虫积腹痛；又因本品能解毒消肿，所以可治疗丹毒、痈肿、红赤肿胀等；还能治疗头风、风疹瘙痒；以及脾胃虚弱、神倦食少、面目发黄、心腹疼痛、乳汁不足、女人带下等疾。

蜂子的临床用法为：0.1～0.3g炒炙或研末服用。其成分尚需进一步研究。

蜜蜡

【原文】蜜蜡,味甘,微温。主下利脓血,补中,续绝伤,金创[1],益气,不饥,耐老。生山谷。

【词解】[1]创:即创伤。

【语译】蜜蜡,味甘,性微温。主治下利脓血,补益中焦脾胃,能生肌续伤,治金属所致创伤,补益人体之气,服后不感饥饿,不老。生于山谷。

【按语】蜜蜡,又名白蜡、白占、蜂白蜡、蜡、黄蜡、黄占、密脾底、蜂蜡等,为蜜蜂科昆虫中华蜜蜂 *Apis cerana* Fabricius. 或意大利蜂 *Apis mellifera* Linnaeus 等工蜂分泌的蜡质,经精制而成(参见"石蜜"条)。

蜜蜡有两种,若为取出蜂蜜后的蜂巢,入水锅中加热熔化,除去上层泡沫杂质后,去热过滤,放冷,蜂蜡凝结成块,浮于水面,取出即为黄蜡;黄蜡再经过熬炼、脱色等加工过程,即成白蜡。黄、白两种蜂蜡均可入药。

蜜蜡味甘、淡,性平,入脾、胃、大肠经,具有补中益气、收涩止痛、解毒止痢、生肌敛疮、安胎止血、益气补虚、退热止咳的功效,临床用于治疗急心痛、下痢脓血、里急后重、腹痛,或久泻不止;对痈疽发背、痈疮内攻、臁疮、金疮、冻疮、汤火烫伤等红肿热痛,毒腐成脓或未成脓,或久溃不敛时,用本品治疗可拔毒、止痛,敛疮口;本品还可治疗胎动胎漏、腹痛下血以及肺虚膈热、咳嗽气急、胸中烦闷、肢倦体疼、咽干口苦、肌瘦发热等。

蜜蜡的临床用法为:4.5~9g溶化和服,或入丸剂;外用适量,溶化调敷患处,用于溃疡不敛、臁疮糜烂、创伤、烧烫伤。本品常做成药物赋型剂及油膏基质。

现代研究表明,蜜蜡(蜂蜡)的主要成分可分为 4 大类:酯类(软脂酸蜂花酯、蜡酸蜂花酯、落花生油酸蜂花酯)、游离酸类(蜡酸、二十四酯、褐煤酸、蜂花酸、叶虱酸、落花生油酸、新蜡酸即二十五酸)、游离醇类(正二十八醇、蜂花醇)和烃类(二十五烷、二十七烷、二十九烷、三十一烷及不饱和的蜂花烯)。此外还含微量的挥发油及色素(虫蜡素)。黄、白两种蜂蜡的主要成分基本相同。

另外,除蜂蜡外,蜂房,即蜂巢,又称为露蜂房,也可入药。蜂房多为胡蜂科昆虫日本长脚蜂 *Polistes japonicus* Saussure.、果马蜂 *Polistes olivaceous*(De Geer)和异腹胡蜂 *Parapolybia varia* Fabricius 的巢,其味甘,性平,有毒,入胃经,具有解毒杀虫、祛风除痹的功效,临床用于治疗痈疽疔毒、乳痈、瘰疬、癣疮、牙痛、四肢痹痛、隐疹瘙痒、蜂螫肿痛等。蜂房配伍独头蒜、百草霜外敷,治疗风痹疼痛;配伍全蝎、僵蚕、山慈姑,治疗癌症;配伍血余、蛇皮,治疗恶疽、附骨疽;配伍乳香、细辛,治疗牙痛;配伍蝉蜕,治疗皮肤瘙痒;配伍苦参、刺猬皮,治疗乌癞。蜂房的临床用法为:3~6g 烧灰研末服,或文火焙至焦黄研末入丸、散内服;或外用焙研末调敷。气血虚弱者慎服。现代药理研究表明:蜂房主要含蜂蜡树脂和一种有毒的"露蜂房油",具有抗炎、镇痛、强心的药理作用,但有一定毒性。

牡 蛎

【原文】牡蛎,味咸,平。主伤寒寒热,温疟洒洒,惊恚[1]怒气,除拘缓[2],鼠瘘[3],女子带下赤白。久服强骨节,杀邪气,延年。一名蛎蛤。生池泽。

【词解】[1]恚:恨,憎恨,愤怒的情绪。[2]拘缓:拘,拘急;缓,舒缓。拘缓,即肌肉弛缓和肌肉强直、抽搐两种症状。[3]鼠瘘:即瘰疬。

【语译】牡蛎，咸味，性平。主治伤寒后恶寒发热，阵阵发热如疟状，惊悸愤怒，能治疗肢体弛缓抽搐、瘰疬、女子带下崩漏。长期服用能够强壮筋骨，祛除邪气，延年益寿。又名蛎蛤。生于河池沼泽中。

【按语】牡蛎，为牡蛎科动物近江牡蛎 *Ostrea rivularis* Gould.、长牡蛎 *Ostrea gigas* Thunb. 或大连湾牡蛎 *Ostrea talieauhanensis* Crosse 等的贝壳。第一种我国沿海各省均产，广东、福建及山东沿海有养殖；第二种在我国沿海各省也有分布，为河口及内湾养殖的良种；第三种产于北方沿海。牡蛎又名蛎蛤、古贲、左顾牡蛎、牡蛤、左顾、虫豪、蛎房、虫豪莆、虫豪壳、海蛎子壳、海蛎子波、左壳、煅牡蛎、牡力、虫毛壳、海蛎、左牡蛎、长牡蛎、近江牡蛎、大连湾牡蛎、真海、虫豪山、蛎壳等。

牡蛎味咸、涩，性微凉，入肝、肾经，牡蛎生用能益阴潜阳，镇惊安神，临床用于治疗眩晕、惊痫、抽搐、失眠、心悸、疝瘕。牡蛎煅用能够收敛固摄、软坚散结、制酸，临床用于治疗自汗、盗汗、遗精、崩漏、泄泻、带下、瘰疬、瘿瘤、吞酸。生牡蛎配伍龙骨、龟板、玄参、麦冬、代赭石，治疗肝阴不足，肝阳上亢；配伍龙骨、菊花、枸杞、何首乌，治疗眩晕；配伍鳖甲、炙甘草、生地、麦冬、阿胶，治疗热邪伤阴，虚风内动；配伍黄芪、浮小麦，治疗自汗；配伍鳖甲、地骨皮、胡黄连、酸枣仁，治疗盗汗。煅牡蛎配伍煅龙骨、沙苑子、芡实，治疗遗精；配伍龙骨、海螵蛸、山药、茜草、白芍、生地，治疗赤白带下、崩漏；配伍夏枯草、玄参、贝母、海藻，治疗瘰疬痰核；配伍黄柏、小茴香，治疗小便淋闭。

牡蛎的临床用法为：9～30g 煎服，或入散剂，每次 3～6g，也可酒调服；外用研末干撒或作粉扑患处。体虚多寒者忌用。

现代药理研究表明，本品含 80%～95% 的碳酸钙、磷酸钙及硫酸钙，并含镁、铝、硅、氧化铁及有机质等。煅烧后碳酸盐分解，产生氧化钙等，有机质则被破坏。对于牡蛎的药理作用，目前仅知其所含的钙盐、有机酸有制酸、收敛和增强免疫的作用,并有轻度解热、镇静和消炎作用。牡蛎的酸性提取物在活体中对脊髓灰质炎病毒有抑制作用,能使感染的大鼠死亡率降低。

龟　甲

【原文】龟甲,味咸,平。主漏下赤白,破癥瘕,疟疾[1],五痔[2],阴蚀[3],湿痹,四肢重弱[4],小儿囟不合。久服轻身,不饥。一名神屋。生池泽。

【词解】[1]疟疾:古代疟疾之统称,以寒战、壮热、出汗,定期发作为特征。[2]五痔:痔疮。[3]阴蚀:指阴道生疮溃烂。[4]重弱:沉重、痿弱无力。

【语译】龟甲,咸味,性平。主治女子漏下,能消癥瘕、治疟疾、痔疮、女子阴道溃烂、湿痹、四肢沉重、痿弱无力。小儿囟门不闭。久服能使人身体轻捷,不饥饿。又名神屋。生于池泽。

【按语】龟甲,即龟板、龟版,为龟科动物乌龟 *Chinemys reevesii*(Gray)的腹甲,全国各地均产,但以南方地区为多。龟板又名神屋、龟壳、漏天机、血龟版、龟板、龟壳、血版、灵龟版、汤版、败龟甲、败将、败龟版、龟筒、龟下甲、龟底甲、元武版、坎版、拖泥版、醋龟版、乌龟腹甲、玄武版、下甲、金龟甲、水龟甲、种龟版、玄衣智邮等。

龟板味咸、甘,性平,入心、肝、肾经,具有滋阴潜阳、益肾健骨、养阴清热、止崩疗漏、消积破聚的功效,临床用于治疗肾阴不足、骨蒸潮热、盗汗、遗精、崩漏、带下、血证如吐血、衄血、久咳及腰脚痿弱、筋骨不健、骨痿、腰膝酸痛、虚风内动、眩晕、失眠、健忘、久痢、久疟、痔疮、小儿囟门不合等。龟板配伍黄柏、知母，能降阴火，补肾水；配伍干姜、牛膝、陈皮，治疗痿厥、筋骨软属气血俱虚者；配伍鹿角、枸杞、人参，治疗虚损精极、梦泄遗精、目视不明；配伍牡蛎，治疗崩中漏下；配伍黄柏、干姜、栀子，治疗赤白带下；配伍鳖甲，治疗下元虚亏、阴虚潮热、热病伤阴、虚风内动、经闭癥瘕等；配伍玄参，治疗瘰疬痰核、癥瘕积聚、痈肿疮疖等；配伍生地、熟地，治疗阴虚火动；配伍白芍，治疗眩晕头痛、虚风内动；配伍虎骨，治疗腰膝酸软、筋骨痿弱、腿足消瘦、步履乏力；配伍阿胶，治疗温病热邪久羁，热灼真阴，或误用汗下，重伤阴液，神倦瘛疭，脉气虚弱，舌绛苔少，有时时欲脱之势；配伍杜仲，治疗肝肾不足、腰膝酸痛、痿软无力等；配伍酸枣仁，治疗心悸失眠。

龟板的临床用法为：9～24g 水煎服（先煎），或熬膏或入丸、散剂。脾胃虚寒者及孕妇忌用。

现代药理研究表明，龟板含骨胶原，其中有游离氨基酸如天门冬氨酸、苏氨酸等以及脂肪，微量元素中锶、锌、铜等含量较高，常量元素氧化物以二氧化硅含量最高，其次为氧化钙、氧化锰、氧化磷及钾、钠氧化物。其氯仿提取液有甾类化合物反应。柱层析分得两种结晶。灰分中含钙、磷等。药理实验证实，龟腹、龟背所含的化学成分对甲亢阴虚型实验大鼠的药理作用相同，且龟背甲的出胶量为腹甲的 2 倍，据此可认为将全龟甲入药亦无不可。高浓度的龟板、龟壳（背甲）煎剂，对大鼠离体子宫有一定收缩作用。龟板煎剂对人型结核杆菌有抑制作用，并有强壮、解热、镇静的作用，并有增强免疫功能的作用。

桑螵蛸

【原文】桑螵蛸，味咸，平。主伤中，疝瘕[1]，阴痿[2]，益精生子，女子血闭，要痛，通五淋[3]，利小便水道。一

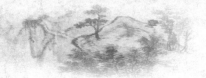

名蚀肮。生桑枝上，采蒸之。

【词解】［1］疝瘕：指小腹部有包块及疝气一类的病证。［2］阴痿：即阳痿，又称"阳事不举"，指阴茎不举之证。［3］五淋：淋证，是指小便频数短涩、滴沥刺痛、欲出未尽、小腹拘急、或痛引腰腹的病证。五淋即石淋、气淋、膏淋、劳淋、热淋五种淋证。

【语译】桑螵蛸，咸味，性平。主治内脏虚损、疝气包块、阳事不举。能益精气，治男子无子、女子经闭、腰痛，可利尿通淋。又名蚀肮。生于桑枝上，采后蒸用。

【按语】桑螵蛸，为螳螂科昆虫大刀螂（商品名团螵蛸）*Paratenodera sinensis* Saussure、小刀螂（商品名长螵蛸）*Statilia maculata* Thunb. 或巨斧螳螂（商品名黑螵蛸）*Hierodula patellifera* Serville 等的干燥卵鞘。桑螵蛸又名蜱蛸、桑蛸、乌涛、冒焦、螵蛸、致神、螳螂子、桑上螳螂窠、赖尿郎、刀螂子、螳螂蛋、尿唧唧、短螵蛸、刀螂窝、螳螂窠、圆螵蛸、元螵蛸、软螵蛸、团螵蛸、长螵蛸、硬螵蛸、流尿狗、猴儿坨、螳螂壳、螳螂巢、黑螵蛸、砂桑螵蛸、盐桑螵蛸、螵蛸虫、遗尿窝、螳螂卵、老鸹芯脐、夷目、野狐鼻涕等。

桑螵蛸味咸、甘，性平，入肝、肾经，具有补益肝肾止带、固精缩尿止遗、温肾助阳起痿的功效，临床用于治疗遗尿、遗精、滑精、阳痿、尿频、白带过多等。桑螵蛸配伍龙骨为末，盐汤调服，治疗遗精、白浊、盗汗；配伍党参、龙骨、牡蛎，治疗遗尿、尿频；配伍鹿茸、巴戟天、菟丝子，治疗阳痿；配伍人参、龙骨、远志、石菖蒲，治疗心悸健忘、小便数；配伍小茴香，治疗男人妇女疝瘕作痛；配伍金樱子，治疗遗精、滑精、早泄、小便频数、遗尿；配伍海螵蛸，治疗肾虚不固、收摄无权所致的遗精早泄、妇女白带过多及尿频失禁；配伍益智仁，治疗下焦虚寒所致的尿频、遗尿、遗精。

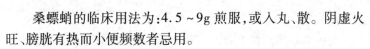

桑螵蛸的临床用法为：4.5～9g 煎服，或入丸、散。阴虚火旺、膀胱有热而小便频数者忌用。

桑螵蛸与海螵蛸均能入肾固精而用于遗精、早泄、赤白带下等，但桑螵蛸味甘咸，性平，能补肾固精止遗，以补为要；海螵蛸味甘咸涩，性温，效专收敛，能收敛固涩止遗，以涩为重。

现代药理研究表明，本品含蛋白质、脂肪、铁、钙以及胡萝卜类色素，此外桑螵蛸的卵囊附着的蛋白质膜上，还含有柠檬酸钙（六分子结晶水）的结晶；卵黄球含糖蛋白及脂蛋白。药理实验证实，桑螵蛸具有轻微的利尿作用，但其作用机理有待进一步研究。

海 蛤

【原文】海蛤，味苦，平。主欬逆上气，喘息，烦满，胸痛，寒热。一名魁蛤。

【语译】海蛤，苦味，性平。主治肺气上逆之咳喘，心烦胸满，胸痛，恶寒发热。又名魁蛤。

【按语】海蛤，即海蛤壳，为帘蛤科动物青蛤 *Cyclina sinensis* (Gmelin) 等几种海蛤的贝壳，又名蛤壳、煅蛤壳、蛤粉、青蛤（另有扽耳蛤，待考）等。生活于近海的泥沙质海底，我国沿海地区均有分布。

海蛤味苦、咸，性寒，入肺、肝、肾三经，具有清肺化痰、软坚散结、清热利水、制酸止痛的功效，主治咳痰气喘、血结胸痛、瘿瘤瘰疬、积聚、浮肿、小便不利、胃痛泛酸、疮疡、带下等。海蛤配伍黄芩，具有清热泻火、化痰止咳的作用，主治痰火气闭之咳嗽；配伍瓜蒌，治疗痰热内结，咳痰黄稠，胸闷气喘；配伍海藻，治疗瘿瘤瘰疬等；配伍乌贼骨，治疗胃溃疡出现的胃痛、泛酸或溃疡出血等。

海蛤的临床用法为：10～15g煎服（海蛤粉宜包煎），或入丸、散剂内服；外用适量撒敷出血处。气虚有寒、中阳不运者慎用。

现代药理研究表明，海蛤的贝壳含碳酸钙、甲壳质等，具有消炎、利尿、止血等药理作用。

文　蛤

【原文】文蛤，主恶疮蚀[1]，五痔。

【词解】[1]恶疮蚀：即恶疮、阴蚀。

【语译】文蛤，主治痈疮、阴道溃烂、痔疮。

【按语】文蛤，为帘蛤科动物文蛤 *Meretrix meretrix* L. 的贝壳。本品表面上有波纹状褐色花纹。文蛤别名文蛤壳、黄蛤、魁蛤、海蛤、花蛤、海蛤壳，产于沿海地区，生活在浅海泥沙中。

文蛤味苦、咸，性平，入肺、肾二经，具有清肺化痰、软坚散结、清热生津止渴、利水消肿的功效，临床用于治疗痰热郁结、痰热咳嗽，热病伤津所致的烦渴不已，瘿瘤，以及水肿、腹水、咳逆上气等证。文蛤配伍菊花，既可清泄肺热，又可化顽稠黏痰，用于治疗肺热痰稠；配伍青黛，对肝火犯肺之咳逆气喘、夜咳较甚者有良效；配伍昆布，用于治疗瘿瘤、瘰疬、痰饮、水肿等；配伍石膏，治疗热病伤津而烦渴者。

文蛤的临床用法为：10～15g煎服；或外用研末调敷。气虚有寒者慎用。

现代研究表明，文蛤的主要化学成分为碳酸钙和甲壳质。药理研究发现，文蛤的组织提取液在试管内对葡萄球菌有抑制作用。

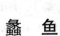

蠡 鱼

【原文】蠡鱼[1]，味甘，寒。主湿痹，面目浮肿，下大水[2]。一名鲖鱼。生池泽。

【词解】[1]蠡：作鳢。[2]大水：即严重水肿。

【语译】蠡鱼，味甘，性寒。主治湿痹、面目浮肿，能逐水消肿。又名鲖鱼。生于池泽。

【按语】蠡鱼，又名鳢鱼、鲖鱼、鮦、黑鳢鱼、玄鳢、文鱼、黑鲤鱼、黑鱼、乌鳢、乌鱼、黑火柴头鱼、蛇皮鱼、乌棒、活头等，为鳢科动物乌鳢 *Ophicephalus argus* Cantor 的肉或全体。生活于江河、湖泊、池沼中，喜栖息于水草较多及有污泥的浑浊水底，为一种凶猛的食肉鱼类。分布很广，我国大部分地区的河流、湖沼中均有分布。

蠡鱼味甘，性寒，入肺、脾、胃三经，具有健脾和中、利水渗湿、清热利湿、解毒杀虫、补气养血的功效，临床用于治疗水肿、脚气、风热湿痹、疥癣、痔疮等。蠡鱼味苦淡利尿，寒可清热，故能够利水渗湿，能治疗水肿；本品有清热利湿作用，故可用于治疗风热湿痹；脾为后天之本，脾虚运迟，就会出现食少便溏，蠡鱼健脾利湿，补益中焦，配伍生姜调味食用，能够治疗脾虚便溏；蠡鱼还有解毒杀虫、敛疮生肌的功效，用之可以治疗风疮疥癣；蠡鱼为血肉有情之品，既能益精血，又能补阳气，所以有补养气血的作用，可与茴香配伍，治疗下元虚损。

蠡鱼的临床用法为：蠡鱼一尾，煮食或火上烤熟食。

现代研究表明，蠡鱼的化学成分为：新鲜鲤肉每 100g 食用部分含水分 78g，蛋白质 19.8g，脂肪 1.4g，灰分 1.2g，钙 57mg，磷 163mg,铁 0.5mg,硫胺素 0.03mg,核黄素 0.25mg,烟酸 2.8mg 等。另外,有报道曾从其 1kg 肌肉中分离出组氨酸 100mg。

鲤鱼胆

【原文】鲤鱼胆,味苦,寒。主目热赤痛[1],青盲[2],明目。久服强悍[3],益志气。生池泽。

【词解】[1]目热赤痛:即目红热痛。[2]青盲:指视力减退,渐至失明的疾病。主由肝肾精血亏虚,兼以脾胃虚弱所致。[3]悍:有力。强悍,强壮有力。

【语译】鲤鱼胆,苦味,性寒。主治目赤热痛,青盲,能明目。久服使人身体强壮,肌肉有力,益气增智。生于池泽。

【按语】鲤鱼胆,为鲤鱼科动物鲤鱼 Cgprinus carpio L. 的胆。一说为鳢科动物乌鳢的胆。

鲤鱼胆味苦、甘,性寒,无毒,入心、肝、脾三经,具有清肝明目、清热解毒、补肾益精、泻水的功效,主治目赤肿痛、青盲、眼睛上生翳;对小儿咽喉肿痛,白喉,喉痹等,也有较好疗效。此外,鲤鱼胆还能治疗阳痿,或精关不固,肾虚耳聋。

鲤鱼胆的临床参考用法为:1~2 枚和药做丸;也可外用取汁点涂。

现代研究表明,鲤鱼胆除含有动物胆汁一般含有的胆汁酸、胆汁色素、脂类等外,还含有鲤甾醇。经实验证明,在鲤鱼体内,胆甾醇可转变为鲤甾醇,另外,鲤鱼胆还含有鹅去氧胆酸。

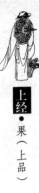

果（上品）

藕实茎

【原文】藕实茎[1]，味甘，平。主补中，养神，益气力，除百疾。久服轻身，耐老，不饥，延年。一名水芝丹。生池泽。

【词解】[1]藕实茎：藕，即藕。藕实茎现称作莲米或莲子；藕茎，即藕，为莲的肥大根茎。

【语译】藕实茎，味甘，性平。主脏腑虚损，能养神，益气力，治疗多种疾患。久服能使人身体轻捷，延缓衰老，不感饥饿，延年益寿。又名水芝丹。生于池泽。

【按语】藕实茎，即莲米、莲子，为睡莲科植物莲（莲花）Nelumbo nucifera Gaertn. 的干燥成熟种子。从其又名水芝丹，推测为藕实，又名藕子、石莲、水芝丹、莲实、泽芝、莲蓬子、石莲肉、莲仁、莲子肉、石莲子、甜蓬、菂、壳蓬勃子、带皮莲子、莲肉、玉擎、莲米、荷子、芙蕖子、类蓉子、芙蓉、荷蜂、珠实、珠玺、湖目、紫的、水芝子等。主产于湖南、湖北、福建、江苏、浙江及江西。一般于秋末、冬初时割取莲房，剥取果实，除去种壳，晒干药用。

莲子味甘、涩，性平，归脾、肾、心三经，具有补脾止泻、益肾固精、养心安神的功效，主治泄泻、遗精、崩漏、带下、淋浊、虚痢、惊悸失眠等。莲子与人参、白术、茯苓、山药等同用,如参苓白术散,可治疗脾虚腹泻,食欲不振;配伍沙苑子、龙骨、牡蛎、莲须等,如金锁固精丸,可治疗肾虚遗精、滑精;配伍麦门冬、茯神、柏子仁,可治疗虚烦,惊悸失眠。莲子的临床用法为:6～15g煎服,或入丸、散内服。

藕茎,为莲的肥大根茎,名藕。味甘,性寒,入肺、肝、胃经,具有清热凉血、散瘀解毒的功效,主治烦渴、淋证、吐衄、霍乱、泻痢、蟹毒、酒毒。藕的临床用法为:3～60g,生食、打汁、煮食均可;也可外用捣敷或绞汁涂患处。

莲的根茎的节部及其两端残留的节间部分,即藕节,又名藕节疤、光藕节、生藕节、藕节炭、老节、斗节、雪藕节、光旁节等。藕节味甘、涩,性平,归肝、肺、胃经,具有止血、散瘀的功效,临床主治各种出血证,如吐血、衄血、咳血、尿血、便血、血痢、血崩等。藕节配伍旱莲草、白及、生侧柏叶,治疗呕血、咳血;配伍荷蒂蒸服,治疗暴吐血;配伍人参、白蜜,治疗大便下血;配伍生地、蒲黄炭、小蓟、栀子,治疗血淋。藕节的临床用法为:9～15g煎服。

另外,常见的还有藕粉,又名藕澄粉,为莲的根茎——藕加工制成的淀粉。藕粉味甘、咸,性平,入脾、胃经,具有调中开胃、益血止血的功效,主治泻痢食少,虚弱失血。其临床用法为:25～50g沸水冲,加糖服。

现代药理研究表明,莲子主要含多量淀粉、棉子糖和蛋白质、脂肪、碳水化合物、钙、磷、铁等;其子荚含荷叶碱、N－去甲基荷叶碱、氧化黄心树宁碱和N－去甲亚美罂粟碱。其中氧化黄心树宁碱有抑制鼻咽癌的作用。藕节主要含鞣质和天门冬素、淀粉等,具有抗凝和止血的作用,浓度为0.5:1的藕节水煎剂对医院血库的血有抗凝作用;10%藕节炭混悬液按20ml/kg灌胃,可使兔凝血时间缩短;12.5%的混悬液按0.8ml/20g灌胃,能缩短小鼠出凝血时间。

莲除莲子、藕、藕节、藕粉外，莲衣（种皮）、莲花、莲房、莲须、莲子心、荷叶，均供药用。其中莲子心的现代研究较多。莲心含有莲心碱、异莲心碱、甲基莲心碱、荷叶碱、前荷叶碱、牛角花素、甲基紫堇杷灵、去甲基乌药碱等，并含有木樨草苷、金丝桃苷及芸香苷等黄酮类物质。药理实验发现，莲子心有较强的降压作用，其有效成分为莲子碱及一种非结晶生物碱，此生物碱降压机制主要是释放组胺，使外周血管扩张，其次与神经因素有关。莲房可用于治疗胎衣不下、痔疮、乳裂、天泡疮、湿疹、黄水疮等。莲须可用于治疗夜梦遗精、痔漏。莲子心则用于治疗太阴温病、劳心吐血及遗精等症。荷叶可用于咳嗽吐血、肠风下血、妇女血崩，以及尿血、便血、衄血等。

大　枣

【原文】大枣，味甘，平。主心腹邪气，安中，养脾，助[1]十二经[2]，平[3]胃气，通九窍，补少气[4]，少津液，身中不足，大惊，四肢重，和百药。久服轻身，长年。叶，覆麻黄能令出汗。生平泽。

【词解】[1]助：补益。[2]十二经：即十二经脉，即手阳明大肠经、手太阳小肠经、手少阳三焦经、手太阴肺经、手少阴心经、手厥阴心包经、足阳明胃经、足太阳膀胱经、足少阳胆经、足太阴脾经、足少阴肾经、足厥阴肝经。[3]平：这里为"补益"之义。[4]少气：即气虚不足之证。

【语译】大枣，味甜，性平。主治心腹邪气，能安脏腑，养脾气，补益十二经脉之气，助胃气，宣通九窍，治气虚不足、少津液、身体虚损、惊悸、四肢沉重，可调和诸药。久服使人体轻捷，延年。其叶，上盖麻黄能发汗。生长于平原、河泽。

【按语】大枣,又名干枣、美枣、南枣、良枣、红枣、狗牙、鸡心、天蒸枣、扑落酥、白枣等,为鼠李科植物枣 *Ziziphus jujuba* Mill. var. *inermis*（Bge.）Rehd. 的干燥成熟果实。主产于河南、山东及河北。

大枣味甘,性温,入脾、胃经,具有补脾和胃、益气生津、调和营卫、缓解药毒的作用,临床用于治疗脾胃虚弱、食少便溏、心悸怔忡、妇女脏躁等。大枣配伍甘草、小麦,治疗妇女脏躁;配伍人参、白术,治疗脾胃虚弱;配伍芫花、大戟、甘遂,治疗悬饮,大枣可以缓和峻下逐水药的毒性;配伍生姜,能够调和营卫,治疗表证感冒。

大枣的临床用法为:5~10g 入煎剂内服,或入丸、散内服。大枣味甘且有滋补之性,故湿痰积滞、虫病、齿病者忌用。

现代药理研究表明,本品含蛋白质、糖类、有机酸（苹果酸、酒石酸、油酸、亚油酸、肉豆蔻酸、棕榈酸、硬脂酸等）、黏液质、维生素 C、维生素 P,胡萝卜素及微量钙、铁、磷、锰、铝和多种氨基酸等,并含有三萜类、皂苷类、生物碱类、黄酮类物质。其三萜类有桦木酸、齐墩子果酸、山楂酸等;皂苷类有大枣皂苷 I、II、III 和酸枣仁皂苷 B 等;生物碱有斯特法灵、N-降荷叶碱和阿西米诺宾;黄酮类有当药黄素、乙酰 spinosinA、B、C、芸香苷。此外,大枣还含有黏液质、香豆精类衍生物、植物甾醇、多酚性物质（儿茶酚、鞣质、儿茶酸等）等。药理实验发现,大枣能够增加白细胞内 cAMP,提高体内单核–巨噬细胞系统的吞噬功能,抵抗变态反应,抑制中枢（镇静、催眠和降压）,抗疲劳,保护肝脏,增强肌力和增加体重,并有一定的镇咳祛痰作用。

蒲 萄

【原文】蒲萄[1],味甘,平。主筋骨湿痹,益气,倍力,强志,令人肥健,耐饥,忍风寒。久食轻身,不老,延年。

可作酒。生山谷。

【词解】[1]蒲萄:即葡萄。

【语译】葡萄,味甘,性平和。主治筋骨风湿痹痛,能益气,增长气力,增强记忆,令人体健,忍耐饥饿,耐风寒。久服能使人身体轻捷,长生不老,延年益寿。可制成酒。生于山谷。

【按语】葡萄,又名草龙珠、山葫芦、马乳葡萄、水晶葡萄、紫葡萄、索索葡萄,为葡萄科植物葡萄 *Vitis vinifera* L. 的果实,我国长江流域以北各地均有栽培,主产于新疆、甘肃、陕西、山西、河北、山东等地。葡萄品种较多,其中新疆栽培的琐琐葡萄(又名索索葡萄、豆粒葡萄),在《本草纲目》中有所记载,一般认为入药者以该种为佳。

葡萄味甘、酸,性平,入肺、脾、肾三经,具有补益气血、强健筋骨、滋阴润肺、利水退肿的功效,主治五脏劳伤、筋骨不坚、气血不足之证,可用本品常服;葡萄还可用于治疗阴虚咳嗽、潮热盗汗、心悸不宁、下肢浮肿、尿少等。

葡萄的临床用法为:煎汤、捣汁或浸酒服。但葡萄不能多食,以免生内热。

现代研究表明,葡萄有类似维生素 P 的活性,其种子油 15g 口服,可降低胃酸度;12g 口服可利胆(但胆绞痛发作时无效);40~50g 有致泻作用。葡萄的茎叶有收敛作用,但无抗菌效力。

另外,葡萄的根、藤叶亦可入药。葡萄根味甘、微苦,性平,入肺、肾、膀胱三经,具有祛风胜湿、利湿行水的功效,主治风湿阻络,筋骨关节拘挛疼痛,以及水湿泛溢的水肿、小便不利等证,临床用法为:15~30g 煎汤或炖肉服,也可外用捣敷或煎水淋洗。葡萄藤叶味甘、涩,性平,无毒,入肾、肝、膀胱三经,具有行水利湿、清肝泻火的功效,主治水湿泛溢,水肿、小便不利,以及肝火上炎所致的目赤肿痛、羞明多泪等,临床用法为:9～15g煎汤或捣汁服,也可外用捣敷或煎水淋洗。现代研究表明,葡萄的茎含还原糖、蔗糖、淀粉、鞣质、黄酮类化合物;叶含酒石酸、苹果酸、草酸、延胡索酸、琥珀酸、柠檬酸、奎宁酸、莽草酸、甘油酸等。葡萄茎叶还含槲皮苷、异槲皮苷、芸香苷等。另外,葡萄的根、藤、叶均含橡胶质、糖类等。

蓬虆

【原文】蓬虆,味酸,平。主安五藏,益精气,长阴令坚[1],强志,倍力,有子[2]。久服轻身,不老。一名覆盆。生平泽。

【词解】[1]长阴令坚:指阳痿之人阴茎能举而坚挺。[2]有子:通过益精治疗不育。

【语译】蓬虆,味酸,性平。能补益五脏,益精气,使阳痿之人能举而坚挺,增强记忆,长生不老。又名覆盆。生于平原河泽。

【按语】蓬虆(虆音léi),即覆盆子,又名覆盆、乌藨子、小托盘、毕楞子、掌叶覆盆子、复盆子、盆子、缺盆、托盘等,为蔷薇科植物掌叶覆盆子 *Rubus chingii* Hu 的干燥果实,主产于浙江、福建等地。

　　覆盆子味甘、酸,性微温,入肝、肾经,具有益肾固精、缩小便、明目的功效,主治遗精、阳痿、遗尿、尿频、目翳不明等。覆盆子配伍桑螵蛸、益智仁,治年老阳虚,遗尿或尿频尿多;配伍杜仲,治疗肾虚腰痛、畏寒足冷;配伍补骨脂、肉苁蓉,治疗阳痿、早泄、腰膝冷痛;配伍沙苑子,治疗遗精早泄。

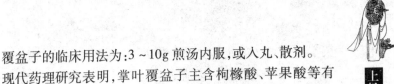
覆盆子的临床用法为：3～10g 煎汤内服，或入丸、散剂。

现代药理研究表明，掌叶覆盆子主含枸橼酸、苹果酸等有机酸及糖类和维生素 C，并分离得到鞣花酸和覆盆子 β - 谷甾醇等。覆盆子的药理有：(1)抑菌：在试管内覆盆子煎剂能够抑制霍乱弧菌的生长，用平板打洞法证明其 100% 煎剂对金黄色葡萄球菌有较强的抑制作用，对人型结核杆菌具有完全抑制作用；(2)性激素样作用：以大鼠、兔的阴道涂片及内膜切片作观察指标，证实覆盆子有拟雌激素样作用。

另外，也有学者认为蓬蘽为蔷薇科植物灰白毛莓的果实，如《本草纲目》认为："覆盆、蓬蘽，功用大抵相近，虽是二物，其实一类而二种也。一早熟，一晚熟，兼用无妨，其补益与桑椹功同。"

鸡头实

【原文】鸡头实，味甘，平。主湿痹，要[1]脊膝[2]痛，补中，除暴疾[3]，益精气，强志，令耳目聪明。久服轻身，不饥，耐老，神仙。一名雁啄实。生池泽。

【词解】[1]要：即腰。[2]暴疾：暴，卒、急也。暴疾，指急性病。

【语译】鸡头实，味甘，性平。主治湿痹、腰膝痛，补益脏腑，治疗急性疾患，益精气，强记忆，使人耳聪目明。久服使人身体轻捷，不饥饿，不老，成仙。又名雁喙实。生于池泽。

【按语】鸡头实，即芡实，又名卵菱、雁喙实、鸡头、鸡足、菱弟、鳬头、吴鸡、鹘头、雁膳、雁鸣、鸡壅、雁头、乌头、水流黄、水鸡头、刀芡实、苏黄、鸡头莲、鸡味儿、芡鸡壅、水中丹、水陆丹、居塞莲、藕梢菜、黄实、鸡咀莲、鸡头苞、南芡实、芡实肉、芡米、芡实米、苏芡实、炒芡实、芡、鸡头子、鸡头米、鸡头果、鸡头菱、鸡嘴莲、鸿头、刺莲蓬、刺莲蓬实、剪子、剪芡实等,为睡莲科植物芡 Euryale ferox Saliab. 的干燥成熟种仁,主产于江苏、山东、湖南、湖北、安徽等地。

芡实味甘、涩,性平,入脾、肾经,具有补脾止泻、固肾涩精、去湿作用,主治湿痹腰膝痛、滑精、尿频、遗尿、久泻久痢、崩漏、带下、白浊、着痹等。芡实配伍党参、白术、山药、莲米,治疗脾虚久泻;配伍金樱子,治疗肾虚遗精,小便不禁;配伍沙苑蒺藜、莲须、龙骨、牡蛎,治疗滑精;配伍黄柏、车前子、白果、山药,治疗湿热带下;配伍茯苓、山药、菟丝子、海螵蛸、煅龙骨,治疗脾肾虚损,带下清白;配伍阿胶、党参、龟板、山萸肉,治疗崩漏带下,月经过多。

芡实的临床用法为:9～15g 煎汤内服,或入丸、散剂。

现代药理研究表明,芡的种子含多量淀粉,以及蛋白质、脂肪、碳水化合物、钙、铁、硫胺素、核黄素、烟酸、抗坏血酸等。本品具有滋润,滋养及收敛的药理作用。

米谷(上品)

胡 麻

【原文】胡麻,味甘,平。主伤中,虚羸,补五内[1],益气力,长肌肉,填髓脑。久服轻身,不老。一名巨胜。叶名青蘘。生川泽。

【词解】[1]五内:即五脏。

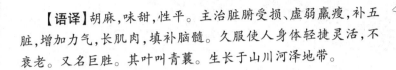

【语译】胡麻,味甜,性平。主治脏腑受损、虚弱羸瘦,补五脏,增加力气,长肌肉,填补脑髓。久服使人身体轻捷灵活,不衰老。又名巨胜。其叶叫青蘘。生长于山川河泽地带。

【按语】胡麻,即黑脂麻、胡麻仁,又名巨胜、狗虱、乌麻、乌麻子、油麻、交麻、黑芝麻、巨胜子、小胡麻、黑巨胜、脂麻、方茎子、大胜子、钜胜子、方茎等(另有赤麻,待考),为胡麻科植物脂麻 *Sesamum indicum* DC. 的黑色种子。因本品油脂多而色黑,又为汉使张骞始自大宛得油麻种来,故名胡麻。主产于四川、山东、山西、河南等地。

胡麻味甘,性平,入肝、肾、大肠三经,具有补益精血、滋补肝肾、润燥滑肠的功效,主治须发早白、头晕眼花、血虚麻木、妇人乳少、风痹、目暗不明、血虚津亏所致的便秘等。胡麻配伍制首乌,治疗须发早白、头晕眼花;配伍肉苁蓉,治疗血虚津亏所致的大便秘结。

胡麻的临床参考用法为:10～30g 煎服,或入丸、散剂;外用煎水洗浴或捣敷。

现代研究表明,胡麻的种子含脂肪油(达 60% 以上),油中含油酸、甘油酸、棕榈酸、花生酸等甘油酯,并含叶酸、烟酸、维生素 E、卵磷脂、蔗糖、蛋白质及多量的钙等。药理研究发现,胡麻全草的水提物对离体豚鼠子宫有兴奋作用;种子提取物口服后可降低大鼠血糖,增加肝脏及肌肉中糖原的含量,但剂量过大却反而降低糖原的含量。胡麻可增加肾上腺中抗坏血酸及胆甾醇的含量,并有增加血球容积的倾向。胡麻的脂肪油有润肠缓下作用,榨油后的饼对家畜有毒。

火麻仁与胡麻均具有润肠通便的功效,但火麻仁偏于养血,主治惊悸怔忡;胡麻偏于补肾,能乌须发、驻容颜。

另有亚麻,亦名胡麻、胡脂麻,为亚麻科植物亚麻 *Linum usitatissimum* L. 的根、茎、叶。亚麻味辛、甘,性平,具有平肝补虚、活血顺气的功效,主治头痛、肝炎、睾丸炎、跌打出血、疝气等。一般 15~30g 煎服,或外用捣敷。

麻蕡

【原文】麻蕡,味辛,平。主五劳七伤[1],利五藏,下血,寒气[2]。多食令人见鬼狂走。久服通神明,轻身。一名麻勃。麻子,味甘,平。主补中,益气,肥健,不老,神仙。生川谷。

【词解】[1]五劳:指五脏劳损。七伤,即心、肝、脾、肺、肾、形、志受损。[2]下血,寒气:散寒通经之义。

【语译】麻蕡,味辛,性平。主治五脏形志损伤,通利五脏,能行月经,散寒气。多食使人发狂乱跑。久服能益智,使人身体轻捷。又名麻勃。麻子,味甜,性平。主补脏腑,益气,壮体,使人长生不老,成仙。生于山谷。

【按语】麻蕡,又名麻勃、麻蓝、青羊、青葛等,为桑科植物大麻 Cannabis sativa L. 的幼嫩果穗。

麻蕡味辛,性平,有毒,入肺、心、肝三经,具有祛风除湿、活血破瘀、镇痉定惊、安神止痛、止咳平喘的功效,主治痛风、痹证、跌损、瘀血所致的胞衣不下、乳汁不通、跌打损伤、癫狂抽搐、惊厥、失眠、咳喘等。麻蕡的临床用法为:0.3~0.6g 煎汤内服;或外用捣敷。

麻蕡的有效成分及药理作用有待进一步研究。

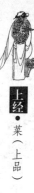

菜（上品）

冬葵子

【原文】冬葵子,味甘,寒。主五藏六府寒热。羸瘦,五癃[1],利小便。久服坚骨,长肌肉,轻身,延年。

【词解】[1]五癃:即五淋。

【语译】冬葵子,味甜,性寒。主治脏腑恶寒发热等多种疾病,能改善人体虚弱消瘦状态,能利尿通淋。久服使人骨骼坚硬,长肌肉,身体轻捷灵活,延年益寿。

【按语】冬葵子,又名葵子、冬葵实、芪菜巴巴子、荠菜粑子、鸭脚葵子、撲葵子、邱葵子、凹子、露葵子、滑肠葵子、金钱葵子、金钱紫花葵子、冬苋菜子、茴菜子、滑滑菜子、春葵子、奇菜子、滑葵子、阿郁子、向日葵子等,为锦葵科植物冬葵 *Malva verticillata* L. 的种子。全国大部分省区均有分布。

冬葵子味甘,性寒,入大肠、小肠、膀胱经,具有利水通淋、通乳下胎、润肠通便的功效,主治小便不利、淋漓涩痛、淋证、水肿、大便燥结、乳汁不行、乳房胀痛等。冬葵子配伍茯苓,治疗妊娠水肿;配伍滑石、地龙,治疗石淋;配伍茯苓、车前子、木通,治疗小便不利;配伍朴硝,治疗产后小便淋漓不畅;配伍阿胶或牛膝,治疗胎死腹中;配伍砂仁,治疗乳汁不行,乳房胀痛;配伍柏子仁、茯苓、瓜瓣,治疗面上疱疮。

冬葵子的临床参考用法为:10~15g煎服,或入丸、散剂。

现代药理研究表明,冬葵的种子主要含脂肪油及蛋白质;花含花青素类及黏液汁;叶含锦葵酸、苹果酸及黏液汁;鲜冬葵含单糖6.8%~7.4%,蔗糖4.1%~4.6%,麦芽糖4.5%~4.8%,淀粉1.2%。研究发现,冬葵子具有明显的利尿、增加乳汁分泌的作用。

苋 实

【原文】苋实[1],味甘,寒。主青盲,明目,除邪,利大小便,去寒热。久服益气力,不饥,轻身。一名马苋。

【词解】[1]苋实:《医心方》卷三十《本草》作苋菜。

【语译】苋实,味甜,性寒。主治青盲,能明目,祛除邪气,通利大小便,解除恶寒发热。久服能增力气,不饥饿,身体轻捷灵活。又名马苋。

【按语】苋实,又名苋子、苋菜子等,为苋科植物苋 *Amaranthus mangostanus* L. 的种子,9~11月份采集晒干即可入药。

苋实味甘,性寒,无毒,入肝、大肠、膀胱三经,具有清肝明目、通利二便的功效,主治青盲翳障、大小便困难、尿血、尿浊等。苋实与青葙子、蝉蜕、炖猪肝服,治疗目雾不明、青盲翳障;将苋实末半两,分2次服,以新汲水调下,治疗二便不利;红苋菜种子炒至炸花,研成细末,每次服9g,每日3次,糖水送服,治疗尿浊,服几次后,如小便仍然浑浊,可用委陵菜50g,水煎服;单用苋实亦可治疗肝风客热等。苋实一般用6~9g煎服,或研末服。

另外,苋的茎叶(称做苋,别名苋菜、青香苋)、根(别名地筋)亦可入药。苋味甘,性寒,无毒,入肝、脾、肾、大肠、小肠五经,具有清热利窍的功效,一般用 5～10g 煎汤内服或煮粥、捣汁服,治赤白痢疾、二便不通;苋根味甘,性寒,无毒,入肝、肾、大肠三经,具有消肿止痛、止血止带、活血散瘀的功效,主治阴囊肿痛、痔疮、牙痛、红崩白带、痔疮出血,以及跌打损伤、出血等,一般用 12～15g(鲜品 25～50g)煎汤内服或浸酒,也可外用捣敷或烧灰存性研末干撒或调敷患处。

瓜 蒂

【原文】瓜蒂,味苦,寒。主大水,身面四肢浮肿,下水,杀蛊毒,咳逆上气,及食诸果[1]病在胸腹中,皆吐下之。生平泽。

【词解】[1]果:水果,果实。

【语译】瓜蒂,苦味,性寒。主治头面身体浮肿,能利水,杀体内寄生虫,降逆止咳,以及食果实后胸腹难受之病,皆通过吐下达到疗效。生于平原河泽。

【按语】瓜蒂,又名甜瓜蒂、瓜丁、苦丁香、甜瓜把、陈瓜蒂、丢瓜把、瓜当、瓜丁香、香瓜蒂、瓜葶、甘瓜葶、果瓜蒂、甜瓜疙瘩等,为葫芦科植物甜瓜 *Cucumis melo* L. 的果蒂。全国各地均产。
　瓜蒂味苦,性寒,有小毒,入胃、脾二经,具有内服涌吐热痰宿食毒物、行气消肿,外用研末吹鼻可引去湿热的功效,主治误食毒物,停留胃中,尚未吸收;或宿食停留于胃,停滞不化,胸脘痞闷;或痰热郁于胸中而致癫狂,喉痹喘息,烦躁不眠,胸脘胀痛;以及湿热黄疸、身面四肢浮肿等;外用吹鼻主要适用于湿热黄疸目黄不除、头痛、鼻塞而烦者。

瓜蒂的临床参考用法为:2.4~3g煎汤内服,或入丸、散剂;外用研末吹鼻。体虚、失血及上部无实邪者忌服。

现代药理研究表明,本品主含苦味成分喷瓜素(葫芦素E)、葫芦素B、α-菠菜甾醇等。葫芦素内服可刺激胃黏膜感觉神经末梢,反射性兴奋呕吐中枢,引起呕吐。葫芦素B、E,葫芦素B葡萄糖苷对四氯化碳中毒大鼠有明显的降低血清谷丙转氨酶的作用,对肝脏的病理损害有一定保护作用;葫芦素B能增加肝糖原蓄积,阻止肝细胞脂肪变性及抑制细胞纤维增生。葫芦素对人鼻咽癌细胞及子宫癌细胞均有细胞毒作用,能引起艾氏腹水癌、固体黑瘤及腹水黑瘤细胞变性。

瓜 子

【原文】瓜子[1],味甘,平。主令人悦泽[2],好颜色,益气,不饥。久服轻身,耐老。一名水芝。生平泽。

【词解】[1]瓜子:《唐本草》作"白瓜子"。[2]悦泽:有光泽。

【语译】瓜子,味甘,性平。能使人肌肤光泽,颜面姣好,益气,服后不感饥饿。久服使人身体轻捷,延缓衰老。又名水芝。生于平原河泽。

【按语】瓜子,即冬瓜子,又名白瓜子、瓜瓣、冬瓜仁、瓜犀、东瓜子、瓜犀子、瓜练子、结瓜子等,为葫芦科植物冬瓜 *Benincasa hispida*(Thunb.)Cogn. 的干燥种子。全国各地均产,以河北、河南、安徽、江苏、浙江和四川产量最大。

瓜子味甘,性凉,入肺、胃大肠、小肠经,具有清热渗湿、润肺化痰、消痈利水、排脓的功效,主治下焦湿热所致的带下白浊,肺胃蕴热,肠中积垢所致的肺痈、肠痈等,以及咳嗽、淋证、水肿、脚气、痔疮、酒齄鼻等。冬瓜子配伍桔梗,治疗肺痈及咳嗽多痰,再加用鱼腥草、金银花疗效会更好,有瘀血者常配伍桃仁、赤芍,功效更显著。

冬瓜子的临床用法为:3～12g 煎服,或入丸、散剂;外用适量研末调涂患处。现代研究表明,冬瓜子的主要有效成分为:皂苷 0.68%,并含有脂肪、尿素、瓜氨酸等。具有收敛、止咳的药理作用。

冬瓜子与冬瓜皮同出一物,但冬瓜子长于清肺化痰,清热利湿,临床用于肺热咳嗽、肺痈、肠痈、淋浊、带下等;而冬瓜皮善于利水消肿,用于水肿胀满、小便不利等证,两者各有侧重。

苦 菜

【原文】苦菜,味苦、寒。主五藏邪气,厌谷[1],胃痹[2]。久服安心,益气,聪察[3],少卧[4],轻身,耐老。一名茶草,一名选。生川谷。

【词解】[1]厌谷:即食欲减退。[2]胃痹:胃为六腑之一。然而《内经》及以后书皆未有"胃痹"记载。胃痹应为胃病之一,即以胃中疼痛为主的病证。[3]聪察:即听力良好,听觉敏锐。[4]少卧:即失眠。

【语译】苦菜,味苦,性寒。主治五脏疾病、食欲不振、胃脘疼痛。久服能安定心神,益气,增强听力,能治疗失眠,使人身体轻捷,不衰老。又名茶草、选。生于山川峡谷地带。

【按语】苦菜,又名苦苣、茶、茶草、野苦菜、选、游冬、野苦马、青菜、紫苦菜、堇菜、苦荬、天香菜、老鸦苦荬、苦马菜、苦苣菜等,为菊科植物苦苣菜 *Sonchus oleraceus* L. 的全草。生长于路边及田野间,我国大部分地区均有分布。

　　苦菜味苦,性寒,归心、脾、肾三经,具有清热解毒、凉血止血、清肝明目、解暑除烦、消食和胃、清肺止咳的功效,主治痢疾、急性黄疸性肝炎、痈疽疔毒、丹毒、妇人乳结红肿疼痛、恶疮、蛇虫咬伤、血淋、痔疮出血、血痢、外伤出血、肝火上炎所致的头痛头晕、视物不清、肝硬化,以及夏季中暑、心胸烦热、小儿疳积、食积不化、大便泄泻、肺热咳嗽、慢性支气管炎、痰多黏稠等。

　　苦菜的临床用法为:30g 煎汤内服,或绞汁、研末服;外用捣汁涂或煎水熏洗。现代研究表明,苦菜的主要成分为木樨草素 $-7-O-$ 吡喃葡萄糖苷、金丝桃苷、蒙花苷、槲皮素等。在小鼠大腿肌肉接种肉瘤 -37 后第 6 天,皮下注射苦菜提取物,6~8 小时后杀死小鼠,肉眼及镜下可观察到肉瘤受到明显损害(出血、坏死等),说明苦菜具有抗肿瘤作用。

　　另外,败酱草、龙葵、山莴苣、山埂素、山苦荬等亦别名"苦菜",应注意区别。

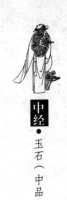

中　经

【提要】提示性说明了一百二十五味中品药在处方中的作用(多用作臣药),对中品药的毒性、服用注意,以及主要治疗作用作了简要概括,并对这一百二十五味药的性味、主治及异名、出处等分别作了说明。

【原文】中药一百二十种为臣。主养性以应人[1]。无毒有毒,斟酌其宜[2]。欲遏病[3]补虚羸[4]者,本中经。

【词解】[1]应人:与人相对应。中品药用于养性(调养性情),而人怀性情,因此称做"应人"。[2]斟酌其宜:仔细考虑,选择适当的药物。[3]遏病:遏:阻止、抑制。遏病指祛病、除病。[4]虚羸:虚弱、疲惫。

【语译】中品药共有一百二十味,在处方中作臣药用。主要用于颐养人的性情,这一点与天、地、人中的"人"相应和。有的具有毒性,有的没有毒性(中品药毒性大小不等),使用时应仔细考虑,选择适当的药物。要想阻止病邪发作,补益虚弱,就应该依据中经中的中品药来进行遣方用药。

【按语】中品药以"遏病补虚"为其主要功效,在处方中多用作臣药,并具有无毒或有小毒的特点,这些理论在临床上有一定的指导意义。

本节所谓"有毒、无毒",虽然是针对中品药而言,但是药物对于人体所产生的毒性作用原理,也同样适用于包括上品药和下品在内的所有药物。在本节中所提到的药物毒性划分,只是有毒和无毒两级标准,过于粗略。实际上,在《素问·五常政大论》中则有进一步的论述,并将药物毒性扩充到大毒、常毒、小毒和无毒的四级标准。而这四级标准是根据治疗疾病的效果优劣来确定的,也就是:"有毒、无毒固宜常制矣。大毒治病,十去其六;常毒治病,十去其七;小毒治病,十去其八;无毒治病,十去其九。"

玉石（中品）

雄 黄

【原文】雄黄,味苦,平,寒,主寒热,鼠瘘[1],恶疮[2],疽,痔,死肌[3],杀精物[4],恶鬼,邪气,百虫毒,胜五兵[5],炼[6]食之,轻身,神仙。一名黄食石。生山谷。

【词解】[1]鼠瘘:瘰疬的别名。[2]恶疮:指疮疡红肿痛痒剧烈,或腐烂,或溃烂后长久不愈。[3]死肌:由寒热邪气引起的皮肤僵硬,感觉丧失。[4]杀:杀灭,消除。[5]五兵:指五种兵器,即戈、殳、戟、酋矛、夷矛。胜五兵,是形容本品杀虫去毒的力量十分突出,比战场上用来消灭敌人的五种兵器还要强而有力。[6]炼:用火煅烧。

【语译】雄黄,味苦,性平微寒,主要治疗恶寒发热的病证,及鼠瘘、恶疮、疽、痔和死肌等皮肤病。服用本品能驱杀妖魔鬼怪、万物精灵,以及各种虫毒。其作用就像戈、殳、戟、酋矛、夷矛五种兵器那样强劲有力。炼后服用,可以使人身轻如神仙。本品又叫黄食石,出产在山谷。

【按语】雄黄,又名明雄,为硫化物类矿物雄黄的矿石,主要成分为硫化砷（AsS）或二硫化二砷（As_2S_2）,主产于湖南、湖北、贵州、云南、四川等地。雄黄在土中质软如泥,采挖后见空气即变坚硬。其质量最佳者称为"雄精",其次为"腰黄"。

雄黄味苦,性温(而不是《本经》所谓的微寒),有毒,归心、肝、胃经,主要功效为解毒杀虫、祛痰定惊,主治痈疽疔疮、疥癣、虫毒蛇伤、梅毒、麻风、虫积腹痛、哮喘、惊痫、破伤风等。《沈氏尊生书》中的牵牛丸,即用雄黄与槟榔、牵牛、大黄配伍,用于治疗虫积腹痛;《张氏医通》中以雄黄和朱砂等配伍,用来防治时疫、疟疾,以及小儿诸痫等。另外,雄黄还可配伍乳香、没药、麝香,治疗疮疡红肿不溃;配伍白矾,治疗风湿诸疮红肿痛痒、疥癣;配伍生五灵脂,治疗毒蛇咬伤;配伍槟榔、榧子,治血吸虫病;配伍吴茱萸,为末,香油熬熟调搽,治对口疮痈;配伍黄连、松脂,治疥疮;配伍蛇床子、水银,治疥癣;配伍滑石,治痈疽溃烂而不敛;配伍硫黄、血余、清油、黄蜡,治疗积年冷瘘,出黄水不收口;配伍真漆、牙皂,治大麻风;配伍胆星、蓖麻仁,治癫痫卒倒;配伍防风、草乌,治破伤风,拘急抽搐;配伍石膏、白矾,治疗腋臭;配伍陈皮,治疗臁疮日久;配伍杏仁、轻粉,用猪胆汁调,可治疗杨梅疮。雄黄多为外用,也可少量内服(0.3~0.9g)。

正是利用雄黄的毒性,以毒攻毒来解毒和杀虫,所以在外治痈疽疔毒、毒虫螫伤、毒蛇和狂犬咬伤及杀灭疥虫、滴虫、癣菌等方面应用比较广泛。由于雄黄内服还可以杀蛔虫、疟虫等,因此目前仍可少量内服治疗此类病证,但由于砷为有毒重金属,容易导致中毒,因此最好不要内服。另外,现代临床也将雄黄外治用来治疗颈性疼痛、眩晕、鼻息肉、传染性软疣,以及面神经麻痹、阑尾炎穿孔性腹膜炎等。由于雄黄有毒,孕妇忌服。另外,因为雄黄能从皮肤吸收,所以局部外用也不能大面积涂搽及长期使用。

"驱杀妖魔鬼怪,万物精灵"一说,主要在于强调本品具有强大解毒作用,同时也带有一定迷信色彩,是认识上的时代局限性表现。"炼后服用,身轻如神仙"一说,是古代方士的愚昧

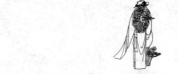

认识,绝不可信。

现代研究表明,雄黄经煅烧后分解为三氧化二砷,即砒霜,有剧毒。对此,古代医药学家也早有深刻认识,在《神农本草经》之后的不少医药著作中,都明确指出:用雄黄"忌火煅","雄黄见火,毒如砒"等。

现代药理研究表明:本品主要成分为硫化砷(AsS)或二硫化二砷(As_2S_2),含少量其他重金属盐,对多种皮肤真菌以及金黄色葡萄球菌、变形杆菌、绿脓杆菌,均有杀灭作用,并有抗血吸虫及抗疟原虫作用。

雌　黄

【原文】雌黄,味辛,平。主恶疮,头秃,痂疥[1],杀毒虫[2],虱[3],身痒,邪气[4],诸毒。炼之,久服轻身,增年不老。生山谷。

【词解】[1]痂疥:痂,疮上痂壳。疥,疥疮,是因卫生条件差,感染疥虫,引起手指缝、肘窝、腋窝甚至全身皮肤出现针头大小的疹点和水泡,瘙痒难忍,常见抓痕和结痂,有传染性。[2]毒虫:指蜂、蛇等毒虫。[3]虱:臭虫。[4]邪气:指恍惚邪气,引起人心神不安。

【语译】雌黄,味辛、性平,能外用治疗恶疮、头疮、疥疮等有一定传染性的皮肤病,还能治疗蜂、蛇虫的螫伤和虱虫感染及全身瘙痒,也可治疗邪扰心神、精神不定的病证。雌黄是一味用于各种毒邪侵犯肌表的药物。用火炼烧,长期服用,可以使人身轻体健,延年益寿,长生不老。雌黄主要出产于山谷地带。

【按语】雌黄,又名黄安,为硫化物类矿物雌黄的矿石,产于湖南、湖北、贵州、云南、四川、陕西等地,多见于山谷、温泉及火山附近。雌黄与雄黄性状相似，但雄黄呈红色或橘红色，雌黄则为黄色。雌黄是一味与雄黄相似的矿物药，它味辛、性平，有毒，归肝经，功效燥湿，杀虫，解毒，主治疥癣、恶疮、蛇虫螫伤、癫痫、寒痰咳喘、虫积腹痛。本品有毒，内服应慎用，不入汤剂。

雌黄、雄黄同为含砷的硫化物类矿物，常共生。传统以雄黄呈红色或橘红色而雌黄呈黄色来加以区别，两种药物在性能、效用上基本一致。现代研究已明确，其区别只是所含硫分子的数目不同而已，雄黄的主要成分是二硫化二砷（As_2S_2），雌黄的主要成分则为三硫化二砷（As_2S_3）。现代药理研究证实，雌黄对试管内多种皮肤真菌有抑制作用。另外，雌黄加热后可分解为三氧化二砷，即砒霜，有剧毒，因此不可内服，否则误服可致人死亡。

雌黄的主要成分与雄黄相同，对于炼后久服、轻身增年不老之说，切勿轻信，参见雄黄条。

石流黄

【原文】石流黄，味酸，温。主妇人阴蚀[1]，疽，痔，恶血[2]。坚筋骨，除头秃[3]，能化金银铜铁奇物。生山谷。

【词解】[1]阴蚀：又叫阴疮、慝疮。表现为外阴部溃烂、流脓血，并伴赤白带下，小便次数增多，自觉痒、痛、坠胀。[2]恶血：恶疮，疮疡红肿热痛、溃烂。[3]头秃：头疮。

【语译】石流黄，味酸，性温，能治疗妇科阴疮，外科疽、痔、恶疮，并能强壮筋骨，治疗头疮，有溶解金银铜铁等多种金属的作用。产于山谷地带。

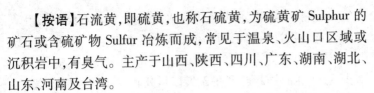

【按语】石流黄，即硫黄，也称石硫黄，为硫黄矿 Sulphur 的矿石或含硫矿物 Sulfur 冶炼而成，常见于温泉、火山口区域或沉积岩中，有臭气。主产于山西、陕西、四川、广东、湖南、湖北、山东、河南及台湾。

本品味酸，性温，有毒，归肾、大肠经，具有外用杀虫止痒、内服壮阳通便的功效，主要外用治疗外科痈疽、痔瘘、久治不愈的疮疡、疥癣、湿疮瘙痒、酒齄鼻、头部疮疡、冷风顽痹，以及妇科外阴湿烂、瘙痒、肿痛等。此外，硫黄还可内服，用于治疗命门火衰，下元虚冷诸证，表现为阳痿、腰膝冷痛、小便频数、寒喘、虚冷便秘等，如《和剂局方》的半硫丸，即以本品与半夏同服而治疗虚寒冷秘。另外，硫黄还可以配伍枯矾、冰片，治顽癣瘙痒；配伍大枫子、轻粉、黄丹，治疗疥疮；配伍蛇床子、明矾，治疗阴蚀瘙痒；配伍附子、肉桂、黑锡，治肾虚寒喘；配伍鹿茸、补骨脂，治火衰阳痿、尿频。

硫黄的参考用量为：外用适量，内服 1～3g，入丸、散服用。由于本品性温，有毒，因此阴虚火旺及孕妇忌服。硫黄内服后，部分可变为硫化氢，可致中毒，出现呼气时有硫黄气味、呕吐、吞咽困难、头痛、眩晕、腹痛、腹泻、激动或抑制、虚脱等症状，应立即采取洗胃、服泻盐、对症及支持治疗。

硫黄为矿物类药，主要成分为硫（S），另外还含有少量砷、铁、石灰、黏土及有机杂质。其主要药理作用有：（1）抗炎：研究发现适量硫黄对实验动物的炎症有治疗作用，能使各级支气管慢性炎症细胞浸润减轻，同时使各级支气管黏膜的杯状细胞数有不同程度的减少；（2）镇咳：硫黄对二氧化硫引起的小鼠和大血鼠以及氨水所致的咳嗽有镇咳作用，其原理为硫黄能促进支气管分泌增加，从而起到消炎、镇咳、祛痰的作用；（3）灭疥虫：硫黄外用时，在体温下硫黄与皮肤接触，生成硫化物（硫化氢和五硫黄酸），能在局部起到溶解角质、软化表皮、脱毛和杀灭皮肤寄生虫的作用；（4）内服硫黄后，可在肠道碱性环境中产生硫化氢,刺激肠道黏膜,使肠道产生兴奋蠕动,因而起缓泻作用。

硫黄的毒性有:局部用药可腐蚀体表皮毛。另外,研究表明,小鼠服用硫黄的LD_{50}为20g/kg,中毒症状为食欲减退、活动减少、腹胀、呼吸困难,多在3天以后死亡。小鼠灌服硫黄5~10天,多在5~6天死亡,病检可发现部分小鼠的肝、肾有不同程度的脂肪变性。硫黄本身不活泼,内服后变为硫化物,能刺激胃黏膜。此外空气中硫化氢浓度过高,可直接麻痹中枢神经细胞而导致死亡。

现代药理研究认为,《本经》所指能化金银铜铁奇物,是强调石流黄的外用作用强大,并不是指矿石类的石硫黄能溶解金属类的东西。

水　银

【原文】水银,味辛,寒。主疥瘘[1]痂疡,白秃[2],杀皮肤中虱,堕胎,除热,杀金、银、铜、锡毒,熔化还复为丹。久服神仙,不死。生平土。

【词解】[1] 瘘:指瘘管。疮破久不收口,成瘘管,流脓水,以瘰疬破溃、肛周脓肿成瘘最多,其他部位亦可发生。[2]白秃:指头癣、白癣、癞头疮,多见于小儿,见头皮上有灰白色屑斑,大小形状不一,逐渐成片,毛发断脱,容易发展成斑秃。

【语译】水银,味辛,性寒,大毒。能外用治疗疥疮、瘘管、痂疡、头癣,杀灭皮肤虱虫,并可引产,祛除热邪,解除金、银、铜、锡引起的中毒。水银加热熔化氧化还原为红汞,色如丹砂。长久服用可变成神仙,长生不死。水银产于矿石浮土中。

【按语】水银,为一种银白色的金属液体,即人们熟悉的汞,常温下为银白色不透明的重质液体，能与多种金属形成合金。水银主要由辰砂矿炼出，少数取自自然汞，拉丁名 Mercury.，主产于贵州、广西、云南、湖南、湖北、四川等地，又名灵液、铅精、赤汞等。

水银味辛，性寒，有毒，归肺、肾二经，具有杀虫、攻毒的功效，临床主治疥癣、梅毒、恶疮、痔瘘等。

水银（汞）的化合物有消毒、泻下、利尿作用，但是由于水银属大毒之品，现已不用作内服。常常炼为升丹，外用于皮肤疮痈肿毒。现在也有提炼后将其用作治疗梅毒药物的报道。另外，水银配伍铅丹，具有解毒敛疮的功效，临床可用于疮痈肿毒、疮口久不敛者，最为适宜；水银与白矾配伍，具有解毒杀虫、收湿止痒的功效，对于疥癣等皮肤病，用之能标本兼顾，外用最佳。

现代药理研究表明，元素汞不起药理作用，但水银作为一种原生质毒，能和病原微生物呼吸酶中的硫氨基结合而抑制其活力，最后使病原微生物窒息而致死。解离后的汞离子能与巯基结合而干扰细胞的代谢及功能。元素汞不能经胃肠道吸收，但暴露于空气中时可形成氧化物或硫化物，从而起到一定的抑菌作用（在试管内对多种皮肤真菌有不同程度的抑制作用）及轻度的通便、利尿作用。另外，汞剂对消化道有腐蚀作用，对肾脏、毛细血管均有损害作用。吞食水银的人，多数无明显症状，水银可自粪便中排出体外，少数人可出现症状，甚至可引起立即死亡。因而，水银有毒，内服宜慎，且不能与磁石、砒霜配伍使用。

经文所说"能杀金、银、铜、锡毒"，是指能发生化学反应。"久服神仙不死"更是方士之言，断不可信。

另外，由于水银、砒霜均具有剧毒，为以毒攻毒的猛药，临床都可用于治疗疥癣、恶疮肿毒。二者的区别是：水银攻毒杀虫的功效显著，但砒霜还兼有蚀疮去腐的作用，为治疗恶疮死

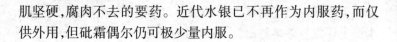

石　膏

【原文】石膏,味辛,微寒。主中风[1]寒热,心下逆气[2],惊[3],喘,口干,舌焦[4],不能息[5],腹中坚痛,除邪鬼,产乳[6],金疮。生山谷。

【词解】[1] 中风:指表证感冒发烧。[2]心下逆气:热结于心下出现心胸烦逆的症状。[3]惊:邪热扰心,出现惊风的症状。[4]舌焦:舌面干燥苔黄,甚或发黑,为高热引起。[5]不能息:息,指呼吸。不能息,是指呼吸粗大,甚至作喘。[6]产乳:指产后热甚。

【语译】石膏,味辛,性微寒。用于治疗感冒发烧、邪热扰心所致的心下烦满、甚至惊厥,也用于治疗邪热犯肺所致的喘咳,热邪伤津所致的口干、口苦、舌黄甚至焦燥,甚至呼吸粗大,以及热结肠中、燥伤津液出现的腹中燥结、坚硬腹痛。石膏还可用于驱除鬼邪,治疗产后热甚。煅后外用,治疗热毒疮痈、金疮出血。本品产于山谷地带。

【按语】石膏,又名软石膏、寒水石(有别于现用中药寒水石)、白虎,为硫酸盐类矿物石膏 Cypsum 的矿石,主要成分为硫酸钙。全国各地均产,而以湖北、安徽产者为佳。

石膏,因能除大热,现多认为性其大寒,味辛、甘,归肺、胃经。石膏生用时具有清热泻火、解肌、除烦止渴的作用,适用于治疗热在气分出现的热病壮热不退、心烦神昏、谵语发狂、口渴咽干,肺热喘急,中暑自汗,胃火头痛、牙痛,热毒壅盛,发斑发疹、口舌生疮等。煅石膏能生肌敛疮,外敷时可用于治疗痈疽

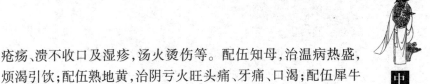

疮疡、溃不收口及湿疹,汤火烫伤等。配伍知母,治温病热盛,烦渴引饮;配伍熟地黄,治阴亏火旺头痛、牙痛、口渴;配伍犀牛角,治湿热疫毒,壮热神昏、吐衄、斑疹;配伍细辛,治胃火上冲,牙龈肿痛;配伍黄柏,治疗烫伤、湿疹等。

现代研究表明,生石膏的主要成分为含水硫酸钙($CaSO_4 \cdot 2H_2O$),其中含 CaO_3 2.5%,SO_3 46.6%,H_2O 20.9%,也常有黏土、砂粒、有机物、硫化物等杂质混入。此外,还含有 Fe^{2+}、Mg^{3+}、松罗酸等。煅石膏的主要成分为硫酸钙($CaSO_4$)。

研究表明,生石膏对人工发热动物具有一定的解热作用,但关于石膏退热作用的药理实验,结论不甚一致。有报告认为,石膏及白虎汤对内毒素发热均有明显的解热效果。生石膏对正常动物体温无解热作用,但对发热动物体温有明显退热作用,而且其退热作用可能不是因其主要成分钙的作用,解热的有效成分可能在硫酸钙以外的杂质中。有认为石膏内服经胃酸作用,变成可溶性钙盐,吸收入血后,对神经(包括体温调节中枢)及肌肉有抑制作用,并能降低血管通透性,因而有解热、镇静及消炎作用。另外,国外用实验性发热大鼠的实验证明,石膏灌服、皮下注射或静脉注射虽未见明显的退热作用,但仅以禁止饮水,内毒素引致发热,给以利尿剂、喂饲食盐以及辐射热等方法造成动物"口渴"状态时,石膏可以减少大鼠的饮水量,也就是可以减轻其"口渴"状态。

另外,有研究表明,石膏还有以下作用:(1)对心血管系统的作用:石膏浸液对蛙的在体心脏无影响,但对离体蟾蜍心及兔心,小剂量石膏浸液有兴奋作用,而大剂量时则有抑制作用,换液后心脏可恢复正常。静脉注射 4% 石膏上清液0.1ml/kg时,家兔及猫的呼吸、血压及血流量没有呈现任何变化,而注射 1ml/kg 以上时,呈现呼吸抑制,血压下降,血流量减少,心率减慢。石膏上清液对于因交感神经刺激、副交感神经刺激及肾上腺素、去甲肾上腺素和乙酰胆碱引起的呼吸、血

中经·玉石(中品)

209

压、血流量、心率的变化毫无影响。静脉注射石膏 0.2ml/kg 可使家兔和猫的大腿动脉的血流量呈一时性减少,其后增加,并使冠状动脉血流量减少。(2)对肌肉和外周神经兴奋性的影响:用 4% 或 40% 石膏上清液处理过的蟾蜍坐骨神经-腓肠肌标本实验,发现神经或肌肉的单次电刺激振幅增大。连续刺激时,肌运动持续时间较对照组长,说明石膏能提高肌肉和外周神经的兴奋性。(3)对平滑肌的作用:对于家兔离体小肠和子宫,用小量石膏上清液时振幅增大,用大量时则紧张性降低,振幅减小。石膏还可以使小鼠尿排出量增加,小肠推动功能减慢,并增加大鼠和猫的胆汁排泄。(4)对机体免疫功能的影响:1:1的石膏液在体外培养试验中能明显增强肺泡巨噬细胞对白色葡萄球菌死菌及胶体金的吞噬能力,并能促进吞噬细胞的成熟。由于 Ca^{2+} 可提高肺泡巨噬细胞的捕捉率,加强其吞噬活性和加速其对尘粒的清除,Ca^{2+} 在维持巨噬细胞生理功能上也具有重要的意义,因而认为石膏在上述作用中,Ca^{2+} 可能起着重要的作用。(5)长期喂饲石膏,可使大鼠垂体、肾上腺、颚下腺、胰脏及血清中含钙量降低,但脾脏及胸腺等的含钙量升高,而对摘除甲状腺、副甲状腺的大鼠则可使胸腺含钙量增加,脾脏含量减少。有报告人工造成实验性内缺损腔的家兔,以石膏糊充填之,可见术后血钙升高,内缺损愈合加速。钙有减少血管通透性、促进凝血酶原变成凝血素的作用,因此石膏可以抗渗、抗过敏、抗炎,加速血凝,还可中和胃酸,降低血钙所致的痉挛等。

石膏性大寒,有些医家认为生用易损脾胃阳气,所以主张煅用,以缓和石膏大寒伤胃的性质。实际上石膏性辛,甘而善清透,如果应用对证并不伤胃。如经文称石膏可用于"产乳",一般妇女产后虚寒证较多,当慎重用石膏,但确属气分实热证,石膏亦可应用。用之对证,并无伤阳害胃的弊端。然而,石膏经火煅后,不仅清热力大减,而且清透之性亦转为收敛,凝滞不

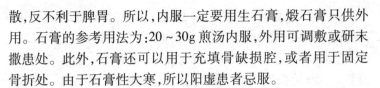

散,反不利于脾胃。所以,内服一定要用生石膏,煅石膏只供外用。石膏的参考用法为:20～30g煎汤内服,外用可调敷或研末撒患处。此外,石膏还可以用于充填骨缺损腔,或者用于固定骨折处。由于石膏性大寒,所以阳虚患者忌服。

　　另外,石膏为矿石类而质重,溶解度低,有经验认为用量应大于一般药,重证可用至100g左右,宜打碎先煎。有实验证明,石膏在每剂药中用量在20g时,即达最大煎出量,煎煮时间也由粉碎度决定,延长煎煮时间是没有必要的。所以,为了不浪费药材和耽误时间,临床用石膏不可无原则地加大剂量,或延长煎煮时间。

磁　石

　　【原文】磁石,味辛,寒。主周痹^[1],风湿,肢节中痛,不可持物^[2],洗洗酸消^[3],除大热烦满及耳聋。一名元石。生山谷。

　　【词解】[1]周痹:指邪入血脉、肌肉,表现为周身疼痛、沉重麻木、项背强痛不适。[2]持物:拿东西。[3]洗洗酸消:洗洗,即洒洒(xǐ),形容像水洒洗怕冷的样子。酸,即酸痛。消,即瘦削,软弱无力的样子。洗洗酸消,指痹证日久,肢体、肌肉、关节寒冷酸痛,软弱无力。

　　【语译】磁石,味辛,性寒,能治疗风寒湿周身痹痛、肢体关节痛,甚至疼痛不可随意拿东西,也可用于痹证日久,肢体软弱无力。磁石寒能胜热,重能震慑,所以能治疗大热烦满,使肢节舒适,耳聪目明。磁石又名元石,产于山谷地带。

　　【按语】磁石,为氧化物类矿物磁铁矿的矿石,主要成分为四氧化三铁,产于江苏、山东、辽宁、广东、安徽、河北等地。

211

磁石味辛、咸,性平偏寒,归肾、肝、肺经,具有潜阳纳气、镇惊安神的作用,主治阴虚阳亢、头目眩晕、耳鸣耳聋、烦躁失眠、虚喘、怔忡、惊痫、小儿惊风、视力模糊、癫痫等。配伍石决明、白芍、生地,治头晕头痛;配伍代赭石、五味子、胡桃肉,治肾虚作喘;配伍夜明砂、神曲,治视力模糊、头昏目暗;配伍五味子、怀山药、山茱萸,治疗耳鸣、耳聋等。

生磁石质重沉降,镇惊纳气的功效较好,但生品药汁难出,疗效欠佳;煅磁石经醋淬后质地松脆,易于煎出汁,并且酸味入肝,平肝潜阳疗效较好,故一般入药宜醋淬后用,用量以 30 ~ 40g 为宜。另外,磁石也可以与胆石、丹矾、白矾、雄黄各 30g,用升华法煅烧 72 小时,即得五烟丹,外敷,对皮肤肿瘤有一定疗效。由于磁石质重性寒,内服时脾胃虚者忌用。

生磁石主要含四氧化三铁,其中氧化铁 31%,氧化亚铁 69%,另外还含少量氧化镁、三氧化二铝等。磁石火煅醋制后成为三氧化二铁和醋酸铁。经药理研究证实,磁石具有补血和镇静中枢神经的作用,可用于缺铁性贫血和神经衰弱失眠等。

凝水石

【原文】凝水石,味辛,寒。主身热,腹中积聚邪气[1],皮中如火烧[2],烦满[3],水饮之。久服不饥。一名白水石。生山谷。

【词解】[1]腹中积聚邪气:指食滞、热邪等邪气积聚腹中。[2]皮中如火烧:指全身大热。[3]烦满:指心烦腹满。

【语译】凝水石,味辛,性寒凉。治全身大热,邪气结聚腹中,腹中胀满疼痛,甚至邪热亢盛,烦躁不安,腹中痞满,口渴多饮。长期服用本品，可使脾胃受寒，不欲饮食。本品又叫白水石，生长在山谷。

【按语】凝水石，又叫寒水石、白水石，据考证为芒硝的天然晶体，为硫酸盐类矿物芒硝的晶体。但近代寒水石药材的商品，有硫酸钙矿石红石膏 Cypsum 与碳酸钙矿石方解石 Calcite 两种。前者多用于北方，俗称北寒水石，主产于辽宁、吉林、河北、内蒙古、山东、甘肃及新疆；后者多用于南方，俗称南寒水石，主产于安徽、江西、河南、河北、湖南、四川及新疆。矿物多发现于卤地积盐之下。

寒水石味辛、咸，性寒，入心、胃、肾经，具有清热泻火、利窍、消肿的作用。主治热在气分的大热烦渴、脉洪大，以及尿闭、吐泻、水肿、齿衄、丹毒、口舌生疮、咽喉肿痛、风热火眼等。亦可外用治疗口疮、烫伤等。寒水石配伍滑石、石膏、杏仁、银花，治热在气分，烦渴、脉洪大；配伍黄连，治伤寒发狂；配伍甘草、天竺黄、龙脑，治风热心烦、口出狂言、浑身壮热及各种中毒。

临床上，寒水石的参考用法为：20～30g 煎汤内服；也可外用，研末后以麻油或凡士林调膏外敷，以治疗烫伤及疮疖湿疮等。由于寒水石性寒质重，所以脾胃虚寒者忌用。

现代研究表明，芒硝晶体主含硫酸钠，红石膏主含硫酸钙，方解石主含碳酸钙。芒硝在水中的溶解度以 34℃ 时最大，此相当于夏天的一般温度，此温度的芒硝饱和溶液入冷水或井中，可因温度降低而析出结晶，状如"凌冰"。但石膏在水中溶解度甚小，方解石不溶于水，在上述情况下，此二者均不能析出结晶。

寒水石在古时十分常用，现代则应用较少。如果所用的是芒硝之天然晶体，其效用应当与芒硝相似；如果是红石膏，则与石膏相仿；若为方解石，则功效似石膏而力较弱。

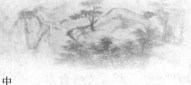

阳起石

【原文】阳起石，味咸，微温。主崩中漏下，破子藏中血[1]，癥瘕结气，寒热腹痛，无子，阴痿不起，补不足。一名白石。生山谷。

【词解】[1]子藏：即女子胞，现在称做子宫。

【语译】阳起石，味咸，性微温。主治妇科崩漏，并能破血逐瘀，祛除子宫中的死血、瘀血，以及腹中瘀血包块，还能治疗腹中邪气积聚疼痛。本品还有温肾壮阳作用，可治疗肾阳虚衰，女子不能怀孕生子，男子阳痿不育。此药又叫做白石，产于山谷地带。

【按语】阳起石，为含硅酸盐类矿物阳起石 Actinolite 或阳起石石棉 Actinolite Asbestoe 的矿石，主产于河北、河南、山东、湖北等省。阳起石可生用，也可煅用。

阳起石味咸，性温，入肾经，具有温肾壮阳的作用，主治肾阳虚衰、下焦虚寒所致的男子阳痿、遗精、早泄，女子宫寒不孕、癥瘕、崩漏及腰膝冷痹、寒疝、五劳七伤等。阳起石配伍鹿茸，治疗妇女宫冷崩漏不止；配伍石钟乳，治疗男子精滑不禁。

阳起石的临床参考用法为：9～15g 水煎内服，或 3～5g 入丸散剂。外用适量，烧研末后，新水调涂肿处，对丹毒有良好疗效。由于阳起石性温燥，阴亏火旺者忌用。

阳起石为钙、镁、铁的硅酸盐，其分子组成为 $Ca_2(Mg, Fe^{2+})_5[Si_4O_{11}]_2[OH]_2$。其中 FeO 6%～13%，CaO 13.8%，MgO 24.6%，SiO_4 58.8%。

现代有人提出，阳起石不宜入药，是因阳起石为石棉类矿石。石棉是致癌活性最强的物质之一,可引起肋骨癌、腹癌、肺癌,值得重视。

孔公孽

【原文】孔公孽,味辛,温。主伤食不化,邪结气恶[1],疮、疽、瘘、痔,利九窍,下乳汁。生山谷。

【词解】[1]气恶:指邪气郁阻而致气逆气闭等证。

【语译】孔公孽,味辛,性温。主治饮食内伤,食积不化,治邪气郁阻而致气逆气闭等证,以及疮疡、痈疽、痔瘘等,能通利九窍,下乳汁。出产于山谷地带。

【按语】孔公孽的来源、性能,与石钟乳基本相同,均为碳酸盐类矿物钟乳石Stalactite的矿石,只是孔公孽为钟乳石之下较为细小的部分或有中空者。孔公孽又名孔公石,其状如牛羊角,中有孔通者,也名通石。现代多将孔公孽、殷孽与钟乳石通用,一般内服不入汤剂或丸散剂,多用酒浸泡后服用。

孔公孽,为钟乳石之房,其内中空,或为细粒,味辛,性温,具有益气、补虚、强阳、安中、明目、下乳、定喘、止咳的功效,临床可用于治疗虚损、劳嗽、腰酸、乳汁过少等证。近代也将其用于治疗胃溃疡、胃酸过多、咳血、吐血、缺乳等。

一般认为,孔公孽具有通阳散寒而利外窍的作用,所以善于治疗寒凝气结所致的气郁、气闭等,并对食寒饮冷所致的食积有良好疗效;对于因受寒所致的乳汁不通,孔公孽能使体内阳气得以宣通,因而血气和畅而乳汁自下;对于因寒凝血瘀所致的血脉不通而导致的疮疡、痈疽、痔瘘,则使瘀血得以温化而能痊愈。

现代研究表明,孔公孽的主要成分为碳酸钙,并含有少量镁及少量酸性不溶性残渣,其药理作用与钟乳石相同,参见上经"石钟乳"条。

殷　孽

【原文】殷孽,味辛,温。主烂伤瘀血[1],泄利,寒热,鼠瘘[2],癥瘕结气。一名姜石。生山谷。

【词解】[1]烂伤瘀血:指皮肤病溃烂。[2]鼠瘘:指颈部、腋下淋巴结结核。

【语译】殷孽,味辛,性温,主治皮肤疮烂、泄泻下利、痈疽痔瘘严重时出现的发冷发热及癥瘕积聚。此药又称为姜石,出产在山谷地带。

【按语】现《中药大辞典》将孔公孽、殷孽合为一条,归于钟乳石条下,均为碳酸盐类矿物钟乳石 Stalactite 的矿石。我国广西、四川、山西等省有石灰岩洞穴处均有产。所不同的是,殷孽为钟乳石之附于石上的粗大根盘,其形状盘结如姜,所以也叫姜石。

殷孽为钟乳石之根床,其味甘,性温,入肺、肾经,具有温肺气、壮元阳、下乳汁的作用,主治虚劳喘咳、寒嗽、阳痿、腰脚冷痹、乳汁不通。本品性质辛散温通,能治饮食不化,邪气结聚皮肤、经络导致皮肤疮烂,痈疽痔瘘,甚至对气滞血瘀所致的乳汁不通及颈部腋下发为肿块坚硬也有较好的治疗作用。另外,本品还能泻下大便,活血化瘀,可治疗癥瘕积聚。其临床用法同孔公孽。

与孔公孽、钟乳石相同,殷孽的主要成分也为碳酸钙。其药理作用也与前二者相同,参见上条。

铁精落

【原文】铁精,平。主明目,化铜。铁落,味辛,平。主风热,恶疮,疡疽疮痂疥气[1]在皮肤中。铁,主坚肌,耐痛。生平泽。

【词解】[1]疡疽疮痂疥气:泛指各种皮肤病。

【语译】铁精,性质平和。服用本品可使眼睛明亮,并有溶解金属铜的作用。铁落,味辛,性平,能治疗风热表证及皮肤疮疡、痈疽、恶疮、疥癞等皮肤病。生铁,可使皮肤肌肉固密强壮,耐受疼痛。此药出产于平川土地。

【按语】铁精,为炼铁炉中的灰烬,又名铁精粉、铁花。铁落,为生铁煅烧至红赤,外层氧化时被锤落的铁屑,又名生铁落、铁液、铁屎、铁屑、铁花、铁蛾。铁,为一种灰黑色金属,主要由赤铁矿 Hematite、褐铁矿 Limonite、磁铁矿 Magnetite 等炼出。由于含碳量的不同,可分为生铁(含碳量在 1.7%)、熟铁(含碳量在 0.2% 以下)、钢铁(含碳量在 0.2% ~1.7% 之间)三种,一般以生铁入药。

铁精,味辛、苦,性平,入心、肝二经,具有镇惊安神、消肿解毒的功效,主治惊痫心悸、疔毒、阴肿、脱肛。一般用法为 15 ~ 30g 煎汤内服,或入丸散剂;外用适量调敷。

铁落,味辛,性凉,入心、肝二经,具有平肝镇惊的功效,主治癫狂、热病谵妄、心悸、易惊善怒、疮疡肿毒。一般用法为 9 ~30g 煎汤内服;外用适量研末调敷。本品主要含有四氧化三铁(Fe_3O_4),或磁性氧化铁($FeO \cdot Fe_2O_3$)。

铁,味辛,性凉,入心、肝、肾三经,具有镇惊平肝、消痈解毒的功效,主治惊痫、癫狂、痈疮肿毒、金疮、丹毒等。临床一般15～30g煎汤内服,或烧赤淬酒后服用;外用适量煎水洗或烧赤淬水洗。虽古有记载药用生铁治病,但现代已少有做药用。

原文称铁精可化铜,但现代认为铁屑不能溶解铜,恐是记载有误。

理　石

【原文】理石,味辛,寒。主身热,利胃解烦[1],益精明目。破积聚,去三虫[2]。一名立制石。生山谷。

【词解】[1]利胃解烦:指和胃除烦。[2]三虫:泛指各种肠道寄生虫。

【语译】理石,味辛,性寒。能治疗邪热炽盛、身热烦躁、口渴多饮,有清热除烦的作用。服用本品可使精力充沛,眼睛明亮。本品还有活血祛瘀、杀灭肠道寄生虫的作用。此药又叫立制石,生长于山谷地带。

【按语】理石,为硫酸盐类矿物石膏中的纤维石膏 Fibrous gypsum,为白色纤维状,或针状,而具有绢丝光泽之块,微透明。又名立制石、肌石。

本品味辛、甘,性寒,入心、肝、肾三经,具有清热除烦、养胃益阴、益睛明目、消癥破积的功效,主治温病壮热、口渴心烦等。理石能清身热,除心烦,所以能去大热或结热;本品具有滋阴养胃、生津止渴的作用,所以对口渴有良好治疗作用;本品还能清肝火、益肾精,由于肝开窍于目,肾精上注于目,所以本品还有明目的功效;此外,本品能活血化瘀,主破积聚,所以还兼能治疗中风痿痹。临床用法为:9～12g煎汤内服。

有认为理石即是石膏中顺理而细者,与软石膏为同类而颜色稍有差别,二者可通用。

理石的现代药理研究同"石膏"条。

长 石

【原文】长石,味辛,寒。主身热,四肢寒厥,利小便,通血脉,明目去翳眇[1]。下三虫,杀蛊毒[2],久服不饥。一名方石。生山谷。

【词解】[1]翳眇:指眼生翳膜,视物昏花,甚至失明。[2]蛊毒:泛指感染虫毒结聚,闭阻血脉,导致腹部膨大、腹胀如鼓的病证。

【语译】长石,味辛,性寒。能治疗邪热壅盛,全身大热甚至四肢逆冷。本品还能利小便,通利血脉,治疗视物不清、目生翳膜,使眼睛明亮。本品还可祛除肠道寄生虫,杀虫毒,长久服用,可使人无饥饿感。此药又叫方石,生长在山谷地带。

【按语】长石,为硫酸盐类矿物硬石膏 Anhydrite 的矿石,一般成致密粒状、大理石状集合体,性脆。又名方石、直石、土石、硬石膏。

长石,味辛,性寒,入肝、膀胱、胃三经,具有清肝明目、行气利水的功效,主治风热目疾,或胃中结气、小便不利者。临床用法为 15～90g 煎汤内服。

本品属矿物类药,性质寒凉,辛散祛邪,因而具有清热泻火的作用,对热深厥亦深的四肢厥冷有良效。至于其他作用,现代临床已经很少用,所以不作强解。善于原文所谓"久服不饥",其实是本品的副作用,因为长石药性寒凉,所以易伤阳败胃,导致不思饮食。

现代研究表明,长石的主要成分为天然产的不含结晶水的石膏,即硫酸钙($CaSO_4$),此外还兼杂微量的氧化铅(Al_2O_3)、二硫化铁(FeS_2)及碳酸盐等。其药理作用与石膏相似,参见"石膏"条。

肤 青

【原文】肤青,味辛,平。主蛊毒及蛇、菜肉诸毒,恶疮。生川谷。

【语译】肤青,味辛,性平。主治各种虫毒,以及蛇、菜肉等各种毒气,能治疗严重而久不收口的疮疡。出产于山川河谷地带。

【按语】肤青,为碳酸盐类矿物蓝铜矿 Azurite 的矿石,因色青而得名。

目前认为,肤青味酸咸,性平,质重,有小毒,具有化瘀软坚、收湿敛疮的功效。

肤青的性味、效用,与扁青、白青相似,不同的是,肤青以解毒为主要功效,对各种毒邪,都可以毒攻毒而使毒邪得以解除。但是由于肤青有毒,所以临床上应该中病即止,不能多服久服。

此外,需指出的是,上经的空青、曾青、白青、扁青与中经肤青,均为碳酸盐类矿物蓝铜矿的矿石,但《神农本草经》却将其列为五种不同的矿物类药,其成分均为碱式碳酸铜,所以功效也具有一定的相同之处,均能清肝明目、活血破积,其不同之处为:空青为孔雀石,为成球形或中空者,是蓝铜矿的矿石中最贵重的一种,其味甘性寒,专入肝经,性善重镇清降,具有清肝降火、明目通窍的作用,其特点为长于治疗眼疾;曾青,为矿石成

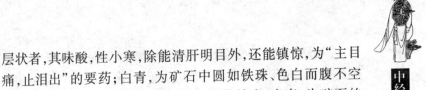

层状者,其味酸,性小寒,除能清肝明目外,还能镇惊,为"主目痛,止泪出"的要药;白青,为矿石中圆如铁珠、色白而腹不空者,其味甘,性平,除能清肝明目外,还能祛虫;扁青,为矿石的单斜晶体,其味甘,性平,除能清肝明目外,还具有收敛之性,能收涩敛肌,对折跌、痈肿等有治疗作用(功似自然铜);肤青,则以解毒为主要功效。

现代研究表明,以上五种药物的成分均为$2CuCO_2 \cdot Cu$(其中含$CuO 69.2\%$,$CO_2 25.6\%$,$H_2O 5.2\%$。

草 (中品)

干 姜

【原文】干姜,味辛,温。主胸满,咳逆上气[1],温中,止血,出汗,逐风湿痹,肠澼[2],下利[3]。生者尤良。久服,去臭气[4],通神明。生川谷。

【词解】[1]咳逆上气:指咳嗽气喘。[2]肠澼,指大便下血较盛。俗名血箭。[3]下利:指腹泻、痢疾等。[4]臭气:指口臭。

【语译】干姜,味辛,性温。主治肺寒胸满,咳嗽喘息,能温暖中焦脾胃,温经止血,发汗解表,祛除风寒湿邪,治疗关节痹痛、屈伸不利,温暖肠胃的作用能治疗胃肠虚寒便血、下利。干姜鲜品生者的作用更佳。长久服用,可去除口臭,使人神志清爽。此药生长在平地砂土。

221

【按语】干姜，为姜科植物姜 *Zingiber officinale* Rosc. 的干燥根茎。姜生长于阳光充足的砂质土壤中，全国大部分地区有栽培，主产于四川、贵州等地。

本品味辛，性热，入脾、胃、肺经，具有温中逐寒、回阳通脉、温肺化饮、温经止血的功效，主治脾胃虚寒，心腹冷痛，腹痛腹泻，恶心呕吐；寒湿痰饮，咳嗽气喘；下利清谷，四肢厥冷，脉微欲绝，以及风寒湿痹、虚寒性出血（血痢、吐血、便血、崩漏）等。与附子、甘草配伍，治疗下利清谷，四肢厥冷；配伍细辛、五味子，治疗痰饮咳喘；配伍人参、白术、甘草，治疗脾胃虚寒所致的腹痛腹泻；配伍半夏，治疗呕吐；配伍甘草，治疗口吐涎沫，虚寒肺痿；配伍茯苓、白术，治疗肾著，身重腰冷；配伍黄连，治疗寒热互结的胃脘痞痛，泄泻痢疾；配伍阿胶、侧柏叶、蒲黄，治疗吐血、便血。

干姜的临床用法为：12～18g煎汤内服或入丸、散剂。由于干姜性温热，所以阴虚火旺者及孕妇忌服。

生姜、干姜、炮姜虽同属于姜，但由于加工炮制的不同，故其性味功效有所差异。生姜用鲜品，味辛性温，长于发散风寒，又能温胃止呕，多用于风寒表证及呕吐之证；干姜为母姜的干燥品，味辛性热，走散之力已减，温中之功增强，为治疗脾胃寒证的要药，并能回阳、温肺化饮，治疗亡阳证及寒饮喘咳；炮姜经过火炮，辛苦味减弱，味转苦涩，长于温经止血，多用于虚寒性出血证。故前人有"生姜走而不守，干姜能走能守，炮姜守而不走"之说。

本品含挥发油1.2%～2.8%，油中的主要成分为姜醇、姜烯、没药烯等。姜中的辛辣成分是姜辣素，以及分解产物姜酮、姜烯酚。姜尚含树脂、淀粉。现代药理研究认为干姜对消化道有轻度的刺激作用，可使肠张力、节律及蠕动增加；干姜浸膏及甲醇提取物能抑制硫酸铜所致动物呕吐反应；干姜甲醇提取物还有镇静、镇痛、抗炎作用；醇提物对麻醉犬血管运动中枢及呼吸中枢有兴奋作用,对心脏也有兴奋作用。干姜醇提物及其所含姜辣素和姜辣烯酮有显著灭螺和抗血吸虫作用。

枲耳实

【原文】枲耳实[1],味甘,温。主风头寒痛[2],风湿周痹,四肢拘挛痛,恶肉死肌,久服益气,耳目聪明,强志轻身。一名胡枲,一名地葵。生川谷。

【词解】[1]枲耳实:即苍耳子,枲音希(xī)。[2]风头寒痛:指感受风寒邪气,头部怕风、怕寒,或者疼痛。

【语译】枲耳实,味甘,性温,能治疗风寒邪气侵袭人体所致的头痛怕风、恶寒,风湿邪气闭阻全身气血,一身疼痛、四肢拘挛疼痛、肌肉酸疼及瘰疬、疥癣、隐疹、瘙痒等疾病。久服本品使人精力充沛,耳聪目明,并能使身体强壮,精神饱满。此药又叫胡枲,或称地葵,生长在山川地带。

【按语】枲耳实,现名苍耳子,为菊科植物苍耳 *Xanthium Sibiricum* Patr. ex Widd. 的干燥带总苞的果实,全国各地均产,主产于山东、湖北、江苏、江西等地。

本品味甘、苦,性温,有小毒,入肺、肝经,具有祛风胜湿、止痛、通鼻窍、杀虫的作用,主治风寒头痛、风寒湿痹、四肢挛痛、鼻渊、齿痛、目痛、麻风、风疹湿疹、疥癣、皮肤瘙痒等。配伍白芷、辛夷、薄荷,治风寒头痛、鼻渊;配伍白蒺藜、蝉衣、地肤子、白鲜皮等,治疗皮肤风湿、疮疹瘙痒;配伍防风、羌活、秦艽、威灵仙,治疗风湿痛;配伍天麻、白菊花,治疗眩晕、头脑攻痛;配伍苍术,治大麻风。

本品味甘能缓急止痛,性温能散寒邪,为治鼻渊头痛要药。

苍耳子的临床用法为:3~9g水煎内服,或入丸、散剂;外用适量煎汤外洗。由于苍耳子性温,有小毒,所以血虚痹痛、阴虚头痛者忌用。另外,服用本品时忌食猪肉。

苍耳子全株有毒,以果实为最,且毒性鲜叶大于干叶。所含毒性成分为苍耳苷及其他生物碱或毒蛋白。毒性物质可溶于水,所以内服不宜过量。中毒后主要为肝肾损害,严重者昏迷、惊厥、呼吸、循环或肾衰竭而死亡。

现代研究表明,苍耳子果实含苍耳子苷1.2%,树脂3.3%,以及脂肪油、生物碱、维生素C和色素等。所含苷类物质可使动物血糖显著降低,甚至降至惊厥水平。苍耳子煎剂有镇咳及抑制心脏作用,在体外对金黄色葡萄球菌有某些抑菌作用,其丙酮或乙醇提取物在体外对红色毛癣菌也有抑菌作用。

葛 根

【原文】葛根,味甘,平。主消渴[1],身大热,呕吐,诸痹,起阴气[2],解诸毒。葛谷[3],主下利十岁已上[4]。一名鸡齐根。生川谷。

【词解】[1]消渴:指以食多、饮多、尿多、体重减轻为主要表现的一类病证,类似于目前所称的糖尿病。也指体内阴津受伤,以口渴多饮为主要表现的病证。[2]起阴气:阴气,相对于阳气而言,是指葛根的升阴作用。起阴气即为指升举阳气之意。[3]葛谷:为豆科植物葛的种子。[4]下利十岁已上:指下痢日久不愈。

【语译】葛根味甘,性平,能治口渴多饮、外感身热、呕吐、一身疼痛。有升举阳气、解毒的作用。葛谷,能治脾胃虚寒、下痢日久不愈。此药又叫鸡齐根,生长在山坡草丛中或路旁及较阴湿的地方。

【按语】葛根，为豆科植物野葛（葛条、葛藤）*Pueraria lobata* （Willd.）Ohwi 或甘葛藤（甘葛、粉葛）*Pueraria thomsonii* Benth. 的块根。二者均分布于我国南北各地，前者多为野生，主产于湖南、河南、广东、浙江及四川；后者多为栽培，主产于广西、广东，次产于四川及云南。葛谷，则为葛的种子。

葛根味甘、辛，性凉，入脾、胃经，具有发表解肌、升阳透疹、除烦止渴的功效，主要用于治疗外感表证出现的发热、头痛、项强等，以及斑疹不透、热病烦渴、内热消渴、湿热泻痢、脾虚久泻等，现代也将葛根用于治疗高血压、心绞痛、耳聋等。葛根配伍麻黄、桂枝、白芍，治外感风寒，项背强痛；配伍石膏、柴胡、黄芩、羌活，治疗壮热、口渴、无汗；配伍黄芩、黄连，治下利；配伍党参、白术，治疗脾虚泄泻；配伍升麻、芍药、甘草，治疗麻疹初起，壮热、口渴，斑疹已发或未发；配伍天花粉、麦冬，治疗消渴。

葛根一般9～15g水煎服，或鲜品适量捣汁服。由于葛根升阳透表之性较强，所以斑疹已透者忌用。

葛谷的主要功用为治下痢，解酒毒，临床应用不多。

现代研究表明，葛根的成分主要为黄酮类物质，有大豆苷、大豆素、葛根素及生物碱等。种子含油15%及γ-谷氨酰基苯丙氨酸。现代药理研究认为，葛根醇浸液有解热作用。葛根能改善冠状动脉循环，葛根总黄酮和葛根素有明显的扩张冠状血管的作用，能使正常和痉挛状态的冠脉扩张。葛根总黄酮还能扩张脑血管，可以使异常的脑循环正常化，加以葛根尚能减弱去甲肾上腺素的升压反应，这些作用都可能是改善头痛、项强、耳鸣、耳聋的原因。有资料报道葛根煎剂、醇提物及总黄酮有益智作用。葛根煎剂、浸剂和总黄酮都有一定降压效果。

栝　楼

【原文】栝楼根，味苦，寒。主消渴，身热，烦满，大热,补虚安中[1],续绝伤[2]。一名地楼。生川谷及山阴。

【词解】[1]补虚安中:安中指消除邪热,使五脏安和。补虚安中此指养胃阴之意。[2]续绝伤:此指栝楼根具有治疗跌打损伤、续筋接骨的作用。

【语译】栝楼根,味苦,性寒,主治邪热壅盛所致的身热口渴烦满不适,能清热治虚渴,消除邪热使五脏安和,气血顺畅。此药又叫地楼,生长在山川河谷及潮湿地带。

【按语】栝楼根,现称天花粉,为葫芦科植物栝楼(瓜蒌)*Trichosanthes kirilowii* Maxim. 或日本栝楼 *Trichosanthes japonica* Rgl.,或双边栝楼 *Trichosanthes uniflora* Hao 的根,主产于河南、广西、山东、江苏等地。

本品味苦、酸、微甘,性寒凉,入肺、胃经,具有清热化痰、养胃生津、消肿排脓的功效,主治热邪伤津、口干烦渴、消渴证、肺热燥咳、咳血、痈肿疮疡、痔瘘、黄疸、乳吹等。天花粉配伍知母、葛根、五味子、山药、黄芪,治疗消渴;配伍麦冬、石斛、芦根、生地,治疗热病伤津口渴;配伍金银花、连翘、当归、皂角刺、山甲片,治疗痈肿;配伍紫花地丁、赤芍、忍冬藤、连翘,治疗疮疖;配伍瓜蒌、白芷、贝母、蒲公英,治疗乳吹。

天花粉的临床用法为:15～30g 煎汤内服,或入丸、散剂。另外,现代有用天花粉提取物制成的针剂,肌注可作为引产药用。但由于天花粉蛋白有较强的抗原活性,可致过敏反应,个别患者可发生过敏性休克,所以注射前应做皮试,本品近年已趋于少用或不用。入煎剂时,由于天花粉性寒凉,故脾胃虚寒者忌服。

现代研究表明,天花粉主要含蛋白质及多种氨基酸,皂苷约 1%，淀粉 25.2%。其鲜品用丙酮分级沉淀法制取的天花粉蛋白，是引产及抗癌的有效成分。其主要药理作用有：本品有致流产和抗早孕作用，这是由于天花粉蛋白直接作用于滋养层细胞，并有一定的细胞专一性，因而对子宫平滑肌也有直接兴奋作用所致。临床证实，天花粉蛋白对滋养层细胞肿瘤有较好疗效，对小鼠实验性肝癌腹水型也有一定治疗作用，但对其他肿瘤的作用不显著。煎剂在体外对溶血性链球菌、肺炎双球菌、白喉杆菌等有一定抑制作用。

苦 参

【原文】苦参，味苦，寒。主心腹结气，癥瘕积聚，黄疸，尿有余沥[1]。逐水[2]，除痈肿，补中，明目，止泪[3]。一名水槐，一名苦蘵。生川谷及田野。

【词解】[1]尿有余沥：小便频数涩痛，点滴难尽。[2]逐水：指利尿的功效。[3]止泪：眼睛因感受风热邪气而羞明多泪，服用本品可缓解眼目瘙痒多泪的症状。

【语译】苦参，味苦，性寒。主治邪气结聚，气滞血瘀的包块积聚，身热发黄，小便黄赤，短小涩痛，点滴难尽。本品有清热利尿作用，能解毒消痈以治疗疮肿。其祛邪作用能使五脏安和，眼睛明亮，视物清明。此药又叫水槐，或叫苦蘵，生长在山谷及田野地带。

【按语】苦参，为豆科植物苦参 Sophora flavescens Ait. 的根。生于山坡草地、平原、路旁、沙质地和红壤地的向阳处。除新疆和青海外，全国各地皆有分布。苦参又名苦蘵、水槐、地槐、菟槐、骄槐、白茎、虎麻、野槐等。

本品味苦,性寒,入心、肝、胃、大肠、小肠、膀胱六经,具有清热燥湿、祛风杀虫、清热利尿、止血止痢的功效,临床用于治疗黄疸、湿热泻痢、肠风下血、下痢赤白、带下、阴疮湿痒、疥癞恶疮、脓疱疮、湿疹、皮肤瘙痒、小便不利、灼热涩痛、痔漏、脱肛、瘰疬、烫伤,以及小儿肺炎、疳积、急性扁桃体炎等。与金银花、蒲公英配伍,治疗痈肿湿疮;配伍白鲜皮、大枫子、防风,治疗疮癣、疥癞;配伍蛇床子、地肤子,治疗外阴湿疹瘙痒;配伍地榆、槐角、秦皮,治疗痔漏下血;配伍木香、黄连、白头翁,治疗湿热下痢;配伍茵陈、山栀、龙胆草,治疗湿热黄疸;配伍车前子、滑石、木通,治疗湿热淋证;配伍苍术、黄芩、菊花,治疗眼眩赤烂;配伍枯矾,治疗湿疹、头癣、齿缝出血;配伍五倍子,治疗脱肛;配伍牡蛎,治疗赤白带下;配伍牛膝,治疗瘰疬。

前人称苦参有补益作用,大约是从邪去正安立说,后世已不将苦参用于补益,正如《本草纲目》认为苦参补肾,是取苦燥湿邪、清除热邪的作用。近年将苦参用于平喘祛痰、抗心律失常及升高白细胞等。

苦参的临床用法为:15～30g水煎内服,或入丸、散剂;外用适量煎水洗。由于苦参味苦性寒,因而脾胃虚寒者忌服。另外,"十八反"中苦参反藜芦,在临床中应加以注意。

现代研究发现,苦参的根含多种生物碱(1%～2%),其中以苦参碱和氧化苦参碱为主要有效成分,另外还含有脱氧苦参碱等,并含有多种黄酮类物质,如苦参素、次苦参素等。现代药理研究认为,苦参注射液、苦参碱、苦参总碱、氧化苦参碱、苦参总黄酮对多种实验性心律失常均有对抗作用,临床用于各种原因尤其是冠心病引起的各类型期前收缩疗效较好,对窦性心动过速及心房纤颤也有一定效果,对病态窦房结综合征所致心律失常无效。苦参总碱及氧化苦参碱能防治白细胞降低。苦参还有抗辐射作用,有一定增加冠状动脉流量、保护心肌缺血以及降血脂作用。苦参有平喘及祛痰作用,临床用苦参制剂治支气管哮喘、喘息型支气管炎等。本品还有利尿及抗炎、抗过敏、镇痛作用。苦参碱对痢疾杆菌、大肠杆菌、变形杆菌、乙型链球菌及金黄色葡萄球菌均有明显的抑制作用。苦参醇浸膏能抗滴虫,作用强度弱于黄连而与蛇床子相近。另外,苦参还有一定抗肿瘤作用。

当　归

【原文】当归,味甘,温。主咳逆上气[1],温疟寒热洗在皮肤中[2]。妇人漏下,绝子[3]。诸恶疮疡,金疮[4]。煮饮之[5]。一名干归。生川谷。

【词解】[1]咳逆上气:指咳嗽喘息。[2]温疟寒热洗在皮肤中:指感受疟邪,寒热往来,以热象明显,邪郁肌表如水洒恶寒发热的样子。[3]绝子:不能怀孕生子。[4]金疮:刀伤,跌仆损伤。[5]煮饮之:将当归煎煮后服用汤剂。

【语译】当归是一味味甘、性温的补益药,能治咳嗽喘息、温疟寒热往来,并治女子月经不调、崩中漏下、闭经、不能怀孕生子。本品还能温散活血,治疗各种痈肿疮疡、跌仆金伤。以本品煎煮服用。此药又名干归,生长于山谷潮湿地带。

【按语】当归,为伞形科植物当归 Angelica sinensis(Oliv.)Diels 的根。主产于甘肃的岷县,其次是四川、云南、湖北、陕西、贵州等省,栽培在田土或高坡上。

本品味甘、辛,性温,入心、肝、脾三经,具有补血活血、调经止痛、润燥滑肠的功效,主治心肝血虚诸证,如月经不调、经闭经痛、经期腹痛、癥瘕结聚、崩漏、胎前产后诸疾,以及血虚头痛、眩晕、心悸怔忡、痹痛麻木、肠燥便难、赤痢后重、痈疽疮疡、跌仆损伤,兼治喘咳等。与黄芪、党参配伍,治疗血少气虚,神疲乏力;配伍川芎、熟地、白芍,治疗血虚头晕眼花,爪甲无华;配伍桃仁、红花、川芎、赤芍,治疗血虚瘀滞作痛;配伍羌活、秦艽,治疗风湿痹痛;配伍银花、赤芍、炮山甲,治疗痈疽疮疡;配伍火麻仁、肉苁蓉,治疗血虚肠燥便秘;配伍丹参、赤芍、没药,治疗跌打损伤;配伍丹皮、栀子、柴胡、白芍,治疗月经先期而至;配伍肉桂、牛膝、川芎,治疗月经后期而至;配伍柴胡、白芍、茯苓,治疗月经先后无定期;配伍阿胶、艾叶、甘草,治疗月经过多;配伍人参、山药、熟地,治疗经行量少、色淡;配伍香附、乌药、川芎、赤芍,治疗痛经;配伍茴香、干姜、官桂、五灵脂,治寒凝血滞,经行不畅;配伍熟地、枸杞子、杜仲,治疗经闭;配伍炮姜、桃仁、川芎,治疗产后腹痛;配伍贝母、苦参,治疗妊娠小便难,饮食如故;配伍葱白,治疗妊娠胎动不安,腰腹疼痛;配伍芍药、茯苓、川芎、白术,治妇人怀孕,腹中疗痛;配伍熟地、黄芪、黄芩、生地,治疗盗汗。

当归的参考用法为:4.5～9g煎汤内服,或浸酒服,或熬膏,或入丸、散剂。由于当归性甘温,并具有滑肠作用,所以湿盛中满、大便滑泻者慎用。另外,当归畏菖蒲、海藻、牡蒙。

现代研究发现,本品含挥发油和水溶性成分。全株都含挥发油,油中主要成分为藁本内酯(含量约为45%)及正丁醇烯夫内酯、当归酮等40多种成分。水溶性部分含有阿魏酸,含量0.094%及丁二酸、菸酸、腺嘌呤、尿嘧啶等。当归含糖40%,当归多糖含葡萄糖、蔗糖、果糖等。含19种氨基酸,总含量6.63%,其中精氨酸含量最高,有7种为人体不能合成的氨基酸。还含有维生素A、B_1、B_2、E等。此外,当归尚含有23种金属元素,其中16种为人体所需要的。

药理研究表明,当归对子宫具有"双向性"调节作用,此与其所含成分及子宫机能状态有关。抑制成分主要为挥发油,阿魏酸也具有抑制子宫平滑肌收缩的作用;兴奋成分为水溶性或醇溶性的非挥发性物质。当归对子宫的作用取决于子宫的机能状态而呈双向调节作用。当子宫内未加压时抑制子宫,而当子宫内加压时则使子宫收缩力增加。当归还能促进蛋白质合成而使子宫增生。当归又能抗维生素 E 缺乏,防止流产。

另外,当归还有抗血小板聚集作用。当归及阿魏酸钠有明显抗血栓作用,并有奎尼丁样抗心律失常和降血脂作用。当归也能扩张外周血管,此与胆碱能和组织胺受体的兴奋有关。当归缓解外周血管平滑肌痉挛,增加血流量,此点可能是其改善血瘀症状、减轻疼痛的作用之一。当归挥发油主要引起血压上升,水溶性物质则可引起血压下降。

当归能促进血红蛋白及红细胞的生成,其主要有效成分为当归多糖。当归还有抗炎、镇痛、镇静作用,能促进非特异性免疫功能。当归有保肝作用,能防止肝糖原降低。当归还具利尿作用。当归煎剂对大肠杆菌、痢疾杆菌、伤寒及副伤寒杆菌、霍乱弧菌、变形杆菌、白喉杆菌、溶血性链球菌等有轻度抑制作用。当归挥发油对金黄色葡萄球菌、大肠杆菌、福氏痢疾杆菌、绿脓杆菌等有抑制作用。

需指出的是,当归全体称作"全归",当归全体可分为三部分:根头称"归头",主根头称"归身",支根头称"归尾"。其中归身长于补血,归尾长于活血祛瘀,全归则具有补血活血的作用。

麻　黄

【原文】麻黄味苦,温。主中风[1],伤寒,头痛,温疟,发表,出汗,去邪热气,止咳逆上气,除寒热,破癥坚积聚。一名龙沙。

【词解】[1]中风:指外感表证,发热、恶风、汗出、脉缓者。

【语译】麻黄,味苦,性温。主治外感风邪、寒邪,使人发热、恶寒、汗出、恶风、头痛、寒热往来等表证,也能祛除邪热、解表、发汗。并能治咳嗽喘息,祛邪,破癥瘕积聚。此药又称龙沙。

【按语】麻黄,为麻黄科植物草麻黄 *Ephedra sinica* Sfapf、木贼麻黄 *Ephedra equisetina* Bge. 或中麻黄 *Ephedra intermedia* Schrenk et Mey. 的草质茎。麻黄一般生长于干燥高地、干枯河床或山田中,主产于河北、山西、陕西、内蒙古等地。麻黄别名有龙沙、卑相、卑盐、狗骨、草麻黄、色道麻、洁力根等,处方名一般为麻黄、麻绒等。

本品味辛、微苦,性温,入肺、膀胱经,具有发汗解表、宣肺平喘、利水消肿的功效,主治外感风寒表实证,发热恶寒、身痛无汗、头痛鼻塞、骨节疼痛、脉浮紧,以及咳嗽气喘、风水浮肿、小便不利、风湿痹痛、皮肤不仁、风疹瘙痒等。与桂枝、杏仁配伍,治发热恶寒,头痛身痛,无汗而喘咳;配伍石膏、杏仁、甘草,治疗肺热喘咳;配伍细辛、半夏、干姜,治疗寒饮所致的呕吐咳嗽;配伍石膏、生姜、甘草,治疗风水,表现为恶风,一身悉肿;配伍肉桂、熟地、鹿角胶,治疗阴疽;配伍薏苡仁、防风,治风湿痹痛;配伍蝉蜕、牡丹皮、黄连、白鲜皮,治疗皮肤瘙痒、白瘩;配伍附子、细辛,治疗阳虚复感风寒;配伍连翘、茵陈、赤小豆,治疗黄疸。

麻黄的临床用法为:1.5~9g 水煎内服,宜先煎,去水面浮沫。由于麻黄性温,长于表散,所以凡是表虚自汗、阴虚盗汗、患淋证、疮疡、衄血、亡血的病人,以及咽喉干燥、虚喘者,都应当忌用。

需注意的是,麻黄发汗力的大小,以配伍桂枝的量的大小为转移,麻黄用量大于桂枝,则发汗力峻;麻黄桂枝等量,则发汗力缓;桂枝用量大于麻黄,则发汗力微。另外,麻黄不同部位有不同的功效,需发汗的就用麻黄茎,止汗用麻黄根,发大汗时

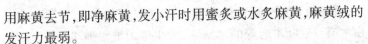

用麻黄去节,即净麻黄,发小汗时用蜜炙或水炙麻黄,麻黄绒的发汗力最弱。

现代研究发现,本品主要含多种生物碱和少量挥发油,生物碱中主要有效成分为左旋麻黄碱,占总生物碱的 80% ~ 85%;其次为伪麻黄碱以及微量的 $l-N-$ 甲基麻黄碱、去甲基麻黄碱等;挥发油中含 $l-\alpha-$ 松油醇。此外,尚含鞣质、麻黄多糖等。

现代研究认为,麻黄的挥发油有发汗作用,但仅在人处于高温时能增加发汗量。麻黄煎剂及挥发油有解热、抗菌、抗病毒作用。麻黄能松弛支气管平滑肌,用于治疗哮喘。麻黄碱及麻黄挥发油是平喘的有效成分。麻黄的平喘作用与肾上腺素相比,其特点是显效较慢,而作用温和、持久,而且口服有效。伪麻黄碱有明显的利尿作用。麻黄碱能收缩血管而升高血压,对中枢神经系统有明显兴奋作用,因此多服本品可出现烦躁不安、失眠等现象。

通 草

【原文】通草,味辛,平。主去恶虫[1],除脾胃寒热,通利九窍[2]、血脉、关节,令人不忘。一名附支。生山谷。

【词解】[1]恶虫:泛指人体内多种对人体有害的寄生虫。[2]九窍:指头部五官七窍及前、后阴。

【语译】通草,味辛,性平。能治疗多种寄生虫,消除脾胃寒热,使窍道通利,血脉和畅,关节屈伸自如。本品还能治疗健忘。此药又叫附支,生长于山坡荒地。

【按语】通草,现称做木通,为木通科植物关木通、川木通、白木通或三叶木通等的木质茎,野生于山坡荒地半阴处,分布于江苏、浙江、江西、广西、广东、湖南、湖北等地。木通又名附支、丁翁、丁父、王翁、万年、万年藤等。

现在常用的木通,其来源较为复杂,除上述4种木通科植物外(据考证,历代本草书籍所记载的木通,都是上述4种木通科植物),尚有马兜铃科的关木通 Aristolochia manshuriensis Kom. 毛茛科植物小木通 Clematis armandi Franch. 或绣球藤 Clematis montana Buch.(即川木通),目前这两种木通最为常用,也是《中华人民共和国药典》所收载的作为"木通"来源的植物。目前3种木通科植物的藤茎(关木通和川木通)应用较多,功效大抵相同。

本品味苦,性寒,入心、小肠、膀胱经,具有利水通淋、泻心火、通血脉、通乳的功效,临床用于主治湿热癃闭、小便赤涩、淋浊、水肿、胸中烦热、失眠、喉痹咽痛、妇女经闭、乳汁不通、口舌生疮等。配伍赤茯苓、羚羊角、升麻、大黄、芒硝,治疗喉痹;配伍猪苓、苏叶、槟榔,治疗湿脚气、小便不利;配伍生地、竹叶、甘草,治疗小便赤涩淋痛;配伍茯苓、泽泻、车前子,治疗湿热癃闭;配伍丹参、牛膝、桃仁、红花、生蒲黄,治疗血瘀经闭;配伍穿山甲、王不留行、通草、漏芦,治疗乳汁不下;配伍忍冬藤、海风藤、桑枝,治湿热痹痛。

木通的临床参考用法为:3～6g 煎汤内服,或入丸、散剂。肾虚者及孕妇忌服,中焦虚寒、尿频、遗精者不宜用。

现代研究表明,关木通含马兜铃酸(木通甲素),木通茎枝含木通苷,木通苷水解为常春藤皂苷元、齐墩果酸、葡萄糖与鼠李糖;又含钾 0.254%。

本品有利尿及强心作用。木通水剂和煎剂对多种致病真菌有不同程度的抑制作用。马兜铃酸可提高吞噬细胞的活力。另外,关木通剂量不宜过大,有用大剂量引起急性肾衰竭的报道。

需注意的是,《神农本草经》中的"通草",与当今药用的"通草"完全不同。现在药用的通草,为五加科植物通脱木 *Tetrapanax papyriferus*（Hook.）K. Koch 的干燥茎髓,产于贵州、云南、台湾、广西、四川等地。其味甘、淡,性微寒,入肺、胃经,具有清热利水、通气下乳作用,主治小便不利、淋漓涩痛、水肿、产后乳汁不通等。配伍滑石、竹叶,治疗小便不利;配伍王不留行、穿山甲,治疗乳少。一般 10～15g 水煎服,但孕妇慎服。

芍 药

【原文】芍药,味苦,平。主邪气腹痛,除血痹,破坚积,寒热癥瘕[1],止痛,利小便,益气。生川谷及丘陵。

【词解】[1]寒热癥瘕:邪气闭结,使气血不通所导致的包块。

【语译】芍药,味苦,性平,能治邪气闭阻腹中疼痛,消散血滞,破除坚硬肿块及邪气闭结,气血不通所致的包块,具有止痛、利小便、益气的作用。此药生长在山坡、山谷的灌木丛或草丛中。

【按语】芍药,现分为白芍药、赤芍药两种,均为毛茛科植物芍药 *Paeonia lactiflora* Pall. 的根。赤芍为野生品,多野生于内蒙古、四川及东北等地;白芍为栽培品,主产于浙江、安徽、四川、贵州及山东等地。现所用主要以栽培芍药为主,采根后直接晒干者为赤芍药,先用沸水煮透(断面透心)再去皮晒干者为白芍药。另外,还有一种毛茛科植物川赤芍(毛果赤芍)*Paeonia veitchii* Lynch. 也可作为赤芍入药。

芍药有赤、白两种。但《神农本草经》未分赤、白,所述功效主治实际包括了赤芍和白芍两种。至唐末宋初,赤、白芍开始逐步分用。有认为赤芍为野生品,白芍为栽培品,但现在主要以栽培芍药为主，一般采根后直接晒干者为赤芍药；先用沸水煮透再去皮晒干者为白芍药。二者虽同出一物而性微寒，但赤芍为清热凉血化瘀止痛之品，血热血瘀之证使用为佳；白芍为补血敛阴平肝柔肝止痛之品，对血虚阴亏、肝旺、肝失柔和挛急作痛等证效果良好。

白芍药味苦、酸，性凉，入肝、脾经，具有养血柔肝、缓中止痛、敛阴止汗、平抑肝阳的功效，主治肝血亏虚所致的月经不调、痛经、崩漏、带下及胸胁腹痛、手足拘挛疼痛、泻痢腹痛、自汗盗汗、阴虚发热、阴虚风动、肝阳上亢等。配伍当归、川芎、熟地，治疗月经不调、崩漏带下、妇人血虚诸证；配伍甘草，治腹痛胁痛、手足拘挛疼痛；配伍黄芩，治泻痢腹痛；配伍桂枝，治疗营卫不和，表虚自汗。临床上一般用 9～12g 水煎内服，也可适量入丸、散剂。由于白芍味酸，性收敛，故胸满者忌用。十八反中芍药反藜芦，使用时应加以注意。

赤芍药味酸、苦，性凉，入肝、脾、小肠经，具有清热凉血、祛瘀止痛的功效，主治血热发斑、吐血、衄血、血痢、肠风下血、热淋、血淋，或瘀血经闭、痛经、癥瘕积聚、腹痛、胁痛、跌打损伤、目赤肿痛、疮疡痈肿等。赤芍与桃仁、归尾、牛膝配伍，治疗瘀血经闭腹痛；配伍香附，治疗赤白带下；配伍当归、川芎、炮姜，治疗产后瘀血腹痛；配伍犀角、生地、牡丹皮、大青叶，治疗身热发斑疹及血热吐衄；配伍乳香、没药、土鳖虫、血竭，治疗跌打损伤、瘀血肿痛；配伍银花、连翘、蒲公英、夏枯草、决明子，治疗目赤肿痛；配伍柴胡、香附、陈皮，治疗瘀血胁痛；配伍黄柏、地榆，治疗赤痢；配伍槟榔，治疗五淋；配伍甘草，治疗乳痈，有发热者可加黄芩。临床上一般用 9～12g 水煎内服，也可适量入丸、散剂。由于赤芍能凉血动血，故血虚者慎用。

现代研究表明，赤芍含芍药苷，另含芍药碱、芍药醇、α－儿茶精、没食子酸乙酯、挥发油、苯甲酸等。白芍同赤芍化学成分相似，但芍药苷含量少于赤芍。

芍药苷能抑制中枢神经而有镇静、镇痛作用，并有较好的抗炎及解热作用，对多种微生物有不同程度的抑制作用，对胃肠平滑肌及子宫平滑肌有抑制作用。由赤芍分离出的赤芍精（即α－儿茶精）有抗血小板聚集、抗血栓形成、增加冠脉流量、抗实验性心肌缺血、改善微循环等作用。

蠡 实

【原文】蠡实[1]，味甘平。主皮肤寒热，胃中热气，风寒湿痹，坚筋骨，令人嗜食[2]。久服轻身。花叶，去白虫[3]。一名剧草，一名三坚，一名豕首。生川谷。

【词解】[1]蠡实：蠡音梨。《新修本草》谓蠡实即马蔺子。[2]嗜食：令人食欲增强。[3]白虫：即蛔虫。

【语译】蠡实，味甘，性平。主治肌肤腠理感受寒热邪气及胃中有热的证候，能治疗风寒湿痹，坚筋强骨，令人食欲增加。长期服用能够使身体灵活，寿命延长。蠡实的花和叶能够祛除蛔虫。蠡实又名剧草、三坚、豕首。生长于山川河谷地带。

【按语】蠡实，即马蔺子，为鸢尾科植物马蔺 *Iris pallasii* Fisch. var. chinensis Fisch. Koidz. 的干燥成熟种子及种皮。主产于华北，国内其他大部分地区都有少量分布。

马蔺子，味甘，性平或微寒，入脾、胃经，具有降气通络、清热利湿、止血、解毒的功效，主治喉痹肿痛、黄疸疮疖、砂淋热淋、泻痢带下、吐血、衄血、血崩，酒毒等。本品与牛蒡子、大青叶配伍，治疗咽喉肿痛；与干姜、黄连配伍，治疗痢疾。马蔺子的参考用法为：5～7g煎汤内服，或入丸散剂。另外，有报道用马蔺子炒干研粉内服（1次6g，1日3次），另做细粉，凡士林调膏外敷,可治疗骨结核。还有报道称马蔺子煎剂有避孕作用,尚有待证实。

　　现代研究表明,马蔺子的种皮中含马蔺子甲素(鸢尾醌)、乙素(二氢鸢尾醌)、丙素(6 - 甲氧基 - 3 - 羟基 - 2 - Δ ~ (10) - 顺十九烯 - 1,4 - 苯醌)等苯醌类衍生物;种仁含脂肪油约12%,油中主要成分为亚油酸、油酸、硬脂酸等。其药理作用为:(1)抗癌:马蔺子甲素对小鼠宫颈癌 U_{14} 有抑制作用,对淋巴肉瘤以及小鼠肝癌腹水型和艾氏腹水癌也有非常显著的抑制作用;(2)放射增敏作用:用集落形成的方法可观察到马蔺子甲素在不同照射剂量下对人宫颈癌 Hela 细胞存活率的影响,发现马蔺子甲素在有氧条件下的放射增敏比(SER)为 1.17,在乏氧条件下 SER 为 1.68,说明其主要为乏氧细胞增敏作用,作用与相同浓度的咪索哒唑相似。放射增敏机理试验表明,在 $100\mu g/ml$ 浓度下有抑制细胞呼吸的作用,使氧耗量减少,并可降低细胞谷胱甘肽的含量,在乏氧条件下的降低更为显著。马蔺子甲素可使艾氏腹水癌细胞阻断在 G 期,造成 G_1 期细胞的堆积,因 G_1 期对放射线较敏感而起到放射增敏作用。

瞿　麦

　　【原文】瞿麦,味苦,寒。主关格[1],诸癃结,小便不通,出刺[2],决痈肿,明目,去翳,破胎,堕子[3],下闭血。一名巨句麦。生川谷。

　　【词解】[1]关格:小便不通与呕吐不止并见的病证。[2]出刺:竹木之刺入皮肤时,瞿麦能使木刺透出皮肤,方便除去木刺。[3]堕子:引起流产。

　　【语译】瞿麦,味苦,性寒。主治小便不通与呕吐并见的关格,小便不通的各种湿热淋证;本品还可使刺入皮肤的木刺透

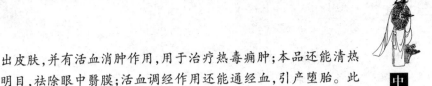

出皮肤,并有活血消肿作用,用于治疗热毒痈肿;本品还能清热明目,祛除眼中翳膜;活血调经作用还能通经血,引产堕胎。此药又叫巨句麦,生长在山坡草地。

【按语】瞿麦,为石竹科植物瞿麦 *Dianthus superbus* L. 或石竹 *Dianthus chinensis* L. 的地上的干燥部分,也指带花全草。前者主产于河北、四川、湖南、湖北、江苏及浙江,后者主产于东北、河北。植物一般生长在山坡或庭园。夏、秋季节均可采割,采后晒干捆把,切勿夜露,以防变色。

本品味苦,性寒,入心、肾、小肠、膀胱经,具有利水通淋、清热利湿、活血通经的功效,主治小便不通、五淋、水肿、痈肿、目赤翳障、浸淫疮毒、瘀滞经闭等。本品配伍萹蓄、栀子、滑石、车前子,治疗热淋、血淋、砂淋;配伍丹参、赤芍、益母草、红花,治疗血瘀经闭。瞿麦的临床参考用法为:6～12g煎汤内服,或入丸、散剂。由于瞿麦有较强的利水和破血作用,所以脾肾气虚患者及孕妇忌用。

现代研究表明,瞿麦全草含有皂苷和香豆素,花含挥发油、花色素类、β-谷甾醇、查耳酮等。药理实验发现,瞿麦煎剂及瞿麦穗煎剂均有利尿作用,瞿麦穗的利尿作用强于瞿麦茎,其利尿机理可能与所含的钾盐有关。瞿麦煎剂对肠管有显著兴奋作用,此作用可被苯海拉明和罂粟碱所拮抗。另外,瞿麦穗煎剂对离体蛙心、兔心有明显抑制作用,对麻醉犬有降血压作用,瞿麦穗煎剂能使感染血吸虫兔的残虫率降低,提示有一定抗血吸虫作用。

元 参

【原文】元参,味苦,微寒,主腹腔中寒热积聚,女子产乳余疾。补肾气,令人目明。一名重台。生川谷。

【语译】元参,味苦,性寒,能治疗肠胃寒热郁结,妇女生产后气血不调、乳汁不畅甚至发生痈肿。此药还能补益肾气,使人眼睛明亮。本品又叫重台,生长于川谷地带。

【按语】元参,又名玄参、黑参,为玄参科植物玄参 *Scrophularia ninoensis* Hemsl. 的干燥根。主产于浙江,次产于四川、陕西、湖北等地。

元参味苦、甘、咸,性寒,入肺、胃、肾经,具有清热泻火、养阴生津、解毒散结、除烦的功效,主治温邪入营、内陷心包、温毒发斑、热病烦渴、骨蒸劳热、夜寐不宁、自汗盗汗、津伤便秘、吐血衄血、咽喉肿痛、痈肿疮毒、瘰疬痰核等。配伍牛蒡子,治疗风热郁结的咽喉肿痛及斑疹;配伍丹皮、生地、犀角,治疗温病阳明热盛发斑;配伍牡蛎、贝母,治疗痰火凝结的瘰疬、瘿瘤、痰核。

玄参的临床参考用法为:20~30g 煎汤内服,或入丸、散剂。但脾胃有湿及脾虚便溏者忌服。

现代研究表明,玄参的根含玄参素、草萜苷类、生物碱、甾醇、微量挥发油、胡萝卜素等,其中哈巴俄苷占 70%~80%,8-(O-甲基-P-香豆酰)-哈巴苷占 20%~30%,此为本品易变色的物质。药理研究发现,玄参水浸液、醇浸液及煎剂对麻醉犬、猫、兔等多种动物均有降压作用,并有一定扩张血管及强心活性;乙醇提取物能增强冠脉流量及增强耐缺氧能力。玄参浸剂还对一些皮肤真菌有一定抑制作用。此外,本品还有镇静、抗惊、解热和降血糖作用。

秦 艽

【原文】秦艽,味苦,平。主寒热邪气,寒湿风痹,肢节痛,下水[1],利小便。生川谷。

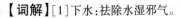

【词解】[1]下水:祛除水湿邪气。

【语译】秦艽,味苦、性平。能治疗寒邪、热邪侵犯人体,苦燥祛湿治疗风寒湿邪痹阻关节、肌肉、经络引起的全身疼痛、关节疼痛,屈伸不利甚至行走不便。本品还能祛除水湿邪气,使小便增多,治疗水肿。此药生在川谷地带。

【按语】秦艽,为4种龙胆科植物秦艽(大叶龙胆、萝卜艽、鸡腿艽、西大艽)*Gentiana macrophylla* Pall.、麻花秦艽 *Gentiana straminea* Maxim.、粗茎秦艽 *Gentiana crassicaulis* Duthie ex Burk.或兴安龙胆(小秦艽、山秦艽、狗尾艽)*Gentiana dahurica* Fisch.的根。第一种主产于陕西及甘肃,第二种主产于四川、青海、甘肃及西藏,第三种主产于四川、西藏及云南,第四种主产于河北、内蒙古及陕西等地。

本品苦、辛,性微寒,入肝、胃、胆经,具有祛风除湿、舒筋活络、清虚热、退蒸、利尿的功效,主治风湿热痹、肢节疼痛、筋骨拘挛、黄疸、便血、骨蒸潮热、小儿疳热、小便不利等。配伍银花藤、防己、苡仁、桑枝,治疗风湿热痹,筋脉挛急;配伍防风、生地、黄芩,治疗风中经络,半身不遂;配伍升麻、葛根、防风、芍药,治疗风中阳明,口眼歪斜,言语不利,恶风恶寒,四肢拘急;配伍甘草,治疗消渴,能除烦躁;配伍知母、地骨皮、青蒿、鳖甲,治疗虚劳发热,肌肉消瘦,盗汗;配伍茵陈、栀子、木通、白茅根,治湿热黄疸;配伍地榆、泽泻、归尾、皂角仁,治疗便血;配伍天麻、羌活、桑枝、当归,治胸背痛。

秦艽的临床参考用法为:6~9g煎汤内服,但久痛虚羸、小便频数、大便溏泻者忌用。

现代研究表明,秦艽根含生物碱秦艽碱甲(龙胆碱)、秦艽碱乙(龙胆次碱)、秦艽碱丙(龙胆醛),并含龙胆苦苷、糖类及挥发油。近年来有人认为秦艽中不含秦艽碱甲和丙等成分,它

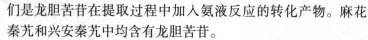

们是龙胆苦苷在提取过程中加入氨液反应的转化产物。麻花秦艽和兴安秦艽中均含有龙胆苦苷。

现代药理研究发现,秦艽有显著抗炎作用,有效成分是秦艽碱甲,通过兴奋垂体——肾上腺皮质功能而实现抗炎作用。秦艽碱甲能升高血糖,并有明显短暂的降压和减慢心率作用。秦艽煎剂有利尿作用。秦艽还有镇静、镇痛、解热、抗过敏性休克和抗组织胺作用。秦艽醇浸液对痢疾杆菌、伤寒杆菌、霍乱弧菌、金黄色葡萄球菌、炭疽杆菌、肺炎双球菌等,水浸液对某些常见皮肤真菌均有一定抑制作用。

百 合

【原文】百合,味甘,平。主邪气腹胀,心痛[1],利大小便,补中益气。生山谷。

【词解】[1]心痛:指咳嗽日久引起的心胸部疼痛。

【语译】百合味甘,性平。主治邪热郁久、壅塞腹中的胀满不舒及咳嗽日久引起心胸部疼痛不适的病证。本品能清泄热邪,养阴润肺,使大小便通利,脾胃安和,起到补中益气的作用。此药生长于山坡林下及山地岩石间。

【按语】百合,又名重迈、中庭、重箱、摩罗、强瞿、中逢花、强仇、百合蒜、夜合花、白花百合等,为百合科多年生草本植物百合 *Lilium brownii* F. E. Brown、卷丹 *Lilium lancifolium* Thumb. 和细叶百合(山丹)*Lilium pumilum* DC. 的干燥肉质鳞片。主产于湖南、浙江、江苏、陕西、四川等地,以产于安徽宣城的品质最佳,商品药材称"宣百合"。

本品味甘,性微寒,入肺、心经,具有润肺止咳,清心安神的功效,主治肺痿久嗽、咳唾痰血;热病后余热未清、虚烦惊悸、失眠多梦、神志恍惚、脚气浮肿等。配伍款冬花,治燥热咳嗽;配伍麦门冬,治燥热咳嗽或久病劳嗽;配伍生地,治疗阴虚热扰,虚烦不寐;配伍知母,治疗阴虚或热病后余热未尽的心烦不安,精神恍惚。

百合的临床参考用法为:9～15g煎汤内服或入丸、散剂。由于百合性寒,故风寒痰嗽、中寒便滑者忌服。

需注意的是,历代医家都认为百合能治疗百合病,这是因为百合病多为心肺阴虚内热所致。因心主神明,肺主治节,心肺阴虚,百脉失养,导致神明不能自主,而治节无权,故而出现神志恍惚不定,语言、行动、饮食和感觉失调等百合病症状。而百合一药,入心肺二经,甘而微寒,功能滋养心肺之阴,又能清心安神,正当切中百合病的病机,故治百合病常以百合为主药。现代临床研究认为,百合病的症状与现代医学中的神经衰弱、神经官能症较为相当。同时,现代临床用药中,以百合用于这些疾病的治疗,常常收到满意的疗效。

现代研究表明,百合主要含淀粉、蛋白质、脂肪、糖、钙、磷、铁及微量的秋水仙碱等。药理研究发现,百合的水和醇提取液对实验动物有明显的止咳祛痰作用,并可对抗组织胺引起的过敏性哮喘。百合水提液还具有强壮、耐缺氧、镇静和抗过敏作用。百合所含秋水仙碱具雌激素样作用,并能抑制痛风的发作,抑制癌细胞有丝分裂,阻止癌细胞的增殖。

知　母

【原文】知母,味苦,寒。主消渴,热中[1],除邪气,肢体浮肿。下水,补不足,益气。一名蚳母,一名连母,一名野蓼,一名地参,一名水参,一名水浚,一名货母,一名蝭母。生川谷。

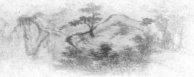

【词解】[1]热中:指能食易饥、小便多的病证,属中消。

【语译】知母,味苦,性寒。主治脏腑燥热、阴虚火旺所致的以多饮、多食、多尿等为特点的消渴病证,亦治疗中焦胃热引起的善食易饥病证。本品还能利水消肿,消除水湿邪气引起的肢体浮肿。此药还能补不足,益气。又名蚳(音 chī)母、连母、野蓼、地参、水参、水浚、货母、蝭(音 tí)母。生长于向阳干燥的丘陵地及固定的沙丘上。

【按语】知母,为百合科植物知母 *Anemarrhena asphodeloides* Bge. 的干燥根茎,主产于河北、山西及东北等地。入药时用生知母或盐知母(将知母片置锅内文火微炒,喷淋盐水,炒干后取出放凉即可)。一般而言,知母采挖后直接晒干者称“毛知母”,鲜时除去外皮晒干者习称“知母肉”。

知母味苦甘,性寒,归肺,胃,肾经,具有清热除烦、泻肺滋阴、润燥滑肠的作用,主治高热烦渴、肺热肺燥咳嗽、阴虚潮热、津伤口渴、消渴引饮、骨蒸劳热、便秘、遗精等证。知母配伍石膏,治阳明胃热;配伍黄柏,治疗阴虚潮热,骨蒸盗汗,头晕目眩;配伍酸枣仁,治疗阴血不足,虚阳上浮之虚烦不眠。

知母的临床参考用法为:9～12g 煎汤内服,或入丸、散剂。由于知母味苦性寒,脾胃虚寒、大便溏泻者忌服。另外,知母能补不足,是因性寒而不燥,除清热泻火外亦有滋阴润燥、生津止渴的作用,泻有余之热而补不足之阴。

现代研究表明,知母主要含知母皂苷、芒果苷、异芒果苷和烟酸等。药理研究发现,知母有较为持久的解热作用;还能降低神经系统的兴奋性而起镇静作用,如配黄柏能降低性神经兴奋的所谓“泻肾中相火”;配伍枣仁等可降低大脑皮层的过度兴奋,治虚烦失眠;配桂枝可加强对风湿性关节炎的镇痛作用;配白芍可治由于神经肌肉兴奋性增强而引起的筋惕(即肌纤维搐搦）。知母对神经系统的镇静作用，可能与其所含的烟酸有关。知母水提取物能降低正常兔的血糖水平，对四氧嘧啶糖尿病兔作用更为显著。整体动物实验结果表明，知母皂苷的水解产物知母菝葜皂苷元对 $Na^+ - K^+ - ATP$ 酶有明显抑制作用（阴虚内热主要是体内 $Na^+ - K^+ - ATP$ 酶活性过高的表现）。芒果苷治疗慢性气管炎有效，还有明显利胆作用，并有免疫抑制效应而不影响细胞活力。知母还有一定广谱抗菌作用，如对结核杆菌、痢疾杆菌、伤寒杆菌、大肠杆菌、葡萄球菌、链球菌、肺炎球菌以及常见致病性真菌、白色念珠菌等，均有不同程度的抑制作用。知母的乙醚浸膏有较强的抗结核杆菌活性。

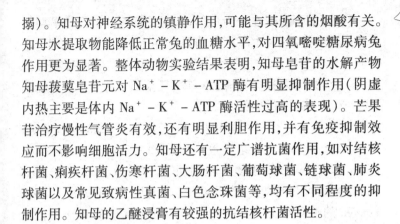

贝　母

【原文】贝母，味辛，平。主伤寒烦热[1]，淋沥邪气[2]，疝瘕[3]，喉痹[4]，乳难[5]，金疮，风痉[6]。一名空草。

【词解】[1]伤寒烦热：指感受外邪、怕风怕冷的样子。[2]淋漓邪气：即感受雨淋雾露之气，也就是指感受寒热邪气。[3]疝瘕：指腹部包块，腹痛牵引腰背，是邪与腹内气血相结所致。[4]喉痹：指咽喉红肿疼痛、吞咽不适或声音低哑、寒热等证。[5]乳难：指乳汁不下或哺乳不顺利。[5]风痉：感受风邪后出现的以牙关紧闭、颈项强直、角弓反张为主要表现的病证。

【语译】贝母，味辛，性平，主治感受风寒邪气引起的恶寒发热，也治疗邪气与气血结聚的腹部肿块导致的腹痛牵引腰背痛以及咽喉红肿疼痛、妇人乳汁不下、哺乳困难、跌仆损伤，并治疗风中经络的角弓反张、牙关紧闭、颈项强直。本品又叫空草。

【按语】贝母，现在分为川贝母、浙贝母两种。贝母早期并不分川、浙两类，在《本草品汇精要·卷十》的"道地"项下，才标明贝母出"峡州、越州"，大约即指川、浙出产的两种贝母而言，但未分列为两种。至清《本草纲目拾遗·卷五》才明确记述："浙贝出象山，俗称象贝母"。

川贝母为百合科植物川贝母（卷贝母）*Fritillaria cirrhosa* D. Don、暗紫贝母（乌花贝母、松贝母）*Fritillaria unibraeteata* Hsiao. Rt K. C. Hsia、甘肃贝母（岷贝）*Fritillaria przewalskii* Maxim. 或棱砂贝母（炉贝、德氏贝母、雪山贝）*Fritillaria delavayi* Franch. 的干燥鳞茎。第一种主产于西藏南部至东部、云南西北部及四川西部；第二种为川贝母的主要来源，主产于四川阿坝藏族自治州及青海，目前四川其他地方也有栽培；第三种主产于甘肃南部、青海东部和南部以及四川西部；第四种主产于青海玉树和四川甘孜、德格，因为其色白、质实、粒匀，称白炉贝，而产于西藏昌都、四川巴塘和云南西部者，多色黄、粒大、质松、称黄炉贝，也称虎皮贝，这是由于过去集散于打箭炉（康定），所以称炉贝。

川贝母味苦、甘，性微寒，入肺经，具有润肺止咳、软坚散结作用，主治燥热咳嗽、虚劳咯血、肺痈肺痿、瘰疬瘿瘤。配伍瓜蒌、橘红、桔梗、天花粉，治燥热咳嗽，咯痰不畅，咽干咽痛；配伍知母、阿胶、麦门冬，治疗阴虚咳嗽，虚劳咯血；配伍蛇胆汁，治疗肺热喘咳；配伍玄参、牡蛎，治疗瘰疬；配伍昆布、海藻，治疗瘿瘤。寒痰、湿痰者不宜用。贝母反乌头。

川贝母品种较多，不同的品种所含的成分有所不同。岷贝含有青贝碱、松贝碱甲和松贝碱乙，还含川贝碱和西贝素；暗紫贝母含有蔗糖和松贝宁；甘肃贝母含有岷贝碱甲、岷贝碱乙；棱砂贝母含有白炉贝碱、炉贝碱。药理研究发现，川贝母生物碱有明显的镇咳祛痰效果，有人认为川贝中的皂苷具显著镇咳、祛痰作用，而生物碱则仅具显著祛痰作用，大量生物碱可致血压下降。川贝碱还有解痉作用，类似罂粟碱，能抑制大肠杆菌及金黄色葡萄球菌的生长繁殖。

浙贝母，为百合科植物浙贝母 *Fritillaria thunbergii* Miq. 的干燥鳞茎，主产于浙江、江苏、安徽及湖南等地，其中以浙江象山的象贝母为道地药材。浙贝母体积大而川贝母则较小，所以浙贝又称大贝母。浙贝母又名象贝、珠贝、大贝等。

浙贝母味苦，性寒，入肺、心经，具有化痰止咳、清热散结的功效，以清火散结之功见长，润肺止咳之力则不及川贝母。浙贝母宜治肺虚久咳、外感风热或痰火郁结之咳嗽、喉痹、瘰疬、疮痈肿毒、乳痈、肺痈等未溃者。寒湿痰嗽者不宜用。

现代研究表明，浙贝母鳞茎主要含浙贝母碱、去氢浙贝母碱、贝母醇。此外，还含有 4 种极少量的生物碱：贝母丁碱、贝母芬碱、贝母辛碱和贝母替宣碱。另外，日本产的浙贝鳞茎中还分出了浙贝碱的葡萄糖苷。药理研究发现，浙贝母碱在低浓度时对支气管平滑肌有明显扩张作用，类似阿托品的作用，高浓度则显著收缩支气管平滑肌，可能系直接兴奋支气管平滑肌所致。浙贝母生物碱大剂量可使血压中等程度降低，呼吸抑制，小剂量可使血压微升。

白　芷

【原文】白芷，味辛，温。主女人漏下赤白[1]，血闭[2]，阴肿[3]，寒热，风头侵目泪出[4]，长肌肤，润泽[5]，可作面脂[6]。一名芳香。生川谷。

【词解】[1]漏下赤白：指妇女月经不调，带下量多。[2]血闭：月经不调、经闭。[3]阴肿：指女子外阴部肿胀疼痛。[4]风头侵目泪出：风头，即头风，指感受风邪引起的头痛。侵目泪出，风邪引起目涩多泪、怕光羞明。[5]润泽：滋润颜色、色泽，主要指养颜美容。[6]面脂：用作面部美容的润泽油剂。

【语译】白芷，味辛，性温。主治妇女月经不调、漏下不止、赤白带下，甚至经闭。也治疗风邪侵犯与血气搏结，致妇女外阴部肿胀疼痛及风邪上犯头目引起的头痛、目涩羞明多泪。本品辛润濡养肌肤，润泽头面，可用作润养面部的油脂。本品又叫芳香，生长于河岸、溪边或山地林缘。

【按语】白芷，为伞形科多年生草本植物白芷（祁白芷、禹白芷）*Angeliea dahurica*（Fisch ex Hoffm.）Benth. et Hook. f. 或杭白芷（川白芷）*Angelica dahurica*（Fisch.）Benth. et Hook var. *formosana*（Boiss）Shan et yuan 的干燥根。祁白芷主产于河北安国，禹白芷主产于河南，杭白芷主产于浙江，川白芷主产于四川。白芷以独支、粗大、皮细、坚硬、粉性足、香气浓者为上品。

白芷味辛，性温，入肺、脾、胃经，具有解表散寒、祛风止痛、燥湿止带、宣通鼻窍、消肿排脓的功效，主治外感风邪、头痛、眉棱骨痛、牙痛、鼻渊鼻塞、风湿痹痛、皮肤瘙痒、疥癣、肠风痔漏、妇女赤白带下、痈疽疮疡等。配伍羌活、防风，治疗风寒感冒；配伍川芎，治头风头痛；配伍苍耳子、辛夷，治疗鼻渊；配伍细辛，治疗眉棱骨痛、鼻塞流涕；配伍苍术、薏苡仁、椿根皮，治疗白带；配伍石膏、升麻，治疗牙龈肿痛；配伍贝母、瓜蒌，治疗乳痈；配伍天花粉、桔梗，治疗痈毒疮肿，脓成未溃或已溃而脓不易排出者；配伍甘草，治疗胃痛。

本品芳香上达，善治疗头痛，对风邪上犯所致的前额及眉棱骨疼痛，历来多有应用。现代临床对神经性、血管性及外伤性头痛，不论风寒、风热、血瘀、肝阳上亢等证型，使用本品均有明显的止痛作用。治头风痛、偏头痛，单用有效。其良好的止痛作用还用于牙痛、风湿痹痛、外伤疼痛等多种疼痛证。

本品的辛香作用还用于通鼻窍，改善鼻塞不通、浊涕不止、前额及眉框疼痛等症状，现代临床多用于治急性鼻炎、慢性鼻炎、过敏性鼻炎、鼻疮等鼻科病证。

此外,本品作为美容原料,在历代美容保健方中广为使用,且多与防风、川芎、杏仁、桃仁、当归等同用,多用于祛斑洁面,治疗黄褐斑、黑褐斑。还可配伍其他药外敷或涂搽,治疗酒齄鼻。

白芷的临床参考用法为:9～18g 煎汤内服,或入丸、散剂。外用适量,研末外敷,或调醋搽。由于白芷味辛性温,所以血虚有热、阴虚火旺及痈疽已溃而脓液排出通畅者忌服。

现代研究表明,白芷含挥发油、香豆素及其衍生物等。香豆素及其衍生物有:白当归素、白当归脑、氧化前胡素、欧前胡素、珊瑚菜素、佛手柑内酯、白芷毒素、花椒毒素、东莨菪素等。药理研究发现,白芷水煎或水浸液对大肠杆菌、痢疾杆菌、伤寒杆菌、绿脓杆菌、霍乱弧菌及小芽孢癣菌等致病性真菌有抑制作用。所含佛手柑内酯、花椒毒素、欧前胡素为呋喃香豆精的光敏性物质,可治疗白癜风及银屑病。白芷浸膏有止血和抗雌激素活性作用。比克－白芷素有扩张冠状动脉作用。呋喃香豆素除镇痛外,还有抗炎、解痉及平喘作用。川白芷解热效果优于阿司匹林。

服用白芷过量可引起中毒反应,其临床表现为恶心、呕吐、头晕、气短、出汗、血压升高、烦躁等,严重者最终可因呼吸中枢麻痹而死亡。现代研究发现其主要有毒成分为白芷毒素,其小剂量可兴奋呼吸中枢、血管运动中枢、迷走中枢及脊髓,出现呼吸增强、血压升高及呕吐等,大剂量可引起烦躁、惊厥,继而全身麻痹而死亡,故应注意用量以确保用药安全性。个别患者使用白芷可引起过敏反应,尤其是接触鲜品,易引起接触性皮炎,临床外用尤其是面部用药时,用药后应注意观察。

淫羊藿

【原文】淫羊藿,味辛,寒。主阴痿[1],绝伤[2],茎中痛[3],利小便,益气力[4],强志[5]。一名刚前。生山谷。

【词解】[1]阴痿:指阳痿。[2]绝伤:绝阳,指阳虚、阳衰。[3]茎中痛:阴茎疼痛。[4]益气力:指强壮筋骨。[5]强志:补益心志。

【语译】淫羊藿,味辛,性寒凉。能治疗肾阳虚衰、阳痿不起、阴茎冷痛。本品还能通利小便,补肾,强壮筋骨,使精力充沛。此药又名刚前。生长在阴湿的山沟、树丛中。

【按语】淫羊藿,又称仙灵脾,别名三枝九叶草,为小檗科植物箭叶淫羊藿 *Epimedium sagittatum*(Sieb. et Zucc.)Maxim.、心叶淫羊藿 *Epimedium brevicornum* Maxim.、柔毛淫羊藿 *Epimedium pubescens* Maxim. 或朝鲜淫羊藿 *Epimedium Koreanum* Nakai 的茎叶,也可以是草的地上部分。第一种主产于湖北、四川及浙江,第二种主产于西北各省,第三种主产于甘肃、陕西、河南、湖北、安徽、湖南、四川及贵州,第四种主产于东北。

淫羊藿味辛、甘,性温,入肝、肾经,具有补肾壮阳、益精健骨、祛风除湿的功效,主治阳痿不育、筋骨挛急、半身不遂、腰膝酸软、风湿痹痛、四肢不仁等。配伍巴戟天、肉苁蓉、熟地、枸杞子,治疗肾阳虚衰、阳痿精少、腰膝无力、不孕;配伍威灵仙、苍耳子、川芎、桂心,治疗风寒湿痹。

淫羊藿的参考用法为 6~12g 煎汤内服,或入丸、散剂。由于淫羊藿长于温补肾阳,所以阴虚火旺者及孕妇忌服。现代认为,淫羊藿补肾壮阳力强,具有兴奋性功能、促进性腺分泌的作用,常用于肾阳虚衰的阳痿、遗精、不育、遗尿及健忘。古人认为本品性寒,是与实际功效和临床应用相违背的,所以后人修正本品的药性为温性,使本品的性能与功效更为贴切。

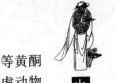

现代研究表明,淫羊藿的主要有效成分为淫羊藿苷等黄酮类物质,并含挥发油、生物碱、多糖等。淫羊藿能促进阳虚动物的核酸、蛋白合成,具有雄性激素样作用,并可催欲,兴奋性欲,其作用以叶及根为最强,果实次之,茎部最弱。另外,本品还能扩张外周血管,起到降压作用,并能增加肢端血流量,改善微循环,并能扩张脑血管,增加脑血流量。淫羊藿还具有类似普萘洛尔的作用,能改善心功能。此外,淫羊藿多糖能诱生干扰素,促进免疫功能,并能抗衰老。本品还有镇咳、祛痰、平喘和明显的镇静作用,亦可抗炎、抗病原微生物、抗惊厥等,并有降血脂及降血糖作用。

黄 芩

【原文】黄芩,味苦,平,主诸热,黄疸,肠澼[1],泄利,逐水,下血闭,恶疮,疽蚀[2],火疡[3]。一名腐肠。生川谷。

【词解】[1]肠澼:痢疾的古称,指下痢脓血、腹痛腹胀。[2]疽蚀:指痈疽疮疡。[3]火疡:指火疳,是火毒上犯眼目,使白睛长出暗红色颗粒,状如石榴,逐渐长大,红赤疼痛,怕光流泪,视物不清,甚至影响视力。

【语译】黄芩,味苦,性平。主治各种邪热内犯证,如邪热内蕴的黄疸、腹痛泄泻、痢疾等证。本品还有利水作用,并能活血通经治疗经闭。本品的清热解毒作用还用于痈疽疮疡、目赤红肿疼痛、怕光流泪。此药又叫腐肠,生长在草地、山坡等地。

【按语】黄芩,又名黄金条根,为唇形科植物黄芩 *Scutellaria baicalensis* Georgi 的根。其老根、旧根木部枯朽,棕黑色或中空者名"枯芩"或"片芩",幼根、新根内实者名"子芩"或"条芩"。

主产于河北、山西、内蒙古、河南、陕西等地。以山西产量最多，河北承德产的质量最好。一般以气微、味微甜、嚼之微有豆腥味的黄芩，条长、质坚实、色黄者为佳。

本品味苦，性寒，入肺、胃、胆、大肠经，具有清热燥湿、泻火解毒、凉血止血、安胎的功效，主治壮热烦渴，肺热咳嗽；湿温、湿热泻痢，黄疸，热淋；血热吐衄、咳血、便血、崩漏及胎动不安、目赤肿痛、痈肿疮毒等。黄芩配伍滑石、白蔻仁、通草，治疗湿温；配伍生地、木通，治疗热淋；配伍银花、连翘，治疗疮痈，配伍菊花、钩藤、夏枯草、决明子，治疗肝阳亢盛，头痛、口苦、面赤；配伍当归、白术，治疗胎动不安；配伍柴胡，治疗寒热往来；配伍桑白皮、麦冬、知母，治疗肺热咳嗽；配伍葛根、黄连，治疗热痢，配伍青蒿、半夏、陈皮、枳壳，治疗痰湿内阻，胸闷胁胀、呕逆吐酸；配伍人参、竹叶，治疗小儿心热惊啼；配伍淡豆豉，治疗肝热生翳；配伍白芷，治疗眉框痛；配伍麦门冬，治疗产后血竭，饮水不止。

古人认为本品性质平和，实际上并未正确了解黄芩的功效实质，其实黄芩泄热燥湿，泻火解毒，实属苦寒性质的寒凉药物，古方常酒炒上行清上焦邪热，配柴胡以退热，配芍药以治湿热下痢，配桑白皮以泻肺火治肺热咳嗽，配白术以清热安胎，这些用法都是针对黄芩苦寒泄热性味所为。因此，现代人们均认为黄芩属苦寒。其临床用法为：6～12g入煎剂内服，或入丸、散剂，也可适量煎汤外洗以用于目赤肿痛、痈疮肿毒等。但是，由于黄芩味苦性寒，脾胃虚寒患者及孕妇胎寒欲堕者忌服。

现代研究表明，黄芩根中含38种黄酮类成分，其中有5种较为主要，即黄芩苷、黄芩素、汉黄芩苷、汉黄芩素、黄芩新素等，此外还有苯甲酸、β-谷甾醇等；其地上部分含红花素、异红花素、高山黄芩苷、鞣质及树脂。药理研究发现，本品能抗多种病原微生物，具有广谱抗菌作用，对多种球菌和杆菌都有不同程度的抑制作用，其中对金黄色葡萄球菌及绿脓杆菌的抑制作

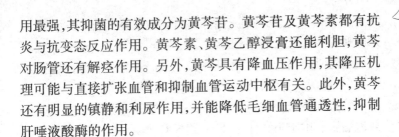

用最强,其抑菌的有效成分为黄芩苷。黄芩苷及黄芩素都有抗炎与抗变态反应作用。黄芩素、黄芩乙醇浸膏还能利胆,黄芩对肠管还有解痉作用。另外,黄芩具有降血压作用,其降压机理可能与直接扩张血管和抑制血管运动中枢有关。此外,黄芩还有明显的镇静和利尿作用,并能降低毛细血管通透性,抑制肝唾液酸酶的作用。

狗 脊

【原文】狗脊,味苦,平。主腰背强[1],关机缓急[2],周痹[3],寒湿膝痛,颇利老人。一名百枝。生川谷。

【词解】[1]腰背强:指腰背强急不适,不能随意弯曲。[2]关机缓急:关机,指机关,即全身关节。缓急,即拘急。关机缓急,指全身各部关节屈伸不利。[3]周痹:指风寒湿邪痹阻全身,引起周身疼痛不适。

【语译】狗脊,味苦,性平。能治疗腰背不适,俯仰不能,使全身各部的关节舒缓,疼痛减轻,并能消除寒湿闭阻引起的腰膝疼痛。本品尤其适合肝肾不足的老人。此药又叫百枝,生长于山谷地带。

【按语】狗脊,又称毛狗儿、金毛狗儿,因其状如狗的脊骨故名狗脊,为蚌壳蕨科植物金毛狗(金毛狗脊)*Cibotium barometz* (L.) J. Sm. 的根茎,分布于我国西南、南部、东南及河南、湖北等地。生长在山脚沟边,或林下阴处酸性土壤。狗脊一般切片后晒干药用。生狗脊片为黄白色或淡棕色,熟狗脊片黑棕色或棕黄色。狗脊片以厚薄均匀、坚实无毛、无空心者为佳。

狗脊味苦、甘,性温,入肝,肾经,具有补益肝肾、强壮腰膝、祛风除湿、固精缩尿的功效,主治肝肾不足、腰背酸痛、足膝软弱无力、遗精、失溺（小便不禁）、尿频、遗尿、妇女白带过多、风寒湿痹等。配伍杜仲、续断、牛膝、虎骨胶、木瓜，治疗肝肾不足、腰膝强痛、筋骨无力；配伍木瓜、五加皮、杜仲，治疗腰痛、小便过多；配伍鹿茸、白蔹，治疗妇女虚寒白带。

狗脊的临床用法为：12～18g 煎汤内服，或适量入丸、散剂，或泡酒服。由于狗脊性温补，故阴虚有热、小便不利，或尿短涩赤黄、口苦舌干者忌服。

现代研究表明，狗脊的根茎含绵马酚和淀粉 30% 左右，其甲醇提取物水解产生山奈醇。狗脊根茎上的毛茸含鞣质及色素，淀粉含量高达 48.5%。药理研究发现，狗脊的金黄色绒毛具有止血作用。

石龙芮

【原文】石龙芮，味苦，平。主风寒湿痹，心腹邪气，利关节。止烦满。久服轻身，明目，不老。一名鲁果能，一名地椹。生川泽石边。

【语译】石龙芮，味苦，性平。能治疗风寒湿邪痹阻的关节疼痛，屈伸不利，并能消除心腹邪气、心胸烦满。长期服用此药可使身体强壮，耳聪目明，延年益寿。本品又叫鲁果能，或叫地椹，生长在潮湿地区、水边，甚至生于水中。

【按语】石龙芮，为毛茛科植物石龙芮 *Ranunculus sceleratus* L. 的全草，全国南北各地皆有分布。石龙芮别名苦堇、水堇、姜苔、水姜苔、堇葵、彭根、鹘孙头草、胡椒菜、鬼见愁、野堇菜、黄花菜、鸡脚爬草、小水杨梅、清香草等。

石龙芮味辛、苦，性寒，有毒，入肺、心二经，具有消肿拔毒、散结截疟的功效，能够外用治痈疖肿毒、下肢溃疡、蛇蝎咬伤、

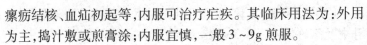

瘰疬结核、血疝初起等，内服可治疗疟疾。其临床用法为：外用为主，捣汁敷或煎膏涂；内服宜慎，一般 3～9g 煎服。

本品全株有毒。人误食后，会出现口腔灼热，随后肿胀，咀嚼困难，剧烈腹泻，排出黑色腐臭粪便，有时带血，脉搏缓慢，呼吸困难，瞳孔散大等，严重者在十余个小时内死亡。古人认为本品"久服轻身，明目，不老"，实属巫医方士所言，切不可信。一旦中毒，早期可用 0.2% 高锰酸钾溶液洗胃，服鸡蛋清或面糊及活性炭，静脉滴注葡萄糖盐水，腹剧痛时可用阿托品等对症治疗。

现代研究表明，石龙芮含毛茛苷、原白头翁素、生物碱以及多种色胺衍生物。新鲜叶中含原白头翁素，故能引起皮炎、发泡；如加热或久放，原白头翁素变为白头翁素，可丧失其辛辣味或刺激性。新鲜植物的茎、叶中，未发现有组织胺或乙酰胆碱，但含有 7 种色胺类物质。药理研究发现，所含的 7 种色胺衍化物都对大鼠子宫的 5–羟色胺受体有收缩作用。

另外，植物石龙芮的果实（石龙芮子）亦供药用，别名鲁能果、地椹、天豆、石能、芮子。其味苦，性平，入心经，具有清心止渴、滋阴补精、祛风除湿、补肾明目的功效，主治心热烦渴、阴虚失精、风寒湿痹、视瞻昏渺等，其临床用法为：6～9g 煎汤内服，或外用：捣敷患处。

茅　根

【原文】茅根，味甘，寒。主劳伤虚羸[1]，补中益气，除瘀血，血闭寒热，利小便。其苗主下水。一名兰根，一名茹根。生山谷、田野。

【词解】[1]劳伤虚羸：指久病耗伤气血，使人体消瘦，少气懒言。

【语译】茅根,味甘,性寒。能治疗久病虚衰,身体消瘦,有补中益气的作用。本品还能消散瘀血,通利血脉,治疗妇女月经不调。此药的寒凉作用尚能清热利尿,治疗水肿、小便不利。本品的地上部分利尿作用较好。此药又叫兰根、茹根,生长在路旁、山坡、草地上。

【按语】茅根,现名白茅根,又叫丝毛草根、甜根菜,为禾本科植物白茅 *Imperata cylindrica*(L.) P. Beauv. var. *major*(Nees) C. E. Hubb. 的根茎。全国各地均产,但以华北地区较多。

白茅根味甘,性寒,入肺、胃、膀胱经,具有凉血止血、清热利尿、清肺胃热的功效,主治衄血、咯血、吐血、尿血等血热出血病证,以及热淋、水肿、小便不利、湿热黄疸、热病烦渴、胃热呕哕、肺热咳嗽等。配伍生地、栀子、藕节,能治疗吐血、衄血、咯血、尿血;配伍车前子、金钱草,治疗热淋、小便不利;配伍干姜,治疗劳伤溺血;配伍赤小豆,治疗水肿;配伍桑白皮,治喘;配伍芦根,治疗热病烦渴、胃热呕哕、肺热咳嗽;配伍葛根,治疗温病有热、饮水暴冷发哕;配伍车前子、白糖,治疗血尿;配伍牛膝、生地黄、童便,治血热经枯经闭;配伍甘蔗,能够解曼陀罗中毒。由于白茅根性寒,故脾胃虚寒者忌服。

古人因本品的甘甜味认为其有补中益气作用,能治疗劳伤虚羸病证,但近代临床多不采用这种作用。因为其性质平和,药力较缓,所以用于治水肿小便不利,主张大剂量应用才能取效,如治急性肾炎、肝炎多用 30~50g,有的用至 100g。本品的甘寒性质,用来养阴生津,尤其对肺热咳喘、胃热呕吐、热病津伤口渴的病证,以鲜品重用捣汁服用,能充分发挥清热生津的功效。

现代研究表明,白茅根茎中含有三萜类化合物,如芦竹素、白茅素、羊齿烯醇,以及西米杜鹃醇、山柑子醇,异山柑子醇等,另外还含有豆甾醇、菜油甾醇、β-谷甾醇等。此外,还含有多量甘露醇、葡萄糖、木糖及柠檬酸、苹果酸、钾、钙等。药理研究发现，白茅根煎剂和水浸剂灌胃，对正常兔有利尿作用，给药5～10天时，利尿作用最为明显，其利尿作用可能与白茅根中含丰富的钾盐有关。临床将白茅根用于急性肾炎有较好的利尿消肿效果，但对肝病引起的腹水及心力衰竭所致的水肿，则无利尿消肿作用或作用不显著。因此有人推测，白茅根的作用主要在于缓解肾小球血管痉挛，从而使肾血流量及肾滤过率增加而产生利尿效果，同时肾缺血改善，肾素产生减少，使血压恢复正常，故对急性肾炎疗效良好，慢性肾炎疗效较差，而对肝病性及心病性的水肿几乎无效。此外，本品还具有促凝血作用，能显著缩短出凝血时间；有抗菌抗病毒作用，对结核杆菌的生长有抑制作用，对肺炎球菌、卡他球菌、流感杆菌、金黄色葡萄球菌及福氏、宋内氏痢疾杆菌有抑制作用。对乙型肝炎病毒有一定抗 HBV 病毒能力，其提取物对小鼠有镇咳祛痰作用等。

实验研究发现，白茅根过量使用具有一定的毒性：家兔灌服白茅根煎剂 25g/kg，36 小时后活动受抑制，运动迟缓，呼吸增快但很快恢复。静脉注射 10～15g/kg 后，出现呼吸增快，运动受抑制，1 小时后渐渐恢复。剂量增加至 25g/kg，6 小时后死亡。

紫　菀

【原文】紫菀，味苦，温。主咳逆上气[1]，胸中寒热结气，去虫毒，痿厥[2]，安五藏。生山谷。

【词解】[1]咳逆上气：指咳嗽气粗，胸闷胀满，喘息不宁。[2]痿厥：下肢逆冷，痿废不用，行走不便。

【语译】紫菀，味苦，性温。能治疗咳嗽、胸部胀满、喘息不宁,寒热邪气结于胸中,咳嗽痰多。本品还能祛虫毒,治疗下肢痿废不用,使邪去五脏安和。此药生长在山地或河边草地。

【按语】紫菀,为菊科植物紫菀 *Aster tataricus* L. f. 的根及根茎。主产于河北、安徽等省及东北、华北、西北等地。

紫菀味苦,性微温,入肺经,具有温肺下气、消痰止嗽的作用,主治外感、内伤引起的各种寒、热、虚、实咳嗽气逆,咯痰不爽,痰中带血,虚劳咳吐脓血,喉痹,小便不利等。配伍荆芥、白前、陈皮,治疗外感风寒,咳嗽痰多;配伍知母、贝母、阿胶,治肺虚久嗽咯血;配伍款冬花、百部、生姜、乌梅,治肺寒久嗽;配伍桑白皮、天冬、杏仁、桔梗,治疗妊娠咳嗽,胎动不安;配伍桔梗、天冬、百合、知母,治疗肺痿劳嗽,唾脓血腥臭;配伍茜草,治疗吐血、咯血、嗽血。紫菀的临床用法为:6～15g 煎汤内服,或入丸、散剂。由于紫菀性温,故有实热者忌用。

现代研究表明,紫菀根含表无羁萜醇、无羁萜、紫菀酮、紫菀皂苷、槲皮素、丁基－D－核酮糖苷及挥发油等。挥发油中含毛叶醇、乙酸毛叶酯、茴香醚、烃、脂肪酸及芳香酸等。药理研究发现,本品所含皂苷,经家兔口服实验,能促使气管分泌物增加,具有显著祛痰作用,并可持续 4 小时以上。紫菀提取物中分得的紫菀酮,对氨雾所致小鼠咳嗽则有较好的镇咳作用。另外,本品体外实验对大肠杆菌、痢疾杆菌、绿脓杆菌、变形杆菌、霍乱弧菌及常见的皮肤真菌等均有不同程度的抑制作用,紫菀1:50 在体外对人型结核杆菌有抑制作用,且对小鼠实验性结核病有一定疗效,紫菀水煎剂在鸡胚囊内对流感病毒有明显的抑制作用。此外,由本品分离的表无羁萜醇对艾氏腹水癌有一定抗癌作用。使用中应注意,由于紫菀皂苷有强力溶血作用,故其粗制剂不宜静脉注射。

紫　草

【原文】紫草，味苦，寒。主心腹邪气，五疸[1]，补中益气，利九窍[2]，通水道，一名紫丹，一名紫芙。生山谷。

【词解】[1]五疸：指黄疸、谷疸、酒疸、女劳疸、黑疸等。[2]九窍：指眼、耳、鼻、口及前、后二阴。

【语译】紫草，味苦，性寒。能驱除心腹邪气，治疗湿热为病的黄疸、谷疸、女劳疸、酒疸、黑疸等，本品还能补益中气、通利九窍，并能通调水道。此药又叫做紫丹、紫芙，生长于山野草丛、向阳坡地及山谷地带。

【按语】紫草，为紫草科植物新疆紫草（软紫草）*Arnebia euchroma*（Royle）Johnst. 或紫草（硬紫草）*Lithospermum erythrorhizon* Sieb. et Zucc. 的根，前者主产于新疆，后者主产于东北及华北各省，及云南、湖南、湖北等省的山野草丛、向阳坡地及山谷地带。紫草一般春秋两季采挖后直接晒干，忌用水洗，以免有效成分损失。

紫草味甘，性寒，入心、肝经，具有凉血活血、解毒透疹、清热泻火的功效，主治温热斑疹、湿热黄疸、紫癜、麻疹不透、吐血、衄血、尿血、淋浊、血痢、热结便秘、烧伤、烫伤、湿疹、阴痒、丹毒、疮疡等。配伍蝉蜕、赤芍，治疗热毒炽盛，斑疹不透或疹出不畅；配伍牛蒡子、连翘、山豆根，治疗疹出不畅兼咽喉肿痛；配伍当归、白芷、血竭，治疗疮疡；配伍甘草，能够预防麻疹；配伍连翘、车前子，治疗血淋；配伍茵陈，治五疸阳黄；配伍栝楼，治疗痈疽便秘；配伍当归、麻油，治火烫、发泡腐烂；配伍白芷、当归、甘草,治疗小儿胎毒、疥癣、两眉生疮;配伍黄连、黄柏、漏芦、赤小豆,治疗热疮;配伍鼠粘子,治疗赤游丹毒;配伍蝉蜕、当归、苦参、黄柏,治疗过敏性紫癜;配伍海螵蛸、茜草,治疗血小板减少性紫癜。

紫草的临床用法为:多为外用,制成紫草油,可用于烧、烫伤等,也可调敷患处;内服时,6~9g水煎服,或入丸、散剂。由于紫草性寒,故脾虚便溏者忌服。

需指出的是,本经言本品能补中益气,是因紫草为凉血要药,能祛除心腹邪气,治疗湿热在脾胃的五疸病证。邪热在内,损伤中气,邪热散即能补中益气,通过祛除邪气来固护胃气,并非是本品有直接的补中益气作用。

现代研究表明,紫草含色素成分,为萘醌衍生物,有紫草素(紫草宁、紫草醌)、乙酰紫草素、紫草烷、紫草红等。另含脂肪酸及紫草多糖。经验认为,软紫草的质量优于硬紫草,现知软紫草中紫草素衍生物的含量较硬紫草高。

药理研究发现,紫草对多细菌及病毒有抑制作用,如对金黄色葡萄球菌、大肠杆菌、伤寒杆菌、痢疾杆菌能及某些皮肤真菌、流感病毒等有抑制作用。在组织培养中能延缓脊髓灰质炎病毒的致细胞病变作用。对乙型肝炎表面抗原(HBsAg)有抑制免疫反应作用。紫草的水煎提取物紫草多糖,对单纯疱疹病毒有明显抑制作用。紫草还有一定抗肿瘤活性作用。

本品的乙醚、乙醇或水提取物如紫草素、乙酰紫草素等,口服或局部用药,均有抗炎作用,对急性炎症早期的渗出、水肿及增殖期炎症,均有抗炎作用,切除动物肾上腺仍有抗炎活性。由紫草提取物或其色素成分制备的软膏局部用药,对肉芽组织的增殖有促进作用,可明显加速创伤愈合。此外,紫草还有轻度解热作用。紫草对兔及蟾蜍离体心脏有明显兴奋作用,对麻醉动物有明显的降血压作用,甚至引起动物死亡,但对不麻醉动物无明显影响。另外,研究还发现,紫草具有一定的抗肿瘤

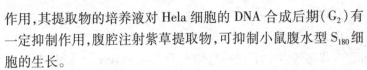

作用,其提取物的培养液对 Hela 细胞的 DNA 合成后期(G_2)有一定抑制作用,腹腔注射紫草提取物,可抑制小鼠腹水型 S_{180} 细胞的生长。

中国产及日本产紫草均具有抗生育作用,能够避孕,大鼠食用紫草后可延缓动情周期,抑制生育力,但停药后其生殖力可恢复。小鼠口服紫草后有明显抗垂体促性腺激素及抗绒毛膜促性腺素作用。

紫草色素成分能拮抗凝血抑制因子,紫草的凉血、止血及透斑疹作用,可能与其拮抗凝血抑制因子、减轻血管通透性等有关。

败　酱

【原文】败酱,味苦,平。主暴热[1],火疮赤气[2],疥瘙[3],疽,痔,马鞍热气[4]。一名鹿肠。生川谷。

【词解】[1]暴热:指大热、热毒。[2]火疮赤气:指疮肿外形红肿发热的样子。[3]疥瘙:指疥疹瘙痒。[4]马鞍热气:古病名,指马毒入疮。患疮之后乘坐马鞍,感染邪毒,毒气入疮致焮红肿痛,烦热不安,毒盛入腹可导致人体死亡。

【语译】败酱,味苦,性平。能祛除热邪,治疗由热毒壅盛导致的疮痛肿毒、热毒入血并发疮毒,以及疥癣瘙痒难忍、痛疽痔漏伴有脓出。本品的清热解毒作用还能治疗邪毒感染致人死命的疮毒。本品又叫鹿肠,生长在山坡草地及路旁。

【按语】败酱,也称做败酱草,为败酱科植物白花败酱 *Patrinia villosa* Juss.、黄花败酱 *Patrinia scabiosaefolia* Fisch. 或其近缘植物(如黑龙江及吉林以岩败酱 *Patrinia rupestris* Juss.、云

南以单药败酱 *Patrinia monandra* C. B. Clarke 或华北、东北、陕西、山东以菊科植物苣荬菜 *Sonchus arvensis* L.、黑龙江、江苏、浙江、安徽等以十字花科植物菥蓂 *Thlaspi arvense* L. 作败酱草使用)的带根全草。全国大部分地区均有分布,长江流域中下游各省较多,前者(白花败酱)主产于四川、江西及福建,后者(黄花败酱)主产于东北、内蒙古、河北、河南、山东、湖南及江西。败酱草多生长于山坡草地及路旁,夏季开花前采挖后晒至半干,扎成束,再阴干。

　　败酱草味辛、苦,性平或微寒,入肝、胃、大肠经,具有清热解毒、排脓消痈、破血祛瘀止痛的功效,主治肠痈、下痢、肺痈、疮痈肿毒、目赤肿痛、疥癣、赤白带下、产后瘀滞腹痛、胸腹疼痛等。败酱草配伍薏苡仁,治疗湿热蕴郁成脓之症,加附子,治疗肠痈成脓身无热者;配伍鱼腥草、桔梗等药,治疗肺痈;配伍白头翁、黄连,治疗下痢带血、发热、里急后重;配伍金银花、蒲公英,治疗肠痈发热、产后腹痛、目赤肿痛等症;败酱草单用或配伍益母草、泽兰、红花等,治疗产后瘀血、腹中刺痛等。

　　现代研究表明,白花败酱含有挥发油,干燥果枝含少量黑芥子苷等,根和根茎含莫罗忍冬苷、番木鳖苷、白花败酱苷等。黄花败酱的根和根茎中含齐墩果酸、常春藤皂苷元及多种皂苷,根中尚含挥发油(其中含量较高的为败酱烯、异败酱烯)、生物碱、鞣质、淀粉及微量生物碱等。

　　现代药理研究发现,东北产的黄花败酱的乙醇浸膏或挥发油均有明显镇静作用,并能增强戊巴比妥钠的催眠效应,研究证实,在挥发油中起主要作用的是败酱烯和异败酱烯;所含齐墩果酸能促进肝细胞再生,防止肝细胞变性;浸剂对金黄色葡萄球菌、白色葡萄球菌、类白喉杆菌有轻度抑制作用。白花败酱的提取物对流感病毒有明显抑制效果。另外,通过血液明胶法证明,败酱所含的皂苷有溶血作用。

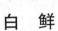

白　鲜

【原文】白鲜，味苦，寒。主头风[1]，黄疸，咳逆，淋沥，女子阴中肿痛，湿痹死肌[2]，不可屈伸、起止、行步[3]。生川谷。

【词解】[1]头风:指头部感受风邪之证的总称,包括头痛、眩晕、口眼歪斜、头痒多屑等多种证候。[2]湿痹死肌:指感受湿邪,痹阻经络,导致肌肉经络强直、不柔和。[3]起止、行步:指感染湿热邪气痹着关节、肌肉,所导致的四肢不利、行走不便能恢复正常。

【语译】白鲜皮,味苦,性寒。能治疗感染邪风所致的头痛、头痒多屑等,还能治疗感受湿热邪气所致的黄疸、咳嗽,湿热下注引起的小便淋漓、女子阴部肿痛。使感受湿邪痹阻导致肌肉、关节屈伸不利、行走不便、肌肤麻木不仁等恢复正常。本品生长在山坡及丛林中。

【按语】白鲜,即白鲜皮,为芸香科草本植物白鲜 *Dictamnus dasycarpus* Turcz. 的干燥根皮。分布于东北、河北、四川、江苏等地,生长于山坡及丛林中。

白鲜皮味苦,性寒,入脾、胃经,具有清热除湿、祛风燥湿、解毒止痒的功效,主治风热及湿热疮疡、疥癣、湿疹湿疮、皮肤瘙痒、风热疮毒等证,又为治疗各种黄疸及风湿痹痛的要药。白鲜皮配伍苦参,治疗湿热疮疡,加蛇床子煎汤外洗,治疗疥癣、皮肤瘙痒、阴痒;配伍地肤子,治疗皮肤湿疮、瘙痒;配伍薄荷、蝉蜕,治疗游风丹毒、隐疹瘙痒等。

现代研究表明,白鲜的根主要含白鲜碱、白鲜内酯、谷甾醇、黄柏酮酸、胡芦巴碱、胆碱等,并含有菜油甾醇、菌芋碱、γ-

崖椒碱、白鲜明碱等,其地上部分含补骨脂素和花椒毒素。其药理作用有:体外实验表明,白鲜皮的1:4水浸剂,对多种致病真菌如堇色毛癣菌、同心性毛癣菌、许兰氏黄癣菌,均有不同程度的抑制作用,但白鲜皮的1:20的煎剂对阴道毛滴虫并无杀灭作用。另外,少量白鲜皮碱对离体蛙心有兴奋作用,可使心肌张力增加,每分钟输出量及搏出量均增多。对离体兔耳血管有明显的收缩作用,对家兔和豚鼠子宫平滑肌有强力收缩作用。白鲜根皮的浸出液有解热和凝血作用。

酸 浆

【原文】酸浆,味酸,平。主热[1],烦满,定志,益气,利水道。产难[2],吞其实立产。一名醋浆,生川泽。

【词解】[1]热:指邪热所导致的病证。[2]产难:指生产困难,难产。

【语译】酸浆,味酸,性平。能治疗邪热所致的烦热、躁满,使人心志安和,神情怡然,并能益气、通利水道,使小便通畅。对于妇女生产困难,服用酸浆果实,能加快生产过程,使生产顺利。本品又称醋浆,生长在路旁及田野草丛中。

【按语】酸浆,别名灯笼草、金灯草、红娘子、红姑娘等,为茄科植物酸浆 Physalis alkekengi L. var. franchetii（Mast.）Mak. 的全草,全国大部分地区均有分布。生长在路旁及田野草丛中,也有栽培作观赏植物者。其干燥宿萼或带果实的宿萼,俗称锦灯笼,也可药用。

酸浆味酸、苦,性寒,入肺、脾经,具有清热解毒、化痰止咳、利尿通淋的作用,主治热咳、咽痛、黄疸、痢疾、水肿、疔疮、丹毒、白喉等。酸浆配伍黄芩,治疗肺热咳嗽、咳痰、咽痛;配伍秦皮,治疗肠中湿热壅滞所致的下痢赤白、腹痛、里急后重;配伍牛蒡子,治疗乳蛾、喉痹、白喉等。

酸浆的临床参考用法为:9～15g煎汤内服,或外用煎水洗,也可研末调敷或捣敷患处。脾虚泄泻及痰湿盛者忌用;由于酸浆还有堕胎作用,故孕妇忌服。

现代研究表明,酸浆的主要有效成分有酸浆苦素A、B、C、木樨草素及葡萄糖苷等。药理研究发现,酸浆煎剂有一定抗菌作用,在试管内对绿脓杆菌、金黄色葡萄球菌有抑制作用,但酸浆体外抑菌效果与临床治痢疗效不符,有待进一步研究。日本酸浆果实及果囊有解热及强心作用,国外曾用其同属植物的叶、果可用作利尿剂使用。另外,酸浆根素(Hystonin,即硝酸钾)对离体家兔子宫有兴奋作用,有催产作用。酸浆根素注射于动物,表现为大脑抑制,若用大剂量时可使呼吸麻痹而死亡。

锦灯笼,为酸浆的干燥宿萼或带果实的宿萼,味苦、酸,性寒,具有清热解毒、降气化痰、利水通淋的功效,主治咽喉肿痛、风热咳嗽、气逆痰多、水肿、热淋、疔疮丹毒等。锦灯笼配伍射干、牛蒡子、桔梗、玄参,治疗咽喉肿痛;配伍杏仁、桔梗、前胡,治疗风热咳嗽;配伍木通,车前子、淡竹叶,治疗热淋。现代研究表明,锦灯笼含胡萝卜素成分、酸浆果红素。药理研究发现,锦灯笼具有抗菌作用,其煎剂对宋内氏杆菌有抑制作用,从锦灯笼中提取的油状液对大肠杆菌、痢疾杆菌、绿脓杆菌和金黄色葡萄球菌均有抑制作用;锦灯笼根中所含的酸浆根素能兴奋子宫,研究发现其对大鼠离体子宫有兴奋作用,作用快而短暂;锦灯笼果实有催产作用。

紫　参

【原文】紫参,味苦,辛,寒。主心腹积聚[1],寒热邪气。通九窍,利大小便。一名牡蒙。生山谷。

【词解】[1]心腹积聚:指胸腹内的包块、肿块。

【语译】紫参,味苦、辛,性寒。能治疗寒热邪气积聚胸中所形成的各种包块、肿块。本品还能通利窍道,使大小便通畅。此药又叫牡蒙,生长在山坡、路边。

【按语】紫参,又名小丹参,《现代中药大辞典》上的名称为石见穿,为唇形科植物紫参 Salvia chinensis Benth. 的干燥全草。生长在路边、山坡上。分布于华东、湖北、四川、广西、广东、湖南等地。6~7月开花时拔起全草,斩根后晒干。

紫参味苦、辛,性平,具有活血止痛、清热散结的作用,主治骨痛、噎膈、瘰疬、痈肿、痰喘、肝炎、赤白带、消化道癌肿等。配伍寻骨风、蒲公英,治疗骨痛、痈肿;配伍田基黄、茵陈,治疗肝炎;配伍蒟蒻、半枝莲、白花蛇舌草,治食道、胃、直肠及肝癌。紫参的临床参考用法为:30~60g煎汤内服,或入丸、散剂。

现代研究表明,紫参全草的主要有效成分为甾醇、三萜烯类、氨基酸等,紫参根含水苏糖。药理研究发现,本品对肉瘤 S_{180} 有抑制作用。

藁 本

【原文】藁本,味辛,温。主妇人疝瘕,阴中寒[1],肿痛,腹中急[2]。除风头痛,长肌肤,悦颜色。一名鬼卿,一名地新。生山谷。

【词解】[1]阴中寒:又名阴寒、阴冷,指自觉前阴寒冷。多因下元虚冷、寒气凝结所致,男子阴冷而阳痿不举,女子阴冷而腹内亦觉冷,多影响生育。[2]腹中急:指腹中冷痛。

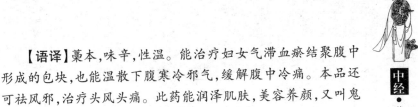

【语译】藁本，味辛，性温。能治疗妇女气滞血瘀结聚腹中形成的包块，也能温散下腹寒冷邪气，缓解腹中冷痛。本品还可祛风邪，治疗头风头痛。此药能润泽肌肤，美容养颜，又叫鬼卿，或称为地新，生长在山地林缘。

【按语】藁本，为伞形科多年生草本植物藁本（西芎）*Ligusticum sinense* Oliv. 和辽藁本（北藁本）*Ligusticum jeholense*（Nakai kitag.）的根茎及根。前者主产于四川、湖北、湖南及陕西，后者主产于河北、辽宁等地，野生于山坡草丛中或湿润的水溪边。

藁本味辛，性温，入膀胱经，具有发表散寒、祛风胜湿止痛的功效，主治外感风寒头痛、巅顶痛、齿痛、风湿骨痛、风寒湿痹痛、寒湿腹痛、泄泻、疝瘕、疥癣、痈疽等。配伍川芎、细辛、白芷、甘草，治疗偏头痛、遍身疥癣及手足麻木；配伍苍术，治疗胃痛；配伍羌活、独活、川芎、防风、蔓荆子，治疗外感风寒湿；配伍细辛、荆芥穗、防风，治疗头风巅顶疼痛。藁本的临床参考用法为：6～12g 煎汤内服，或入丸、散剂。血虚头痛、阴虚阳亢头痛忌服。

另外，本品"长肌肤，悦颜色"，历代治疗皮肤病及美容护肤方中常有选用本品，认为此药"可作沐药面脂"，"治皮肤疵皮干、酒渣、粉刺"，"治头面及遍身皮肤风湿"等，如在配方中治黄褐斑、头屑、皮肤瘙痒等。

现代研究表明，藁本含挥发油，油中主要成分为 3 - 丁基苯酞、川芎内酯、蛇床肽内酯等。药理研究发现，藁本中性油有镇静、镇痛、解热及抗炎作用，并能抑制肠和子宫平滑肌，还能明显减慢耗氧速度，延长小鼠存活时间，增加组织耐缺氧能力，对抗由垂体后叶素所致的大鼠心肌缺血。本品的醇提取物有降血压作用，并对常见致病性皮肤癣菌有抑制作用。藁本内酯、苯酞及其衍生物能使实验动物气管平滑肌松弛，有明显的平喘作用。

石 韦

【原文】石韦,味苦,平。主劳热[1]邪气,五癃闭[2]不通,利小便水道。一名石鞭。生山谷石上。

【词解】[1]劳热:指虚劳发热。主要由气血亏损,或阳衰阴虚等所致。常见骨蒸潮热、五心烦热等。此指邪热。[2]五癃闭:癃闭,指小便困难,尿出不畅。五癃闭,是指五淋,泛指小便淋漓,排尿困难。

【语译】石韦,味苦,性平。能治疗邪热内侵,导致热注膀胱而使小便不通、淋漓不畅,本品有通利小便的作用,使水道畅通。此药又叫石鞭,生长在山野岩石上。

【按语】石韦,为水龙骨科多年生草本植物庐山石韦 Pyrrosi sheareri（Bak.）Ching、有柄石韦 Pyrrosia petiolosa（Christ）Ching 或石韦 Pyrrosia lingua（Thunb.）Farw. 的干燥叶片。各地普遍野生,第一种主产于浙江及湖北,第二种主产于河南及江苏,第三种主产于湖北及江苏等地。

石韦味苦、甘,性微寒,入肺、膀胱经,具有利水通淋、清肺泄热、凉血止血的功效,主治热淋血淋、尿血、尿涩作痛、尿路结石、肾炎、肺热咳嗽、慢性气管炎、崩漏、痢疾、血热吐衄、金疮、痈疽等。石韦配伍瞿麦、冬葵子,治疗小便不利、淋漓涩痛、血淋;配伍生蒲黄,治疗血淋、小便涩痛;配伍地榆、棕榈炭,治疗肺热咳血、崩漏等。石韦的临床参考用法为:9～18g煎汤内服,或入丸、散剂。

现代研究表明,石韦全草含黄酮类皂苷、蒽醌类、鞣质、β-谷甾醇、绵马三萜、芒果苷、异芒果苷、延胡索酸等;有柄石韦全草含黄酮类酚性物质、树脂、皂苷;庐山石韦全草含黄酮、果糖、葡萄糖、有机酸及酚性化合物，此外还分离出延胡索酸、咖啡酸和异芒果苷等。药理研究发现，石韦煎剂对金黄色葡萄球菌、变形杆菌、大肠杆菌等有不同程度的抑制作用，庐山石韦还具有镇咳祛痰作用。石韦对因化学疗法及放射疗法引起的白细胞下降有使白细胞升高的作用，并能刺激网状内皮系统吞噬能力，提高免疫力。

萆 薢

【原文】萆薢，味苦，平。主腰背痛，强骨节[1]，风寒湿周痹[2]，恶创不瘳[3]，热气。生山谷。

【词解】[1]强骨节：指全身骨关节强直，屈伸不利。[2]风寒湿周痹：指风寒湿邪闭阻，气血不通，全身筋骨关节疼痛，屈伸不利。[3]恶创不瘳：创，既疮。瘳，痊愈。恶创不瘳，指长期生疮疡，顽固不愈。

【语译】萆薢，味苦，性平。能治疗腰背疼痛，全身关节筋骨强直，屈伸不利，属于风、寒、湿邪气闭阻，引起全身气血不通，导致筋骨关节疼痛，活动受限。此药还能治疗长久生疮，日久不愈。本品生长在山坡疏林下较阴湿山谷中。

【按语】萆薢，为薯蓣科多年生草本植物绵萆薢 *Dioscorea septemloba* Thunb. 或福州薯蓣 *Dioscorea futschauensis* Uline 和粉背薯蓣（粉薯蓣）*Dioscorea hypoglauca* Palibin 的根茎。第一种主产于广东、江西、福建等地，第二种主产于福建、浙江、湖南等地，第三种主产于浙江、广东、广西、安徽、江西及福建等地。萆薢多为野生，生长在山坡疏林及潮湿地带。

萆薢味苦，性平，入肝、胃、膀胱经，具有利湿祛浊、祛风除湿、除痹止痛的功效，主治膏淋、小便浑浊、小便不利、遗精、妇女白带、风湿顽痹、关节不利、腰膝疼痛、湿热疮毒等。萆薢配伍茯苓、石菖蒲、乌药,治疗膏淋;配伍附子,治疗寒湿痹痛;配伍桑枝、秦艽、薏苡仁,治疗湿热痹痛;配伍破故纸、续断、牛膝、木瓜,治疗腰膝疼痛、关节不利;配伍牛膝、续断、川芎,治疗小便频数;配伍附子,治疗阳痿失溺;配伍杜仲,治疗腰脚痹痛;配伍贯众,治疗肠风痔漏;配伍猪苓、泽泻、木瓜、牛膝,治疗脚气肿痛。

萆薢的临床用法为:6～12g煎汤内服,或入丸、散剂;外用煎水洗或研末调敷。肾虚阴亏者忌用。

现代研究表明,粉萆薢根茎含薯蓣皂苷、纤细薯蓣皂苷、薯蓣皂素毒苷A、山萆薢皂苷等多种皂苷及其苷元;地上部分含约诺皂苷、托克皂苷及其苷元;种子含托克皂苷;花中含薯蓣皂苷元、约诺皂苷元、托克皂苷元和考盖皂苷元。绵萆薢根茎含薯蓣皂苷、纤细薯蓣皂苷、原薯蓣皂苷、甲基原纤细薯蓣皂苷及甾醇类。福州薯蓣根茎含薯蓣皂苷元0.3%～0.5%。此外,各种萆薢还含鞣质、淀粉、蛋白质等。

药理研究发现:(1)萆薢醇浸剂和水浸剂均有明显的降血压作用,一次给药,作用可持续10～15分钟,重复注射,未发现耐受性,静脉注射对电刺激猫迷走神经引起的血压下降有明显的增强作用,预先使猫阿托品化,萆薢醇浸剂和水浸剂均失去降压效能,说明本品有拟胆碱作用;(2)抑制心脏:萆薢醇浸剂对离体蛙心有抑制作用,使其收缩减弱,频率变慢;(3)兴奋胃肠道平滑肌:萆薢醇浸剂和水浸剂均对离体兔、猫胃肠道平滑肌有兴奋作用,能使其静止期缩短,收缩期延长;(4)抗惊厥:萆薢醇浸剂和水浸剂腹腔注射,均可阻止戊四氮和尼可刹米引起的惊厥发生,抗惊厥作用水浸剂比醇浸剂强;(5)扩血管:醇浸剂在1:25 000浓度对离体兔耳血管有扩张作用,但水浸剂在1:250浓度对相同血管没有影响;(6)升高血糖:静脉注射醇浸剂和水浸剂均可使犬血糖升高,水浸剂的升血糖作用更强;(7)

增加血管通透性:萆薢醇浸剂和水浸剂皮下注射可使猫、大鼠、家兔的胃肠、心肺、肝肾组织中的血管通透性增加,并使血脑屏障的通透性升高;(8)其他:萆薢所含的薯蓣皂苷、克拉塞林苷均有抗菌作用,用萆解液给小鼠腹腔注射,可增加心肌对^{86}Rb摄取。

研究还发现,萆薢具有一定毒性,醇浸剂和水浸剂量过大时均可引起气喘、肌无力和反应减弱。

白 薇

【原文】白薇,味苦,平。主暴中风,身热肢满[1],忽忽不知人[2],狂惑[3]邪气,寒热酸疼,温疟洗洗[4],发作有时。生川谷。

【词解】[1]肢满:指腹满。[2]忽忽不知人:指神志昏迷,不省人事。[3]狂惑:指精神错乱,是因邪热攻心所致。[4]温疟洗洗:指疟疾发作,寒热往来,恶寒发热如冷水洒身,不禁其寒,或羽毛覆盖之温和发热的样子。

【语译】白薇,味苦,性平。能治疗突然感受风邪所致的全身发热,腹部胀满,神志昏蒙,不省人事,甚至邪热攻心,精神错乱。本品也治外感一身酸疼及感受疟邪,寒热往来,发作有时。此药生长在山坡或树林边缘。

【按语】白薇,为萝藦科鹅绒藤属植物直立白薇 *Cynanchum atratum* Bge. 或蔓生白薇 *Cynanchum versicolor* Bge. 的干燥根。全国大部分地区均产,前者主产于安徽、湖北及辽宁,后者主产于辽宁、河北、河南、山西、山东及安徽。白薇一般生长在山坡或树林边缘。

白薇味苦、咸,性寒,入胃、肝经,具有清热凉血退热、利尿通淋、解毒疗疮、清泄肺热的功效,主治邪入营血,久热不退,或肺热咳血、阴虚内热、骨蒸潮热、盗汗,以及原因不明的虚性发热、温疟、瘅疟、产后虚烦血厥、热淋、血淋、疮痈肿毒、咽喉肿痛、风湿痛、毒蛇咬伤等。白薇配伍当归、人参,治疗产后血虚发热、昏厥;配伍地骨皮,治疗阴虚发热、盗汗;配伍贝母、海蛤壳,治疗肺热咳嗽;配伍麦门冬、地骨皮、生地,治温热病后期,低热汗出;配伍竹茹、石膏、桂枝、甘草,治疗烦乱呕逆;配伍百部、款冬花、贝母,治疗肺实鼻塞,不知香臭;配伍鲜天冬,治疗瘰疬;配伍臭山头、大鹅儿肠根,治疗风湿关节疼痛;配伍芍药,治疗胎前产后小便失禁;配伍淡竹叶、木通、滑石、生地,治疗热淋、血淋。

本品以治虚热及热病后余热未清为主,其利尿通淋及解毒疗疮作用较为次要。又古时颇推崇本品的抗疟功效,现已少用。由于白薇性寒,故脾胃虚寒、食少便溏者忌用。

现代研究表明,直立白薇的根含多种 C_{21} 甾体苷如强心苷等,还含有挥发油。蔓生白薇含 7 个 C_{21} 甾体苷。其中强心苷中主要为甾体多糖苷,挥发油的主要成分为白薇素。药理研究发现,白薇苷能使心肌收缩力增强,使心率变慢,可用于治疗充血性心力衰竭。另外,白薇对肺炎球菌有抑制作用。此外,本品还具有解热利尿作用。

水　萍

【原文】水萍,味辛,寒。主暴热身痒,下水气,胜酒[1],长鬚发,消渴,久服轻身。一名水华。生池泽。

【词解】[1]胜酒:即解酒,指水萍能治疗醉酒。

【语译】水萍,味辛,性寒。能治疗热甚所致全身发痒,并可利水消肿,治疗醉酒。本品还可乌须发,治疗消渴。长期服用可以身体灵活,长生不老。本品又叫水华。生长在沼泽湖泊潮湿之处。

【按语】水萍,为浮萍科植物紫萍 *Spirodela polyrrhiza* Schleid. 或青萍 *Lemna minor* L. 的干燥全草,又叫浮萍、水花、水藓、萍子草等。全国各地均产。

水萍味辛,性寒,入肺、膀胱经,具有祛风解表、透疹止痒、行水消肿的作用,主治外感风热、发热无汗、麻疹透发不畅、风热瘾疹、皮肤瘙痒、水肿、小便不利等。配伍荆芥、防风、薄荷、连翘,能够治疗外感风热,发热无汗;配伍薄荷、牛蒡子、蝉蜕,治麻疹透发不畅;配伍荆芥、防风、蝉蜕、地肤子,治疗风热瘾疹、皮肤瘙痒;配伍冬瓜皮、赤小豆、连翘、车前子,治疗水肿而兼有表证;配伍栝蒌根,治疗消渴。

水萍的临床参考用法为:9～12g 煎汤内服,或入丸、散剂;外用:鲜水萍捣如泥,如无鲜者可用干品加清水共捣,调敷患处,可治疗痈疽红肿。由于水萍性偏表散,所以体虚自汗者忌用。

现代研究表明,水萍中含荭草素、牡荆素、木樨草黄素－7－单糖苷、芹菜素－7－单糖苷、芹菜糖、醋酸钾、氯化钠、碘等,其药理作用为:(1)解热:给静脉注射伤寒混合菌苗引起发热的家兔灌服青萍 *Lemna minor* L. 煎剂及浸剂 ρ(生药)为 2g/kg 有微弱的解热作用;(2)利尿:紫萍 *Spirodela polyrrhiza* (L.) Schleid. 有利尿作用,可能与所含的醋酸钾、氯化钠有关;(3)强心:浮萍水浸膏(浓度1:100 林格氏溶液)对由土地宁引起的衰弱离体蛙心有显著的强心作用。另外,有报道,用浮萍、白芷、银花、黄芩、甘草等药,经加工提炼后制成片剂,对慢性鼻窦炎有良好疗效。

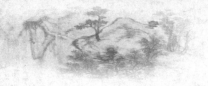

王 瓜

【原文】王瓜,味苦,寒,主消渴,内痹[1],瘀血月闭[2],寒热酸疼[3],益气,愈聋。一名土瓜。生平泽。

【词解】[1]内痹:指邪毒闭阻,内生疮毒。[2]瘀血月闭:指瘀血内阻,月事不通、闭经。[3]寒热酸疼:指寒热水湿邪气闭阻四肢骨节,导致全身酸疼。

【语译】王瓜,味苦,性寒。能治疗消渴、疮毒内生和瘀血闭阻、月经不调,甚至经闭。本品还能逐四肢骨节中水,缓解全身酸疼。本品还能增强人体体质,治疗耳聋。此药又叫土瓜,生长在平地潮湿处。

【按语】王瓜,为葫芦科植物王瓜 *Trichosanthes cucumeroides* (Ser.) Maxim. 的果实。主产于江苏、浙江、湖北、四川、台湾等地。王瓜又名钩、土瓜、雹瓜、老鸦瓜、野田瓜、马雹儿、马剥儿等。本品外皮薄,呈焦黄色,形似瓜蒌,但果实、种子中段凸起如束腰带为其特征,有地方将本品冒充瓜蒌使用,应加以注意。

王瓜味苦,性寒,入心、肾二经,具有清热生津、消瘀通乳、除黄通经的功效,主治消渴、黄疸、噎膈反胃、经闭、乳汁滞少、痈肿,也能治疗慢性咽喉炎等。临床用法为:烧存性研末入丸、散内服,或外用捣敷患处。孕妇忌服。

现代研究表明,王瓜的化学成分为:果含 β - 胡萝卜素、番茄烃、豆甾烯 - 7 - 醇和 α - 菠菜甾醇等,叶含山奈苷。

地 榆

【原文】地榆,味甘,微寒。主妇人乳痓痛[1],七伤[2]，带下病，止痛，除恶肉，止汗，疗金创。生山谷。

【词解】[1]乳痓痛：乳，此指产后或妊娠；痓(cì)，指筋强直不柔和，或口痉而角弓反张。乳痓痛，有认为是妊娠子痫或妊娠痉挛。[2]七伤：虚劳病，指七种虚损病的总称，即食伤、忧伤、饮伤、房室伤、饥伤、劳伤、经络营卫气伤。

【语译】地榆，味甘，性微寒。能治妇女妊娠子痫、各种虚损以及带下病。本品还能止痛，消除恶疮肿痈，并能止汗，治金刃刀伤。此药生长在山地、草原及山坡地带。

【按语】地榆，为蔷薇科植物地榆 *Sanguisorba officinalis* L. 或长叶地榆 *Sanguisorba officinalis* L. var. *longifolia*（Bert.）yuet Li 的干燥根及根茎。全国大部分地区均产，以浙江、江苏、山东、安徽、河北等地最多。多为野生。

地榆味苦、酸，性微寒，入肝、大肠经，具有凉血止血、收敛止痢、解毒敛疮的功效，主治吐血、衄血、咯血、尿血、便血、痔血、血痢、崩漏、肠风、痔漏、烧烫伤、湿疹、皮肤溃烂、痈肿疮毒、金疮等。地榆配伍茜草，治疗下焦湿热所致的便血；配伍乌梅、阿胶，治疗便血、血痢、痔疮、带下；配伍黄柏，治疗水火烫伤、皮肤湿疹。

地榆的临床参考用法为：9~12g 煎汤内服，或入丸、散剂；也可外用捣敷，或煎水洗患处。由于地榆味苦性寒，故虚寒及夹有瘀血者忌服。古人用本品治产后痉及七伤的功效，现已被后世所淘汰，多采用本品的清热凉血止血及收涩的功效。

现代研究表明，地榆根含鞣质约 17%，三萜皂苷 2.5%~4.0%。皂苷有地榆苷 I、II，其苷元均为 19－α－羟基熊果酸，地榆皂苷 A、B、E 等，其苷元均为基熊果酸。其鞣质中含 34 种单体化合物。其根、茎、叶均含鞣质、鞣化酸和没食子酸。叶和茎还含槲皮素、山奈酚的苷类、熊果酸等三萜类物质。叶含维生素 C。花含矢车菊素、矢车菊双苷等多种皂苷。

药理实验发现,地榆煎剂可明显缩短出血时间和凝血时间。复方地榆煎剂对烧烫伤创面可降低毛细血管通透性,减少水液由毛细血管向组织间隙渗出,减轻组织水肿程度,且药物在创面形成一层保护膜,有收敛作用,可减少皮肤擦伤,防止感染,利于防止休克,降低死亡率。地榆对金黄色葡萄球菌、绿脓杆菌、溶血性链球菌、枯草杆菌均有明显抑制作用。地榆有抗炎作用,大鼠腹腔注射地榆注射液,可明显抑制大鼠甲醛性足趾肿胀,也可抑制小鼠巴豆油性耳肿胀,作用与氢化可的松相当。腹腔注射地榆水提液或醇提液,均可抑制大鼠棉球肉芽肿。地榆还可促进细胞免疫功能,具免疫增强作用。地榆有止泻、抗溃疡及保肝作用。另外,本品还有镇静、镇吐及抗氧化作用。

海　藻

【原文】海藻,味苦,寒。主瘿瘤气[1],颈下核[2],破散结气,痈肿,癥瘕坚气[3],腹中上下鸣[4],下十二水肿[5]。一名落首。生池泽。

【词解】[1]瘿瘤气:即瘿病,俗称"大脖子病",即现在所称甲状腺肿大。[2]颈下核:指瘿病的早期症状,即生于颈下部的瘰疬。[3]癥瘕坚气:癥瘕,指腹腔内的包块。癥瘕坚气,是指气滞血瘀日久,停留体内,所生包块顽固不愈。[4]腹中上下鸣:指肠鸣剧烈如腹中雷鸣。[5]十二水肿:泛指各种水肿。

【语译】海藻,味苦,性寒。能治疗因情志不遂所致的颈下包块、瘰疬瘿瘤,具有消散结气的作用。本品还能治疗结气日久、血瘀不化所致的痈肿、癥瘕积聚等包块,并能调理肠胃气机,消除水肿,治疗肠鸣、水肿。此药又叫落首,生长在低潮浅海水激荡处的岩石上。

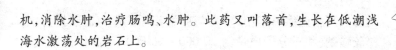

【按语】海藻,为马尾藻科植物羊栖菜(小叶海藻)*Sargassum fusiforme*(Harv.) Setch. 或海蒿子(大叶海藻)*Sargassum pallidum*(Turn..) C. Ag. 的干燥藻体。产于浙江、福建、广东、山东及辽宁等沿海地区,生长在低潮浅海水激荡处的岩石上。

海藻味苦、咸,性寒,入肝、胃、肾经,具有消痰软坚、利水消肿的作用,主治瘰疬、瘿瘤、积聚、水肿、脚气浮肿、睾丸肿痛等。海藻配伍昆布、贝母、青皮,治疗瘿瘤;配伍夏枯草、连翘、玄参、僵蚕,治疗瘰疬;配伍桂心、橘红、台乌、桃仁,治疗阴囊肿硬疼痛。

海藻的临床参考用法为:6～18g 煎汤内服,或入丸、散剂,也可外用。由于海藻味咸(盐分较重)性寒,故脾胃虚寒蕴湿者忌用。"十八反"中海藻反甘草。

现代研究表明,小叶海藻含藻胶酸20.8%,粗蛋白7.95%,甘露醇10.25%,灰分37.19%,钾12.82%,碘0.03%;大叶海藻含马尾藻多糖及藻胶酸19%,粗蛋白9.69%,甘露醇9.07%,灰分30.65%,钾5.99%,碘0.017%。另外还含有氨基酸等营养物质。

本品富含碘质,对缺碘性甲状腺肿有治疗作用。同时也可暂时抑制甲状腺功能亢进的新陈代谢率而减轻症状,但不能持久。

药理研究发现,碘化物能促进病理产物如炎症渗出物的吸收,并使病态组织崩溃和溶解,故对活动性肺结核一般不宜用。海藻酸及其硫酸酯经处理后,其抗凝作用约为肝素的1/2,藻胶酸本身却可防止血凝障碍。海藻能降血脂,国外曾有报道多种海藻能降低血清中胆甾醇水平或脏器中胆甾醇含量,并认为其中所含之甾醇特别是 β - 谷甾醇作用最强。藻胶酸的硫酸化物有抗高脂血症的作用,效力与肝素相同。作为血浆扩容剂,藻胶酸钠(相对分子质量为 20 000～26 000)可制作血浆代用品,据报道其扩容力与右旋糖酐相似,能增进造血功能。海藻在较大剂量(0.75g/kg)时有较明显的降低血压作用,水剂较酊剂为强。此外,本品尚有减轻肥胖而不引起失眠等作用。

泽 兰

【原文】泽兰,味苦,微温。主乳妇内衄[1],中风余疾[2],大腹水肿,身面四肢浮肿,骨节中水,金疮,痈肿疮脓。一名虎兰,一名龙枣。生大泽旁。

【词解】[1]乳妇内衄:指产后瘀血内停,导致鼻出血。[2]中风余疾:指中风后的遗留症状,如口眼歪斜、半身不遂等。

【语译】泽兰,味苦,性微温。能治疗瘀血内停所致的多种证候,如产后鼻出血、中风后遗症等。本品还能利水消肿,治疗腹大水肿、全身四肢浮肿,并祛除骨节中的水湿。本品还治金创刀伤、痈肿疮脓。此药又叫虎兰,或叫龙枣,生长在低洼潮湿处。

【按语】泽兰,为唇形科植物地瓜儿苗 Lycopus lucidus Turcz. var. hirtus Regel 的干燥茎叶。主产于江苏,我国大部分地区均有分布,生长在山野的低洼地或溪流沿岸的灌木丛及草丛中。

本品味苦、辛,性微温,入肝、脾经,具有活血祛瘀、行水消肿的功效,主治经闭、痛经、月经不调、癥瘕、产后瘀滞腹痛、跌仆损伤瘀滞作痛、肢节瘀肿痛麻、胸胁痛、金疮、痈肿、小便不利、身面浮肿。泽兰配伍川芎、当归,治疗月经不调;配伍桃仁、红花、川芎,治疗瘀滞肿痛;配伍当归、银花、生甘草,治疗痈肿;配伍白茅根、车前子,治疗水肿。

现代研究表明,地瓜儿苗全草含挥发油、葡萄糖苷、鞣质、树脂,另外还含有黄酮苷、酚类、氨基酸、有机酸、皂苷、葡萄糖、半乳糖、泽兰糖、果糖等。地瓜儿苗全草还含有漆蜡酸、β–棉子糖、桦木酸、熊果酸等,果实含葡萄糖、半乳糖、泽兰糖、蔗糖、棉子糖、水苏糖。毛叶地瓜儿苗也含有挥发油、鞣质。药理研究发现,泽兰水煎剂对体外血栓形成有对抗作用,能使血栓干重明显减轻,使血小板聚集功能明显减弱;泽兰及毛叶泽兰水提物能明显改善模拟失重引起的家兔微循环障碍,加快微血管内血流速度,扩张微血管管径,能降低血液黏度、纤维蛋白原含量和红细胞聚集指数的异常上升幅度,改善血液流变学。此外,泽兰全草制剂尚有一定的强心作用。

防 己

【原文】防己,味辛,平。主风寒,温疟[1],热气,诸痫[2],除邪,利大小便。一名解离。生川谷。

【词解】[1]温疟:指感受疟邪,寒热往来、热多寒少的病证。[2]诸痫:即痫,癫痫,俗名羊痫风。

【语译】防己,味辛,性平。能治邪气入侵,寒热往来、热多寒少的疟疾,以及邪热为病,口吐白沫、突然昏仆的羊痫风。本品还能通利大小便,治疗水肿。此药又叫解离,生长在山野、丘陵地带。

【按语】防己,为防己科植物石蟾蜍（粉防己）*Stephania tetrandra* S. Moore、木防己 *Cocculus trilobus*（Thunb.）DC. 或马兜

铃科植物广防己 *Aristolochia fangchi* Wu 的干燥块根。前两种又称汉防己，主产于浙江、安徽、江西、湖北等地。第三种则称广防己，主产于广东、广西等地。防己多为野生，生于山野、丘陵及路旁。另外，有的地区亦用马兜铃科植物异叶马兜铃 *A. Heterophylla* Hemsl 的根作为防己（广防己）药用。木防己还有防己科植物木防己，须与广防己区别，二者来源不一，应加注意。

防己味苦、辛，性寒，入膀胱、肾、脾经，具有祛风除湿、利水消肿、止痛的功效，主治风湿痹痛、水肿臌胀、湿热脚气、手足挛痛、癣疥疮肿、水饮喘咳等。防己配伍羌活、独活、威灵仙、秦艽，治疗风寒湿痹；配伍忍冬藤、木通、丹参，治疗热痹；配伍黄柏、苍术、牛膝，治疗湿热足膝肿痛；配伍木通、萹蓄、瞿麦，治疗小便不利；配伍苦参、白鲜皮、土茯苓，治疗湿疮湿疹；配伍黄芪、白术，治疗风水浮肿；配伍黄芪、桂枝、茯苓，治疗皮水；配伍椒目、葶苈子，治疗肠间有水腹满；配伍木瓜、木通、牛膝、槟榔，治疗脚气；配伍当归、黄芪、金银花，治疗疥癣；配伍冬葵子、防风，治疗遗尿。由于防己味苦性寒，故体弱阴虚、胃纳不佳的患者不宜用。

防己入药，有汉防己、木防己两个品种。汉防己为防己科植物粉防己的根，木防己为马兜铃科植物异叶马兜铃的根（又称广防己）。二者功效相似，均能祛风湿、止痛、利水消肿，用于风湿痹证及水肿、小便不利等证，但二者功用稍有偏胜：一般而言，汉防己利水消肿作用较强，木防己祛风止痛作用好，即所谓"汉防己主水气，木防己主风气、宣通"，"治风须用木防己，治水须用汉防己"。即是说汉防己利水消肿作用较强，治下焦湿热，下半身水肿、湿脚气多用；而木防己功偏祛风湿、止痛，故多用于风湿痹痛及上半身水肿等证。

现代研究表明，汉防己含汉防己甲素、乙素、丙素，维生素 B_6 以及黄酮苷、酚类、有机酸、挥发油等。木防己含木防己素甲、乙、丙及黑褐色结晶木防己素丁等。药理研究发现,汉防己有明显的解热、镇痛、消炎、扩冠、降压、抗癌、抗矽肺、抗过敏、平喘、松弛横纹肌等多种作用,木防己有解热、消炎、降血压等作用。汉防己、木防己均有抗阿米巴原虫作用。汉防己甲素对体外培养的人恶性疟原虫的抗药性具有逆转作用,对阿霉素或长春新碱耐药株人癌细胞有逆转抗药性作用,有抗肝纤维化作用,体外证明有某些抗菌、抗真菌作用。汉防己丙素有兴奋中枢神经系统的作用。粉防己碱对 ADP 或胶原诱导的大鼠血小板聚集有明显对抗作用,并促进解凝,能明显抑制家兔血小板黏附功能及家兔血栓形成。木防己碱对破伤风、白喉、肉毒杆菌的外毒素以及肠毒素所引起的小鼠致死作用有某些保护作用,可增进犬淋巴形成;能麻痹草履虫,对中枢神经系统有抑制作用。

动物实验表明,大剂量服用汉防己甲素对肝、肾和肾上腺等脏器有明显毒性和副作用,提示临床用药时应加以注意。

款冬花

【原文】款冬花,味辛,温。主咳逆上气,善喘[1],喉痹[2],诸惊痫,寒热邪气。一名橐吾,一名颗冻,一名虎须,一名兔奚。生山谷。

【词解】[1]咳逆上气,善喘:指咳嗽气喘。[2]喉痹:泛指咽喉肿痛病证。

【语译】款冬花,味辛,性温。能治咳嗽气逆、胸闷喘息、咽喉肿痛,并能缓解惊风、癫痫病证,使寒热邪气消除。此药又称橐吾,或叫颗冻,或叫虎须,或称为兔奚,生长在河边、沙地。

【按语】款冬花,为菊科植物款冬(九九花、艾冬花)*Tussilago farfara* L. 的干燥花蕾。主产于陕西、河南、甘肃、山西及四川等地,生长在河边、沙地等处。本品古名既称款冬花,又名橐吾,现认为是两种不同的药物,功效有所差异,少数地区将橐吾作紫菀入药,以治劳嗽咳喘、跌打损伤为主。

款冬花味辛,性温,入肺经,具有润肺下气、止咳化痰的功效,主治多种咳嗽,如肺寒咳嗽、肺热咳嗽、肺虚咳嗽、咳逆喘息、喉痹等。款冬花配伍百合,治疗痰嗽带血;配伍杏仁、贝母、知母、桑白皮,治疗暴发咳嗽;配伍麻黄、细辛、紫菀,治疗寒饮咳喘;配伍桔梗、甘草、薏苡仁,治疗肺痈,咳唾吐脓,胸满振寒;配伍紫菀,治疗久嗽不止。

现代研究表明,款冬花主要含黄酮类、生物碱类、挥发性成分等。药理研究发现,款冬花煎剂可使呼吸道分泌物增加,有明显镇咳作用,并能兴奋中枢神经系统,引起呼吸兴奋及狂躁不安等。其乙酸乙酯提取物有祛痰作用,乙醇提取物有镇咳作用,其醚提取物对兔呼吸的作用类似尼可刹米,可对抗吗啡引起的呼吸抑制。此外,本品还能收缩血管,升高血压,升压部位在外周,其升压作用是促进儿茶酚类递质释放与直接收缩血管平滑肌的综合结果。另外,款冬花的醚提取物对在体或离体胃肠道平滑肌均呈抑制作用。对离体子宫,醇提取液小剂量时兴奋,大剂量则先兴奋后抑制,或最初即呈抑制。以血小板活化因子引起的血小板聚集实验测定,款冬花二氯甲烷提取物呈抑制效应,并对钙通道阻滞剂受体结合实验有阻断作用。

牡 丹

【原文】牡丹,味辛,寒。主寒热,中风瘈纵[1]、痉、惊痫邪气,除癥坚[2]瘀血留舍肠胃,安五藏,疗痈疮。一名鹿韭,一名鼠姑。生山谷。

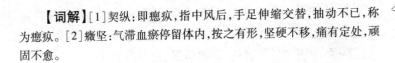

【词解】[1]瘈纵：即瘛疭，指中风后，手足伸缩交替，抽动不已，称为瘛疭。[2]癥坚：气滞血瘀停留体内，按之有形，坚硬不移，痛有定处，顽固不愈。

【语译】牡丹，味辛，性寒。能治疗寒热邪气引动肝风，导致筋脉拘挛、手足抽缩不定，甚至筋脉失养、角弓反张，以及惊风抽搐、不省人事。本品还能使停留于体内的瘀血肿块消除，缓解徵瘕痞块引起的疼痛，使五脏安和；并能清热解毒，治疗疮痈肿毒。此药又叫鹿韭，或叫鼠姑，生长在向阳或土地肥沃的地方。

【按语】牡丹，为毛茛科植物牡丹 *Paeonia suffruticosa* Andr. 的根皮。现多称做丹皮。多产在河北、河南、山东、安徽、四川等地，生于向阳及土壤肥沃的地方。直接晒干的称为"原丹皮"，刮去外皮、抽去木心后再晒干的称做"括丹皮"。另外，丹皮还可炮制成炒丹皮和丹皮炭后再入药。

牡丹味苦、辛，性微寒，入心、肝、肾经，具有清热凉血、活血散瘀的功效，主治热病血热发斑、血热吐衄、月经先期、经前发热、惊痫、阴虚发热、血滞经闭、骨蒸劳热、癥瘕、痈疡、跌仆损伤等。丹皮配伍犀角、生地、赤芍，治疗热病入营，高热、斑疹、舌绛；配伍生地、栀子、茅根，治疗吐血、衄血；配伍青蒿、知母、鳖甲、白薇，治疗夜热早凉，无汗骨蒸；配伍地骨皮、熟地、白芍，治疗血虚经前发热；配伍桃仁、红花、赤芍，治疗瘀血经闭，癥瘕积聚；配伍大黄、芒硝、桃仁，治疗火毒疮疡；配伍银花、连翘、蒲公英、红藤，治疗肠痈；配伍赤芍、乳香、没药，治疗跌打损伤，瘀血肿痛。丹皮的临床参考用法为：9～15g 煎汤内服，或入丸、散剂，也可研末外敷撒或调敷患处。由于丹皮性寒，并有活血破血的作用，故血虚有寒、孕妇及月经过多者不宜用。

现代研究表明，牡丹的根皮含芍药苷、羟基芍药苷、苯甲酰羟基芍药苷，还含酚类如丹皮酚、丹皮酚苷、丹皮酚酚原苷及丹皮酚新苷和挥发油等,并含有单萜类及鞣质类等。牡丹的根及叶均含没食子酸,茎枝中含黄酮苷,牡丹花中含氯化芍药苷、氯化芍药素、苯甲酸、生物碱、植物甾醇、皂苷和糖类。

药理研究发现,丹皮的药理作用有:丹皮煎剂对金黄色葡萄球菌、溶血性链球菌、枯草杆菌、大肠杆菌、痢疾杆菌、绿脓杆菌、伤寒杆菌、副伤寒杆菌、变形杆菌、肺炎双球菌、霍乱弧菌等,均有较强的抗菌作用,丹皮酚及苷类均能抗炎,丹皮酚对伤寒、副伤寒菌苗引起的发热有明显的解热作用。此外,丹皮酚还有镇痛、镇静、抗惊厥、利尿、抗早孕的作用,牡丹皮煎剂或牡丹酚均有降压作用。

马先蒿

【原文】马先蒿,味平。主寒热,鬼注[1],中风,湿痹[2],女子带下病,无子。一名马屎蒿。生川泽。

【词解】[1]鬼注:即劳瘵,是指感染瘵虫后,出现恶寒、潮热、咳嗽、咯血、饮食减少、肌肉消瘦、疲乏无力、自汗盗汗、舌红、脉细数等症状的病证。[2]湿痹:湿邪痹着关节、经络,症见肢体重着、肌肤麻木,或肢节疼痛、痛处固定,阴雨则发。

【语译】马先蒿,性平,能治寒热邪气、阴虚发热、咳嗽,并能治疗中风及祛除风邪,使停留于肌内、经络、关节的湿邪消除,减轻关节疼痛。本品还能治妇女带下病,使不孕妇女怀孕。此药又叫马屎蒿,生于草地及林缘。

【按语】马先蒿,为玄参科植物返顾马先蒿 Pedicularis resu-pinata L. 等的茎叶或根。主产于东北及内蒙古、山东、河北、山西、陕西、安徽等地,生于草地及林缘。马先蒿别名马屎蒿、马

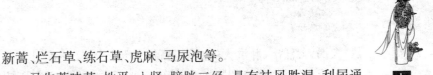

新蒿、烂石草、练石草、虎麻、马尿泡等。

马先蒿味苦，性平，入肾、膀胱二经，具有祛风胜湿、利尿通淋、敛带杀虫的功效，主治风湿关节疼痛、小便不利、尿路结石、妇女白带、疥疮等。马先蒿的临床参考用法为：6～9g煎汤内服，或研末为散。外用煎水洗患处。

马先蒿的有效成分及药理作用有待进一步研究。

积雪草

【原文】积雪草，味苦，寒。主大热，恶疮，痈疽，浸淫[1]，赤漂[2]，皮肤赤，身热。生川谷。

【词解】[1]浸淫：指浸淫疮，疮形如粟米，瘙痒不止，搔破流黄水，浸淫成片，甚者身热。[2]赤漂：为皮肤红肿的急性炎症。

【语译】积雪草，味苦，性寒。能清热解毒，治大热攻心，恶疮满身，疮痈肿毒，还能清热除湿，治湿热浸淫，疮流黄水，缠绵难愈，并能消除皮肤红肿的疮症，解除身热。此药生长在田野、路边潮湿而肥沃的地方。

【按语】积雪草，又称落得打，为伞形科植物积雪草*Centella asiatica*（L.）Urban的地上部分或带根全草。主产于江苏、安徽、浙江、江西、湖南、湖北、四川等地，多为野生，长在路旁、沟边、田坎边湿润而肥沃的地方。积雪草别名老公根、崩大碗等。

本品味苦、辛，性大寒，入肝、脾、肾经，具有活血消肿止痛、清热解毒利湿的功效，主治跌仆损伤、疔痈肿毒、暑泻、痢疾、湿热黄疸、砂淋、血淋、吐衄、咳血、目赤、喉肿、风疹、疥癣等，还能解药毒、食毒等。积雪草配伍茵陈蒿，长于清热利湿；配伍葛根，治疗暑泻；配伍白头翁，治疗湿热痢疾；配伍知母，治疗大热、大渴、大汗出、脉洪大的阳明温病;配伍密蒙花,治疗目赤肿痛;配伍山豆根,治疗咽喉肿痛;配伍生地,治疗血热妄行所致的咯血、衄血、呕血等;配伍紫花地丁,治疗一切痈疽肿毒、发背、疔疮、瘰疬、无名肿毒等;配伍玄参,治疗瘰疬、鼠疮等。

现代研究表明,本品含多种 α - 香树脂醇型的三萜成分,其中有积雪草苷、参枯尼苷、异参枯尼苷、羟基积雪草苷等,以及马达积雪草酸。此外,尚含内消旋肌醇、积雪草糖、叶绿素,以及山柰酚、槲皮素和葡萄糖、鼠李糖的黄酮苷等。

药理研究发现,积雪草所含的苷有镇静和安定作用;积雪草苷能治疗皮肤溃疡,如顽固性创伤、皮肤结核、麻风等。实验证明能促进皮肤生长,使局部白细胞增加,结缔组织血管增生,黏液分泌增加等,对患小鼠幽门结扎性溃疡及应激性溃疡都有显著的抑制作用。本品醇提取物能松弛大鼠离体回肠,对麻醉犬静脉注射可轻并兴奋呼吸,减缓心率及降低血压。

女　菀

【原文】女菀,味辛,温。主风寒洗洗[1],霍乱[2]泄利,肠鸣上下无常处,惊痫,寒热百疾。生川谷或山阳。

【词解】[1]风寒洗洗:感受风寒之恶寒貌,如水洒全身,恶寒颤冽的样子。[2]霍乱:上吐下泻,挥霍撩乱。

【语译】女菀,味辛,性温。能治外感邪气,恶寒发热,以及邪气侵犯肠胃,上吐下泻、挥霍撩乱、腹痛、肠鸣不止。本品还能治惊风癫痫及寒热所致各种疾病。此药生长在山坡潮湿地带或向阳处。

【按语】女菀,为菊科植物女菀 *Aster fastigiatus* Fisch. 的全

草或根,主产于东北及山东、江苏、浙江、安徽、湖北等地,生长于湿润处。女菀别名白菀、织女菀、女肠、苑、羊须草等。

女菀味辛,性温,入肺、肾、脾三经,具有温肺化痰、和中利尿的作用,主治咳嗽痰喘、肠鸣腹泻、痢疾、小便短涩等。临床用法为:9～15g 煎汤内服。

现代研究表明,女菀的全草主要有效成分为槲皮素,根主要含挥发油。

王 孙

【原文】王孙,味苦,平。主五藏邪气,寒湿痹,四肢疼酸,膝冷痛[1]。生川谷。

【词解】[1]膝冷痛:指膝部肌肉、经脉、关节及骨间发冷疼痛。

【语译】王孙,味苦,性平。能治疗邪犯脏腑及寒湿闭阻肢体、关节,四肢酸重,腰膝冷痛,行走不便,屈伸不利。此药生长在山地。

【按语】王孙,为百合科植物四叶王孙 *Paris tetraphylla* A. Gray 的根茎,因其根茎似藕,所以别名旱藕、百节藕等。主产于江苏、浙江、安徽、江西、四川等地,多生长在山地。王孙又名白功草、长孙、黄孙、黄昏、海孙、蔓延、牡蒙等。

王孙味苦,性平,入心、脾、大肠三经,具有散寒除湿、清热解毒、益气补虚的功效,主治寒湿痹痛、四肢酸疼、赤白痢疾,以及虚劳、脚肿等。原文谓王孙"主五藏邪气",是指本品的功用广泛而言。王孙的临床用法为:6～15g 煎汤内服。

有人认为,由于王孙又名牡蒙,所以古书一般只载其功,未见其用。由于紫参也别名牡蒙,因而应将王孙与紫参加以区别:两者在药材性状及功效上都有所不同,紫参的作用主要在能治血证、积聚、疟痢等方面,具体参见"紫参"条。唐朝苏恭认为紫参、牡蒙为二物,谓紫参叶似羊蹄,王孙叶似及已,李时珍在《本草经辑注》中云:"古方所用牡蒙皆为紫参,后人所用牡蒙,乃王孙,非紫参也",此论是否正确,还有待进一步考证。

蜀羊泉

【原文】蜀羊泉,味苦,微寒。主头秃[1],恶疮,热气,疥瘙,痂癣虫,疗齲齿[2]。生川谷。

【词解】[1]头秃:光头、癞头。[2]齲齿:烂牙、虫牙。

【语译】蜀羊泉,味苦,性微寒。能治疗头部疮毒、癞疮,邪毒壅遏皮肤所致的恶疮,感染疥虫所致的皮肤瘙痒、疮癣等,并能治齲齿。此药生长在山坡河谷之间。

【按语】蜀羊泉,为茄科植物白英(蜀羊泉)*Solanum lyratum* Thunb. 的干燥地上部分,又名白毛藤,主产于江苏、浙江及安徽,全国大部分地区都有分布。

蜀羊泉味苦,性微寒,入肝、胃经,具有清热解毒、祛风除湿的功效,主治疟疾、黄疸、水肿、淋病、风湿性关节痛、丹毒、疗疮等。临床一般用法为:干品 20～30g,鲜品 30～120g 煎汤内服,或泡酒服。

现代研究表明,蜀羊泉主要含甾体类生物碱茄碱,其药理作用有:(1)抗肿瘤:蜀羊泉水煎剂醇提物对小鼠 S_{180} 有抑制作用,其有效成分为 β－苦茄碱(β－So－lamarine);(2)蜀羊泉碱(Soladulicidine)有抗真菌作用,但不及番茄碱(Tomatine)抗真菌作用强。

爵　床

【原文】爵床，味咸，寒。主腰脊痛不得着床，俯仰艰难，除热，可作浴。生川谷及田野。

【语译】爵床，味咸，性寒。能治疗腰背疼痛不能忍受，俯仰屈伸不能。本品还可祛热，用作洗浴药。此药生长在山川河谷及潮湿路边。

【按语】爵床，为爵床科植物爵床 *Rostellularia procumbens* (L.) Nees 的全草，主产于山东、浙江、江苏、江西、湖北等，生长于旷野草地和路旁的阴湿处。

爵床味咸、辛，性寒，入肝、胆经，具有清热解毒、利湿消滞、活血止痛的作用，主治感冒发热、咳嗽、喉痛、疟疾、痢疾、黄疸、肾炎浮肿、筋骨疼痛、小儿疳积、痈疽疔疮、跌打损伤等。临床上与甘草、陈皮配伍，能治疗酒毒血痢；配伍夏枯草治疗瘰疬。临床上一般 9~30g 水煎内服，外用捣敷或煎水洗。

现代研究表明，爵床全草含生物碱和爵床定 C 和 D（Justicdinc, D）等木脂体。药理研究发现，爵床具有一定解热、抗菌作用。

假　苏

【原文】假苏，味辛，温。主寒热，鼠瘘[1]，瘰疬生疮[2]，破结聚气，下瘀血，除湿痹。一名鼠萤。生川泽。

【词解】[1]鼠瘘：颈项腋下的淋巴结结核，瘰疬的别名。[2]瘰疬生疮：鼠瘘溃破，脓出稀薄，此愈彼起。

【语译】假苏,味辛,性温。能治寒热邪气,结于颈、腋、胯之间,形成窦道,或溃破脓出稀薄,此愈彼起,久不收口。本品能破散结气,消散瘀血,并能使闭阻经络、关节的湿邪消除。此药又叫鼠莹,生长在低洼温和潮湿处。

【按语】假苏,现称荆芥,为唇形科植物荆芥 *Schizonepeta tenuifolia* Briq. 的干燥地上部分。主产于江苏、浙江、江西、湖北、河北等地。

荆芥味辛,性微温,入肺、肝经,具有祛风解表、通利血脉、透疹止痒、疗疮、炒炭止血的功效,主治外感风寒或风热证、头痛、咽喉肿痛、中风口噤、产后血晕、痈肿、疮疥、瘰疬、麻疹透发不畅、风疹瘙痒证和吐、衄、尿、便、诸种出血及崩漏证。配伍薄荷,治疗风热感冒、麻疹、风疹;配伍防风,治疗感冒无汗、身痛、瘾疹瘙痒、疔疮初起;配伍桑叶、菊花、连翘,治疗外感风热、疮肿初起;配伍藿香、佩兰,治疗感冒夹湿;配伍桔梗、甘草,治疗感冒咳嗽;配伍黄芩、菊花,治疗风热目赤;配伍牛蒡子、蝉蜕,治疗麻疹初起;配伍木贼、谷精草,治疗瘾疹瘙痒。表虚自汗、阴虚头痛忌服。

现代研究表明,荆芥全草含挥发油、单萜类及黄酮类成分。挥发油中主要成分为右旋薄荷酮、消旋薄荷酮及少量右旋柠檬烯等。现代药理研究发现,本品煎剂及乙醇浸剂有微弱的解热作用,并有一定镇静作用,也能止喘,这与荆芥能直接松弛豚鼠支气管平滑肌有关,亦具抗过敏活性。荆芥具有抑菌、抗病毒作用,其煎剂体外试验对金黄色葡萄球菌及白喉杆菌有较强抗菌作用,对炭疽杆菌、乙型链球菌、伤寒杆菌、痢疾杆菌、绿脓杆菌、人型结核杆菌等也有一定抑制作用。此外,也有研究表明荆芥还具有一定的降体温和抗癌作用。另外,荆芥炭有一定止血作用,但生品则没有止血作用。

研究表明,荆芥有效成分中,荆芥甲醇提取物有镇痛和抗炎作用,镇痛作用以α-薄荷酮为代表,抗炎作用以l-胡薄荷酮为代表。

翘 根

【原文】翘根,味甘,寒,平。主下热气,益阴精,令人面悦,好明目,久服轻身,耐老。生平泽。

【语译】翘根,味甘,性平偏寒,能消除热邪,益养阴精,使人颜面润泽,眼睛明亮。长久服用,可以延年益寿,长生不老。此药生在平原或潮湿的地方。

【按语】本品在《唐本草》中列入有名未用,李时珍《本草纲目》则认为翘根就是连翘之根,合并于下经连翘条下。但《本草》记载不详,不能断为一物,有待进一步考证。

如果翘根真的就是连翘之根,则其功效与连翘相似,但不同的是连翘长于清解风热或实热,而翘根则长于清湿热,临床多用作湿热发黄。具体功效见"连翘"条。

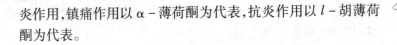

桑根白皮

【原文】桑根白皮,味甘,寒。主伤中[1],五劳[2],六极[3],羸瘦,崩中[4],脉绝,补虚益气。叶,主除寒热,出汗。桑耳,黑者,主女子漏下赤白汁,血病,癥瘕积聚,阴痛,阴阳寒热,无子。五木耳[5],名檽[6]。益气,不饥,轻身,强志。生山谷。

【词解】[1]伤中:指伤食、食伤,即饮食不节,或脾虚不运所致的虚劳病。[2]五劳:有指久视、久卧、久坐、久立、久行五种过劳致病因素,也有指志劳、思劳、心劳、忧劳、瘦劳五种过劳致病因素,还有指肺劳、肝劳、心劳、脾劳、肾劳五种虚劳病证。根据上下文,此应指劳伤病证。[3]六极:指六种极度虚损的病证。《诸病源候论》指气、血、筋、骨、肌、精六极。《千金要方》以六极为气极、脉极、筋极、肉极、骨极、精极。[4]崩中:指崩漏。[5]五木耳:五种木耳的总称,即分别是生长在楮、槐、榆、柳、桑五种树上的木耳。亦有指老桑树生桑耳,有青、黄、赤、白、软湿者。[6]檽:树木名。

【语译】桑根白皮,味甘,性寒。能治疗各种虚劳病证,证见消瘦,气血不足所致崩漏下血,脉微细弱,本品有补虚益气的功效。桑叶能治外感寒热邪气,具有发汗作用,能祛邪外出。桑耳,以色黑者能治女子下血不止、赤白带下,以及经血病证,如气滞血瘀的癥瘕积聚、下身肿痛,使阴阳寒热邪气消除,并以能治疗不能怀孕的妇女。五木耳又叫檽,能益气,服用后使人不感到饥饿,长期服用,能增强体质,使精神饱满。此药生长在山坡、川谷。

【按语】桑根白皮,即桑白皮,为桑科植物桑(家桑)*Morus alba* L. 除去栓皮的干燥根皮,主产于安徽、河南、浙江、江苏、湖南等地。桑叶,为桑科植物桑的叶,全国各地有栽培,以江苏、浙江一带为多,习惯应用以经霜者为好,称"霜桑叶"或"冬桑叶"。桑耳,别名桑菌、木麦、桑上寄生、桑檽、桑蛾、桑鸡等,为寄生于桑树上的木耳,为木耳科植物木耳 *Auricularia auricula* (L. ex Hook.) *Unedrw.* 的子实体,寄生于阴湿、腐朽的树干上,可人工栽培,主产于四川、福建、江苏等地。

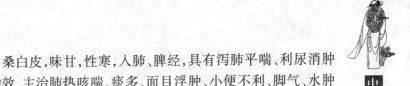

桑白皮，味甘，性寒，入肺、脾经，具有泻肺平喘、利尿消肿的功效，主治肺热咳喘、痰多、面目浮肿、小便不利、脚气、水肿实证。桑白皮配伍地骨皮、粳米、甘草，治疗肺热喘咳；配伍大腹皮、茯苓皮、生姜皮，治头面肢体浮肿、腹部胀满、上气喘急、小便不利；配伍冬瓜仁、葶苈子，治疗小便不利、面目浮肿；配伍人参、贝母、五味子、罂粟壳，治疗久嗽不止；配伍麻黄、苏子、杏仁、陈皮，治疗恶寒发热、咳嗽喘息、痰鸣；配伍麻黄、桂枝、细辛、干姜，治疗水饮停肺，胀满喘急。桑叶的临床参考用法为：9～12g煎汤内服，或入丸、散剂。风寒咳嗽忌用。

现代研究表明，桑白皮含多种黄酮类化合物，包括桑皮素、桑皮色烯素、环桑皮素等，还含有桦木酸、东莨菪素，近又提得桑皮呋喃A等。药理研究发现，本品有轻度镇咳作用，并有利尿及导泻活性。煎剂和水、乙醇、正丁醇或乙醚等多种溶媒提取物，均有不同程度降压作用。本品还有镇静、安定、镇痛、降温及一定抗惊厥作用。煎剂对金黄色葡萄球菌、伤寒杆菌、福氏痢疾杆菌及发癣菌有抑制作用。热水提取物体外实验对子宫颈癌JTC-28株的抑制率约70%。

桑叶，味苦、甘，性寒，入肺、肝经，具有疏散风热、平肝明目、清肺润燥、凉血止血的功效，主治外感风热、风温发热、风痹、瘾疹、肝阳上亢所致的头晕目眩、肝经实热，或风热之头痛、目赤，以及肺热咳嗽、血热吐血等。配伍菊花、连翘、桔梗，治疗外感风热、发热、咳嗽、口渴、咽喉肿痛、目赤肿痛；配伍杏仁、贝母、麦冬、石膏，治疗燥热咳嗽、痰少；配伍菊花、决明子，治目赤涩痛；配伍黑芝麻，治疗肝肾不足、目暗昏花；配伍菊花、枸杞子、决明子，治疗头目眩晕。桑叶的临床参考用法为：6～9g煎汤内服，或入丸、散剂。

现代研究表明，桑叶含芸香苷、槲皮素、异槲皮苷、多种酸类、酚类、维生素和微量挥发油、糖类、蛋白质、鞣质等。现代药理研究发现，桑叶有降血糖、抗菌的作用。实验发现，鲜桑叶煎剂体外实验对金黄色葡萄球菌、乙型溶血性链球菌、白喉杆菌、炭疽杆菌均有较强抑制作用;高浓度桑叶水煎剂在体外有抗钩端螺旋体作用。此外,桑叶提取物经稀释注射麻醉犬股静脉,可出现短暂血压下降。

桑耳,味甘、性平,入胃、大肠经,具有清热解毒、凉血止血、祛风消瘊的功效,主治虚寒痢、咽喉肿痛、肠风、血痢、血淋、痔疮出血、妇人崩漏、月经不调、腹痛、阴痛等。用法为内服4.5～9g,煎汤或入丸、散剂。桑耳的化学成分主含蛋白质、脂肪、糖、微量元素等。

竹 叶

【原文】竹叶,味苦,平。主咳逆上气,溢筋急[1],恶疡,杀小虫[2]。根[3],作汤,益气,止渴,补虚,下气。汁[4],主风痉。实[5],通神明,轻身,益气。

【词解】[1]溢筋急:溢,泄露;筋,指血管。溢筋急即指血管曲张,显露于皮肤之下,类似于臁疮。[2]小虫:指蛲虫。[3]根:即竹根,原植物与竹叶同科同属。[4]汁:即竹沥,是竹的茎用火烤而流出的液汁。[5]实:即竹实,为禾本科类植物淡竹的果实。

【语译】竹叶,味苦,性平。能治咳嗽喘满,筋脉曲张,疮痈肿疡,有杀死蛲虫的作用。竹根,可煎汤服用,能益气,增强体质,消除口渴,有补虚生津的作用。竹沥,能治惊风抽搐。竹实,可使神明清灵,养身益寿,益气强身。

【按语】竹叶,为禾本科植物淡竹 *Phyllostachys nigra* (Lodd.) Munro var. *henonis* (Mitf.) Stapf et Rendle 的叶片(与目前所指的淡竹叶不同)。主产于河南、安徽、江苏、浙江、江西、

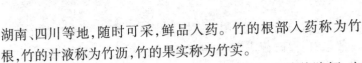

湖南、四川等地,随时可采,鲜品入药。竹的根部入药称为竹根,竹的汁液称为竹沥,竹的果实称为竹实。

本品味甘、淡,性寒,入肺、心、胃、胆经,具有清热除烦、生津利尿的功效,主治热病烦渴、小儿惊痫、咳逆吐衄、面赤、小便短赤、口舌生疮等。配伍麦门冬、芦根、天花粉,治疗热病口渴、心烦;配伍生地、木通,治疗口舌生疮、小便短赤;配伍钩藤、薄荷、蝉蜕、灯心草,治疗小儿心热夜啼;配伍灯心草、海金沙,治疗热淋;配伍白茅根,治疗尿血。实际上,本品的清热作用,主要用在清气分热、心经热,现代临床已少用于疮痈肿毒及杀虫,也几乎不用于筋脉拘挛的治疗。

竹叶的临床参考用法为:10～20g 煎汤内服,也可代茶饮。孕妇忌用。

需指出的是,尽管竹叶与淡竹叶(又名野麦冬、竹叶麦冬,为禾本科植物淡竹叶 *Lophatherum gracile* Brongn. 的干燥茎叶)并非一物,但两者功用相近,都能泻心火、清胃热、利小便。虽然一般认为"竹叶清心除烦热作用较强,而淡竹叶尤长于清热利尿",但二者作用都比较平和,实际判别不易。目前两药经常彼此替换使用,对临床疗效影响不大,这已为近几十年临床的用药实践所证实。

现代研究表明,竹叶的根、茎及叶含芦竹素、白茅素。无羁萜、β-谷甾醇、豆甾醇、菜油甾醇、蒲公英甾醇等,并含有氨基酸、涩味质、糖类、有机酸及酚性成分。现代药理研究认为,(1)竹叶水浸膏具有解热作用,对皮下注射 5% 酵母引起的大鼠发热有解热作用,解热效果呈量效关系,2g/kg 淡竹叶对大肠杆菌所致的家兔和猫发热的解热效价为 33mg/kg 是非那西汀的0.83倍,其解热有效成分溶解于水及稀盐酸,不易溶于醇及醚;(2)竹叶煎剂对金黄色葡萄球菌、绿脓杆菌、溶血性链球菌等有抑制作用;(3)抗肿瘤作用:竹叶提取物对小鼠肉瘤有明显的抑制作用。

竹沥，为淡竹的茎用火烤灼而流出的液汁，又称"鲜竹沥"，一般取鲜竹杆，截成 30～50cm 长，两端去节，劈开，架起，中部用火烤之，两端即有液汁流出，以器盛之备用即可，现一般药店已有专门的成品鲜竹沥出售，购之即可入药，使用时以 15～30ml 兑入药液中服用，也可入丸剂或熬膏。鲜竹沥味甘、苦，性寒，入心、肺、胃经，具有清热豁痰、镇惊利窍、通络的功效，主治中风痰迷、肺热痰壅、咳嗽喘急胸闷、惊风、癫痫、壮热烦渴、子烦、破伤风等。配伍生姜汁，治疗中风口噤；配伍瓜蒌、枇杷叶，治疗肺热痰壅咳嗽；配伍生姜汁、胆星末、牛黄，治疗小儿惊风，四肢抽搐。由于鲜竹沥性寒，故寒嗽及脾虚便溏者忌服。现代研究表明，竹沥含有愈创木酚、甲酚、苯酚、甲酸、乙酸、苯甲酸、水杨酸等，并含有天门冬氨酸、谷氨酸等十三种氨基酸，另外还含有葡萄糖、果糖、蔗糖等。现代药理研究发现，竹沥有明显的镇咳、祛痰作用。

竹实，即竹的果实，在《本经》中记载有益气作用，古代也有医家将其用作消积药。竹实有竹米之称，由于很难得到，现代临床已很少作药用。

吴茱萸

【原文】吴茱萸，味辛，温。主温中[1]，下气，止痛，咳逆，寒热，除湿血痹[2]，逐风邪，开腠理。根[3]，温，杀三虫[4]。一名藙。生山谷。

【词解】[1]温中：温暖中焦脾胃。[2]血痹：因气血虚弱，感受风寒湿邪所致的痹证。症见身体感觉麻木不仁、肢节疼痛等。[3]根：即吴茱萸根。[4]三虫：指蛲虫、寸白虫等多种寄生虫。

【语译】吴茱萸，味辛，性温。有温暖中焦、疏肝理气、止痛的作用，能治疗咳嗽、除寒热邪气、祛除湿邪，可治肌肤麻木不仁、肢体疼痛的血痹证。本品还可祛风邪、开泄腠理。吴茱萸根，能驱杀蛲虫、寸白虫等寄生虫。吴茱萸又名藙，生长在山地或路旁。

【按语】吴茱萸，为芸香科植物吴茱萸 *Evodia rutaecarpa*（Juss.）Benth.、石虎 *Evodia rutaecarpa*（Juss.）Benth. var. *officinalis*（Dode）Huang 或疏毛吴茱萸 *Evodia rutaecarpa*（Juss.）Benth. var. *bodinieri*（Dode）Huang 的未成熟果实。本植物的根（吴茱萸根）、叶（吴茱萸叶）亦供药用。吴茱萸主产于贵州、广西、云南、四川、浙江、湖南等地。常野生于山地、路旁或疏林下。

吴茱萸味辛、苦，性温，有毒，入肝、胃经，具有疏肝理气、温中止痛、降逆止呕、燥湿疗疮的功效，主治厥阴头痛、胃痛、呕吐吞酸、寒湿泻痢、脏寒吐泻转筋、脘腹胀痛、脚气、寒疝、少腹冷痛、口疮溃疡、齿痛、湿疹、黄水疮等。吴茱萸与党参、生姜、大枣配伍，治疗厥阴头痛、呕吐涎沫；配伍木香、小茴香、川楝子，治疗寒凝肝脉，疝气腹痛；配伍当归、川芎、桂枝，治疗经寒腹痛，月经后期；配伍半夏、生姜，治疗呕吐吞酸；配伍黄连，治疗肝火犯胃，腹痛吞酸；配伍木瓜、槟榔，治疗寒湿脚气；配伍五味子、肉豆蔻、补骨脂，治疗阳虚泄泻；配伍黄连、白芍，治疗下痢腹痛；配伍泽泻，治疗小肠疝气；配伍乌贼骨、硫黄外用，治疗湿疹。吴茱萸的临床参考用法为：1.5～4.5g 煎汤内服，或入丸、散剂；外用适量煎水洗，或研末撒或调敷。由于吴茱萸味辛性温，故阴虚火旺或胃热呕吐者忌服。

吴茱萸根，性味与吴茱萸相似，具有行气温中、杀虫的功效，主治脘腹冷痛、泄泻、下痢、风寒头痛、腰痛、疝气、经闭腹痛、蛲虫病等。

现代研究表明，吴茱萸的果实含挥发油及生物碱类，挥发油中的主要有效成分为为吴茱萸烯、罗勒烯、吴茱萸内酯等，生物碱类包括吴茱萸苦素、吴茱萸碱等。现代药理研究认为:(1)本品挥发油具有芳香健胃、驱风及抑制肠内异常发酵作用;(2)本品又能镇吐,且与生姜有协同作用;(3)本品所含的多种成分具有一定的镇痛作用;(4)本品具降压作用,其作用机理主要是使外周血管扩张而降低了外周血管阻力,且与组胺释放有关;(5)本品煎剂内服有利尿作用;(6)本品水煎及醇、乙醚提取物在体外都能杀灭猪蛔虫、蚯蚓及水蛭;(7)本品煎剂对霍乱弧菌及堇色毛癣菌、同心性毛癣菌等多种皮肤真菌均有不同程度的抑制作用;(8)本品还有一定的耐缺氧、抗凝血作用。但是,本品大剂量使用时能兴奋中枢并引起视力障碍、错觉,应在临床应用中加以注意。

栀 子

【原文】栀子,味苦,寒。主五内邪气[1],胃中热气,面赤,酒炮齄鼻[2],白癞,赤癞[3],疮疡。一名木丹。生川谷。

【词解】[1]五内邪气:指胸、心、大小肠大热,心中烦闷。[2]酒炮齄鼻:即酒糟鼻,鼻头红晕似疮,浮起凸出皮肤,并且皮肤肥厚。[3]白癞,赤癞:即恶风、疠风,现称做麻风。白癞、赤癞是根据皮肤患癞部位的颜色(白色或赤色)而取名。白癞初起皮色逐渐变白,四肢顽麻,肢节发热,手足无力,患部肌肉如针刺样疼痛,声音嘶哑,两眼视物不清。类似结核型麻风。

【语译】栀子,味苦,性寒凉。能治疗邪热郁结胸中、胃肠、心胸烦闷不适,胃热亢盛,面部红赤,肺热壅盛,鼻红生粉刺。并能治邪毒疠风、皮肤疮疡。此药又叫木丹,生长在温暖的山沟、路旁。

【按语】栀子，为茜草科植物山栀 *Cardenia jasminoides* Ellis 的干燥成熟果实。主产于浙江、江西、湖南、福建等地，生长在低山温暖的疏林中或荒坡、沟旁、路边，一般 9～11 月采收，将果实倒入沸水中烫过，然后滤干水分晒至果实干燥、种子坚硬，或蒸后直接晒干或烘干。

栀子味苦，性寒，入心、肝、脾、胃、三焦经，具有泻火除烦、清热利湿、凉血解毒的功效，主治热病心烦、郁闷、高热烦躁、躁扰不宁、湿热黄疸、小便短赤、热淋、血淋、血热出血、痈肿疮毒、咽痛目赤等，外用可治疗扭挫伤。配伍淡豆豉，治热病心烦不安；配伍黄连、连翘、黄芩、生石膏，治疗高热烦躁、神昏谵语；配伍黄芩、黄连、黄柏，治疗火毒热盛，痈肿疔毒；配伍川芎、香附、苍术、神曲，治疗郁闷、脘腹胀痛；配伍菊花、黄芩，治疗目赤肿痛；配伍茵陈、大黄，治疗湿热黄疸；配伍黄柏、炙甘草，治疗伤寒身热发黄；配伍萹蓄、瞿麦、木通、车前子，治疗热淋；配伍白茅根、生地、黄芩，治疗吐血、衄血。脾虚便溏者忌服。

生栀子长于清热泻火，是清泄心、肺、胃、三焦火热之邪的要药，临床用法为 9～12g 煎汤内服或入丸、散剂。外用时，本品研末，用水、酒、醋或蛋清调敷外用，有散瘀消肿止痛及祛除瘀热的作用，主治扭伤及外伤肿痛，尤宜于四肢关节附近的肌肉、肌腱损伤，是民间常用的"吊筋药"。

本品姜汁拌炒治烦呕，焦栀子及栀子炭常用于止血，栀子仁（用种子）长于清心除烦，栀子皮（用果皮）兼清表热。

本品含栀子素、栀子苷、去羟栀子苷和藏红花素、藏红花酸、熊果酸等。

现代药理研究认为，栀子煎剂及醇提取液有利胆作用，能促进胆汁分泌，并能降低血中胆红素，可促进血液中胆红素迅速排泄。栀子除有利胆作用外，还有促进胰腺分泌作用。栀子及其提取物有明显的利胆及降胰酶效应，其中京尼西平苷有显著的降低胰淀粉酶作用。本品对溶血性链球菌和皮肤真菌有抑制作用,对心血管系统有降压作用,并能防治动脉粥样硬化。

芜荑

【原文】芜荑,味辛。主五内邪气,散皮肤骨节中淫淫温行毒[1]。去三虫,化食[2]。一名无姑,一名蕨蒢。生川谷。

【词解】[1]散皮肤骨节中淫淫温行毒:解除皮肤骨节中郁郁流行的邪热毒气。[2]化食:消积、消食。

【语译】芜荑,味辛。能治疗脏腑邪气,解除皮肤骨节中邪热毒气,可驱除蛔虫、绦虫、蛲虫等多种寄生虫,还能消积化食,用于儿科疳积。此药又叫无姑、蕨蒢,生长在山谷、岩石等处。

【按语】芜荑,也叫山榆仁,为榆科植物大果榆 *Ulmus macrocarpa* Hance 果实的加工品。主产于河北、山西等地,生长于山地、山麓及岩石地带。

本品味苦、辛,性温,入脾、胃经,具有杀虫消积的功效,主治虫积腹痛,小儿疳积或泄泻、冷痢等证,也可外用治疗疥癣恶疮。芜荑为驱虫要药,配伍槟榔、鹤虱、苦楝根皮、使君子,能驱除各种人体寄生虫;配伍雷丸、干漆,能治疗蛔虫腹痛不可忍;配伍白术、山药、鸡内金、木香,治疗小儿疳积,腹痛有虫,面黄肌瘦,泄泻;配伍黄连、蚺蛇胆,治疗久痢不瘥,有虫,兼下部脱肛;配伍大茴香、木香,治疗诸积冷气。一般6~9g水煎服,但脾胃虚弱患者及孕妇忌用。

现代研究表明,芜荑主要含鞣质、糖分及挥发油等成分。药理研究发现,芜荑的醇浸提取物在体外对猪蛔虫、蚯蚓、蚂蟥皆有显著杀灭作用。芜荑水浸液(1∶2)在试管内对堇色毛癣菌、奥杜益氏小芽孢癣菌等 12 种皮肤真菌有不同程度的抑制作用。此外,芜荑醇提物还具有抗疟作用。

枳　实

【原文】枳实,味苦,寒。主大风在皮肤中,如麻豆苦痒[1],除寒热结,止利,长肌肉,利五藏,益气,轻身。生川泽。

【词解】[1]大风在皮肤中,如麻豆苦痒:形容肌肤瘙痒、极剧难忍的样子。

【语译】枳实,味苦,性寒凉,治皮肤瘙痒剧烈,消除寒热邪气,止痢。邪气去,则肌肉强壮,五脏安和,气血充沛,身体健康。本品生长在温暖、雨量充沛的环境中。

【按语】目前所用的枳实,为三种芸香科植物枸橘 *Poncirus trifoliata*(L.) Raf.、酸橙 *Citrus aurantium* L. 及香圆 *Citrus wilsonii* Tanaka 的幼果(而非未成熟果实)。主产于四川、江西、福建、浙江等省,以产于江西的枳实最著名,又称江枳实。枳实一般野生或栽培,5~6 月间摘取,晒干后切成两半。

本品味辛、苦,性寒,入脾、胃、大肠经,具有破气消积、化痰除痞的功效,主治食积停滞、食欲不振、腹痛便秘、泻痢不畅、里急后重及痰浊阻塞、胸脘痞满,以及脱肛、子宫脱垂等。枳实配伍大黄、芒硝、厚朴,治疗热结便秘,腹满胀痛;配伍皂荚,治疗大便不通;配伍山楂、麦芽、神曲,治疗食积不化,嗳腐臭气;配伍白术,治疗进食后脘腹痞满作胀;配伍大黄、黄连、茯苓、黄芩,治疗痢疾;配伍陈皮、半夏、茯苓,治疗胸胁痰饮;配伍芍药,治疗产后腹痛;配伍薤白、桂枝、半夏、瓜蒌,治疗胸痹,心下痞满,气从胁下上逆;配伍厚朴、半夏曲、白术、黄连,治疗心下痞满,食欲不振;配伍黄连、半夏、瓜蒌,治疗结胸,心膈高起,实满作痛;配伍栀子、豆豉,治疗产后劳复,身热,心下痞闷;配伍绵黄芪、升麻,治疗脱肛、子宫脱垂。

枳实的临床参考用法为:9~18g煎汤内服,或入丸、散剂。由于枳实长于行气导滞,故体虚及孕妇忌服。

另外,需强调的是,宋代以前,医方中只有枳实而无枳壳。据考证,其所用的"枳实",并不全是现在人们以幼果入药的枳实,而是现今的所用的枳壳(三种芸香科植物的未成熟果实)。所以仲景方中的"枳实",亦是现在所用的枳壳。现在人们将枳之小嫩者或未成熟者为枳实,大者或成熟果实为枳壳。两者作用相似,只是枳壳作用较缓,长于理气宽胸,消胀除痞;枳实行气力强,长于破积导滞,通利大便。与枳实相似,枳壳味苦、辛,性凉,入肺、脾、大肠经,具有破气行痰、消积散痞的功效,临床可用于治疗胸膈痰滞、胸痞、胁胀、食积、噫气、呕逆、脱肛、阴挺等。枳壳配伍白术、香附、槟榔,治疗消化不良,胸膈胀痛;配伍陈皮,治疗胸膈痞满;配伍柴胡、芍药、川芎、甘草,治疗肝郁气滞,胸胁胀痛;配伍巴豆仁,治疗五积六聚;配伍木香,治疗呃噫;配伍乌梅、黄连,治疗大便下血;配伍黄芪、升麻、柴胡、党参,治疗脏器下垂。另外,脾胃虚弱患者及孕妇忌用枳壳,下痢日久、中气虚陷者慎用枳壳。

现代以枳实或枳壳配伍党参、黄芪等补气药用治子宫脱垂、胃下垂、脱肛等病证,疗效显著,是临床应用的发展。而将本品用治皮肤瘙痒症,目前已不再继续沿用。

现代研究表明,枳壳或枳实中均含挥发油、黄酮苷(橙皮苷、新橙皮苷、苦橙素等)、N-甲基酪胺、昔奈福林等。现代药理研究认为,枳实与枳壳的药理作用相似,其煎剂有强心作用,枳实注射液静脉注射有明显升压作用,其升压的有效成分是对羟福林(辛弗林)及N-甲基酪胺,在升压的同时未出现去甲肾

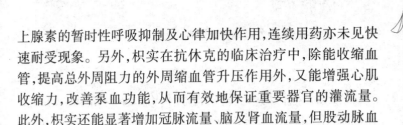

上腺素的暂时性呼吸抑制及心律加快作用,连续用药亦未见快速耐受现象。另外,枳实在抗休克的临床治疗中,除能收缩血管,提高总外周阻力的外周缩血管升压作用外,又能增强心肌收缩力,改善泵血功能,从而有效地保证重要器官的灌流量。此外,枳实还能显著增加冠脉流量、脑及肾血流量,但股动脉血流量则有减少。

枳实与枳壳既有降低肠管平滑肌张力和解痉作用,又能兴奋胃肠,增强蠕动,即由于机体机能状态、药物浓度不同而呈现双重作用,对病理状态下胃肠功能失调的恢复是有利的。本品对家兔离体或在体子宫均呈兴奋作用,使子宫收缩有力,肌张力增加,为治胃下垂、子宫脱垂提供依据。枳实及 N-甲基酪胺有利尿作用。枳实能使胆囊收缩,奥狄氏括约肌张力增加,并抑制血栓形成。此外,枳实还有较强的抗过敏活性,所含橙皮苷有维生素 P 样效应,能降低毛细血管的通透性和脆性。

厚 朴

【原文】厚朴,味苦,温。主中风[1],伤寒[2],头痛寒热,惊悸[3],气血痹[4],死肌[5],去三虫。

【词解】[1]中风:指外感风邪的病证,是太阳表证的一个类型,表现为发热、汗出、恶风、脉缓等。[2]伤寒:指外感寒邪的病证,是太阳表证的又一个类型,表现为发热或不发热、恶寒、身体疼痛、呕逆、脉浮紧。[3]惊悸:这里指一种病证,是因为胆小易惊,所以受惊后恐惧不安。[4]气血痹:气痹,指由于情志刺激等因素引发的痹证。血痹,因气血虚弱,感受风寒湿邪引起的痹证,症见身体感觉麻木不仁、肢节疼痛等。[5]死肌:肌肤麻木不仁,是气血痹病证表现的症状之一。

【语译】厚朴,味苦,性温。能治疗伤风感冒的轻证、重证,头痛怕冷怕热。还可治疗胆小易惊、恐惧不安,因情志因素引起的痹证及痹证日久所致的血痹，肌肤麻木，并能驱杀多种寄生虫。

【按语】厚朴，为木兰科植物厚朴 *Magnolia officinalis* Rehd. et Wils.、凹叶厚朴 *Magnolia officinalis* Rehd. et Wils. var. *Biloba* 的干皮、枝皮或根皮。前者主产于浙江、四川、湖北、湖南、江西及福建等地，后者主产于浙江及江西，安徽、广西也有分布。厚朴以四川、湖北所产质量最佳，浙江所产称"温朴"，质量亦好。

本品味苦、辛，性温，入脾、胃、肺、大肠经，具有行气平喘、化湿导滞、消积化痰的功效，主治湿阻脾胃所致的胸腹痞满胀痛，痰湿内阻出现的反胃、呕吐、宿食不消，肺气壅滞、痰饮喘咳，以及寒湿泻痢等。厚朴与枳壳配伍，能够治疗气滞脘腹胀满；配伍半夏，能治疗胸闷咳喘；配伍杏仁，治疗气逆喘咳。

《神农本草经》谓其能"主中风，伤寒，头痛寒热"，也能治"惊悸，气血痹，死肌，去三虫"，但现在已经不再沿用古人认为厚朴能治疗表证、痹证、惊悸及杀虫的功用。目前认为厚朴长于行气、温中、消积、燥湿，为消除胀满的要药，临床还将其扩大应用于腹部手术后腹胀，或针麻下子宫切除术前服厚朴以制止手术中的鼓肠现象等，均有一定效果。

临床上，厚朴一般用 9～12g 入煎剂，也可适量入丸、散剂。由于厚朴长于行气导滞，所以孕妇忌用。

现代研究表明，本品含挥发油，油中主要含 β-桉油醇，另含厚朴酚、四氢厚朴酚及异厚朴酚。此外，还含有少量的木兰箭毒碱、厚朴碱及鞣质等。现代药理研究认为，厚朴煎剂对肺炎球菌、白喉杆菌、溶血性链球菌、枯草球菌、志贺氏及施氏痢疾杆菌、金黄色葡萄球菌、炭疽杆菌及若干皮肤真菌均有抑制作用。厚朴碱、异厚朴酚有明显的中枢性肌肉松弛作用。厚朴碱、木兰箭毒碱能松弛横纹肌。对小鼠离体肠管，小剂量出现兴奋，大剂量则为抑制。厚朴酚对实验性胃溃疡有防治作用，并对组织胺所致十二指肠痉挛有一定的抑制作用,能抑制胃液分泌。厚朴有降压作用,降压时反射性地引起呼吸兴奋,心率增加。此外,厚朴煎剂对小鼠实验性肝炎能改善实质性病理损害。

秦 皮

【原文】秦皮,味苦,微寒。主风寒湿痹,洗洗寒气[1],除热[2],目中青翳白膜[3]。久服头不白,轻身。生川谷。

【词解】[1]洗洗寒气:恶寒怕冷的样子。[2]除热:解除邪热。[3]目中青翳白膜:目珠中生长云翳状异物,使人视物不清。

【语译】秦皮,味苦,性微寒,能治疗风寒湿痹,解除表邪和邪热入里之证,并能消除眼中生长的云翳异物。长久服用可以使人头发青黑,身体强壮。此物生长在山谷沟旁。

【按语】秦皮,为木樨科植物尖叶白蜡树新种 *Fraxinus medicinalis* S. S. Sun,sp. nov. 或苦枥白蜡树(花曲柳)*Fraxinus obovata* BL. 的树枝皮和干皮。生长在山坡或沟旁。前者主产于陕西南部、甘肃东部、河南西部及山西,后者主产于东北、华北北部、山东及河南等地。另外,还有 3 种木樨科植物也可作为秦皮入药使用:白蜡树 *Fraxinus chinensis* Roxb. ,产于四川及贵州;秦岭白蜡树 *Fraxinus paxiana* Lingelsh. ,产于陕西南部;宿柱白蜡树(柳叶枔)*Fraxinus stylosa* Lingolsh,产于陕西南部。

秦皮味苦,性寒,入肝清热燥湿、平喘止咳、清肝明目功效,治细菌性痢疾、肠炎、白带、慢性气管炎、目赤肿痛、迎风流泪、目生翳膜、牛皮癣等。此外,由于本品性质苦寒,还能清泄

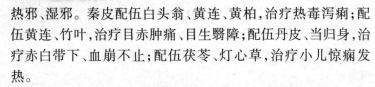

热邪、湿邪。秦皮配伍白头翁、黄连、黄柏,治疗热毒泻痢;配伍黄连、竹叶,治疗目赤肿痛、目生翳障;配伍丹皮、当归身,治疗赤白带下、血崩不止;配伍茯苓、灯心草,治疗小儿惊痫发热。

秦皮的临床参考用法为:9~18g 煎汤内服,或煎水洗眼。由于秦皮味苦性寒,脾胃虚寒者忌服。

现代研究表明,本品主要含秦皮素、秦皮苷、七叶树素、七叶树苷、马栗树皮苷、鞣质等。其药理作用有:秦皮水煎剂对金黄色葡萄球菌、痢疾杆菌、大肠杆菌、卡他球菌、甲型链球菌等有抑制作用,秦皮乙素是其抗菌的有效成分之一。此外,本品还有抗炎及镇静、抗惊、镇痛作用。七叶树素的抗炎作用可能与其刺激肾上腺皮质功能有关。秦皮苷可利尿,并能促进兔及风湿病患者尿酸的排泄。秦皮乙素及七叶树苷有明显镇咳及祛痰作用。秦皮乙素还有显著平喘活性,有松弛豚鼠离体气管平滑肌及对抗组织胺的作用。

秦　艽

【原文】秦艽,味辛,温。主风邪气[1],温中除寒痹,坚齿发,明目,久服轻身,好颜色,耐老,增年,通神。生山谷。

【词解】[1]风邪气:即风邪。

【语译】秦艽,味辛,性温。主要用于治疗风寒邪气,能够温中散寒,治疗寒湿痹痛。能坚固牙齿和头发,使眼睛明亮,长期服用秦艽能够使身体敏捷,面色好看,使人保持年轻,延长寿命,能够通神灵。生长于山谷之中。

【按语】秦菽，即秦椒，李时珍《本草纲目》有论："秦椒，花椒也，始产于秦，故名秦椒。"花椒为芸香科植物花椒 *Zanthoxylum bungeanum* Maxim. 或青椒 *Zanthoxylum schinifolium* Sieb. et Zucc 的干燥果皮，前者主产于四川、陕西及河北，全国其他地区也有少量生产；后者主产于东北、江苏、广东。

花椒性味，辛温，有小毒，归肝、肺、肾经，具有温中散寒、除湿杀虫的作用。同时，花椒还具有祛除风寒湿邪的作用，因而能够止痛，可用于治疗风寒湿痹、关节疼痛等。另外，花椒还能解鱼腥毒。临床上花椒常用于脾胃虚寒所致的各种病证，可治疗积食停饮、心腹冷痛、呕吐、泄泻、冷痢、产后血痢、风寒湿痹、疝痛、齿痛、蛔虫、蛲虫、阴痒、疮疥、喉痹等。花椒配伍人参、干姜，治胸腹冷痛；配伍苍术、厚朴、陈皮、甘草等，治寒湿泄泻；配伍乌梅、使君子、榧子，治虫积腹痛、吐蛔；配伍苦参、地肤子、白矾外用，可治疗皮肤湿疹瘙痒；配伍五加皮、川乌，治风寒湿痹、肢节疼痛；配肉豆蔻，治湿冷泄泻；配伍吴茱萸、蛇床子、藜芦，治妇女阴痒。《神农本草经》谓花椒能"坚齿发，明目，好颜色"等，是指花椒辛香走窜，能够通利血脉，助阳化气，疏利五脏，使五脏通利，血脉调和，所以能够坚齿发，令目明，好颜色，久服轻身，耐老而增年。

由于花椒具有良好的温中散寒、温通血脉的作用，现代多认为花椒长于温中、除湿、杀虫、辟秽等，既可入药疗疾，又可作为香料食用；既可用于驱蛔（乌梅丸中，与乌梅、干姜、黄连等配伍使用），也可煎汤外洗，且能与其他药物配合使用。秦椒与蜀椒都是花椒，科属相同，仅产地不同而已，性味功效都没有太大差别，现代已不将他们区分使用。

花椒的临床参考用量为 3～6g 煎汤内服。由于花椒性味辛温，所以阴虚火旺者忌用，孕妇慎用。

现代研究表明，花椒果实中含挥发油 0.7%～9%，挥发油中含量最多的是松油烯－4－醇（13.46%），其余有胡椒酮

（10.64%）、芳樟醇（9.1%）、桧烯（9.7%），以及牻牛儿醇、柠檬烯、枯醇等，另外还有少量甾醇和不饱和有机酸。花椒的主要药理作用为：(1)对平滑肌的作用：花椒所含的挥发油成分牻牛儿醇，小剂量（$10^{-6} \sim 10^{-8}$/ml）使家兔离体肠管呈持续性蠕动加强，大剂量（10^{-5}/ml）则抑制肠运动；低浓度花椒烯醇液对离体兔小肠作用不恒定，大剂量时能抑制肠运动，大鼠口服后抑制胃肠运动；(2)利尿作用：小剂量（5~100mg/kg）有轻度利尿作用，大剂量则抑制尿排泄；(3)降压：家兔静脉注射牻牛儿醇 10mg/kg 可引起血压迅速下降，并反射性引起呼吸兴奋；(4)局部麻醉作用：花椒烯醇液有局麻作用，对家兔的角膜表面的麻醉作用稍逊于丁卡因，但对豚鼠的浸润麻醉作用强于普鲁卡因；(5)呼吸麻痹作用：动物实验死亡都是因为呼吸麻痹，解剖发现因花椒而出现呼吸麻痹作用死亡的动物呼吸道内有多量的血性渗出物，肺和支气管有很多出血斑，其半数致死量为：大鼠口服 0.8g/kg，兔静脉注射为 50g/kg；(6)驱虫作用：牻牛儿醇对豚鼠蛔虫有驱虫作用，川椒油能使体外猪蛔虫严重中毒，临床用于驱绦虫和治疗蛔虫性肠梗阻；(7)抑菌作用：川椒体外对革兰阳性及阴性细菌均有明显抑制作用，对皮肤致病菌也有抑制作用，但作用较弱；(8)镇痛：小鼠腹腔注射花椒油素 100mg/kg，给药 10 分钟后可提高痛阈 126%~220%（热板法）；(9)降血脂：花椒油素 12.8mg/kg，花椒流浸膏 0.62g/kg，大鼠口服 6~10 天，可明显降低血胆固醇、甘油三酯含量；(10)促血栓形成：花椒根乙醚、氯仿或甲醇浸剂，具有血栓形成活性，可用作血友病的止血剂。此外，花椒具有一定的毒性，大鼠口服牻牛儿醇的 LD_{50} 为 4.8g/kg，兔静脉致死量为 50mg/kg；小鼠口服花椒油素的 LD_{50} 为（4.164±0.7）g/kg；小鼠腹腔注射花椒水溶性生物碱的 LD_{50} 为 19.85mg/kg，静脉注射为 3.61mg/kg。

山茱萸

【原文】山茱萸，味酸，平。治心下邪气，寒热[1]，温中，逐寒湿痹，去三虫[2]。久服轻身，一名蜀枣。生山谷。

【词解】[1]心下邪气，寒热：因山茱萸温通，可使心下胃肠的寒热邪气消除，所以说"治心下邪气，寒热"。[2]三虫：指蛔虫、赤虫（姜片虫）和蛲虫三种寄生虫，也泛指多种体内寄生虫。

【语译】山茱萸，味酸，性平。主要用于治疗胃肠有邪气，上腹部寒热错杂。能够温中，治疗寒湿痹痛，杀灭体内寄生虫，久服能使身体轻捷，动作敏捷。又名蜀枣。生长于山谷地带。

【按语】山茱萸为山茱萸科植物山茱萸 *Cornus officinalis* Sieb. et Zucc. 的干燥成熟果实，主产于浙江，次产于河南及安徽，陕西、山西、山东及四川也有分布。

山茱萸味酸、涩，性微温，归肝、肾经，主要功效为补益肝肾、涩精止汗、收敛固脱，临床适用于肝肾不足的证候，如阳痿、遗精、夜尿频数、腰膝酸痛、耳鸣眩晕等，也可用于阳虚之证，如虚汗不止、遗精、崩漏、妇女月经过多、漏下不止等，以及大汗亡阳虚脱。山茱萸为补肝肾之要品，既能补肾阴，又能温补肾阳，既能补精又能助阳，且有良好的收敛固涩作用，是一味平补肾阴肾阳的要药，临床应用十分广泛，经方六味地黄丸、金匮肾气丸中均配有山茱萸。

山茱萸随主治证候配伍，能够治疗多种虚证，如与鹿茸、菟丝子、锁阳、巴戟天、蛇床子、当归等配合，能够治疗阳痿；与补骨脂、五味子、覆盆子、金樱子配伍，能够治遗精；与生地、知母配伍,能够治阴虚盗汗;与黄芪、人参、附子等配伍,能够治阳虚自汗;与续断、杜仲、牛膝、桑寄生配伍,治腰膝酸痛;与阿胶、白芍配伍,治疗月经过多、漏下不止;与桑螵蛸、益智仁配伍,治小便频数;与人参、附子、龙骨、牡蛎配伍,治大汗亡阳虚脱。

山茱萸的临床参考用量为:6～15g 煎汤内服,大剂量可用至 20g,也可以入丸、散剂。但由于山茱萸性微温,且具有收涩的作用,因此对相火偏旺、强阳不痿的患者应禁用,下焦湿热、小便不利的患者忌用。

现代研究表明,山茱萸主要成分为山茱萸苷、番木鳖苷、皂苷、鞣质、熊果酸、没食子酸、苹果酸、酒石酸、维生素 A 类物质等,另外还含有白桦酸。其药理作用为:(1)抗菌作用:煎剂(1∶1)对志贺氏痢疾杆菌有抑制作用,水浸剂(1∶3)体外实验对堇色毛癣菌有不同程度的抑制作用,果实煎剂在体外能抑制金黄色葡萄球菌生长,而对大肠杆菌无影响;(2)抗肿瘤作用:体外试验表明山茱萸能杀灭小鼠腹水癌细胞,对抗因放疗、化疗引起的白细胞下降;(3)对免疫系统的作用:能调节机体的免疫功能,显著促进抗原结合细胞数目增加,并能明显抑制绵羊红细胞所致小鼠迟发性超敏反应,对巨噬细胞吞噬功能有促进作用。此外,山茱萸还能降低脾脏指数、胸腺指数,对植物油自动氧化有较强的抑制作用,其水煎剂还能升高小鼠血清溶血素抗体含量,使血清 IgG 含量明显升高,山茱萸总苷能明显抑制小鼠淋巴细胞转化,抑制 IL－2 的产生,含有山茱萸的《金匮》肾气丸有增强机体非特异性免疫功能和体液免疫的作用,并能促进抗体抢先产生,并且山茱萸还有明显的升白细胞作用,与女贞、枸杞、阿胶合用,可治疗白细胞减少症;(4)降糖作用:山茱萸中的熊果酸和齐墩果酸有明显降血糖作用;(5)利尿降压作用:山茱萸流浸膏对麻醉犬有利尿作用,且能使血压降低,临床可用于高血压病;(6)其他作用:有一定的升白细胞作用,并有较弱的兴奋副交感作用。

紫葳

【原文】紫葳，味酸，微寒。主妇人产乳余疾，崩中，癥瘕，血闭，寒热，羸瘦，养胎。一名芙华，一名陵召。生西海川谷及山阳。

【语译】紫葳，味酸，性微寒，治疗妇女产后、哺乳时发生的各种疾病，能治疗崩漏、癥瘕、经闭、寒战高热、体虚瘦弱，能安胎。又名芙华、陵召。生长于在西海谷地及山的向阳面。

【按语】紫葳，即凌霄花，为紫葳科植物紫葳 *Campsis grandiflora*(Thunb.) Loisel. 的花，主产于江苏和浙江，全国大部分地区均有野生或栽培。

紫葳，味辛，性微寒，入肝、心包经，具有活血祛瘀、凉血祛风的功效，主治血滞经闭、癥瘕、血热风痒。《本草纲目》谓"凌霄花及根，甘酸而寒，茎叶带苦，行血分，能去血中伏火。故主产妇崩漏诸疾及热生风之证也。"本品为通经之要药，用于血滞经闭以及癥瘕等证。血滞经闭可与当归、红花、赤芍等配伍，如紫葳散；癥瘕可与鳖甲、䗪虫、丹皮等同用，如鳖甲煎丸。古方记载紫葳用于治疗风湿痹痛具有良好效果，并能治疗血热生风的周身瘙痒、风疹、酒齄鼻等，可单味或配伍生地、丹皮、白蒺藜、蝉蜕等，也可研末外用。至于条文中所述养胎，并非本品所宜，应当忌用。

紫葳的临床参考用量为：3～6g 煎汤内服，也可以入丸、散剂；外用研末调涂。由于紫薇能够活血祛瘀，所以气血虚弱患者及孕妇忌用。

现代药理研究表明，紫葳主要含黄酮类及挥发油。药理实验发现，紫葳水煎醇提物对家兔有增加红细胞变形能力、增加红细胞电泳速度、抑制血小板聚集、降低血小板黏附性、降低纤维蛋白原、抑制体外血栓形成等综合作用,对小鼠脑缺血,缺氧状态下的呼吸中枢有兴奋作用,使呼吸次数与维持时间均有显著增加;对大鼠离体心脏灌流10分钟时冠脉流量下降67%,心肌收缩幅度下降10%,有十分显著的减慢心率作用。临床上,紫薇注射液用于治疗风湿性与类风湿性关节炎,有使疼痛减轻、红肿消退、行动方便、体温下降的作用,对腰痛及因感冒引起的四肢酸痛也有效。

猪　苓

【原文】猪苓,味甘,平。主痎疟[1],解毒,虫注不祥[2],利水道,久服轻身耐老,一名猳猪屎。生山谷。

【词解】[1]痎疟:有3种含义,一为疟疾的通称,二为疟疾的一种(间日疟),三指久疟。《素问》有"夫痎疟皆生于风"的论述。[2]虫注不祥:注通蛀,指疽疮久不收口,如虫蛀一般;不祥,是言病情危重,预后不佳。

【语译】猪苓,味甘,性平。主治疟疾,能解毒,治疗预后不好的疽疮久不敛口。能通利水道(利尿),长期服用能使身体轻捷,延缓衰老,又名(猳)猪屎。生长于山谷地带。

【按语】猪苓,为多孔菌科寄生的真菌类担子菌纲植物猪苓 *Polyporus umbellatus* (Pers.) Fries 的干燥菌核,全国各省区均产。

猪苓味甘、淡,性平,入肾、膀胱经,具有显著的利水渗湿功效,无补益的性质,所以临床常用于祛邪,能治疗小便不利、水肿、泄泻、淋浊、带下等,古方有单用一味药取效,与泽泻配伍则能增强利尿效果。与茯苓、白术、泽泻配伍,治疗脾虚水肿;与阿胶、滑石、泽泻配伍,治阴虚小便不利;与茯苓、柴胡、半夏、甘草配伍,治疗痎疟;与黄柏、肉豆蔻配伍,治疗濡泻无度、嗜卧不食;与车前子、黄柏、茵陈配伍,治疗赤白带下。

猪苓的参考用法为:10～15g 煎汤内服,或入丸、散剂。由于猪苓利水渗湿的作用较强,所以体内无水湿者忌用。

现代对猪苓的临床研究颇多,研究表明猪苓的主要成分为猪苓多糖 Cu－2、Cu－3、Cu－4,为 β(1→3)、β(1→4)、β(1→6)链结构的葡萄糖,此外还含有游离和结合型生物素、多葡聚糖、麦角甾醇类化合物及粗蛋白。药理研究表明,猪苓的作用有:(1)利尿:猪苓煎剂对非麻醉犬有较明显的利尿作用,并能促进 Na^+、Cl^- 和 K^+ 的排出。猪苓的利尿作用较强,其既无稀释血液作用,对肾小球滤过率也无明显影响,其利尿机理主要是抑制肾小管对电解质和水的重吸收。(2)抗肿瘤作用:猪苓醇提物水溶部分给小鼠腹腔注射,每日 1～2g/kg,连用 10 天,对 S_{180} 的抑制率达 62% ,U_{14} 的抑制率为 32%～47% ,对肝癌抑制率为 37%～54% ,但对 L_{615} 小鼠白血病无效。据研究证实,猪苓的抗肿瘤成分为其所含的多葡聚糖,其抑癌机理是抑制瘤细胞 DNA 的合成及提高瘤细胞内 cAMP 含量,从而抑制肿瘤细胞的生长,此外与猪苓增强免疫功能也有一定关系。(3)提高免疫力:猪苓能增强免疫功能,猪苓提取物能增强网状内皮系统吞噬功能,猪苓多糖能显著提高巨噬细胞的吞噬活力,当猪苓多糖与抗原同时作用于免疫系统时可增强 B 细胞对抗原刺激反应,使抗体形成细胞数目增多,是一种非 T 细胞促有丝分裂素。此外,猪苓多糖还具有保肝作用,对受损肝脏有修复作用,使肝组织病理损伤减轻,血清谷丙转氨酶活力下降,促进肝脏再生,并可使乙肝表面抗体(抗－HBs)提前出现,抗－HBs 平均滴度明显增加。猪苓在肾炎泌尿系感染、肝硬化腹水等疾病中应用广泛,猪苓多糖注射液也广泛用于癌肿病人,对肝脏炎变及损伤肝组织有修复作用。

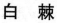

白　棘

【原文】白棘,味辛,寒。治心腹痛[1],痈肿溃脓,止痛。一名棘针。生山谷。

【词解】[1]心腹痛:实际上就是指胃脘痛。

【语译】白棘,味辛,性寒,能治疗胃脘部疼痛及痈疮肿毒化脓溃疡,能止痛。又名棘针,生长于山谷地带。

【按语】白棘,为鼠李科酸枣树 *Ziziphus jujuba* Mill. 的棘刺。别名棘针、枣针、刺刺、查刺、赤龙爪,以其形如针如刺而得名,主产于河北、陕西、辽宁及河南。

白棘味辛,性寒,无毒,入心、肝二经,具有消肿、溃脓、止痛的功效,用于治疗痈疽脓已成但尚未溃破之时。另外,白棘还可治疗心腹痛、尿血、喉痹等。参考用法为:3~6g 煎汤内服,或入丸散,外用煎汁涂或研末搐鼻。《千金方》记载烧棘针作灰,治诸恶肿失治有脓,温水服下,过一夜即可见效,故凡癥积痈毒病证,均可用本品治之,取其穿刺之性,能够破坚消癥,除痛排脓。

本条中所述心腹痛,实为胃脘痛,《医学入门》记叙"胃脘痛因饮食七情火郁,复被外感寒气所隔,使热浊之气填塞胃脘,初起中脘穴陷痛微肿,胃脉沉细,身热皮肤粗糙,局部逐渐坚硬,疼痛连心,若热退痛止者顺,若脓毒蔓延,腐烂胃肠者逆,以白棘辛味行散结,寒能清热之功治之。"是取本品以其辛而散血行血,以其寒而清热解毒,血和热清而治之。

白棘的有效成分及药理作用参见上经"酸枣"条。

龙　眼

【原文】龙眼，味甘，平。治五藏邪气[1]，安志，厌食[2]，久服强魂魄，聪明[3]，轻身不老，通神明。一名益智。生南海山谷。

【词解】[1]五藏邪气：脾为五脏之源，脾健运则五脏皆充，而邪气不能容矣，所以治五脏邪气，首推健脾。[2]厌食：不思饮食，缺乏食欲。[3]聪明：耳聪目明，即听力灵敏，视力清楚。

【语译】龙眼，性甘，味平。主治邪气内居五脏，能驱邪安神定志，还可治疗不思饮食，长期服用能充养气血而强壮魂魄，使人耳聪目明，动作轻捷，延缓衰老，通达神明。又名益智，生长于南海山谷之中。

【按语】龙眼，也称做龙眼肉，为无患子科植物龙眼 *Euphoria longan*（Lour.）Steud. 的干燥假种皮，主产于广西、福建、广东、四川及台湾，云南及贵州也有少量分布。

龙眼味甘，性温，入心、脾经，具有补心安神、养血益脾、补益脑力的作用，主治虚劳赢弱及神经衰弱引起的失眠、健忘、惊悸、怔忡。与柏子仁、茯神配伍，治疗心悸、怔忡、心烦意乱、少寐等；配伍酸枣仁、生地黄，治疗阴血不足的心烦少寐等；配伍石菖蒲、远志，治疗血虚、心气不足所致的健忘、头晕神疲等。

龙眼有很好的补益强壮作用，尤对心脾两虚者更宜，能补心安神，益脾养血，充养五脏，既不滋腻，又不壅气，为滋补良药，常用于思虑过度、劳伤心脾引起的失眠、健忘、惊悸、怔忡等，单用即有效，也可与黄芪、人参、当归、枣仁等补气安神药同用，以增强疗效，如归脾汤。对于气血不足，古方中早有记载玉灵膏、龙眼酒等滋补佳品。

龙眼的参考用法为:15～30g 煎汤内服,或者入丸剂。由于龙眼性温补,所以内有痰火及湿滞痰饮的患者忌服。在临床应用中外感未清或内有郁火、痰饮气滞及湿阻中满者禁服。

现代研究表明,龙眼的假种皮含酒石酸及维生素 B_1、B_2 及维生素 P、维生素 C 等,此外从龙眼种子中还分离出三种氨基酸。现代药理研究发现,龙眼肉能刺激造血系统,增进红细胞及血红蛋白生成,升高血小板;龙眼肉煎剂对痢疾杆菌有抑制作用(纸片法),水浸剂(1:2)在试管内对奥杜盎氏小芽孢藓菌有抑制作用。体外实验证明,龙眼肉对人子宫颈癌细胞抑制率在 90% 以上。临床上龙眼常应用于贫血、神经衰弱、耳源性眩晕症、产后病后虚弱不复等,对一些虚证出血,如便血、尿血、肺痈咳血有一定帮助。

松 萝

【原文】松萝,味苦,平。治瞋怒[1]邪气,止虚汗,头风[2],子阴寒肿痛。一名女罗。生川谷松树上。

【词解】[1]瞋怒:瞋,睁大眼睛,怒,即怒目愤恨,引申为目赤、情绪烦躁。[2]头风:类似神经性头痛。

【语译】松萝,味苦,性平,主治因肝气郁结而致的目赤、情绪烦躁,还能治疗体虚汗出、头痛、感受湿邪而阴部肿痛。又名女罗。生长于山谷间松树上。

【按语】松萝,为松萝科植物长松萝 Usnea longissima Ach.、破茎松萝 Usnea diffracta Vain. 的丝状体,异名女罗、松上寄生、天棚草、龙须草等,生于阴湿林中,附在针叶树上,全国各地均有分布。

　　松萝味苦、甘,性平,无毒,入肝、肺二经,具有清肝明目、清热解毒、止咳化痰、凉血止血的功效,主治头痛、目赤、痈疽疔疮、外感咳嗽、痰多,以及月经过多、崩漏、外伤出血、便血等。松萝能够退云翳,降血压,对急性黄疸性肝炎、肺结核咳嗽、急性角膜炎、化脓性感染、颈淋巴结炎、乳腺炎、蛇虫咬伤等,均有较好疗效。

　　松萝长于清肝化痰、止血、解毒,临床常用于治疗头胀痛、目赤肿痛、咳嗽痰多、疟疾、瘰疬、白带、外伤出血、痈肿、毒蛇咬伤等。与柴胡、薄荷配伍可治疗肝郁头痛;与山茱萸配伍可止虚汗。古方记载与恒山、瓜蒂等配伍,即断膈汤,能治疗胸膈痰癖积热、头痛不欲食。

　　松萝的参考用法为:6~9g煎汤内服,也可外用煎水洗或研末调敷。

　　现代研究表明,松萝含巴尔巴地衣酸、松萝酸、地弗地衣酸等,此外,还含有多量碳水化合物。其药理作用为:(1)抗菌作用:松萝属等许多地衣类都含有抗菌物质,其中松萝酸抗菌作用尤为突出,其抗菌谱主要为革兰阳性菌及结核杆菌,也有报告对革兰阴性的百日咳杆菌、枯草杆菌、肺炎杆菌、大肠杆菌有效。国内用松萝酸治疗肺结核,有一定疗效,其抑菌机理不很明确,有人认为能抑制蛋白质的合成,也有认为与氧化磷酸化的斥联有关。松萝酸有对抗细菌毒素及对抗噬菌体的作用,对其他病原体,如原虫、阴道滴虫、血吸虫,也有抑制和杀灭作用;(2)对部分肝切除的大鼠,喂食松萝有促进肝再生的作用,能降低大鼠横膈对葡萄糖的利用及其糖原含量。另外,毒性实验发现,大量松萝酸及其钠盐的毒性主要是损害心脏和肝脏,可引起心率减慢、血压下降、肝功能损害等。

卫 矛

【原文】卫矛,味苦,寒。主女子崩中下血,腹满汗出,除邪,杀鬼毒,虫注。一名鬼箭。生山谷。

【语译】卫矛,味苦,性寒。治疗妇女血热所致崩漏下血,感受湿热之邪而致腹部胀满不适、汗出,能驱邪杀虫,治疗痈疽溃疡。又名鬼箭,生长于山谷。

【按语】卫矛,为卫矛科植物卫矛 Euonymus alatus (Thunb.) Sieb. 的带翅的小枝条或翅状附属物,因其形似箭羽,故又名鬼箭羽,也名鬼箭、神箭、鬼见愁、六月凌等。

卫矛,味苦,性寒,具有破血通经、清热、杀虫的功效,因其效峻猛,如卫士之长矛杀敌,而名之卫矛,临床用于治疗女子经闭、产后瘀滞腹痛(如局方当归散),以及崩中下血等,并能治疗虫积腹痛。卫矛善入血分,对瘀血停滞、血不归经所致的妇女崩漏、腹胀痛,以及产后瘀血腹痛等有良好疗效。此外,由于卫矛还有解毒杀虫的作用,所以能除邪,但后人对此应用很少。

卫矛的参考用法为:6~9 煎汤内服,或入丸散剂。

现代研究发现,卫矛对冠心病、心绞痛有较好疗效。研究表明,卫矛叶含无羁萜醇、无羁萜槲皮素、卫矛醇等,种子中含饱和脂肪酸、油酸、亚麻酸、己酸和苯甲酸等,还含有草酰乙酸。其药理作用为:(1)卫矛水煎醇提物对兔有使低切速下全血黏度降低、红细胞变形能力增加、红细胞电泳率增加、体外血栓重量减轻等作用,心绞痛患者口服鬼箭羽糖浆,能缓解心绞痛、胸闷症状,部分患者活动耐量增加,且副作用小;(2)卫矛煎剂中提得的草酰乙酸钠,对正常或四氧嘧啶性糖尿病的家兔有降血糖、降尿糖及增加体重作用,对正常麻醉犬静滴能显著降低血糖,大鼠口服 5~10g/d,共 40 天可引起低血糖及胰岛细胞增生,胰岛 β-细胞增生,同时胰 α-细胞萎缩,说明草酰乙酸能够刺激 β-细胞,调整不正常的代谢过程,加强胰岛素分泌,给糖尿病病人口服草酰乙酸钠,量一般为 100~1 000mg/d,有一定治疗作用。

合 欢

【原文】合欢,性甘,平。主安五藏,和心志,令人欢乐无忧。久服轻身明目,得所欲[1]。一名蠲忿。生山谷。

【词解】[1]得所欲:心安自得,心情舒畅。

【语译】合欢,性甘,味平,主要作用是使五脏安和,心气和缓,令人快乐无忧。长期服用能够使身体轻捷,眼睛明亮,心安自得,心情舒畅。又名蠲忿,生长于山谷之中。

【按语】本条所述合欢,包括合欢皮和合欢花。合欢,为豆科植物合欢 *Albizzia julibrissin* Durazz. 的干燥花或花蕾以及树皮。产于浙江、安徽、江苏及四川、湖北,全国大部分地区均有分布。

合欢,味甘,性平。味甘入血养心,性平入脾补中,心得所养而神安,脾得所益而健运,神安则五脏皆安,脾健则化源充足,故令人欢乐而谓之合欢。合欢花入心、脾、肺经,合欢皮入心、脾经。合欢花与合欢皮皆能理气解郁、养心安神,都善于调心脾,用于情志不遂、郁郁寡欢、心神不宁、虚烦不安、胸闷、失眠健忘等,可单用,也可与疏肝理气、宁心安神之品柏子仁,龙齿、琥珀、枣仁、五味子、柴胡、白芍等同用,以治疗心神不安、抑郁健忘等；与官桂、黄连、夜交藤配伍，专治心肾不交的失眠。此外，合欢皮不仅能解郁、安神、宁心，还具有活血、消肿、止痛、生肌、续骨的作用，临床可用于跌打骨折、痈肿、内痈、心胃气痛、咽痛、肿瘤等。合欢皮治骨折，常与当归、川芎同用；配伍白蔹，即(《景岳全书》)合欢饮，可治肺痈；治痈疽疮肿，常与蒲公英、野菊花同用，也可研末外敷；配伍鸡肝、羊肝，可治疗风火眼疾。合欢花与绿萼梅、玫瑰花、佛手配伍，治疗气郁胸闷疗效较好；合欢皮单独捣为末，生油调涂，对蜘蛛咬疮有独特疗效。另外，据临床报道，合欢皮与柴胡、郁金、香附、益母草等同用，可治疗不育(抗精子抗体阳性患者)。

　　合欢的参考用法为：9～12g 入煎剂，或入散剂。外用适量研末调敷。

　　现代研究表明，合欢树皮含皂苷，鞣质等，种子含合欢氨酸和 S-(2-羧乙基)-l-半胱氨酸等氨基酸。药理研究表明，本品含有收缩子宫成分，名合欢催产素，对豚鼠或人安静子宫有引起收缩作用，而对有自发活动的子宫则有增强其收缩力和频率的作用，但对豚鼠离体小肠却不引起收缩。

兽（中品）

白马茎

【原文】白马茎，味咸，平。治伤中[1]，脉绝，阴不起[2]，强志，益气，长肌肉，肥健，生子。眼，平，治惊痫，腹满，疟疾，当杀用之[3]。悬蹄，主惊邪，瘈纵[4]，乳难，辟恶气，鬼毒，蛊注不祥。生平泽。

【词解】[1]中：体内，体内精气。[2]阴不起：即阳痿。[3]当杀用之：当，立即之意，引申为鲜用。[4]契纵：后作瘛疭。

【语译】白马茎，味咸，性平，用于治疗体内精气大衰、脉络不充而致的阳痿，能益肾强志，补益气血，长肌肉，使身体壮实肥硕，使人能够怀孕生子。马的眼睛，性平，可以补肝，用于治疗惊风癫痫、腹部胀满、疟疾，应当杀死马立即取眼药用。马蹄，主治感受外邪所致的惊风、筋脉挛急、乳汁不通，能解除邪气虫毒，用于痈疽溃疡、溃口久不收敛。马生长在平坦有水之地。

【按语】白马茎，现代名为白马阴茎，为马科动物马 *Equus caballus*（L.）的雄性外生殖器。眼、悬蹄，分别为马的眼睛和蹄后不着地的二趾部分。

白马茎味甘，性平，入脾、肾二经，具有补肾益气的功效，主治阳痿精衰、虚弱羸瘦。马的雄性外生殖器属于血肉有情之品，因此具有较强的补肾作用，功用为补肾益气，能治疗精气衰微所致的阳痿、虚弱羸瘦等。白马茎一般入丸剂内服。与其他动物的雄性外生殖器比较，白马茎味咸性平，但仍具有一定的温性，所以阴虚内热、气盛邪实，以及湿热阳痿的患者，当禁用此药。现代研究表明：白马阴茎的主要成分为雄性激素、蛋白质、脂肪等，具有增强性功能的作用。

马的眼睛，性平偏凉，能清肝、明目，所以临床用于肝经热盛所致的惊痫或目赤肿痛等证。原文谓能治疗"腹痛，疟疾"，其机理还有待进一步研究。马眼具有补肝的作用，是由于中医理论"肝开窍于目"而得，取同类相通，因此能主惊痫、腹胀满、疟疾等。

马悬蹄，质坚硬，性平偏凉。马悬蹄长于入肝平肝，通利血脉，所以具有清热解毒、通乳汁的作用，能够治疗感受外邪所致的惊风、筋脉挛急、乳汁不通等。

此外,马胃肠道中所生的结石名马宝,亦可药用,其味甘、咸,性凉,归心肝二经,功能镇惊化痰、清热解毒,研末内服(每次 0.5～2g)可治惊痫癫狂、痰热内蕴,以及血热妄行之吐衄、热毒蕴结之疮疡痈肿等。马的蹄甲也可入药,详见下经"六畜毛蹄甲"条。

鹿 茸

【原文】鹿茸,味甘,温。治漏下恶血[1],寒热惊痫,益气强志,生齿不老。角,主恶创痈肿,逐邪恶气,留血在阴中[2]。

【词解】[1]漏下恶血:即妇女的崩漏证,此处指虚寒性崩漏。[2]留血在阴中:指瘀血留着血脉而言。

【语译】鹿茸,味甘,性温,能治疗虚寒性崩漏、阴血不足之寒热惊风,能补益阳气,益肾强志,令牙齿生长,防止衰老。鹿角,主治痈疽疮疡,能够祛除外邪,活血化瘀。

【按语】鹿茸,为鹿科动物梅花鹿 *Cervus nippon* Temminck 或马鹿 *C. elaphus* L. 雄性鹿尚未骨化密生茸毛的幼角经加工干燥而成。梅花鹿茸习称黄鹿茸,主产于我国东北及华北;马鹿茸习称青毛茸,多野生于东北、内蒙古、西北及西南,也有人工饲养者。鹿角,则为以上两种鹿已经骨化的老角。

鹿茸味甘、咸,性温,入肝、肾经,具有补肾壮阳、益精填髓、强筋健骨的功效,主治元阳不足的虚劳羸瘦、神疲乏力、腰膝酸痛、四肢痿软、阳痿滑精、眩晕耳鸣、妇女崩漏带下、宫寒不孕、小儿发育不良、齿迟、行迟,以及阴疽经久疮口不敛等。鹿角味咸,性温,入肝、肾经,具有助阳活血、散瘀消肿、温补肝肾的作用,主治疮疡肿毒、瘀血作痛、虚劳内伤、腰脊疼痛等。

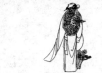

鹿茸长于壮元阳,补气血,益精髓,强筋骨,有人将鹿茸称作"温阳猛将",专用于肾阳不足、精血大虚的各种疾病,是治疗阳痿、不育、身体衰退、发育不良的要药。可单独研末服,也可配伍人参、熟地、枸杞等补气养血益精药同用,以增强疗效,如参茸固本丸,即用于治疗先后天不足、阳虚气亏诸证;鹿茸配伍熟地、山萸、山药等,如加味地黄丸,可治疗崩漏带下属虚寒证者;配伍熟地、山药、山茱萸,治小儿五迟、发育不良;配伍山药,治疗阳痿;配伍羊肾、菟丝子、茴香,治肾虚腰痛;配伍龟板、乌贼骨、熟地、白芍、龙骨,治妇女冲任不固,崩漏不止者。另外,鹿茸能补益肝肾,调理冲任,对于疮疡久溃不敛、阴疽内陷不起有温补内托功效。

而鹿角除能温补肝肾外,兼能活血散瘀消肿,可治疗疮疡肿毒、乳痈、瘀血作痛及腰脊筋骨疼痛等,如配伍炮穿山甲、小茴香,治疗瘀血所致的腰脊疼痛。也可以用作鹿茸的代用品,但药力较弱。

现代研究表明,鹿茸含多种氨基酸(色氨酸、赖氨酸、苏氨酸等)、神经鞘磷脂、神经节苷脂、硫酸软骨素 A、各种维生素类物质、前列腺素(PGE_1、PGE_2、$PGF_{1\alpha}$、$PGF_{1\beta}$)及雌、雄激素和胆固醇、胆碱样物质、磷酸钙、碳酸钙,以及多胺(腐胺、精胺、精脒)等。鹿茸的药理作用为:(1)抗应激作用:实验表明,鹿茸可增加小鼠游泳时间及耐低温能力,其抗应激作用可能与其增强肾上腺皮质功能有关;(2)加速创伤愈合:能加速家兔"鞭打损伤"引起的脑脊髓部分的糖酵解和脑电图异常的恢复,外敷鹿茸精对大鼠皮肤损伤也有加速创伤组织愈合的作用;(3)刺激骨髓造血功能:能治疗乙酰苯肼引起的小鼠和家兔的溶血性贫血,可使其红细胞、网织红细胞、血红蛋白增加;(4)降血压作用:能使麻醉兔和猫的血压下降,这一作用能被阿托品所对抗,但被毒扁豆碱所加强;(5)收缩平滑肌:可使豚鼠气管和回肠、大鼠子宫平滑肌收缩增强;(6)增强免疫功能:鹿茸多糖能增强小鼠的网状内皮系统的吞噬功能及促进抗体生成;(7)抗溃疡:对大鼠应激型、醋酸型和结扎幽门型溃疡均有抑制作用;(8)增强性功能:鹿茸水提物可明显增加老化小鼠血浆睾酮含量。此外,鹿茸还有抗肿瘤、促进核酸合成、抗氧化作用等,药理研究表明,鹿茸能促进蛋白质和核酸的合成,其有效成分是多胺类物质,它对蛋白质代谢和能量代谢的改善是其强筋健骨的重要药理基础;它对离体心脏的心律不齐有促进恢复作用,并加强心肌收缩力等。鹿茸为良好的全身强壮剂,具有增强免疫功能,延缓衰老作用,能提高机体的工作能力,改善睡眠、饮食,降低肌肉疲劳,提高抗应激能力,并且鹿茸兼有雄激素和雌激素的作用,其有效成分为磷脂类物质。同时,鹿茸对长期不愈合和一时新生不良的溃疡和疮口,能增强再生,促进骨折愈合。

鹿角的有效成分为胶质、磷酸钙、碳酸钙及氮化物等,具有强心作用。实验表明:静脉注射鹿角醇提物,能使氟烷轻度麻醉犬的心搏出量明显增加,心率明显减慢,中心静脉压明显升高,动脉压稍有降低,心排出量略有增加,外周总阻力略下降。

鹿茸的参考用法为:0.5~3g/d,内服研末冲服,或入丸散、浸酒。服用本品宜从小量开始,缓缓增加,不宜骤用大量,以免阳升风动,导致头晕目赤,或引起伤阴动血。由于鹿茸温热助阳,所以阴虚阳亢及有实证、热证的患者忌用。鹿角可用3~6g煎汤内服,或研末冲服,或入丸散,也可磨汁外涂,或研末外敷。

此外,鹿角胶为鹿角熬成的胶,味甘,性温,入肝、肾经,具有温补肝肾、益精生血作用,主治肝肾不足、精血亏损的虚劳诸证,如阳痿遗精、崩漏带下、阴疽肿毒等。配伍龟板胶,治疗肝肾不足、精血不足诸证;配伍阿胶、蒲黄、白芍、熟地,治疗肝肾不足的崩漏带下;配伍杜仲、肉苁蓉、仙灵脾,治疗阳痿;配伍麻黄、熟地、白芥子,治疗阴疽肿毒等。

另外,鹿角霜的性味、归经和功效主治与鹿角相同,只是药力更弱。

牛角䚡

【原文】牛角䚡[1],温,无毒,下闭血,瘀血疼痛,女人带下血。髓,补中,填骨髓。久服增年。胆,治惊,寒热,可丸药[2]。

【词解】[1]䚡:音腮。[2]可丸药:可以作药,多入丸剂应用。这是由于牛胆汁味极苦而带腥膻,不易下咽,所以入丸剂以利于服用。

【语译】牛角䚡,性温,无毒,能够活血化瘀,治疗闭经、瘀血阻滞而致的疼痛、妇女赤白带下病。牛的骨髓,能补中填骨髓,长期服用能益寿延年。牛的胆汁,治疗惊风,以大寒之性清热,药物炮制中加入牛胆汁,取其大寒之性,改变药性,多入丸剂服用。

【按语】牛角䚡,为牛科动物黄牛 *Bos taurus domesticus* Gmelin 或水牛 *Bubalus bubalis* L. 角尖中的骨质角髓,全国大部分地区都有饲养,以南方水稻地区为多,别名牛角胎、牛角笋。

牛角䚡,味苦,性温,无毒,入肝、肾、胃三经,具有化瘀止血、燥湿止泻的作用,主治吐血、衄血、血崩,肠风下血等证,并对寒湿泄泻有较好疗效。牛角䚡善入血分,长于活血化瘀,所以能治疗闭经,以及瘀血阻滞所致的疼痛;炮制后又能止血,所以又能治疗妇女崩漏、月经过多以及血带等证,为妇科止血要药。牛角䚡苦燥温通,能够祛寒除湿,所以对寒湿壅滞,郁积肠腑,泻下清冷、时作时止、腹冷腹痛、苔白脉细者可从本而治。此外,由于牛角䚡性味苦温,能清肿散郁,且含脂膏,能润肌敛伤,所以对虫咬蜂螫,局部红肿,或色青紫暗、疼痛难忍者,外用涂敷可收良效。使用时,可3~9g煎汤内服,或入丸散剂。外用适量涂敷患处。

牛骨髓,味苦,性温,入肺、脾、肾三经,为血肉有情之品,以物补物能填精补髓,具有滋阴润肺、益精填髓、润肌好色的功效,主治肺肾阴虚、干咳无痰,或咯痰不爽,以及肾阳不足、髓海空虚所致的腰膝酸软、头昏耳鸣、健忘失眠、头晕目眩、遗精阳痿、月经不调等。牛骨髓甘温质润,善补肺肾之阴,其滋补作用较强,既能润肺,又能补肾填髓,所以可以延缓衰老。由于牛骨髓的脂膏甚厚,既能濡润皮毛,又能充养肌肤,所以可以用于外敷以治疗手足皲裂,或跌仆金疮、伤处破溃、愈合欠佳者。

牛胆汁,味苦,性大寒,具有清肝明目、利胆、清热降火、解毒消肿的功效,用于治疗热病,如高热、肝火目赤以及痈毒等证。由于牛胆汁味极苦而带腥膻,不易下咽,故多入丸剂服之。牛胆汁对风热目疾、黄疸、便秘、小儿惊风、痈肿等,也有良好疗效。在药物加工炮制过程中,加入牛胆汁,取大寒之性,如生南星性味辛温,可燥湿化痰,祛风止痉,炮制为胆南星,性味苦凉,则能清化热痰、息风定惊。

现代研究表明,牛角的主要成分为碳酸钙、磷酸钙等,能止血止痢,临床用于便血、衄血、妇女崩漏、带下、泄痢等。另外,水牛角与犀牛角的成分极为相似,可作为犀角的代用品。二者均含胆固醇(Chole sterol)、丙氨酸、精氨酸等,具有强心、镇静、抗惊厥、抗炎等作用,并能降血脂,改善机体免疫,促进肝细胞的代谢。

羖羊角

【原文】羖羊角[1],味咸,温,治青盲,明目,杀疥虫,止寒泄,辟恶鬼虎狼,止惊悸,久服安心益气,轻身。生川谷。

【词解】[1]羖羊角：羖音古。

【语译】羖羊角，味咸，性温，能清肝明目而治疗青盲，健脾除湿而杀疥虫，能止泄利、辟秽气、清心热而止惊风，长期服用能使人心神安宁，益气而使身体轻捷。生长于平川河谷地带。

【按语】羖羊角，为牛科动物青色或黑色之雄性山羊 *Capra hircus* L 或雄性绵羊 *Ovis aris* L. 的角，全国各地均有饲养。据现代研究，其他颜色的羊角，无论雌雄，功效都相似，现通常用山羊角入药。

羖羊角，味咸，性寒，入心、肝、肺三经，具有活血止痛、清热安神的作用，主治产后腹痛、痛经、瘀血肿痛，以及小儿惊悸、外感发热等。羖羊角功善清肝明目，所以能治疗青盲证，尤其对肝火上炎所致的青盲疗效更佳，但血虚所致的青盲则不宜用羊角治疗。由于羊角还能解毒，有杀疥虫的作用，所以现在多用于治疗热毒疮疡、红肿热痛者。此外，羊角还有镇惊安神、止惊悸的功效，所以可以用于小儿急惊风、抽搐、躁扰不安等。

至于原文谓羊角能"止寒泄，辟恶鬼虎狼，"，以及"益气轻身"，其机理还有待进一步研究。关于羊角的性味，《本草经》认为："羊角，入肺、肝、心三经药也，而入肝为正，《本经》咸温，《别录》苦微寒，甄权大寒，察其功用，应是苦寒居多，非苦寒则不能主青盲，惊悸，杀疥虫，头风痛吐血也。盖青盲，肝热也，惊悸，心热也，疥虫，湿热也，风头痛，火热上升也，吐血，热毒伤血也，苦寒总除诸热，故能疗如上等证也。"由此可见，羖羊角功效清热、镇惊、明目、解毒，多用于治疗小儿惊痫、风热头痛、烦闷、吐血、青盲、肿毒等。参考用法为：3～6g 煎汤内服，或磨粉或烧灰存性入散剂。外用适量，烧焦后研末调敷。

动物实验表明，羊角具有抗肿瘤作用，小鼠接肿艾氏腹水癌后3天，灌胃羖羊角煎剂，给药后第4周观测，瘤体得到明显抑制。

牡狗阴茎

【原文】牡^[1]狗阴茎,味咸平。治伤中,阴痿不起,令
强热^[2]大生子,除女子带下十二疾^[3]。一名狗精。胆,
平,主明目。

【词解】[1]牡:雄性。[2]强热:狗属土有火,狗阴茎,性专补命门
真火。[3]带下十二疾:指妇女带脉以下的十二种疾病而言,如月经不
调、少腹胀痛、经一日再见、崩漏、癥瘕、带下、经闭、不孕等。

【语译】牡狗阴茎,味咸,性平,能治疗体内精气大伤而出现
的阳痿,能温补肾阳,令人能够生子,还治疗女子带下等病。又
名狗精。狗的胆,性平,能明目。

【按语】牡狗阴茎,为犬科动物黄狗 *Canis familiaris* L. 雄性
外生殖器,即阴茎和睾丸。将狗杀死,去除附着的肉、骨及油
脂,晾干或烘干即得,又名黄狗肾、狗精、狗阴、狗鞭等。主产于
广东、广西、江苏等,以广东产的为佳,俗称"广狗肾"。

牡狗阴茎,味咸,性温,入肾经,具有温肾益精的作用,主治
男子阳痿、早泄、遗精,女子宫冷不孕、月经不调、带下等多种妇
科疾病。这是由于牡狗阴茎味咸能入肾,性温入下焦,故能补
命门,暖冲任,治疗男子阳痿、女子带下,同菟丝子、覆盆子、车
前子、鹿茸、巴戟天等配伍,益阴暖精作用更强。参考用法为
4.5~9g 煎汤内服,也可入丸散剂。但对于男子阳事易举以及
内热多火者禁服。现代研究表明:牡狗阴茎的主要成分为雄性
激素、蛋白质、脂肪等,具有增强性功能的作用。

狗胆汁,味苦,性寒,入心、肝、胆三经,具有清肝明目、泻火
解毒、散瘀消肿、止血的功效,主治疗风热眼痛、目赤涩痒、吐

血、鼻衄、聤耳、疮疡等。狗胆汁善泄肝胆实火，可治肝经风热所致的目赤眼痛、眵多涩痒，亦可治疗肝胆热郁所致的胁痛、头痛、口苦、耳聋等证；狗胆汁入心经，能苦寒泻火，有清热解毒燥湿的作用，为疮疡常用，对疮疡肿毒、湿疹瘙痒有良效；狗胆汁还可活血化瘀、消肿止痛，对跌打损伤、刀箭金疮可化瘀生肌，对妇女血瘀所致的月经不调也可用之。参考用法为：0.5~2ml入丸剂内服，或外用涂敷或滴眼。现代研究表明，狗胆汁的主要成分为胆汁酸，具有抗菌、抗炎等作用，因胆汁酸具有溶血毒性，能降低血细胞表面张力，使红细胞膜遭到破坏而引起溶血现象，因此内服宜慎。

羚羊角

【原文】羚羊角，味咸，寒。主明目，益气起阴[1]，去恶血[2]注下[3]，辟蛊毒[4]，恶鬼，不祥，安心气，常不魇寐[5]。久服强筋骨，轻身。生川谷。

【词解】[1]起阴：平而扶阴之意。[2]恶血：瘀血的一种，是指溢于经脉外、积存于组织间隙的坏死血液，又叫"败血"。[3]注下：指血流出迅速如射。[4]蛊：蛊疾，神志沉迷惑乱的疾病。[5]常不魇寐：魇：梦，噩梦。指令人不经常做噩梦，能安眠之意。

【语译】羚羊角，味咸，性寒，能凉肝明目，益气滋阴，活血祛瘀，解毒辟秽，安复心气，使神安而不再做噩梦。长期服用能强筋健骨，使身体轻捷，动作灵活。生长平川河谷之地。

【按语】羚羊角，为洞角科动物赛加羚羊 *Saiga tatarica* L. 等的角。

羚羊角，味咸，性寒，专入心肝血分而具有平肝息风、清肝明目、清热解毒的功效。本品息风止痉的功效颇佳,为治疗肝风内动,惊痫抽搐的要药,因本品兼有清热作用,故常用于壮热不退、热极动风之证,可与钩藤,菊花,生地等配伍,如羚角钩藤汤;其平肝潜阳之功显著,可与菊花,石决明等配伍用于治疗肝阳上亢所致头晕目眩;对于肝火炽盛所致头痛目赤之证,本品能清肝明目;由于清热解毒作用明显,在温热病中应用广泛,如紫雪丹,王孟英以羚羊角、犀角加入白虎汤中,治疗温热病壮热谵语发斑。

羚羊角入煎剂时,用量一般为 3～5g,需另煎汁冲服,或者锉末服或磨汁服。

现代研究表明,羚羊角的主要成分为磷酸钙、角蛋白及不溶性无机盐等,其中角蛋白含量最多,羚羊角的角蛋白含硫只有1.2%,是角蛋白中含硫最少者之一。药理研究表明,羚羊角对中枢神经系统具有镇静、催眠和抗惊厥的作用,羚羊角能减少小鼠自发活动,延长戊巴比妥钠、水合氯醛的睡眠时间,对戊巴比妥阈下催眠量也有协同效果;能对抗士的宁,戊四氮或咖啡因所致小鼠惊厥及电休克;羚羊角还具有解热作用,其煎剂给家兔灌胃,对伤寒、副伤寒疫苗所致人工发热家兔有明显的解热作用;羚羊角醇提浸液腹腔注射能使正常体温下降 0.5℃以上;此外,羚羊角还具有降压、镇痛作用,羚羊角醇提液静注可使麻醉狗、猫血压分别降低 20% 和 40%。

由于羚羊角药源有限,价格昂贵,且羚羊为重点保护野生动物,故现在如果不是临床重症很少应用,山羊角为其代用品。山羊角味咸性寒,具有平肝、镇惊作用,但与羚羊角相比,其作用较弱。

犀　角

【原文】犀角,味苦,寒,主百毒[1],虫蛀[2],邪鬼瘴

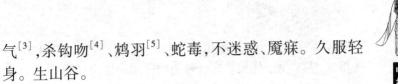

气^[3]，杀钩吻^[4]、鸩羽^[5]、蛇毒，不迷惑、魇寐。久服轻身。生山谷。

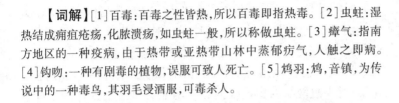

【词解】[1]百毒：百毒之性皆热，所以百毒即指热毒。[2]虫蛀：湿热结成痈疽疮疡，化脓溃疡，如虫蛀一般，所以称做虫蛀。[3]瘴气：指南方地区的一种疫病，由于热带或亚热带山林中蒸郁疠气，人触之即病。[4]钩吻：一种有剧毒的植物，误服可致人死亡。[5]鸩羽：鸩，音镇，为传说中的一种毒鸟，其羽毛浸酒服，可毒杀人。

【语译】犀角，味苦，性寒，用于湿热毒邪而致的痈疽溃疡，能解除邪气，辟瘴秽，解钩吻、鸩羽、蛇毒的毒，能清解心经热邪，解除迷惑，使人不做噩梦。长期服用则使人心神清、百脉理而身体轻捷，动作灵活。生长于山谷之中。

【按语】犀角，为犀科动物犀牛的角，商品分暹罗角和广角两类，前者为亚洲所产的印度犀 *Rhinoceros unicornis* L.、爪哇犀和苏门答腊犀，后者为非洲产的黑犀和白犀。

犀角具有凉血止血、泻火解毒、安神定惊的功效，用于治疗伤寒温疫、热入血分的高热烦躁、神昏谵语，血热妄行的吐血、紫斑、下血及痈疽肿毒等症，临床应用十分广泛。《千金方》中有治疗热伤血络、蓄血留瘀、热扰心营的犀角地黄汤；《疫疹一得》中有治疗热毒充斥、气血两燔的清瘟败毒饮；"温病三宝"之一"紫血丹"，就用犀角与羚羊角等息风止痉药配伍，以治疗高热烦躁、惊厥抽搐等；犀角与玄参、石膏配伍，如化斑汤，能清热解毒，凉血消斑。

临床上，犀角一般 3～5g 锉为细粉冲服或磨汁内服，或者入丸散剂。"十九畏"中川乌、草乌畏犀角。

现代研究表明，犀角的主要成分为角蛋白，此外还有其他蛋白质、肽类和游离氨基酸、胍衍生物、甾醇类等。在角蛋白组成的氨基酸中，胱氨酸占 8.7%，另含 3 种碱性氨基酸：组氨酸、

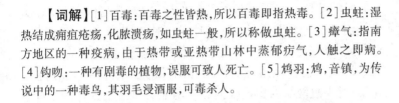

赖氨酸、精氨酸,其分子数比值为 1:5:12,因此,它与羊角、牛角等相似,主要属于优质蛋白。犀角的药理作用为:(1)对心血管系统的影响:犀角能强心升压,其强心作用主要是由于直接兴奋心肌的结果;(2)对血液系统的作用:它能升高白细胞,尤以中性白细胞增加最为显著,同时凝血时间缩短,血小板增加。但研究发现,除含钙外,犀角中并未发现有促进凝血的物质存在;(3)对中枢神经系统的作用:具有镇惊作用;(4)具有抗炎作用:对小鼠网状内皮系统的吞噬功能有显著增强作用。(5)研究证实,犀角对大肠杆菌发热的家兔无明显解热作用。

　　由于犀牛已被列为国家重点保护的野生动物,犀角属禁用品,临床多以水牛角代替犀角。这两种角都含胆甾醇,但犀角尚含微量的其他甾醇、碱性肽类组成的氨基酸,犀角有天门冬氨酸,而水牛角则没有,另外犀角所含的胍类比水牛角还少。现已证实,水牛角疗效与犀角相似,但临床用量为犀角的十倍,临床上主要用于温热病及小儿热证,效果良好,其药理作用也与犀角相似。

禽（中品）

燕　屎

【原文】燕屎,味辛,平,有毒。治蛊毒,鬼疰,逐不祥邪气,破五癃[1],利小便。生高山平谷。

【词解】[1]五癃:即五淋,包括石淋、膏淋、热淋、气淋、劳淋。

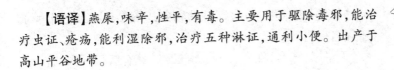

【语译】燕屎，味辛，性平，有毒。主要用于驱除毒邪，能治疗虫证、疮疡，能利湿除邪，治疗五种淋证，通利小便。出产于高山平谷地带。

【按语】燕屎，为燕科动物胡燕 *Hirundo rusticagntturalis* Scop. 或 *Hirundoalpestris nipalensis* 的粪便。但按照常理，燕春来秋去，原文谓其"生高山平谷"，让人怀疑，因此有学者提出，此处可能是其他的生物化石，还有待考证。

燕屎味辛，性平，味辛能通利九窍，性平入脾补中利湿，所以具有清热解毒、辟秽的作用，对于蛊毒、鬼注等不祥邪气用之，可以不让外邪内侵，有主持正气之力。由于燕屎还能助肺气宣发肃降，从而通调水道，下输膀胱，使小便通利，因此可治疗五癃证。古方记载，用燕屎煎汤洗浴，可治疗小儿卒惊，似有痛处不知；燕屎配豆豉为丸，可治疗小便不利；配独蒜则可解蛊毒。《本草纲目》认为燕屎"气味辛平，有毒"，后世几乎不用此药，因而研究也很少。

天鼠屎

【原文】天鼠屎，味辛，寒。治面痈肿，皮肤洒洒[1]时痛，腹中血气，破寒热积聚，除惊悸。一名鼠沄，一名石肝。生山谷。

【词解】[1]洒洒：通"洗洗"，指恶寒状。

【语译】天鼠屎，味辛，性寒，治疗皮肤痈疮肿毒，皮肤恶寒时时作痛，腹中血热气壅，能行气活血消除积聚，解惊定悸。又名鼠沄、石肝。生长于山谷地带。

【按语】天鼠屎,为蝙蝠科动物蝙蝠等多种蝙蝠的干燥粪便,异名夜明砂。

天鼠屎,味辛,性寒,入心、肝二经,具有清热泻火的作用,尤其以清肝火见长。味辛能散内外结滞,性寒能除血热气壅,因此能够清热明目,散血消积,为治目疾的要药,临床用于治疗青盲、雀目、内外障翳、瘰疬、疳疾、疟疾等。《本草纲目》记载用夜明砂、猪胆汁合丸治疗小儿雀目;明目枸叶丸,即以本品配柏叶、牛胆汁、竹叶,治疗青盲。《本草纲目》记载"夜明砂及蝙蝠,皆厥阴肝经血分药也,能活血消积。故所治目翳盲障、疟疾疳惊、淋带瘰疬、痈肿,皆厥阴之病也。"

天鼠屎的参考用法为:炒研后入丸。使用中应注意,天鼠屎"恶白蔹、白薇",孕妇忌用。

现代研究表明,天鼠屎的主要成分为尿素、尿酸、胆甾醇及少量维生素 A 等。

虫鱼(中品)

猬 皮

【原文】猬皮,味苦,平。主五痔[1],阴蚀[2],下血赤白,五色血汁不止[3],阴肿痛引腰背,酒煮,杀之。生山谷。

【词解】[1]五痔:指各种痔疮。[2]阴蚀:阴部瘙痒疼痛,有分泌物流出,疮面逐渐扩大的病证。[3]五色血汁不止:即青、黄、蓝、白、黑五色带下不止。

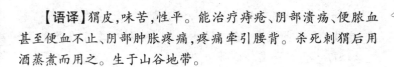

【语译】猬皮，味苦，性平。能治疗痔疮、阴部溃疡、便脓血甚至便血不止、阴部肿胀疼痛，疼痛牵引腰背。杀死刺猬后用酒蒸煮而用之。生于山谷地带。

【按语】猬皮，为刺猬科动物刺猬 *Erinaceus europaeus* L. 或短刺猬 *Hemiechinus dauricus* Sundevall 的干燥外皮，全国大部分地区均产。一般经炒后再药用。

猬皮，味苦，性平，入大肠、胃经，具有行瘀、止血、止痛的作用，治肠风痔漏、肝胃气痛。刺猬皮能够降气定痛，收敛止血，固精缩尿，所以临床还可用于治疗反胃呕吐、腹痛疝气、遗精遗尿等。本品单用研末内服，可以治疗气滞血瘀而引起的胃脘疼痛；配伍木贼草研末兑酒服用，即猬皮散，可治疗便血；与当归、槐角同用，研末炼蜜丸，即猬皮丸，治疗痔漏；配伍槐花、地榆，或者与穿山甲一同烧灰存性，可治痔疮便血；配伍黄芪，治疗脱肛；配伍白术、白芍、香附、香橼皮，治胃脘疼痛；单用或与益智仁、牡蛎、芡实、龙骨等收敛固涩药同用，能够固精缩尿，治疗遗精、遗尿。

刺猬皮的参考用法为：1.5g 烧灰存性，或炒研后入丸散。亦可制成酊剂，每次 10～20ml，用于神经衰弱、阳痿等。

现代研究，猬皮上层的刺是由角蛋白所组成，此为主要成分；下层的真皮层，主要为胶原和其他蛋白质如弹性硬蛋白之类和脂肪等所组成。

露蜂房

【原文】露蜂房，味苦，平，惊痫瘛疭，寒热邪气，癫疾，鬼精蛊毒，肠痔，火熬[1]之良。一名蜂肠。生山谷。

【词解】[1]火熬：指炙烧后再药用。

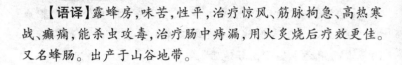

【语译】露蜂房,味苦,性平,治疗惊风、筋脉拘急、高热寒战、癫痫,能杀虫攻毒,治疗肠中痔漏,用火炙烧后疗效更佳。又名蜂肠。出产于山谷地带。

【按语】露蜂房为胡蜂科昆虫大黄蜂 *Parapolybia varia* Fabricius、果马蜂 *Polistes olivaceous*（De Geer）、长脚胡蜂 *Polistes japonicus* Saussure 等的巢,或连蜂蛹在内的蜂巢。全国大部分地区均产。

露蜂房味甘、性平,有毒,入胃经。露蜂房具有祛风、攻毒、杀虫、除痹的功效,用于痈疽疔疮、乳痈、瘰疬、牙痛、癣疮、隐疹瘙痒、风湿痹痛、隐疹、蜂螫肿痛。露蜂房配伍独头蒜、百草霜外敷,治风寒痹痛;配伍全蝎、僵蚕、山慈姑,治疗癌症;配伍血余炭、蛇皮,治恶疽、附骨疽;配伍乳香、细辛,治牙痛;配伍蝉蜕,治皮肤瘙痒;配伍苦参、刺猬皮,治乌白癞。

露蜂房药液具有去腐生肌、消炎止痛等作用,并可促进创口早期愈合,既可内服,也可外用。内服 8 ~ 10g,煎汤,或者3 ~ 6g 烧灰存性,研末水煎温服;外用适量,可研末调敷或煎水冲洗。据临床报道,用本品加水煮沸过滤去渣而制成药液,浸泡冲洗疮面,对外伤性感染、术后伤口感染、疖、痈、烫伤、蜂窝组织炎、新生儿皮下坏疽有一定疗效,特别对于坏疽性（溃烂的）和化脓性疮面更为有效。但露蜂房对伴有发热及全身中毒症状者,应酌情配合其他药物治疗。由于蜂房有毒,所以气血虚弱者慎用。

现代研究表明,露蜂房的主要成分为含蜂蜡树脂和一种有毒的"露蜂房油"。实验研究发现,露蜂房具有抗菌、镇痛和强心作用,露蜂房的醇、醚及丙酮浸出物皆有促进血液凝固作用,尤以丙酮浸出物作用最强,其浸出物能增强心脏运动,使血压暂时下降,并有利尿作用。露蜂房的挥发油可驱绦虫,但毒性很强,能致急性肾炎,故不宜作驱虫药。丙酮浸出物能扩张离体兔耳血管,对离体蟾蜍心脏低浓度只兴奋,高浓度可产生抑制。但换洗后可恢复。

鳖 甲

【原文】鳖甲,味咸,平,主心腹[1]癥瘕坚积,寒热,去痞,息肉,阴蚀,痔,恶肉。生池泽。

【词解】[1]心腹:指心下大腹、小腹、胁肋。

【语译】鳖甲,味咸,性平,能破癥消积,治疗心腹癥瘕积聚,以及积聚引起寒热不休,消除痞满,去除息肉,治疗阴蚀、痔疮等一切恶肉。鳖生长于池泽有水之地。

【按语】鳖甲为鳖科动物鳖 *Amyda sinensis* (Wiegmann) 的背甲。主产于湖北、湖南、安徽、河南、江苏及浙江。

鳖甲味咸,性寒,入肝、脾、肾经,具有滋阴潜阳、软坚散结的功效,生用可治疗阴虚潮热、骨蒸盗汗、热病伤阴、虚风内动;炙用可治疗劳疟、母疟、癥瘕、疟癖、经闭、小儿惊痫、跌仆瘀血等。如二甲复脉汤,鳖甲即配牡蛎、生地、阿胶等,以治疗热病后期,阴伤虚风内动,抽搐、脉沉数、舌干齿黑、手指蠕动、甚则痉厥的病证;配伍青蒿、生地、丹皮、知母等组成青蒿汤,用于阴虚发热证;配伍银柴胡、地骨皮、青蒿、知母等,治疗骨蒸劳热。对于久疟、疟母、经闭、癥瘕等,本品有软坚散结的功效,《金匮》所载,鳖甲煎丸,即以本品为主药以入肝软坚化癥,配以破血攻积、行气调肝、补气养血、利水祛湿等作用的黄芩、柴胡、桃仁、大黄、䗪虫、丹皮等,攻补兼施,寒热共用,具有行气活血、祛湿化痰、软坚消癥的功用,用于治疗久疟、疟母致肝脾肿大、胁肋疼痛等;配伍大黄、琥珀,治经闭癥瘕;配伍龟板、穿山甲、黑白

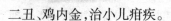

二丑、鸡内金,治小儿疳疾。

鳖甲的参考用法为:捣为细散,每次 3~6g,吞服,也可入汤剂。使用时应当打碎先煎。软坚散结宜醋炙用,滋阴潜阳生用。由于鳖甲味咸,性寒,所以脾胃虚寒、食少便溏及孕妇忌用。

现代研究表明,鳖甲主要成分为骨胶原、角蛋白、碘质、碳酸钙、维生素 D 等,另含多种微量元素。药理作用为:可促进免疫球蛋白形成,延长抗体存在时间,从而增强机体免疫功能;能抑制结缔组织增生,对肝癌细胞敏感。近年来,多用于甲亢、肝脾肿大、肝癌等多种肿瘤,作用与龟板相似,二药常相须为用。

蟹

【原文】蟹,味咸,寒。主胸中邪气,热结痛,㖞僻面肿[1],败漆[2],烧之致鼠[3]。生池泽。

【词解】[1]㖞僻面肿:㖞僻,指口眼歪斜,嘴角歪向一边,此为经脉之病,乃热邪灼伤阴液,经脉失于濡养而致。热毒上攻亦可导致面部浮肿。[2]败漆:使漆败,即能解漆毒,治疗漆疮。[3]致鼠:即治鼠,引鼠出洞而灭之。

【语译】蟹,味咸,性寒,治疗热毒壅盛于胸中,胸中热结疼痛,热毒上攻面部肿胀,热邪伤阴、经脉挛急之口眼歪斜,也能治疗漆疮,用蟹烧烟,能引鼠出洞而灭之。生于池塘沼泽之地。

【按语】蟹,又名螃蟹,为方蟹科动物中华绒螯蟹 *Eriocheir sinensis* H. Milne Edwards 的肉和内脏。异名毛蟹、郭索、稻蟹等。

蟹,味咸,性寒,入心、肝、肾三经,具有续筋接骨、清热退黄、凉血化瘀、杀虫疗癣的作用,主治骨折伤筋、湿热黄疸、漆

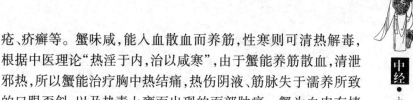

疮、疥癣等。蟹味咸，能入血散血而养筋，性寒则可清热解毒，根据中医理论"热淫于内，治以咸寒"，由于蟹能养筋散血，清泄邪热，所以蟹能治疗胸中热结痛，热伤阴液、筋脉失于濡养所致的口眼歪斜，以及热毒上壅而出现的面部肿痛。蟹为血肉有情之品，外骨内肉，生青熟赤，性专破血，可补肝肾、壮筋骨，因而有续筋接骨、疗伤止痛的功效，后人对此多有发挥，认为蟹长于散血破血而续断筋骨，因而可以治疗骨折筋伤，《日华子本草》、《唐瑶经验方》等均有用于骨折记载。另外，因蟹善入肝经血分，又能凉血散瘀、解热毒而止瘙痒，所以可以外用治疗漆疮，古方有捣烂生蟹，涂抹治疗漆疮长满身的记载。另外，由于蟹能清热杀虫止痒，所以可治疗疥湿癣久不愈，用时以猪脂调敷患处，以治疗疥癣。

蟹的参考用法为：内服，烧灰存性，研末或做丸。外用适量捣敷，或焙干研末调敷。对蟹，现代少有药用，而作为佳肴食之，因其营养丰富，蟹可食部含蛋白质、脂肪、各种微量元素、维生素等，肌肉中含十余种游离氨基酸，其中谷氨酸、甘氨酸、精氨酸等较多。

柞蝉

【原文】柞蝉[1]，味咸，寒。主小儿惊痫夜啼，癫病[2]，寒热。生杨柳上。

【词解】[1]柞蝉：柞通蚱，柞蝉即蚱蝉。[2]癫病：此处为癫病和痫病的合称，即癫痫，俗称羊角风。

【语译】蚱蝉，味咸，性寒，主治小儿惊风、夜啼、癫痫，能疏风解热，治疗寒战高热。生长于杨柳树上。

【按语】蚱蝉,为蝉科昆虫黑蚱 *Cryptotympana atrata* Fabricius 的全虫,全国大部分地区都有分布,一般六七月间捕捉,捕得后蒸死,晒干作药。柞蝉别名鸣蜩、鸣蝉、秋蝉、知了等。

蚱蝉,味咸、甘,性寒,入肺、肝二经,具有祛风涤痰、催乳下胎、除疳清热的作用,主治小儿惊风、夜啼、癫痫、疳疾、发热等,并能治妇女乳汁不通、胞衣不下等。蚱蝉色土黄,得土木之合气,且其体轻扬,寒能清热,能入肝经而疏肝风、清肝热,故有祛风涤痰、定惊止痫的功效,主治小儿惊风、癫痫;蚱蝉能入肺经以宣解皮肤风热,故能治寒热;蚱蝉性寒而清热镇惊,故治小儿夜啼;因蚱蝉具有清热、息风、镇惊的功效,故可治疗小儿惊风、癫痫、夜啼。蚱蝉的参考用法为:1～3 个煎汤内服,或入丸散剂。

黑蚱羽化的蜕壳为蝉蜕,现临床应用广泛。蝉蜕味甘,性寒,入肺、肝二经,具有疏风、清热、透疹、明目退翳、息风止痉的功效,用于外感风热及温病初期,发热、头痛等症,常与菊花配伍,以凉散风热,清利头目;与胖大海、牛蒡子配伍,能疏散风热,开宣肺气,用于风热郁肺,发热、咽痛、声音嘶哑等症;配伍葛根、牛蒡子等,用于麻疹初起,疹出不畅;蝉蜕能疏肝经风热以退目翳,常配伍菊花、木贼,用于肝经风热,目赤、翳障、多泪等症;单用或配全蝎、僵蚕、钩藤等祛风止痉药,以凉肝息风,定惊止痉,用于肝经风热,小儿夜啼及破伤风等;配伍人参、五味子、陈皮、甘草,治久嗽;配伍麝香,治聤耳出脓。现代研究表明,蝉蜕主要含大量甲壳质,其药理作用主要为抗惊厥、镇静、解热、免疫抑制等。

蛴螬

【原文】蛴螬,味咸,微温,主恶血血瘀,痹气,破折血在胁下坚满痛,月闭[1],目中淫肤[2],青翳[3],白膜[4],异名蟦蛴。生平泽。

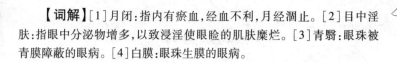

【词解】[1]月闭:指内有瘀血,经血不利,月经涸止。[2]目中淫肤:指眼中分泌物增多,以致浸淫使眼睑的肌肤糜烂。[3]青翳:眼珠被青膜障蔽的眼病。[4]白膜:眼珠生膜的眼病。

【语译】蛴螬,味咸,性温,主治恶血瘀阻,气行闭塞,能够破气行血而治疗瘀血阻滞胁肋所致的胀满疼痛、闭经,并能治疗眼睛分泌物增多、眼睑糜烂、目中青翳白膜。又名蟦蛴,生长于平川湿润之地。

【按语】蛴螬,为金龟子科昆虫朝鲜黑金龟子 *Holotrichia diomphalia* Bates 或其他近缘昆虫的干燥幼虫,相传是齐人曹氏之子所化,故名蛴螬,异名蟦蛴、土蚕、老母虫等,栖于田土中,以咬食各种农作物的根为生,其穿凿能力颇强。

蛴螬味咸,性微温,入肝经,功善破血逐瘀、止痛,因而能够治恶血、血瘀、痹气及胁下坚满硬痛、经闭等。蛴螬味咸能入血,兼温而散,所以具有破血、行瘀、散结、通络的功效,用于治疗折损瘀痛、痛风、破伤风、喉痹、丹毒、痛疽、痔漏等。除了能够活血化瘀外,蛴螬还有明目退翳的作用,所以对目中翳障,如"目中淫肤、青翳白膜"等,也有良好疗效。蛴螬配伍乳香,对瘀血阻滞的经闭痛经、癥瘕、痹痛拘挛、跌仆损伤等有良好疗效。

蛴螬的参考用法为:一般 2～3 个,或 0.9～1.5g 入丸散内服;外用适量研末调敷或捣敷。本品有毒,单用宜慎,体虚无瘀及孕妇忌用。《本草经辑注》有"蜚虻为之使,恶附子"的论述。

药理研究表明,蛴螬含蛋白质、脂肪和多种微量元素。实验发现,蛴螬水浸液浓度为 1:1 000 以上时,能兴奋离体兔子宫,1:100 时能抑制离体兔肠管;1:10 000 浓度对兔冠状血管、离体兔耳血管、蟾蜍肺血管皆有收缩作用;更高浓度(1:1 000 以上)还能收缩蟾蜍内脏血管。大剂量蛴螬有利尿作用,但对血压无影响(急性兔试验)。1:1 000 浓度能兴奋离体心脏,浓度更高则导致舒张期停止。

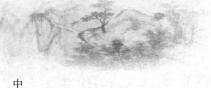

乌贼鱼骨

【原文】乌贼鱼骨，味咸，微温，治女子漏下赤白经汁，血闭，阴蚀肿痛，寒热，癥瘕，无子。生东海，池泽。

【语译】乌贼鱼骨，味咸，性微温，用于治疗妇女崩漏不止、赤白带下、闭经、阴部溃疡肿痛、寒战高热、癥瘕、不孕不育。生长于东海沼泽地带。

【按语】乌贼鱼骨，现名海螵蛸，为乌贼科动物无针乌贼 *Sepiella maindroni de* Rochebrune 和金乌贼 *Sepia esculenta* Hoyle 的干燥内壳。主产于浙江、福建、广东、山东、江苏及辽宁沿海地区。

乌贼鱼骨味咸、涩，性微温，入肝、肾经，具有收敛止血、固精止带、制酸止痛、消瘿敛疮的作用，主治胃痛吞酸、崩漏、创伤出血、肺胃出血、尿血、遗精、白带过多、湿疮湿疹、溃疡脓多、瘿瘤等。与茜草、棕榈炭、五倍子配伍，可治疗崩漏下血；配伍白及，治肺胃出血；配伍白果仁、白芷，治疗白带异常；配伍山茱萸、金樱子、菟丝子，治疗遗精；配伍贝母，治胃痛吐酸；配伍煅石膏、煅龙骨、枯矾、冰片，治溃疡脓多；配伍黄柏、青黛，治湿疮湿疹；配伍昆布、海藻、海蛤粉，治疗瘿瘤等；配伍炉甘石，治疗臁疮；配伍槐花，治疗衄血；配伍生地，治疗血淋；配伍蒲黄炭，治各种外伤出血。

乌贼鱼骨的参考用法为：可单用研末外敷，也可配伍应用，一般20～40g煎汤内服，或入丸、散剂。外用适量。乌贼鱼骨为收敛之品，具有收敛止血、固精止带、制酸止痛、收湿敛疮的功效，所以临床多用于治疗崩漏下血、肺胃出血、创伤出血、遗精带下、胃痛吐酸、湿疮湿疹及溃疡脓多。治妇女崩漏下血，多

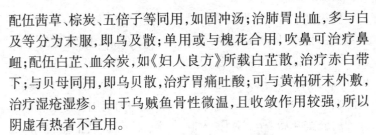

配伍茜草、棕炭、五倍子等同用,如固冲汤;治肺胃出血,多与白及等分为末服,即乌及散;单用或与槐花合用,吹鼻可治疗鼻衄;配伍白芷、血余炭,如《妇人良方》所载白芷散,治疗赤白带下;与贝母同用,即乌贝散,治疗胃痛吐酸;可与黄柏研末外敷,治疗湿疮湿疹。由于乌贼鱼骨性微温,且收敛作用较强,所以阴虚有热者不宜用。

研究表明,乌贼鱼骨的主要成分为碳酸钙(80%～85%),壳质6%～7%,黏液质10%～15%,并含少量氯化钠、磷酸钙、镁盐等。其药理作用为抗辐射和促进骨缺损修复,其中陈年乌贼鱼骨的作用更强。另外,乌贼骨中所含的碳酸钙可作制酸剂,偶尔出现的新鲜乌贼中毒,可能即此物质引起的肠运动失调所致。目前乌贼鱼骨临床主要用于治疗消化系统溃疡出血、子宫功能性出血、妇女血崩带下,以及外用治疗各种疮疡、出血均有较好疗效。

白僵蚕

【原文】白僵蚕,味咸,主小儿惊痫夜啼,去三虫,灭黑䵟[1],令人面色好,男子阴疡病[2]。生平泽。

【词解】[1]黑䵟:指面部黑暗无光,生有发黑的斑块。[2]阴疡病:两种解释,一种认为此处疡原写作“瘍”,即《伤寒论》所谓阴阳易,指伤寒初愈,因房事过劳而引起的病证,一般男子为阴易,女子为阳易,症见身体沉重、少气无力、下腹拘急甚至牵引阴部,同时热气上冲胸、头重眼花等。另外,也有学者认为此处阴疡病即指男子阴部因风湿浸淫而致的阴部疮疡。

【语译】白僵蚕,味咸,用于治疗小儿惊风夜啼,能驱逐体内寄生虫,去除面部黑暗无光泽,令人面色润泽姣好。并治疗男子阴部肿疡。出产于平川有水之地。

【按语】白僵蚕,为蚕蛾科昆虫家蚕蛾 Bombyx mori L. 的幼虫感染白僵菌 Beauveria bassiana（Bals.）Vuill. 而僵死的全虫（虫体）。白僵蚕别名僵蚕、天虫、僵虫等,产于江苏、浙江、四川、广东及陕西。过去多为养蚕区自然病死者,近年为保证蚕丝的发展,多数在非蚕区进行人工饲养,专为药用生产。

白僵蚕味咸、辛,性平,入肝、肺经,具有息风止痉、祛风止痛、解毒散结的功效,主治抽搐惊痫、面瘫、头痛目赤、咽喉肿痛、瘰疬痰核、风疹等。配伍全蝎、天麻、胆星,可治疗痰热壅盛、抽搐惊痫;配伍党参、白术、天麻,治疗脾虚水泻、慢惊抽搐;配伍桑叶、荆芥、木贼,治疗内热头痛;配伍桔梗、薄荷、防风、荆芥,治疗咽喉肿痛;配伍浙贝母、夏枯草、连翘,治瘰疬痰核;配伍蝉蜕、薄荷,治疗风疹瘙痒;配伍白附子、全蝎,治疗中风口眼歪斜、半身不遂;配伍全蝎、天雄、附子尖,治疗小儿惊风;配伍高良姜,治疗头风;配伍乌梅肉,治肠风下血;配伍黄连,治重舌、木舌。

由于白僵蚕能息风止痉,并兼有化痰之功,常与全蝎,天麻,胆星等同用,如千金散,可用于肝风内动与痰热壅盛所致的抽搐惊痫;若证属脾虚久泻、慢惊抽搐,当配伍党参、白术、天麻等,如醒脾散;治中风,口眼歪斜、面部肌肉抽动,则配伍全蝎,白附子,即牵正散;僵蚕还能祛风止痛,用于风热与肝热所致的头痛目赤、咽喉肿痛、风虫牙痛等症;僵蚕也具有祛风止痒的作用,故多与蝉衣、薄荷等同用,可用于风疹瘙痒;另外,白僵蚕还具有解毒散结、化痰软坚之功效,常与浙贝、夏枯草、连翘等同用,治疗累疬痰核、疔肿丹毒等。临床上,生僵蚕辛散作用较强,药力较猛,既能走表以散热（如川芎茶调散）,又能平息内风以解痉（如牵正散、千金散等）;制僵蚕可去生僵蚕的腥臭气味,并清除了蚕体体内的菌丝和分泌物,可减少对胃的刺激,并能增强化痰散结的作用,适宜用于瘰疬痰核、中风失音、喉风等。其参考用法为:6～9g 煎汤内服,或入丸散剂。由于僵蚕长于祛风邪,所以血虚而无风热者忌用。

现代研究表明,白僵菌的培养能合成大量的草酸、吡啶-2,6-二羧酸及大量脂肪,脂肪中的脂肪酸的主要组成为棕榈酸、油酸、亚油酸和少量硬脂酸等。另外,白僵菌还能分泌3种水解酶,即脂酶、蛋白酶、壳质酶,能促进穿通受感染幼虫的表皮。白僵菌还含白僵菌黄色素,在培养基中氮源枯竭时这种色素迅速积累,还能合成溶纤维蛋白酶。白僵菌除感染家蚕外,还侵袭玉米螟蜡蛾幼虫,并从白僵菌中分离出昆虫毒素和环肽类昆虫毒物质白僵菌素。白僵菌还含甾体11α-羟基化酶系,用于合成类皮质激素。药理研究表明,白僵蚕具有催眠、抗惊厥的作用,实验研究发现白僵蚕的醇、水浸出液对小鼠、家兔均有较强催眠作用;白僵蚕煎剂中抗士的宁惊厥的成分是草酸铵。另外,白僵蚕提取液在体内、体外均有较强的抗凝作用,其抗凝血因子Ⅹa的活性远高于抗凝血酶活性,其性质更接近低分子量肝素,该活性表达不依赖于抗凝血酶,其成分不属于糖苷或生物碱类,但目前其具体成分尚未探明。此外,白僵蚕还具有抗癌、抑菌、降低胆固醇、增强机体防御能力和调节功能等作用。

鮀鱼甲

【原文】鮀鱼甲[1],味辛,微温,主心腹癥瘕,伏坚[2]积聚,寒热,女子崩中下血五色[3],小腹阴中相引痛[4],创疥死肌。生池泽。

【词解】[1]鮀鱼甲:鮀音陀,又称鼍(亦音陀)甲。[2]伏坚:隐藏在体内的肿块。[3]下血五色:指妇女从阴道流出的多种颜色相杂而有恶臭味的血性分泌物。[4]引痛:又称掣痛,指抽掣牵扯而痛,常由一处而连及他处。

【语译】鼍鱼甲,味辛,性微温,用于治疗心腹癥瘕积聚、隐藏在体内的肿块、寒热不休、女子崩漏、赤白带下、小腹与阴部牵引作痛,能治疗疮痈,杀疥虫,治疗肌肤麻木。鼍鱼生活于江河沿岸地带。

【按语】鼍鱼甲,即鼍甲,为鼍科动物扬子鳄 Alligator sinensis Fauvel 的鳞甲,又名鼍龙甲、土龙甲等。鼍鱼形如蜥蜴而体极长大,可达 2 米余。我国安徽、江苏、浙江、江西一带均有分布。

鼍鱼甲味辛,性微温,入心、肝二经,具有破血逐瘀、消肿生肌、杀虫止痒的功效,主治癥瘕痞块、恶疮溃久不收口,以及疥癣瘙痒等。鼍鱼甲有毒,长于破血逐瘀、消癥除积,正如《本草纲目》所载“鼍甲,所主诸症多属厥阴,其功只在平肝木、治血、杀虫也。”临床用于治疗癥瘕积聚、崩中带下;鼍鱼甲善活血消肿,去腐生肌,并且能够杀虫解毒、去湿止痒,所以对疮疥、恶疮等有较好疗效。

鼍鱼甲的参考用法为:一般酥炙或酒炙后用,9～15g 煎汤内服,也可入丸散剂。《本草经集注》记载“蜀漆为之使,畏狗胆、甘遂、芫花。”

扬子鳄的肉,俗称鼍肉,味甘、咸、涩,性微寒,有小毒,入心、肝经,具有化瘀消癥、敛疮生肌的作用,临床用于治疗癥瘕积聚、恶疮溃烂久不收口。

扬子鳄为国家保护动物,属禁用药物,现临床少有应用。

樗　鸡

【原文】樗鸡[1],味苦,平。主心腹邪气,阴痿,益精强志,生子,好色[1],补中轻身。生川谷。

【词解】[1]好色:指使人脸色红润、好看。

【语译】樗鸡，味苦，性平，主治心腹邪气阻闭、阳痿，能补益精血而强壮人的心志，肾精足而有子，面容姣好，能补益人体内精气，而令人身体轻捷灵活。生于丘陵地带。

【按语】樗鸡，为蝉科昆虫红娘子 *Huechys sanguinea* De Geer. 的干燥全虫，或者樗鸡科（蜡蝉科）动物樗鸡的成虫。但目前药材只用红娘子，樗鸡未见入药。樗鸡，其鸣以时，故得鸡鸣，居樗树上故名樗鸡。其羽文彩，亦称红娘子，别名灰花蛾、红娘虫、红女、红姑娘、幺姑娘等，分布于湖南、湖北、河南、河北、江苏、浙江、安徽、福建、广西、广东、台湾、四川、云南等地，多生活在丘陵地带。

樗鸡，味苦、辛，性平，有毒，具有峻攻毒邪、通瘀破结的功效，其作用峻猛，外用治疗瘰疬痰核、癣疮、目生云翳，内服则治疗血瘀经闭、犬狗咬伤等。本条原文所述病证，皆由瘀血而生，瘀血阻滞，则心下痞满甚而生癥瘕樗鸡的成虫；血脉闭阻、经脉不通则阳痿、闭经；面色紫黯、肌肤甲错，皆为瘀血所致。而红娘子能通血闭、行瘀血，瘀血去则新血生，因而精足志聪，盖精血同源也。樗鸡配伍乳香，破血散结作用较强，可用于治疗瘰疬痰核、瘀血经闭等证；配伍水蛭，能够破血消积，逐瘀止痛，用于治疗蓄血发狂、少腹满痛、瘀血停滞、经闭癥瘕、跌打损伤、瘀血作痛等证。

樗鸡的临床用法为：1～2 枚炒炙后煎汤，或研末入丸、散内服；外用研末敷贴、发泡或调涂。另外，本品有剧毒，内服宜慎。体弱及孕妇忌用。

红娘子和樗鸡在现代动物学上是两种不同科属的昆虫，历代本草多混淆不清，但目前药材只用红娘子，樗鸡未见入药。研究表明，红娘子含斑蝥素（Canthariclin）等，又含蜡、脂肪油及红、黑两种色素，还有多种蛋白质。本品可引起炎症性渗出，且具有一定的活血化瘀作用，有报道证实有一定的抗结核作用。

蛞蝓

【原文】蛞蝓[1]，味咸，寒。主贼风喎僻，轶筋[2]及脱肛，惊痫，挛缩。一名陵蠡。生池泽。

【词解】[1]蛞蝓：音括鱼，为蛞蝓科动物蛞蝓的全体。[2]轶筋：轶音跌，形容筋拘急的意思。

【语译】蛞蝓，味咸，性寒。主治风邪入侵所致口眼歪斜及筋拘急、脱肛、惊风、经脉拘急挛缩。一名陵蠡。栖于阴湿之地。

【按语】蛞蝓，为蛞蝓科动物蛞蝓 Limax 的全体，异名陵蠡、附蜗、土蜗、鼻涕虫等，栖于阴湿之处，多见于潮湿墙脚及树枝间，夏季捕捉。

蛞蝓味咸，性寒，入肝、脾、肺三经，具有破瘀通经、清热祛风、消肿解毒的作用，主治癥瘕积聚、月经闭阻、筋脉拘挛、中风口眼歪斜、风热喉痹、痈肿、丹毒，以及蜈蚣、蝎咬伤等。

本条所述喎僻、惊痫、挛缩三症，中医常以风证概之：或者为外风，腠理不密，外风乘虚而入，风摇热动而生；或者为内风，体内阴液不足，阳气躁扰，热极生风。风为阳邪，筋脉得之皆躁急。蛞蝓味咸性寒，咸能益阴润燥软坚，寒能清热，所以蛞蝓具有清热祛风之功，用之则热除风平，筋脉舒缓、经络通达而风证解除。脱肛为大肠有热，故本品主之。本品还具消肿解毒、破瘀通经的作用，用于咽肿、痈肿、丹毒、经闭、癥瘕、蜈蚣咬伤等。

临床上，蛞蝓的一般用法为：内服焙干研末或研烂为丸，外用研末或捣敷。《本草经疏》载"非真有风热者不宜用，小儿薄弱多泄者不宜用"。《得配本草》记载本品"畏盐"。

石龙子

【原文】石龙子,味咸,寒。主五癃[1]邪结气,破石淋[2],下血,利小便水道。生川谷及山石间。

【词解】[1]五癃:即五淋证,包括石淋、膏淋、热淋、气淋、劳淋。[2]石淋:即五淋之一,亦称砂淋,主要症状是脐腹拘急,腰部一侧或两侧疼痛,或阵发性绞痛,痛连小腹及阴部,排尿不畅或中断,或频急涩痛难出,有时尿中夹有砂石,尿色黄浊,或呈血尿。多因湿热蕴结下焦,使尿中杂质凝结而成,现称泌尿系结石。

【语译】石龙子,味咸,性寒,主要用于治疗五癃证,邪气结于体内,它能消石散结而治疗石淋证,能活血逐瘀,通利小便。栖息山川河谷之中。

【按语】石龙子,目前有两种看法,一种认为是石龙子科动物石龙子(蜥蜴)*Eumeces chinensis*(Gray)除去内脏的干燥全体。另一种认为是石龙子科动物蝘蜓除去内脏的虫体,现多宗前一种说法。石龙子又名蜥蜴、山龙子、守宫、泉龙、猪脚婆、四脚蛇、五寸棍等,常栖息于山野草丛中,爬行迅速,尾易断,可再生。

石龙子味咸,性寒,有毒,入脾、肾二经,具有破结行水、解毒消肿、补肾壮阳的功效,临床适用于治疗石淋、癃闭、肌表烂疡疮毒及命门火衰、阳事不举等。

石龙子味咸善入血散血、逐瘀、散结、消癥,性寒则可入肾清热、利水、解毒。其有小毒,力专效猛,具有破结行水之功,故可开五癃之闭,化结石之坚,散结气之聚,从而能够治疗石淋、小便不利、恶疮瘰疬、臁疮等。《备急方》曾记载蜥蜴一枚烧灰以酒服之治疗小儿秃。《刘涓子鬼遗方》中用本品配炒地龙、炒斑蝥治疗诸瘘不愈。另外，现代有蜥蜴一味中药，此系蜥蜴科动物丽斑麻蜥 *Eremias argus* Peters. 的全体，别名马蛇子、麻蛇子，与别名蜥蜴的石龙子有所不同。蜥蜴味咸性平，入肺经，具有消瘿散瘰、化痰利尿的功效，主治淋巴结核、慢性气管炎、羊痫风、小便不通等，临床上一般用法为：1 个研末内服，或者外用适量调敷患处。

临床上，石龙子一般 2～5g 烧存性冲服或入丸、散剂服；外用熬膏或研末调敷。本品有毒，孕妇忌用。《本草经集注》载"恶硫黄，斑苗（蝥）、无夷。"

现代研究表明，石龙子全体含蛋白质和肽类，以及脂肪酸、葡萄糖原、皮质醇等。药理实验证实：石龙子有抗癌作用，其醇提取物能抑制人肝癌细胞的呼吸。体内试验证实：石龙子可延长移植肿瘤动物的寿命。

木　虻

【原文】木虻，味苦，平，主目赤痛，眦伤泪出，瘀血血闭，寒热酸澌[1]。无子。一名魂常。生川泽。

【词解】[1]酸澌：为酸楚战慄貌，指酸楚过甚。

【语译】木虻，味苦，性平，主治眼睛红肿疼痛，眼角受伤，泪流不断，能活血祛瘀而治疗闭经，能治疗寒战高热和瘀血阻于胞宫而难以受孕。一名魂常，生长于潮湿之地。

【按语】由于虻类较多，目前难以确定木虻为何物。一般认为，木虻为虻科昆虫复带虻的雄性全体，因其从木叶脱蛆而出又常着木叶之上，且服食草之汁液为生，故名木虻。或者是华虻、佛光虻等干燥的雌虫虫体。目前认为，凡是虻科昆虫中个体较大者均可入药。木虻的效用可以与虻虫互参。《本草图经》载："虻有数种，皆能咂牛马血；木虻最大，而绿色几如蜩蝉；蜚虻状如蜜蜂，黄色，医方所用虻虫即是此也；又有一种小虻，名鹿虻，犹如蝇，咂牛马亦猛。三种大抵同体，俱能治血病，而方家相承只用蜚虻，它不复用。"

木虻，味苦而性平，以草木汁液为食，性禀疏达，其气通于肝，肝开窍于目，如果肝失疏泄，气郁化火，郁火上冲，或为风热邪毒入肝，都可导致目疾，因木虻味苦能清热，故能疏散风热，行瘀散血，所以主治目赤肿痛而眦泪出者。瘀血阻滞于胞宫，就会导致闭经、难孕，本品得木性而善入肝经，因此能破血通经，平肝通经，所以能够治疗闭经、不孕等。另外，本品烧灰可解蛇毒并止血。孕妇服用易引起堕胎。现临床很少应用。

蜚虻

【原文】蜚虻[1]，味苦，微寒。主逐瘀血，破下血积，坚痞癥瘕寒热，通利血脉及九窍。生川泽。

【词解】[1]蜚虻：蜚音匪。

【语译】蜚虻，味苦，性微寒，主要用于破血逐瘀，治疗瘀血积聚、坚硬的癥瘕包块而致身体寒热不休，能疏通血脉，利九窍。生长于平原湿润之地。

【按语】蜚虻，为虻科昆虫复带虻（双斑黄虻）或其他同属昆虫的雌性全虫，又名虻虫、牛虻，以畜牧区为最多，以吸牛羊血为食。

蜚虻味苦,性微寒,有毒,具有清泄寒热邪气、通利水道血脉的功效,用于瘀血所致的闭经、癥瘕积聚等。蜚虻苦泻寒清,通利之性颇强,其性剽悍,善入血逐瘀,化坚积为水,为破血逐瘀峻猛之品,其通经作用与水蛭同性,且性尤峻烈,所以能治疗瘀血、血积、癥瘕积聚等血瘀诸证;因其性微寒,故对瘀热证尤为适宜。瘀血去,血脉畅,则九窍通利,诸疾可解,所以常配水蛭、蛴虫、桃仁等同用,如大黄蛴虫丸,《妇人良方》地黄通经丸,治疗月经不通,瘀结成块;与大黄、水蛭、乳香、没药等配伍,如化癥回生丹,对跌打损伤、瘀滞疼痛有良好疗效;《伤寒论》抵当汤,由虻虫、水蛭、大黄、桃仁组成,能治疗太阳病,身黄、脉沉结、少腹硬、小便自利、其人如狂者等。

虻虫因其性峻猛,服后可能引起腹泻,故体虚者及孕妇忌服。

现代研究发现,虻虫对体内血液流变性有一定作用,体内试验对内毒素(血栓诱发剂)所致实验性弥漫性血管内凝血、血小板减少、凝血酶原时间延长、纤维蛋白原减少、FDP 增加等无明显改善,但对肝出血性坏死病灶的形成有显著抑制作用,且对纤溶系统有活化作用,可见其作用不是预防血栓形成,而是溶解血栓。

蜚 蠊

【原文】蜚蠊,味咸,寒。主血瘀,癥坚,寒热,破积聚,喉咽痹,内寒[1]无子。生川泽。

【词解】[1]内寒:指脏腑之寒。

【语译】蜚蠊,味咸,性寒,主要用于治疗瘀血阻滞于体内形成坚硬的癥瘕包块,能治疗寒战高热,能破瘀化积,治疗咽喉疼痛,并能治疗胞宫寒凝瘀阻而难以怀孕而无子。生长于平原温润之处。

【按语】蜚蠊，为蜚蠊科昆虫东方蜚蠊等的全虫，又名蟑螂。

蜚蠊，味咸，性寒，入肝经，大抵与蜚虻、木虻、水蛭等虫类功用相近，为祛瘀血、破积聚的药物，所以凡是瘀血所致的癥瘕积聚、内寒无子等证，都可用之。另外，蜚蠊不仅为活血药，而且兼能解毒消肿，所以对热毒壅盛的咽喉肿痛也很有效。

蜚蠊味咸能入血分，性寒则可清血分之热，入肝经则行肝经血分之郁滞，解血分中的瘀热，故可用于瘀血引起的诸证，使瘀血行而积聚破，气机畅则寒热不作；由于瘀热上攻则咽喉痹痛，胞宫寒凝瘀阻可令人难妊，而蟑螂具有破瘀化积、消肿解毒的功效，所以能治疗上述诸疾。古方中载有蟑螂单用，焙干研末后吞服，或捣敷外用治疗小儿疳积、臌胀、疔疮等。

据《中药大辞典》记载，东方蠊、美洲蠊等有坚韧而具强抗药性的表皮，含有巩膜质。巩膜质是蟑螂用其自身产生的水溶性蛋白质与醌之类鞣成的物质，其制造过程，基本上与用皮和鞣酸制革相似而更复杂。蟑螂的卵也有巩膜质，其产生方式与表皮相同。表皮又含甲壳质，它是氨基已经乙酰化的氨基葡萄糖所成的多糖类，实际上在表皮内，它是与蛋白质结合在一起的。美洲蠊表皮的壳质化部分，含壳质22%，在表皮内则含约60%，表皮表面尚有蜡层，如此更增强了表皮的避水能力与抗药性。此外，表皮中尚有少量类似虫胶的物质存在。另外，东方蠊的消化酶有蛋白酶、淀粉酶、酯酶、二肽酶、地衣酶、麦芽糖酶等。

䗪 虫

【原文】䗪虫，味咸，寒。主心腹寒热洗洗，血积癥瘕，破坚，下血闭，生子，大良。一名地鳖。生川谷。

【语译】䗪虫,味咸,性寒。用于治疗心腹脉络不通、瘀血停滞而致的癥瘕积聚,恶寒发热,它能破血逐瘀、通经,令人怀孕生子,是一味很好的药物,一名地鳖。生长于谷地阴湿之处。

【按语】䗪虫,即土鳖虫,又名地虫、土虫、土元,为鳖蠊科昆虫地鳖 Eupolyphaga sinensis Walker(主产于江苏、浙江、河南及湖北)或冀地鳖 Steleophaga plancyi(Boleny)(主产于河北、山东、河南及湖北)的雌虫体。有翅膀会飞的是雄虫,无翅膀者为雌虫,雌的用力断之有白汁如浆,凑接即连,复能行走。夏秋季节捕捉,置沸水中烫死,晒干或烘干即得。

䗪虫味咸,性寒,有毒,入肝经,具有破血逐瘀、消癥散结、续筋接骨的功效,主治癥瘕积聚、血滞经闭、产后瘀血腹痛、跌打损伤、骨折、木舌、重舌等。配伍大黄、桃仁,即下瘀血汤,可用于治疗血滞经闭及产后腹痛等;对于癥瘕痞块,常在前方基础上配伍鳖甲、丹皮、蜣螂等,以化瘀消痞,如鳖甲煎丸;《金匮要略》大黄䗪虫丸,即大黄、䗪虫配伍桃仁、水蛭、虻虫、杏仁、芍药、生地等,以治疗五劳虚极羸瘦、腹满不能饮食、内有干血、肌肤甲错、两目黯黑等。䗪虫有续筋接骨疗伤止痛的功效,常配伍自然铜、血竭、乳香、没药,用于骨折损伤、瘀滞疼痛以及腰部扭伤等;配伍食盐,治重舌、木舌等。

䗪虫为祛瘀生新之治血要药,破血之力峻烈,孕妇忌用。其参考用法为:3~7个,煎汤内服,或入丸散剂。

现代研究表明,䗪虫主要含生物碱、纤溶活性酶(其分子质量为68 000u)。䗪虫具有以下药理作用:(1)对血凝－纤溶系统的作用:对内毒素所致的实验性弥漫性血管内凝血,䗪的甲醇提取物对血小板减少、凝血酶原时间延长、纤维蛋白原减少、FDP增加的血液学变化未见改善,但病理组织学所见,对肝脏出血性坏死病灶的形成有显著抑制作用,应用优球蛋白溶解时间法可见䗪虫对纤溶系统有活化作用;(2)抗心肌缺血:䗪虫总生物碱提取液(TEAS$_{11}$)能明显对抗垂体后叶素引起的大鼠心电图 ST－T 的变化,并对正常家兔呈现明显的负性作用,即左心室收缩压,右心室舒张末期压力、左心室最大速率均降低,左心房压力增高,心电图 P－R 传导及心率减慢,S－T 段轻度缺血改变;(3)抗缺氧:TEAS$_{11}$对正常小鼠的缺氧生存时间无明显影响,但对腹腔注射异丙肾上腺素的缺氧小鼠存活时间延长明显;(4)降血脂;(5)保肝;(6)其他:在试管内,用美蓝法曾测得䗪虫浸膏(水煎后加醇沉淀)有抑制白血病患者的白细胞的作用,但用瓦伯氏呼吸器法,则为阴性结果。另外,䗪虫与全蝎、蜈蚣混合研末制成的"结核散",在试管内对人型结核杆菌无抑制作用。

伏 翼

【原文】伏翼,味咸,平。主目瞑[1],明目,夜视有精光[2]。久服令人喜乐,媚好无忧。一名蝙蝠。生川谷。

【词解】[1]目瞑:瞑,合眼之意。也有学者认为目瞑指视物模糊的意思。[2]精光:精通睛,即目明眼亮。

【语译】伏翼,味咸,性平。用于治疗双眼畏光、眼睑闭合,能使视力清晰,黑暗中眼睛明亮,视物清楚。日久服用,使人情志舒畅,欢乐无忧。一名蝙蝠,生长于山谷之中。

【按语】伏翼,异名蝙蝠、天鼠、夜燕、服翼、飞鼠等,为蝙蝠科动物蝙蝠 *Vespertilio superans* Thomas. 的去内脏及皮毛的全体。分布于东北、内蒙古、河北、甘肃、山西、四川、福建、湖南、湖北等地,捕得后去净毛、爪、内脏,风干或晒干即得。

蝙蝠味咸,性平,无毒,入肝经,具有化痰止咳、利尿消肿、益肝明目、软坚散结、祛风镇惊的作用，主治久咳上气、慢性支气管炎、淋证不便不利、目翳、不能夜视、瘰疬、金疮内瘘，以及小儿惊痫、小儿慢惊风及夜啼等证。蝙蝠栖息于建筑物的隙缝或树洞中，昼伏夜出，为血肉有情之品，善入厥阴肝经，滋补肝血，清肝明目，为血分之良药。由于肝藏血，开窍于目，若肝血不足或肝火亢盛，皆可导致多种目疾。蝙蝠为目疾要药，具有补肝、清肝之效，既可治精血不足之视物昏花不清，又可治火热上攻之目赤肿痛羞明，且有拨翳膜、明目的功效，所以对目翳、视物模糊等均有较好疗效；肝血得补，气机条达，故喜乐无忧，所以原文认为蝙蝠可以"久服令人喜乐，媚好无忧"；由于蝙蝠味咸，咸能入肾，所以有利水的功效，因而可以治疗淋证不便不利。此外，由于蝙蝠能软坚散结、祛风镇惊，所以还可用于治疗久咳、疟疾、瘰疬、惊风、金疮等。近年来有报道，用本品治疗慢性支气管炎疗效显著。

蝙蝠的参考用法为：5～9g 入丸、散内服；外用研末掺或调敷患处。《本草纲目》记载"蝙蝠性能泻人，故陈子真等服之，皆致死，观后后世治金疮，皆致下利，其毒可知……"国外有学者认为，蝙蝠本身没有什么毒性，但是其体表常携跳蚤等可传播疾病。因此蝙蝠有毒之说尚待研究考证。

果（中品）

梅实

【原文】梅实，味酸，平，主下气，除热烦满，安心，肢体痛，偏枯不仁[1]，死肌[2]，去青黑志[3]，恶疾。生川谷。

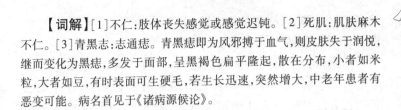

【词解】[1]不仁:肢体丧失感觉或感觉迟钝。[2]死肌:肌肤麻木不仁。[3]青黑志:志通痣。青黑痣即为风邪搏于血气,则皮肤失于润悦,继而变化为黑痣,多发于面部,呈黑褐色扁平隆起,散在分布,小者如米粒,大者如豆,有时表面可生硬毛,若生长迅速,突然增大,中老年患者有恶变可能。病名首见于《诸病源候论》。

【语译】梅实,味酸,性平,能使体内壅塞之气下行,清除体内烦热闷满,安定心神,治疗肢体疼痛、感觉迟钝、肌肤麻木不仁,能去除体表黑痣等赘生物,治疗危重疾病。出产于平原各地。

【按语】梅实,即乌梅,为蔷薇科植物梅 *Prunus mume* (Sieb.) Sieb. et Zucc. 的干燥未成熟但近成熟的果实(青梅)。主产于福建、四川、浙江及湖南,全国大多数地区也有少量栽培。

梅实味酸,性温,入肝、脾、肺、大肠经,具有敛肺、涩肠、生津、安蛔的功效,主治肺虚久咳、久泻久痢、津伤口渴、蛔虫腹痛、崩漏下血、疮毒胬肉等。与诃子配伍,可治疗久咳不止,久泻脱肛;与天花粉配伍,可治热病伤津,虚烦口渴;配伍槟榔,可治疗蛔虫腹痛;配伍木瓜,治疗霍乱吐泻、转筋等;配伍五味子,治久咳久泻。

梅实味酸,长于收敛下气,涩肠止泻,并能养肝柔筋,生津除烦,蚀疮去腐,安蛔止痛,因此对久咳、虚热烦渴、久疟、久泻、痢疾、便血、尿血、血崩、蛔厥腹痛呕吐、胬肉外突等有良好疗效。《肘后方》以乌梅、粟壳等份为末,每服二钱,睡时蜜汤调下,治疗久咳不已;以乌梅煎水服治疗久痢不止,肠垢已出;玉泉丸以乌梅配伍天花粉、麦冬、葛根、人参等,治疗虚热烦渴;《伤寒论》乌梅丸,即以梅实配伍细辛、蜀椒、干姜、黄连等,治疗蛔虫引起的腹痛呕吐。

梅实的参考用法为:10~20g 煎汤内服,或入丸散剂。外用适量,或加酒精浸泡后涂患处,以治疗牛皮癣、白癜风、寻常疣等;或将乌梅提取制成针剂,注入痔核中部黏膜下层以治疗内痔。乌梅性收涩,所以有实邪的患者忌服。

乌梅果实主要含多量的枸橼酸,以及少量的柠檬酸、苹果酸、琥珀酸、谷甾醇、蜡样物质及齐墩果酸样物质,种子主要含苦杏仁苷。乌梅的药理作用为:(1)抑制平滑肌,能使胆囊收缩,有促进胆汁分泌的作用,临床治疗胆道蛔虫症合并感染有显著疗效,(2)乌梅具有广谱抗菌作用,对金黄色葡萄球菌、伤寒杆菌、副伤寒杆菌、枯草杆菌、福氏痢疾杆菌、大肠杆菌、变形杆菌、结核杆菌均有抑制作用,并且对许多真菌,如絮状表皮癣菌、石膏样小孢子菌、须疮癣菌等也有抑制作用;(3)抗过敏:乌梅还具有抗蛋白过敏作用,对豚鼠的蛋白质过敏性休克及组胺休克,具有对抗作用,对组胺哮喘则无对抗作用,其脱敏作用可能是由于非特异性刺激动物产生了更多的游离抗体,中和了侵入人体体内的过敏原所致;(4)抗肿瘤:乌梅体外实验对人宫颈癌 Jte–26 株的抑制率在 90% 以上;(5)增强免疫:小鼠免疫特异玫瑰花试验表明,乌梅能增强机体的免疫功能。目前,乌梅在治疗滴虫性肠炎、幽门螺杆菌感染胃炎、胃下垂、糖尿病等疾病方面应用广泛,在急慢性肾炎蛋白尿治疗中也有较好的作用。

米谷（中品）

大豆黄卷

【原文】大豆黄卷,味甘,平。主湿痹,筋挛膝痛。生大豆,涂痈肿,煮汁饮,杀鬼毒止痛。生平泽。

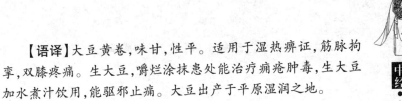

【语译】大豆黄卷，味甘，性平。适用于湿热痹证，筋脉拘挛，双膝疼痛。生大豆，嚼烂涂抹患处能治疗痈疮肿毒，生大豆加水煮汁饮用，能驱邪止痛。大豆出产于平原湿润之地。

【按语】大豆黄卷，又名清水豆卷，为豆科植物大豆（黑大豆）的种子 *Glycine max*（L.）Merr. 经浸水湿润发芽后晒干而成。大豆全国各地均产。

大豆黄卷，味甘、性平，入胃经，具有分利湿热、清解表邪的功效，主治湿温、暑湿、发热汗少、胸闷不舒、骨节烦痛、湿痹、水肿胀满、小便不利，大豆黄卷味甘入脾，性平补中，由于脾主运化水湿，主四肢肌肉，喜燥恶湿，如果湿邪外侵或脾湿内生，内蕴于体则发热汗少、胸痞不舒、水肿胀满、小便不利，湿邪闭阻经络，从而出现筋脉拘挛、骨节烦痛等，大豆黄卷能清热利湿，故能治疗上述诸证，常与半夏、茯苓、黄芩、滑石等配伍。《金匮要略》治疗头目眩晕、心中烦郁、羸瘦纳减、骨节腰背烦疼、风气诸病的薯蓣丸中，即配有大豆黄卷。配伍中应注意：《本草经集注》认为大豆黄卷"恶五参、龙胆。得前胡、乌喙、杏仁、牡蛎良，杀乌头毒。"

目前，大豆黄卷在临床中应用并不广泛，而大豆为日常常见的菜品，随处可见。生大豆，性平偏凉，兼能除湿解毒，嚼烂后外敷患处，能消痈肿。原文认为生大豆煮汁服，可杀鬼毒，也是因为生大豆有除湿解毒作用的缘故。至于生大豆煮汁能够止痛，其机理目前还不清楚，但近人研究黑豆对小鼠离体小肠有解痉作用，《本经》载其止痛作用大概与此有关。

赤小豆

【原文】赤小豆，主下水，排痈肿脓血。生平泽。

【语译】赤小豆,能利水,消肿痛,排脓血,出产于平原湿润之地。

【按语】赤小豆,为豆科植物赤小豆(红豆)*Phaseolus calcaratus* Roxb.(主产于浙江、江西、湖南、广东及广西)或赤豆 *Phaseolus angularis* Wigh(主产于吉林、北京、天津、河北、陕西、山东、安徽、江苏、浙江、江西、广东、四川及云南)的种子,又名赤豆、红豆、红小豆、小红绿豆、朱赤豆,金红小豆,朱小豆。

赤小豆味甘、酸,性平偏凉,入心、小肠经,具有利水渗湿、解毒排脓的功效,主治水肿、黄疸、便血、痈肿、疮毒、狐惑、痄腮等。赤小豆配伍桑白皮、紫苏,可治水肿;配伍麻黄、连翘,治黄疸;配伍当归,治狐惑已成脓者;配伍薏苡仁,治疗肠痈;配伍荆芥穗,治风热隐疹;配伍苦参,治皮肤瘙痒;配伍槐花、地榆,治疗便血。

赤小豆性善下行,有清热利湿、行血消肿之功,上能通调水道,下能利尿消肿,外可解毒退黄,其既可以用于水湿泛滥之水肿、湿热内蕴之黄疸,又可用于热毒郁结之疮疡疖肿;可以单独使用,也可与其他药物配伍使用;可以内服,也可以外用。临床上单用本品煎服,或配伍白茅根、桑白皮等利水药,以治疗水肿病。《食疗本草》记载,用赤小豆"和鲤鱼煮烂食之,甚治脚气及大腹水肿。"现代用此法治疗肾炎性水肿、肝硬化腹水及营养不良性水肿,均有一定疗效,韦宙《独行方》治脚气水肿,单用赤小豆煎汁,温渍脚膝以下,也有良好疗效。另外,赤小豆能够解毒排脓,对痄腮、乳痈、丹毒、烂疮等均可取其外用。民间用本品与红枣煎汤,具有健脾、补血、利水之功。赤小豆的参考用法为:20~30g煎汤内服。

现代研究表明,赤小豆的种子含蛋白质为 α-球朊,β-球朊约20%,脂肪0.75%,脂肪酸约0.71%,皂苷约0.27%,另外还含有烟酸,维生素 A、B_1、B_2 及植物甾醇、色素和三萜皂苷类。

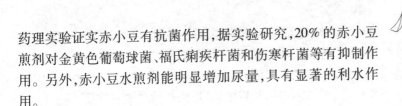

药理实验证实赤小豆有抗菌作用,据实验研究,20%的赤小豆煎剂对金黄色葡萄球菌、福氏痢疾杆菌和伤寒杆菌等有抑制作用。另外,赤小豆水煎剂能明显增加尿量,具有显著的利水作用。

粟　米

【原文】粟米,味咸,寒。主养肾气,去胃脾中热,益气。陈者[1],味苦,主胃热,消渴,利小便。

【词解】[1]陈者:指放置时间过长的粟米。

【语译】粟米,味咸,性寒。能补益肾气,清除脾胃热邪,和中益气。陈粟米,味苦,主要用于治疗胃中积热、消渴,能利小便。

【按语】粟米,为禾本科植物粟 *Setaria italica*(L.) Beauv. 的种仁,其储存日久者名陈粟米。粟米异名白粱粟、粱米、粟谷、小米、稞子、籼粟等。我国北方大部分地区都有栽培,粱与粟同种,区别是大而毛长的为粱,细而毛短者为粟。

粟米味咸,陈粟米味苦,性微寒,入肾、胃、脾三经,具有滋养胃阴、益肾填精的作用,主治胃阴不足的饥不欲食、嘈杂不适、胸中烦满、恶心欲吐等,以及肾阳亏损、虚热内扰所致多饮、多食、多尿的消渴证。粟米能够和中、益肾、除热、解毒,脾胃居中州为后天之本,肾为先天之本,黄者入脾胃,咸能入肾,所以粟米可补先后天之本而益气;寒能清热,胃热得除,则渴者自止而肿者自消,故粟米用于治疗脾胃虚热、反胃呕吐、消渴、泄泻,陈粟米用于止痢、解烦闷。《千金方》犀角人参饮,即以粟米配伍犀角、人参,用于治疗呕逆、胃气虚邪风热不下食;与生地、麦冬、茯苓、知母等配伍,治疗烦闷不得眠;单用熬粥可以治疗消渴口干、脾胃气弱呕逆反胃等。现今本品已很少药用,在北方妇女产后,以之煮粥调养以补因生产而致先后天之虚。又因粟米微寒,可清因虚而致胃中热,堪为产后之调补佳品。

粟米的参考用法:15～30g 煎汤或煮粥,外用研末撒或煮汁涂。

研究表明,粟米的脱壳种子和带壳种子的干品分别含脂肪 1.41%、1.68%,总氮 2.48%、2.79%,蛋白氮 2.41%、2.72%,灰分 3.15%、1.85%,淀粉 63.27%、77.58%,还原糖 2.03%、1.98%。另外含油 3%,油中含不皂化物 2.39%,固体脂肪酸 15.05%,液体脂肪酸 70.03%。蛋白质有球蛋白、谷蛋白和醇溶蛋白等多类,种子蛋白质含多量谷氨酸、脯氨酸、丙氨酸和蛋氨酸。此外,新鲜的粟中还含有 β－丙氨酸和 γ－丁氨酸、少量 β－胡萝卜素、叶黄素。茎含白瑞香苷(Daphnin)类,有毒。药理研究表明:白瑞香苷的苷元具有抗菌作用,其 1∶10 000 能抑制金黄色葡萄球菌(青霉素耐药株),1∶5 000 能抑制葡萄球菌及大肠杆菌,1∶2 000 能抑制绿脓杆菌,但对枯草杆菌无效。

黍　米

【原文】黍米,味甘,温,主益气补中,多[1],热令人烦。

【词解】[1]多:太过。这里指过多食用黍米,可壅中化热而令人心烦。

【语译】黍米,味甘,性温,用于补中益气,食之太过,滞于中焦化热故使人烦躁。

【按语】黍米,为禾本科植物黍 *Panicum miliaceum* L. 的种子,我国华北、西北多有栽培。一般分为两种类型:以秆上有毛、偏穗、种子黏者为黍;秆上无毛、散穗、种子不黏者为稷。

黍米,味甘,性平,入胃、脾经,具有益气补中的作用,用治泻痢、烦渴、吐逆、咳嗽、胃痛、小儿鹅口疮、烫伤等。原文认为黍米性温,甘属脾以健脾而补中益气,温属火应心以温通阳气,本品在五谷之中,最善于温补心之阳气,因此说食入过多,会化热而令人心烦。黍米具有益气补中的功效,用于黍性黏滞,与糯米同性,其气温暖,故能补心脾,又以心脾阳气不足者服之最为适宜。《千金方》记载治小儿鹅口,不能乳,用黍米汁涂之;《肘后方》中用黍米、女曲等分,炒炭研末用鸡子白涂抹治疗烫伤。《本经》原文中所述食之太过,壅滞中焦,食滞气郁,故而生热,令人烦躁。

研究表明,去壳黍米含灰分 2.86%,粗纤维 6.25%,粗蛋白 15.86%,淀粉 59.65%。另含油 5.07%,其中脂肪酸主要为棕榈酸,以及二十四烷酸(Carnaubieacid)、十七烷酸(DAturieacid)、油酸、亚油酸、异亚油酸等。蛋白质有清蛋白、球蛋白、谷蛋白和醇溶蛋白等。黍米还含有黍素。

菜（中品）

蓼 实

【原文】蓼实,味辛,温。主明目,温中,耐风寒,下水气,面目浮肿,痈疡。马蓼,去肠中蛭虫,轻身。生川泽。

【语译】蓼实,味辛,性温。能明目,能温中使身体耐风寒,能利水,消除面部眼睑浮肿,并可用于治疗痈疡。马蓼,可驱除肠中寄生虫,使身体轻捷,生长于有河流湿润的地方。

【按语】蓼实为蓼科植物水蓼(*Polygonum hydropiper* L.,或者辣蓼、香蓼、液蓼)秋季成熟的干燥果实,又名蓼子、水蓼子。马蓼,可能为大蓼、荭草之类。

蓼实,味辛,性温,入肺、脾、肝三经,具有温中散寒、利水止痛、破瘀散结的作用,主治虚寒吐泻、腹痛、面目浮肿、腹胀,以及痈肿疮疡、瘰疬、癖痞。蓼实长于温中利水、破瘀散结,辛能顺气化痰,温能祛风胜湿,辛能入肝经,其药性走散,能行血中气滞、气中血滞,为调血脉、利水湿、去肠中蛭虫的佳品。经脉畅利,则精血上充,因而能明目。《药性论》记载蓼实捣末,和白蜜、鸡子白涂抹,治疗小儿头疮;《斗门方》中用本品锉末酒浸服,治疗血气攻心,痛不可忍。

蓼实的参考用法为:6～9g煎汤、研末或绞汁内服;亦可外用煎水浸洗或研末调涂。在使用禁忌中,《药性论》认为"蓼实,多食吐水,耗气损阳",张寿颐认为"蓼实,破瘀消积,力量甚峻,最易堕胎,妇女必不可犯,亦有血气素虚,而月事涩少,非因于瘀滞者,亦不可误与。"因此,体虚气弱患者及孕妇忌用。

现代研究表明,水蓼全草含辛辣的挥发油,主要为水蓼二醛、异水蓼二醛和黄酮类成分(水蓼素、槲皮素、槲皮苷、槲皮黄苷、金丝桃苷等)。黄酮苷的含量在果实开始成熟时最高,以后即下降。水蓼的药理作用有:(1)水蓼叶可用于子宫出血(月经过多)及痔疮出血,以及其他内出血,其作用与麦角相似,但较弱,所不同的是水蓼叶煎剂还有镇痛作用。另外,水蓼叶中所含的苷还有加速血液凝固的作用。(2)水蓼挥发油(含 Polygonone)对哺乳动物能降低血压(主要由于血管扩张引起),降低小肠及子宫平滑肌的张力。此外水蓼叶、茎中含鞣质,体外实验对痢疾杆菌有轻度抑制作用。其挥发油具有辣味,有刺激性,敷于皮肤可使皮肤发炎。

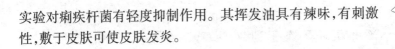

葱 实

【原文】葱实,味辛,温。主明目,补中不足。其茎可作汤,主伤寒寒热,出汗,中风面目肿。生平泽。

【语译】葱实,味辛,性温,能明目,补益精气,葱茎可以做菜肴的调味品,能治疗伤于风寒而寒战高热、汗出,并能治疗风邪上侵头面致面部眼睑浮肿。生长于平原湿润地带。

【按语】葱实、葱茎,为百合科植物青葱 *Allium fistulosum* L. 的成熟种子和茎,其近根的部分也入药,即葱白。我国大部分地区都有栽培。

葱实,即葱白的种子,聚葱白的精华而入药,味辛,性温,入肺、胃经,能够利五脏,补不足,具有温补肾阳、明目的功效,另外还间接能温补脾阳,可用于治疗肾虚阳痿,或肾虚、肝血不足,眼目昏花、目暗等。《食医心镜》记载葱实煮粥可“治疗眼暗,补不足”。

葱茎,中空而轻清,芳香宜人,为做菜肴的常用调味品,入药则能够通阳、解表,所以能够治疗伤寒、寒热、中风面目肿。

现在葱入药的部位,为葱的近根的部分的鳞茎,叫葱白。葱白,味辛,性温,入肺、胃经,具有发汗解表、散寒通阳、解毒散结的功效,临床用于感冒风寒轻证、阴寒腹痛、腹泻、四肢厥冷、脉微。葱白善于发汗解表,但效力较弱,主要用于治疗外感风寒表证,表现为恶寒发热较轻者,常与生姜、淡豆豉配伍,以增强发汗解表功效;其与生姜配伍,即连须葱白汤;与淡豆豉配伍,即葱豉汤。本品能散寒通阳,用于阴寒内盛,格阳于外,症见阴寒腹痛、四肢厥冷、脉微者,常与附子、干姜配伍,即白通汤;配伍栀子、连翘、薄荷、淡豆豉,治伤寒、温病初起的表寒里热证;配伍生蜜、阿胶,治小儿虚秘;配伍乳汁,治小儿初生不小便;配伍大枣,治霍乱烦躁,卧不安稳;配伍红糖,治胃痛、胃酸过多、消化不良。此外,葱白又兼能通阳化气,而有利水作用,所以可以用于因膀胱气化失司而致的面目浮肿等症,或膀胱气化失司、小便不通等症。葱白也可外用,功善解毒散结,将其捣烂敷于患处,可治疗痈疔肿毒;配伍米粉,炒黑,醋调敷贴患处,治疗痈疽硬肿、无头、不变色者;配伍生蜜,捣烂敷于患处,治疗疗疮恶肿;配伍乳香,捣涂患处,治阴囊肿痛;单用葱白捣烂热敷小腹,治疗小便闭胀;单用炒热,外敷脐腹,能够温里祛寒,可用于寒凝气阻,腹部冷痛。由于葱白有发汗解表的作用,所以表虚多汗者忌用;另外使用中应注意,葱白不宜与蜂蜜同服。

现代研究表明,葱的鳞茎中含挥发油,油中主要成分为蒜素,另外还有含硫化合物二烯丙基硫醚。药理实验表明葱白水浸剂具有抑菌作用,对痢疾杆菌、金黄色葡萄球菌等及多种皮肤真菌有抑制作用,对阴道滴虫有杀灭作用。据报道,葱白所含含硫化合物有轻度的局部刺激、抗菌、缓下、驱虫的作用,对蛲虫。蛔虫有较好疗效。另外,葱白还具有兴奋汗腺,通过发汗而解热的作用。

薤

【原文】薤,味辛,温。主金创创败[1],轻身,不饥,耐老。生平泽。

【词解】[1]创败:指伤口溃烂。

【语译】薤,味辛,性温,主治外伤所致伤口溃烂,它能使人身体轻捷，不易饥饿，延缓衰老。生长于平原湿润之地。

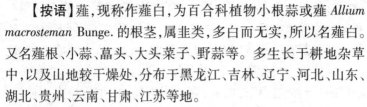

【按语】薤，现称作薤白，为百合科植物小根蒜或薤 *Allium macrosteman* Bunge. 的根茎，属韭类，多白而无实，所以名薤白。又名薤根、小蒜、藠头、大头菜子、野蒜等。多生长于耕地杂草中，以及山地较干燥处，分布于黑龙江、吉林、辽宁、河北、山东、湖北、贵州、云南、甘肃、江苏等地。

薤白，味苦、辛，性温，入心、肝、肺、胃经，具有通阳散结、行气导滞的功效。由于本品辛开行滞，苦泄痰浊，能散阴寒之凝结而温通胸阳，因而具有理气宽胸的功效，所以临床可用于寒痰湿浊凝滞于胸中、阳气不得宣通所致的胸闷作痛或兼见喘息、咳唾的胸痹及寒邪内客于胃而致的胃脘胀痛、肝气郁结所致的胁痛等。由于薤白还具有温中散寒、行气导滞的作用，所以常用于咳嗽气喘、冷痢后重、妇女带下赤白等。临床使用，每与化痰散结、利气宽胸的瓜蒌配伍，如《金匮要略》的著名方剂瓜蒌薤白白酒汤、瓜蒌薤白半夏汤、枳实薤白桂枝汤等。配伍柴胡，白芍，枳实等，可用于胃气阻滞，泻痢后重；如有湿热之证，可配清热燥湿药黄柏、秦皮等品。此外，薤白还能行经止痛，对素有寒湿稽留经络、关节，血为寒湿凝滞，血瘀气滞，以致行经时腰膝关节疼痛，得热痛减，遇寒痛甚，经量少，色黯有块，少腹冷痛，用薤白温通散寒，功效极佳。由于薤白味苦，所以还具有清热解毒、泻火除湿的作用，对于疖疮初起时，也可选用薤白内服外用，以解毒生肌。

薤白的参考用量为：4.5~9g 内服（鲜品 30~60g），或者入丸散剂。外用捣敷或捣汁涂。

现代研究表明，薤白的化学成分主要为大蒜氨酸、甲基大蒜氨酸、大蒜糖等，并含有一种糖类，称为大蒜糖。薤白的药理作用有：(1)止痛：关于薤白能够止痛的作用原理现代研究不多；(2)抑制血小板聚集：从薤白的乙酸乙酯可溶性部分得到有

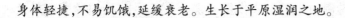

显著抑制血小板聚集作用的物质。实际上,薤白为葱蒜属植物,这类植物都有类似芥子的作用,欧洲民间过去常用这类植物缓解肺部炎症引起的刺激症状,如胸痛;另外实验也证明口服葱蒜的提取物后,平滑肌的反应先是短暂兴奋,继而抑制,这两点资料都有助于理解薤白治疗胸痹(胸膜炎、心绞痛等)的现代治疗机理。现代临床上,常运用瓜蒌薤白半夏汤治疗冠心病心绞痛有痰浊者,薤白胶丸(薤白提取物)用于治疗高脂血症,均有较好疗效。

此外,薤白与葱白、大蒜均为普通菜类食品,性味都偏辛温,作用大同小异:葱白偏于通上下之阳,以防阳将脱离;大蒜偏于杀虫解毒,开胃健脾;薤白偏于温胸中之阳而散上逆之浊气。

水　苏

【原文】水苏,味辛,微温。主下气,辟口臭,去毒辟恶[1]。久服通神明,轻身耐老。生池泽。

【词解】[1]辟恶:驱除污秽邪恶之气。

【语译】水苏,味辛,性微温。能降气,治疗口臭,芳香避秽,驱邪解毒。长期服用能通达神明,使身体轻捷,延缓衰老。生长于池塘水泽之地。

【按语】水苏,为多年生唇形科草本植物水苏 Stachys baicalensis Fisch. 的全草,因功效与紫苏相似,且好傍水而生,所以名水苏,又名鸡苏、香苏、龙脑薄荷(与临床常用解表药薄荷不同)、芥苴、劳祖等,处方名为水苏、鸡苏。水苏多在田间、水沟等潮湿地生长,南方各地均有分布。

水苏，味辛、酸、涩，性微温，入肺、胃、肝、大肠经，具有疏风理气、收敛止血、解毒消肿的作用，临床上常用于感冒、肺痿、头风目眩、产后中风、跌打损伤、出血证，以及疔疮疡肿、蛇虫螫伤等证的治疗。

一般认为，由于水苏味辛温散而性主沉降，气味芳香浓烈而通利九窍，醒脾开胃，具有疏风理气、止血消炎的功效。《本草纲目》记载"鸡苏之功，专于理血下气，清肺避恶习消谷，故《太平惠民和剂局方》治吐血、衄血、唾血、下血、血淋、口臭口苦、口甜喉腥、邪热诸病，有龙脑薄荷丸方。用治血病，果有殊效也"；《妇人良方》鸡苏散，为治疗妇人虚损气逆、吐血不止的良方。另外，本品也可外用于肿毒疮疡、跌打损伤等。临床上与薄荷配伍，水苏疏风散邪而理肺气，薄荷辛散清热，芳香通窍，两者配合，是治疗风寒、风热感冒的佳品；水苏与紫珠配伍，紫珠草味苦涩，性寒凉，既能收敛止血，又能解毒疗疮，水苏可收敛止血、解毒消肿，两者配合，对于咯血、呕血、衄血、尿血、便血等出血证，可相须为用。

临床上，水苏用法为：9～15g（鲜品15～30g）煎汤内服，或者捣汁，或者入丸散剂。也可外用煎水洗，或者研末撒或捣敷。因本品芳香浓烈，性走散，《本草从新》认为"走散真气，虚者宜慎。"因此气虚患者慎用。

现代药理研究表明，水苏全草的主要成分为黄酮苷类，具有促进胆汁分泌的作用，并能使妊娠期、妊娠后期、分娩后的子宫收缩加强，张力上升，对未成熟的子宫影响较少，对兔、猫动情期子宫影响较明显。

另外，水苏与水苏根，同出一物，水苏为全草，水苏根为根，两者都可以鲜用止血，用治跌打损伤，而水苏又同时具有疏风理气、解毒消肿的作用；水苏根则有平肝、补阴、清火的功效。

下　经

【提要】提示性说明了一百二十五味下品药在处方中的作用（多用作佐使药），对下品药的毒性、服用注意，以及主要治疗作用作了简要概括，并对这一百二十五味药的性味、主治及异名、出处等分别作了说明。最后，还提示说明了上、中、下三品药的分类标准是根据药物的性能来进行划分的，并概括论述了"君臣佐使"、"七情"、"四气五味"等药物的基本理论，以及药物的采集时间、炮制、贮藏、剂型和用药原则、服药方法等有关药物知识。《神农本草经》早已亡佚，现存在后世辑佚本，故所论药味不全，本书收载下品药仅103味。

【原文】下药一百二十五种为佐使。主治病以应地[1]。多毒，不可久服。欲除寒热邪气、破积聚、愈疾者，本下经。

【词解】[1]应地：与大地相对应。下品药用于治疗疾病，而地体收杀，因此称做"应地"。

【语译】下品药共有一百二十五味，在处方中作佐使药用。主要用于治疗疾病，这一点与天、地、人中的"地"相应和。下经药大多具有毒性，不能长期服用。要想祛除体内寒邪、热邪，攻克积聚（腹腔内的积块），让疾病痊愈，就应该依据下经中的下品药来进行遣方用药。

【按语】下品药以祛邪破积为主要功效，具有一定的毒性，不适宜多服、久服，这些理论在临床上有一定的指导意义。但是，在实际应用中，切不可拘泥于下品药只能用作佐使药这一原则，而应该灵活配伍，使药物发挥出较好的治疗作用。

玉石（下品）

石 灰

【原文】石灰，味辛，温。主疽疡疥搔，热气恶创[1]，癞疾死肌[2]坠眉，杀痔虫[3]，去黑子[4]、息肉[5]。一名恶灰。生山谷。

【词解】[1]热气恶创：因热毒炽盛而生的恶疮。创，通疮。[2]死肌：肌肤麻木不仁。[3]痔虫：古人把痔疮疮体肿大、像虫一样突起的痔核称为"痔虫"。[4]黑子：黑痣。[5]息肉：生长在身体体表局部的赘肉，俗称肉疙瘩。

【语译】石灰，味辛，性温。主要用于治疗痈疽溃疡、疥疮瘙痒；因体内热毒炽盛而生的体表疮疡；因患麻风而导致的肌肤麻木不仁、眉毛脱落；能去痔核、黑痣、体表赘生物。又名恶灰。出产于山谷地带。

【按语】石灰，为石灰岩 Limestone 经加热煅烧而成，因本品属石类，药用其矿灰，故名石灰。又名垩灰、希灰、石垩、煅石、染灰、散灰、白灰等，处方名一般有石灰、陈石灰、风化石灰、生石灰、熟石灰。石灰为天然矿石，我国分布较广，多由天然石灰矿开采而得。将碳酸钙（$CaCO_3$）含量高的石灰岩在通风的石灰窑中煅烧至90℃以上即得。

石灰，味辛，性温，有毒，归肝、脾经，主要功效为燥湿、杀

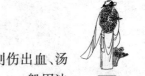

虫、止血、定痛、蚀恶肉。外用时主治疥癣、湿疮、创伤出血、汤火烫伤、痔疮、脱肛、赘疣等；内服则可止泻痢、崩带。一般用法为外用研末调敷，或用水溶化澄清涂洗；内服入丸、散，或加水溶解取澄清液服。由于石灰有一定毒性，目前主要用于外治疮疡，很少作内服。临床上，石灰可以配合白矾，起到收敛疗疮、止血定痛的作用，外用以治疗外伤出血、汤火烫伤、湿疮痈疽等；小剂量的陈石灰与茯苓配伍，具有健脾止泻的作用，长于治疗脾虚水运失职、湿热夹湿滞的水泻热痢；石灰配伍五倍子，功专收敛除湿、疗疮解毒，善治肌肤湿烂、疮癣肿毒等。石灰性辛温，有毒，故凡有实火、胃热者及孕妇皆禁用。

目前认为，石灰可分为生石灰（又称石灰）、消石灰和陈石灰三种，都是以石灰岩矿石煅烧而成。石灰岩的主要成分为碳酸钙（$CaCO_3$），经高热转化为灰白色灰状氧化钙（即生石灰 CaO）；生石灰遇水后转化为白色粉末状的氢氧化钙［即消石灰，俗称熟石灰 $Ca(OH)_2$］；生石灰或熟石灰露于大气中，又会不断吸收空气中的二氧化碳而形成碳酸钙。因此，无论石灰陈久，其成分都是碳酸钙。

临床上外用生石灰具有吸水性，多用作干燥剂，以干燥疮面；另外，由于腐蚀性较强，生石灰还可作为腐蚀药，用于去痔核、黑痣、赘疣等。熟石灰碱性较强，具有抑菌、消毒、杀虫、去污等作用，可用于对溃疡、疥癣、痈疡的治疗，但是由于碱性太强，一般多用陈石灰代替，这是由于陈石灰经长时间放置，因吸收空气中的水分而转化为碳酸钙（$CaCO_3$），治疗时可减少对疮口的刺激作用，从而以收敛、杀菌、抑制分泌等作用而达到治疗目的。

礜　石

【原文】礜石[1]，味辛，性大热。主寒热鼠瘘，蚀创[2]

死肌,风痹,腹中坚癖[3],邪气[4]。一名青分石,一名立制石,一名固羊石。出山谷。

【词解】[1]礜:音玉原作礜。礜石,即礜石。[2]蚀创:即蚀疮,为皮肤病之一,起病时病损范围较小,先痒后痛,有分泌物流出,导致疮面逐渐扩大的病证。[3]坚癖:位于两胁间的坚硬积块。[4]邪气:因风邪所致皮肤瘙痒、经年不愈的病证。

【语译】礜石,味辛,性大热。主治可出现寒战、高热的鼠瘘,能腐蚀疮体的死肉,治疗风痹证以及腹内的坚硬积块,并能治疗皮肤瘙痒久治不愈。又名青分石、立制石或固羊石。出产在山谷中。

【按语】礜石,为砷化物类矿物——毒砂 Azsenopyrite 的矿石,又名毒砂、青分石、立制石、固羊石、白礜石等,由于本品为太石,有毒,故名礜石。本品为天然矿物,采后淬煅方可药用。本品性脆,以铁锤击之,发生蒜臭的气味,在木炭上烧之,生成三氧化二砷而升华,伴有蒜臭,煎溶成磁性小球,产于高温热液矿床中。

礜石味辛、甘,性热,有毒,入脾、肝、肾三经,具有祛冷除积、去寒除湿、腐蚀恶肉、杀疥疗癣的功效,对痼冷腹痛、积聚坚癖等有治疗作用,并能治疗赘瘤、息肉、鼠瘘等。此外,由于礜石有毒,能够解毒杀虫,所以对小儿鹭疳、疥癣等也有一定治疗作用。礜石与干姜配伍,治疗脾肾虚寒,痼冷腹痛;配伍莪术,治疗久积癥瘕;配伍桑寄生,治疗肝肾不足之腰膝酸软,风湿痹痛;配伍石决明,治疗疳鹭;配伍黄连,捣敷治疗久疥顽癣。

礜石的用法为:0.1～0.5g,入丸、散剂,或浸酒;外用少量研末调敷。

现代研究表明,礜石的主要成分为砷硫化铁。现代研究证实,它的化学组成为含铁34.3%,砷46.0%,硫19.7%,夹杂物

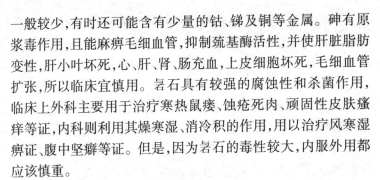

一般较少,有时还可能含有少量的钴、锑及铜等金属。砷有原浆毒作用,且能麻痹毛细血管,抑制巯基酶活性,并使肝脏脂肪变性,肝小叶坏死,心、肝、肾、肠充血,上皮细胞坏死,毛细血管扩张,所以临床宜慎用。礜石具有较强的腐蚀性和杀菌作用,临床上外科主要用于治疗寒热鼠瘘、蚀疮死肉、顽固性皮肤瘙痒等证,内科则利用其燥寒湿、消冷积的作用,用以治疗风寒湿痹证、腹中坚癖等证。但是,因为礜石的毒性较大,内服外用都应该慎重。

礜石与砒石皆属石类,有大毒,均能消冷除积、腐蚀恶肉、杀疗疗癣,但是礜石有祛寒除湿、杀虫消痔的功效,砒石则有祛寒劫痰、截疟治痢的作用,二者主要功效相同,但所治兼证有所不同。

铅　丹

【原文】铅丹,味辛,微寒。主吐逆胃反[1],惊痫癫疾,除热下气。炼化还成九光[2]。久服通神明。生平泽。

【词解】[1]胃反:即反胃,指朝食暮吐、暮食朝吐、宿食不化的病证。[2]九光:道家术语,指青、赤、黄、白、黑、绿、紫、红、绀9种颜色。这里指颜色繁多。

【语译】铅丹,味辛,性微寒。主要用于治疗呕吐、反胃、惊风、癫痫等病证。能够清热解毒,使邪气下行。高温炼化后,还能变化成多种色彩。长期服用能使神明通晓。产于沼泽地区。

【按语】铅丹,又名黄丹,就是由金属铅加工而成的四氧化三铅(Pb_3O_4,或写作$2PbO \cdot PbO_2$)。理论上铅丹中PbO_2的含量为 34.9% ,一般为 5% ~34% 。铅丹的颜色各不相同,但其颜色与 PbO_2 的含量无关。铅丹别名丹、真丹、铅华、丹粉、红丹、虢丹、国丹、朱粉、松丹、东丹等,主产于河南、湖北、广东、福建、云南等地。

　　铅丹味辛,性微寒,有毒,入心、脾、肝三经,具有镇心坠痰、截疟消积、拔毒生肌、收湿敛疮、杀虫疗癣的功效,主治由于痰火扰心所致的各种癫狂、癫痫,以及疟疾、痈疽初起,一切湿疮如浸淫疮、黄水疮、旋耳疮、湿毒疮等,并对疥癣有良好治疗作用。铅丹配伍龙骨,内服收敛神气,镇惊坠痰,外用收湿敛疮,对于癫狂、惊痫、烦躁失眠、心悸怔忡,以及溃疡不敛、湿疮流水、金疮出血,有较好疗效;配伍青蒿,外用治疗疟疾;配伍煅石膏,用于痈疽溃后,脓水淋漓,久不收口,及湿疮、足癣;配伍枯矾,治疗痈疽疮毒、湿疹癣疥、口舌生疮、耳中流脓、女阴溃疡;配伍黄连,外用以治疗一切湿疮;配伍硫黄,用于疥癣、皮肤湿痒。但对于因血虚所致的惊痫,忌用铅丹治疗。铅丹为有毒之品,不宜过量或持续使用,小儿更应慎重,孕妇禁用。

　　因为铅丹具有清热镇惊、降气除痰的作用,所以可以用于吐逆、反胃、惊痫、癫狂的治疗。但是,因为铅丹有毒,内服后在改善症状的同时,常伴有铅中毒,所以临床上不主张把它用作内服。若作内服,只能入丸剂,每次用量在 0.3~0.6g 之间,并且不能持续服用。《神农本草经》中没有提及铅丹可作外用。现代研究表明,铅丹具有解毒止痒、收敛生肌的作用,可外用以治疗黄水疮、疮疡肿痛、溃烂等皮肤病证。原文"炼化还成九光",可能是因为古代炼丹家在炼制过程中因火候不一,导致氧化程度不同,从而造成铅丹呈现出不同的颜色。至于"久服通神明",纯属唯心之语,不可轻信。

　　另外,需鉴别的是,铅丹、铅粉(粉锡)、密陀僧,三者都源于铅,外用时都有清热燥湿、敛疮杀虫的功效,均可用于疮疡肿毒、湿疮热毒、癣疟疥疮。区别是密陀僧长于治疗面𪒟、狐臭,铅粉在古代可作为化妆之品,铅丹能够内服,具有良好的镇心坠痰,治疗癫狂、疟疾的作用。只是这三种药品都含有大量的铅,故内服外用都要慎重,既不能过量,也不能长期使用。

粉　锡

【原文】粉锡[1],味辛,寒。主治伏尸[2]毒螫[3],杀三虫[4]。一名解锡。锡镜鼻[5],主女子血闭,癥瘕伏肠[6],绝孕。生山谷。

【词解】[1]粉锡:即锡粉,又称做胡粉,即今之铅粉,就是用铅加工制成的碱式碳酸铅。[2]伏尸:指发作时稍动就感心腹刺痛、胀满喘息的病证。[3]毒螫:指毒虫叮咬、螫伤。[4]三虫:指长虫(即蛔虫)、赤虫、蛲虫三种肠道寄生虫。虫也泛指多种寄生虫疾病。[5]锡镜鼻:又称锡铜镜鼻,名称来历是由于古代没有纯铜制作镜子,用锡粉掺在铜中制镜,可以使镜子明亮。这里的锡镜鼻是指古铜镜鼻,用时先烧红,放酒中淬后饮酒。[6]癥瘕伏肠:癥瘕生在肠中。伏肠,一般指肠中积滞。

【语译】粉锡,味辛,性寒。主要用于治疗伏尸证、毒虫叮螫伤,能杀死蛔虫、赤虫、蛲虫等肠道寄生虫。别名解锡。锡镜鼻,主要用于治疗女子血脉闭阻而致的闭经、肠中癥瘕,并能使妇女不怀孕。出产于山谷。

【按语】粉锡,不是锡粉,而是铅粉,是用铅加工而成的碱式碳酸铅,普通的分子式为$2PbCO_2 \cdot Pb(OH)_2$,但是由于制法不同,组成也有所变化,一般以$xPbCO_2 \cdot Pb(OH)_2$表示,x在$1.88 \sim 2.72$之间。因为原料铅常含杂质,所以制成的铅粉也有铁、银、铜、砷、锡等杂质。

本品味辛,性寒,有毒,外用能够清热燥湿、解毒杀虫,临床上用于疳积、虫积腹痛、癥瘕、下痢、疟疾等的治疗,但是因为铅有毒,临床上已很少用作内服,即使入丸散剂,剂量也应该控制在 0.9～1.5g 之内,并且不能与雄黄等药物同时使用,也不能连续服用,以防中毒。用铅粉外用可治疗疥癣、疮疖痈疽、溃疡、狐臭、湿疹、口疮、丹毒等。但外用时也应该注意仅用于小面积创伤,大面积、长期外用可能引起铅中毒,临床上使用应小心。

锡镜鼻,据古代本草书记载,具有活血祛瘀的功能,不仅用于闭经、癥瘕等的治疗,还能绝孕。但是由于现在已很少使用,又缺乏实验及临床研究证实,难以置信,此处不作强解。

另外,也有学者认为,这里的粉锡,即是锡粉,矿物锡的粉末,也称作胡粉;锡镜鼻,则是指锡属纯者,银白色,呈金属状,有光泽,就像镜子一样,故名锡镜鼻。锡粉味甘性寒,有毒,质重沉降,有清热解毒、降逆消积、活血逐瘀的功效,如《局方》中的黑锡丹,即取黑锡与沉香、炮附子、胡芦巴、阳起石、炒茴香、骨脂、肉豆蔻、川楝子、木香、肉桂、硫黄沙子等研末为丸,治疗肾阳虚衰、上气喘促、奔豚、寒疝、阳痿精冷、带下清稀等证。由于锡有毒,多作外用,若内服宜慎,且多入丸、散剂,并且只能少许使用,不能过量服用,也不能长期使用。

代赭石

【原文】代赭[1],味苦,寒。主鬼注[2]、贼风[3]、蛊毒[4],杀精物恶鬼[5],腹中毒邪气,女子赤沃漏下[6]。一名须丸。生山谷。

【词解】[1]代赭:即代赭石,为赤铁矿石,主要成分含三氧化二铁。[2]鬼注:即鬼疰,古代指发作时见心腹疼痛,有时会出现昏闷,突然倒地,症状缓解后可复发,可使人致死,并能传染他人的一种时行疾病。[3]贼风:指不正常的气候,即能使人致病的病毒邪气。[4]蛊毒:旧时传说,将许多毒虫放在器皿里使相互吞食,最后剩下不死的毒虫叫蛊,用来放在食物里害人。此处蛊毒指某些食物中毒。[5] 精物恶鬼:鬼魅,迷惑人的精灵。此处是指某些神经精神症状,古人误认为是妖魔鬼怪在作祟。[6] 赤沃带下:指妇女崩漏,下血淋漓不止。

【语译】代赭石,味苦,性寒,主治鬼疰、使人致病的风毒邪气、蛊毒,能消灭精魅恶鬼;治疗腹内毒气及女子崩漏,血流不止。别名须丸,产于山谷之中。

【按语】代赭石,为三方晶系赤铁矿 Hematite 的矿石,主要含三氧化二铁,并含有中等量的硅酸及铝化物,少量的镁、锰、钙等。代赭石别名须丸、赤土、代赭、血师、紫朱、赭石、土朱、铁朱、红石头、赤赭石等,产于多种矿床和岩石中。目前代赭石的用法主要有两种,一种是打碎生用(生赭石,偏于平肝潜阳,降逆止呕);另一种用法是将之煅至红赤,倒入醋内淬酥后入药(煅赭石,偏于收敛止血)。

代赭石味苦,性寒,入肝、胃、心包三经,具有平肝潜阳、和胃降气、凉血止血的功效,主治肝火头痛、眩晕、惊痫、噫气、呃逆、噎膈、反胃、呕吐、喘证,以及吐血、鼻衄、崩漏等。代赭石(平肝泻热,镇逆降气,以降为要)与旋覆花(旋覆花长于消痰平喘,降气止呕,宣肺利水,以宣为主)配伍,具有宣降合宜、镇逆降压、镇静止痛、下气平喘、化痰消痞的功效,两药常相须为用;代赭石配伍石膏,用于胃火上炎而出现的呕吐呃逆、牙龈肿痛、口气臭秽、口渴心烦等证;配伍白芍,治疗肝阳上亢、眩晕耳鸣、血热妄行、吐血衄血等证;配伍牛膝,治疗肝阳上亢、气血上逆所致的眩晕耳鸣、目胀头痛等。

代赭石的临床用法为:10～30g 煎汤内服,或入丸、散剂。孕妇及小儿忌服。气不足,津液燥者禁用。一般平肝降逆时用生代赭石,收敛止血时用煅代赭石。

中医认为,心为君主之官,虚则气怯而百邪易入,从而导致鬼疰邪气入侵，或者鬼魅作祟。凡是五脏血脉中热、血痹、血瘀以及女子崩漏、带下百病，都是由于心、肝二经血热所致，代赭石入心肝二经，是镇惊、补血、凉血止血的要药，所以能治疗以上病证。苦寒能够解毒，所以代赭石又主蛊毒、腹中毒邪气。古人认为，代赭石又能泄有余之火，所以能够治疗火热扰动心神所致的神经、精神症状，也就是所谓的"杀精物恶鬼"。历代医家用代赭石治崩漏，是因为他们多认为崩漏病因多热，所以利用它的苦寒之性来凉血止血，今人已多不用代赭石来治疗崩漏。此外，代赭石是苦寒重镇之品，并且经现代药理研究证实，代赭石中还含有十万分之一以上的砷盐，已超过了药典上许可的标准，所以孕妇以及虚寒证患者禁用赭石，小儿高热、惊风、痫证等也应该慎用。

现代研究表明，代赭石主要含三氧化二铁（Fe_2O_3），其中铁70%，氧30%，有时还含有杂质Ti（钛赤铁矿）、镁、铝、硅、锰、钙等和水分。另有报道代赭石除含大量铁质外，还含有中等量硅酸及铝化物，小量镁、锰、钙等。其药理作用有：内服代赭石后能收敛胃肠壁，保护黏膜，吸收入血后能促进血细胞的新生。代赭石中含十万分之一的砷盐，长期服用有慢性砷中毒的可能。另外，注射代赭石溶液，对麻醉家兔的血压影响不大，但可使肠蠕动亢进，对离体豚鼠小肠有明显兴奋作用，大剂量时对离体蛙心有抑制作用。

代赭石与磁石均有平肝降逆的功效，都可用于治疗肝阳上亢及气逆喘息之证，但是磁石偏于护真阴潜真阳，常用于治疗阴亏于下、阳浮于上之证；代赭石偏重于平降逆气，清降肝火，不但可用于肝阳亢盛之眩晕耳鸣及惊痫之证，还可用于逆气上犯肺胃所致的呕噫及喘息气急等，并能清火凉血止血以治吐衄崩漏下血之证。

戎盐、大盐、卤盐

【原文】戎盐[1]，主明目、目痛，益气[2]，坚肌骨，去蛊毒；大盐[3]，令人吐；卤醎[4]，味苦，寒。主大热、消渴、狂烦[5]，除邪及下蛊毒，柔肌肤。生池泽。

【词解】[1]戎盐：卤化物类矿物石盐的结晶，是湖水蒸发后自然析出的结晶体，主要成分为食盐（氯化钠），也可杂有钾、镁、钙的氯化物或其他硫酸盐类物质。[2]益气：这里指补益肾气。[3]大盐：即食盐，为天然氯化物的一种，是海水或者盐井、盐池、盐泉中的盐水经过煎晒而成的结晶体，主要成分为氯化钠。[4]卤醎：醎音贤。卤醎即卤盐，又名卤碱，是卤水经过加工凝结而成的粉末，主要是氯化镁等物质的结晶。[5]狂烦：指因为火热邪气引起的狂躁不安。

【语译】戎盐，可使眼睛视物清楚，能治疗眼睛疼痛，能补益肾气，使肌肉筋骨结实，并能够去蛊毒；大盐，能使人呕吐；卤醎，味苦，性寒，能治疗高热、消渴、狂妄烦躁，能够祛除邪气，并能够去掉蛊毒，能使肌肤柔韧。生长在池泽之地。

【按语】上述3种都是盐类物质，但性能各有不同。戎盐、大盐为卤化物类矿物石盐 Halite 的结晶：戎盐，又名胡盐、寒盐、冰十、青盐、大青盐等，"戎"字指产地，为西北所产；大盐，现在俗称食盐，之所以称"大"，是因为古代人们常食用的河东印盐，形状比盐粗大，因此称"大盐"。

戎盐味咸，性寒，入心、肾、膀胱三经，具有凉血明目、滋肾利下的功效，主治血热所致的目痛不明，或心虚邪热外客所致的心腹疼痛，血热所致的吐血、舌齿出血、尿血，以及淋证之脾胃已虚、小便不利（仲景《金匮要略》茯苓戎盐汤）等。戎盐的临床用法为：1～1.5g 煎汤内服，或入丸、散剂；外用研末揩牙或

　　大盐功效用法与戎盐相似，且具有较强的涌吐功效，能因势利导，使病邪由吐而解，所以现在多把它用来治疗宿食积滞、误食毒物、痰癖内结等出现胸闷、脘腹胀满、欲吐不得吐、欲泻不得泻的病证。

　　戎盐能够明目，治疗眼睛疼痛，是因为一般眼目痛证，都与肝热有关，而戎盐具有清火降火的功效；戎盐坚肌骨的作用，是指戎盐通过滋肾阴的作用（古代有咸能入肾的说法）来补肾，从而强壮骨骼。至于戎盐去蛊毒，是因为它具有解毒的功效，后世临床将它引申到用于治疗瘙痒性皮肤病或毒虫咬伤等证。

　　在涌吐方面，戎盐也与食盐的功能相同，所不同的是，食盐能劫痰涎而涌吐，戎盐则能够挽血液而使其凝固，因此涌吐而不伤津液。

　　现代研究表明，戎盐、大盐的主要成分都是氯化钠，并含有少量镁、钙及硫酸根等杂质，二者均具有抑制细菌和利尿的药理作用。

　　卤碱，又名卤碱、卤盐、寒石等，为盐卤 Magnesii chlozide. 凝结而成的氯化镁等物质的结晶品，现在多用它来点豆腐，药用较少。一般采集天然的卤块，打碎后加水溶化，加热蒸干，所得白色固体即是卤碱。

　　卤碱味苦、咸，性寒，入肝、胃、肺三经，具有清热解毒、下气消食的功效，主治风热赤眼、热疮、咳嗽、痰喘、痰核瘰疬、宿食不化、脘腹胀痛等。卤碱配伍板蓝根，二药相须为用，治疗风热感冒、风热赤眼、痈肿等；配伍芦根，治疗温病烦渴、呕秽、支气管感染等；配伍谷精草，治疗风热赤眼、肝火目赤、目生翳膜等。卤碱的临床用法为：1～3g 溶化为水内服；或外用制成膏剂涂搽，或溶水点眼、外洗。脾脏虚寒患者及孕妇忌服。

　　因为卤碱性寒，所以用来治疗大热消渴、狂烦等。它能使体内热去而肌肤不受焦灼，因此能恢复肌肤柔软及光泽，也就是能"柔肌肤"；因为卤碱具有泻下的作用，所以它能"下蛊毒"。

　　现代研究表明，对卤碱而言，海盐、湖盐、井盐和盐碱地盐四种卤水和卤碱的成分有所不同。4 种的化学成分都主要是镁和氯，但镁的含量在海盐卤水中最高，依次为盐碱地卤水、湖盐卤水和井盐卤水。熬制成卤碱后，前两种的镁含量较接近，大于后两种；氯的含量在井盐和海盐卤水中含量较高；井盐卤水和卤碱的钙含量显著高于其余 3 种；盐碱地的卤水和卤碱的硫酸根和氟的含量显著高于其他 3 种；盐碱地卤水和卤碱里几乎不含锰，但其他 3 种里锰的含量较高。卤碱的药理作用有：(1)利尿：对正常大鼠有利尿作用，去除卤碱中的镁离子后还可保留一定利尿作用，提示其利尿机理可能是其所含的多种盐类综合作用的结果；(2)对心血管的作用：对离体兔心及在体犬心都有明显的冠状动脉扩张作用，对垂体后叶素引起的急性心肌缺血有一定的预防作用，此作用与其中含有大量的镁离子有关，这可能是卤碱能够改善慢性克山病和其他心脏病的机理之一。另外，卤碱还能够使高血压狗的血压轻度下降，脉搏减慢；对麻醉狗的肢体动脉有直接扩张作用，但无强心和镇静作用。

白垩

【原文】白垩[1]，味苦，温。主女子寒热癥瘕、月闭[2]、积聚、阴肿痛，漏下无子。生山谷。

【词解】[1]白垩：为沉积岩类岩石白垩的块状物或粉末。[2]月闭：闭经。

【语译】白垩，味苦，性温。主治妇女寒性或热性癥瘕、闭经而腹内有包块、外阴肿痛、崩漏而不能怀孕的病证。产于山谷之中。

【按语】白垩，为沉积岩类岩石白垩 Chalk 的块状物或粉末，由方解石质点和有孔虫、软体动物和球菌类的方解石质碎屑组成，为白色、淡绿色或淡黄色的无晶形粉末或土状结块，质软而轻，手触之有粗感，舔之粘舌。多产于白垩纪的沉积岩中。白垩别名白涂、白善土、白土子、画粉等。

白垩味苦，性温，入肺、肾二经，具有温中涩肠、止血敛疮、活血散结、健脾和胃的功效，主治反胃、泻痢、吐血、衄血、眼弦赤烂、臁疮、肺痈、痔瘘、女子血结、月经不调、癥瘕积聚，以及霍乱腹痛等。白垩的临床用法为：5～9g 入丸、散内服，或外用研末散或调敷患处。

需注意的是，根据《神农本草经》的论述，白垩治疗癥瘕积聚、闭经等证，似乎有活血化瘀的作用，与当前的看法刚好相反。现在认为，白垩是收涩药，具有收敛止血的功效，多用于治疗虚损不足导致的出血或下利不止的病证。

现代研究也证实，白垩的主要成分是碳酸钙（$CaCO_3$），并夹杂有硅酸铝、硅酸镁、磷酸钙、氧化铁等，而碳酸钙具有止血的作用。所以，白垩是否同时具有止血和活血的作用，还有待进一步研究证实。

冬　灰

【原文】冬灰[1]，味辛，微温。主黑子，去肬[2]，息肉、疽蚀、疥搔。一名藜灰。生川泽。

【词解】[1]冬灰：指冬月灶中所烧木柴的灰烬。[2]肬：指赘肉生在皮肤上，形状如豆者。

【语译】冬灰，味辛，性微温。主治黑痣、疣子、赘肉，能使痈疽破溃，并能治疗疥疮瘙痒。别名藜灰。生于山川河流之间。

【按语】冬灰，是草木之灰，主要成分为碳酸钾（K_2CO_3），性偏碱性，所以具腐蚀性，外用能够去掉黑痣、疣子、赘肉，并能使痈疽破溃，治疗疥疮瘙痒等。古人认为，草木烧灰后变苦涩而性烈，所以用它辛散燥烈来治病。实际上，如果小剂量应用，冬灰能够燥湿敛疮，多用于治疗痈疽、疥疮等皮肤病；如果大剂量使用，因腐蚀性强，可以腐蚀体表赘生物，所以能治黑痣、疣子、息肉等。临床上，冬灰与生石灰配合，可生成碱性极强的氢氧化钾（KOH），腐蚀性更强。

青琅玕

【原文】青琅玕[1]，味辛，平。主身痒、火创、痈伤、疥搔、死肌。一名石珠。生平泽。

【词解】[1] 青琅玕：琅玕音即干，为石类的一种，近代学者章鸿创认为它就是石绿（即孔雀石）或绿松石。形如笋，质如玉，亦有生成若橱，似海中珊瑚状者。

【语译】青琅玕，味辛，性平。主治身体瘙痒、烧伤而成的疮疡，能够使痈肿破溃，可治疗麻木而没有感觉的肌肤。又名石珠，生于平地有水（河流、湖泊等）的地方。

【按语】青琅玕，为石类的一种，对其来源目前众说纷纭，不知其为何物。尽管目前对它是何物还有一定的争论，但可以肯定，它的主要成分是碳酸钙。因为它具有清热解毒、祛风止痒的功效，所以能够治疗身痒、火疮、疥疮瘙痒、肌肤麻木等皮肤病。

草（下品）

附　子

【原文】附子，味辛，温。主风寒咳逆、邪气，温中，金创，破癥坚、积聚、血痕^[1]、寒湿；踒躄^[2]拘挛，膝痛，不能步行。生山谷。

【词解】[1]血痕："八痕"的一种，指留著于肠胃之外及少腹之间，横骨下有积气，坚牢如石，少腹急痛，阴中若有冷风，或背脊腰疼不可俯仰的病证，原因大多是因为行经未尽、饮食过度，血留经强所致。[2]踒躄：踒指肢体痿弱不用，躄指下肢软弱无力。踒躄指手足痿废，临床主要表现为四肢软弱无力，尤其以下肢痿弱不能行走较为多见。

【语译】附子，味辛，性温。主治外感风寒邪气而导致的咳嗽，能够温煦内脏，治疗刀枪伤，攻克顽固的体内包块和血痕，并能治疗因寒湿所致的四肢痿软无力、拘挛、膝部疼痛不能行走的病证。出产于山谷之中。

【按语】附子，是毛茛科植物乌头 *Aconitum carmichaeli* Debx. 的旁生子根（侧根），因为它附乌头母根而生，如子附母而得名，又名侧子、虎掌、漏篮子、熟白附子、黑附子、明附片、刁附、川附子等，一般处方名为附子、熟白附子、盐附子、炮附子、淡附子。附子主产于四川及陕西。附子有三种炮制品：盐附子、黑附片、白附片。

后世认为，附子味辛、甘，性大热，有大毒，入心、脾、肾三经，具有回阳救逆、温阳祛寒、祛风除痹的功效，对阳衰气脱、大汗亡阳、肾厥头痛、脾肾阳虚、心阳衰微、水气内停、疝痛等有独到的治疗作用。附子配伍干姜、甘草，治疗四肢厥冷证；配伍黄芪，治疗阳衰表虚，汗出不止；配伍人参，治疗出血亡阳证；配伍肉桂、熟地、枸杞子、山萸肉，治疗肾阳不足，腰膝酸痛，畏寒足冷，阳痿滑精；配伍党参、白术、干姜，治疗脾肾阳虚，大便溏泻；配伍白术、茯苓，治疗阳虚水肿；配伍白术、桂枝、甘草，治疗寒湿痹痛；配伍麻黄、细辛，治疗伤寒少阴病，发热、脉沉；配伍党参、五味子、白芍、甘草，治疗气喘肢冷、脉结代；配伍鹿角胶、仙茅、仙灵脾，治疗背强而厥；配伍胡芦巴，治疗寒盛，下肢及小腹冷痛；配伍当归，治疗脾虚失血证；配伍大黄，治疗阳虚寒实积滞，腹痛便秘；配伍石膏，治疗上热下寒，肢冷腹痛及消渴重证；配伍白薇、银柴胡，治疗低热虚证；配伍茯苓，治疗寒性水肿；配伍薏苡仁，治疗寒湿痹痛；配伍羚羊角，治疗肝肾虚衰的中风证；配伍石决明、牡蛎，治疗阳虚头痛；配伍橘红、郁金，治疗厥心痛；配伍生姜，治疗呕逆翻胃；配伍全蝎、钟乳粉，治疗气虚头痛。

附子长于补火助阳，散寒除湿，具有散风寒湿、行血止痛的功效，纯阳燥烈，效力强大。因为附子辛温助阳，可以外固卫阳以逐风寒邪，内助心阳以通脉，温中阳而健运脾胃，下补肾阳以益火。风寒去，表邪解则咳嗽止；跛躄、拘挛、膝痛、不能行走等病证，是由于寒湿浸淫于筋脉所致，根据《内经》"治痿独取阳明"的观点，附子逐寒湿而止冷痛，所以能治疗以上病证；至于治疗癥瘕积聚，是因为附子能够温通血脉，血得热而行，气血流通，诸痛自止。由于附子辛温大热，所以还能够治疗阴寒肿毒、寒疝瘴气，对疮疡表现为漫肿平塌，皮色不变，不热少痛，未成脓而难以消退，或者成脓难溃，脓水清稀，破后难敛的阴疽，可利用附子逐寒湿、通凝滞的功用进行治疗。原文谈到附子能疗金疮，至于治疗什么程度的"金疮"，后世对这个问题探讨较少，但是根据乌头的具体用法,可能是治疗外伤有感染但少红肿疼痛者。

附子的参考用法为:3~9g 煎汤内服,或入丸散剂;外用研末调敷。对于阴虚阳盛、真热假寒的患者以及孕妇禁服。实验表明,附子同干姜、甘草(四逆散)同煎,能降低附子的毒性。尽管附子中乌头碱的含量较乌头低,但临床上因服用不当引起的中毒情况却屡见不鲜,其原因与服用剂量过大、煎煮时间过短,以及机体对药物的敏感性等有关,并且与附子的品种和服用方式也很有关系,因此在临床使用时应加以慎重。附子中毒表现与乌头碱中毒相似,一般为口唇、肢体发麻,恶心呕吐,心慌气促,烦躁不安,甚至心悸、昏迷、抽搐、呼吸暂停,中毒者如果能够及时抢救,一般均可恢复。"十八反"中附子(乌头)反贝母、瓜蒌、半夏、白及、白蔹。

现代研究发现,附子的生块根中含多种生物碱,其中乌头碱约 0.01%,次乌头碱约 0.048%,中乌头碱约 0.006% 等,经炮制后生物碱含量降低。生附子还含有类脂类成分,含量约 0.7%,其中附子脂酸最多。附子药理作用为:(1)兴奋垂体 - 肾上腺皮质系统:能明显降低大鼠肾上腺内维生素 C 的含量,增加尿中 17 - 酮类固醇的排泄,减少末梢血液中嗜酸性粒细胞数,并对肾上腺皮质功能不全的患者,附子具有肾上腺皮质激素样作用,这可能与附子的甘温扶阳作用有关。(2)兴奋迷走神经中枢,而有强心作用。(3)附子注射液能显著提高小鼠对缺氧的耐受力,对垂体后叶素引起的大鼠急性心肌缺血和心律失常有明显的对抗作用。(4)抗炎作用:这是由于附子对肾上腺皮质系统有兴奋作用而达到的。(5)附子注射液能提高小鼠体液免疫能力及豚鼠血清补体含量。(6)乌头碱类生物碱具有兴奋副交感神经作用,洋金花碱则有抗胆碱作用,所以附子(或者乌头)如果与洋金花配伍,在镇痛与麻醉方面有协同效应,并能拮抗洋金花引起的口舌干燥、心动过速等副作用。

乌 头

【原文】乌头，味辛，温。主中风，恶风，洗洗出汗[1]，除寒湿痹，咳逆上气，破积聚、寒热。其汁煎之，名射罔[2]，杀禽兽。一名溪毒，一名即子，一名乌喙。生山谷。

【词解】[1]洗洗出汗：洗洗音洒洒，形容人出汗怕冷的样子。[2]射罔：古人用乌头捣烂绞汁涂在箭上来射杀人或动物，中毒后使人或动物迷惘若失，因此称做"射罔"。

【语译】乌头，味辛，性温。主治外感风邪、怕风、出汗怕冷；能够祛除风寒湿邪，治疗痹痛、咳嗽、呼吸困难，攻克癥瘕积聚，治疗发冷发热。用乌头煎汁，涂箭上，称做射罔，可用来杀飞禽走兽。别名溪毒或即子，又名乌喙。生长于山谷之中。

【按语】乌头，包括草乌头和川乌头。草乌头，又名草乌，为野生，因其形似乌鸦之头，故名乌头，为毛茛科植物乌头（野生种）*Aconitum carmichaeli* Debx.、北乌头 *Aconitum kusnezoffii* Rchb. 或其他多种同属植物的块根，别名堇、芨、乌喙、溪毒、鸡毒、茛、千秋、毒公、果页、耿子、帝秋、土附子、竹节乌头、金鸦等，前者主产于华东、华中、华南及西南地区，后者主产于东北、河北、山西及内蒙古。川乌头（川乌），则因主产于四川而得名，为毛茛科植物乌头 *Aconitum carmichaeli* Debx.（一些地区用 *Aconitumchinense* Paxt.）的干燥母根，主要栽培于四川、陕西，野生种较少，多分布于辽宁、河南、山东等省区。

草乌头味辛、苦，性温，有毒，入肺、脾、肝、肾四经，具有搜风胜湿、散寒止痛、开痰下气、温肾壮阳、解毒疗疮的功效，主治风寒湿痹、中风瘫痪、破伤风、寒证头痛、肾经虚寒牙痛、寒凝脘腹冷痛、命门火衰所致的泻泄、寒饮犯肺所致的咳喘、肾阳不足之阳痿等,并能以毒攻毒,外用治疗喉痹、瘰疬初起未破、阴疽、顽疮等。一般多作外用,生用研末调敷或醋、酒磨涂;内服宜慎,以0.5~3g煎汤或入散剂内服,宜久煎。平素身体虚弱、阴虚有火,以及孕妇、产妇禁用。"十八反"中乌头反栝楼、贝母、白敛、白及,恶藜芦。

川乌头味辛,性热,有毒,入心、肝、脾、肾四经,具有祛风除湿、温经止痛的功效,主治风寒湿痹、四肢麻木、心腹冷痛、无名肿毒,以及跌打剧痛、气血亏虚所致的半身不遂等。川乌头配伍麻黄,如《金匮要略》乌头汤,温通止痹的作用更强,长于治疗痹证关节疼痛;配伍五灵脂,能够温经散寒,活络止痛,治疗痹证腰膝疼痛、四肢麻木等;配伍赤石脂,如《金匮要略》乌头赤石脂丸,用于治疗寒痰内盛的胸痛彻背证;配伍威灵仙,祛风除湿、温经散寒、通络的作用更强,善治风寒湿痹之证。

川乌头有毒,一般多作外用,内服多炮制后再用。制川乌有甘草制、蜜制、醋制、黑豆制、白矾制、豆腐制等多种,称为制川乌;也有炒制的,称为炒川乌。制川乌毒性较小,其性味辛温,长于祛风除湿、散寒止痛、温经通络,用于治疗风寒湿痹、半身不遂;炒川乌毒性更小,性温味辛微甘,用于治疗风寒湿痹、心痛彻背、寒疝腹痛;生乌头性味、功效与附子相近,可散在表之风邪,逐在里之寒湿,但补阳之力不及附子,而祛风通痹之功却强于附子,另外毒性也比附子更强。川乌的临床用法为:制川乌3~9g久煎(一般应先煎40分钟以减少毒性)或入丸、散内服;外用研末调敷。阴虚阳盛、热证疼痛及孕妇忌服。

总之,乌头味辛,性大热,功用与附子相似,具有补阳、温经通络、祛风湿、散寒止痛的作用。不同的是,附子长于补阳温中,而乌头长于祛除外风外寒,所以古有"附子逐寒,乌头祛风"的说法。因为乌头可散风寒,性温,可助卫阳以祛外寒、充皮

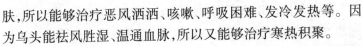

肤,所以能够治疗恶风洒洒、咳嗽、呼吸困难、发冷发热等。因为乌头能祛风胜湿、温通血脉,所以又能够治疗寒热积聚。

现代研究发现,草乌头各部分均含乌头碱,乌头碱水解后生成乌头原碱、醋酸及苯甲酸,叶中还含肌醇及鞣质。经小白鼠热板法实验发现,草乌头具有很强的镇痛作用,如果与秦艽配伍,镇痛效力可相互增强;草乌头经甘草、黑豆法炮制后,毒性降低而不影响其镇痛效果。甘草、蜂蜜对草乌头有解毒作用。草乌头与川乌头作用基本相同,前者生物碱含量为0.425%,后者为0.5991%。川乌头所含的多种生物碱为:川乌碱甲、川乌碱乙、新乌头碱、塔拉胺、乌头碱和次乌头碱。

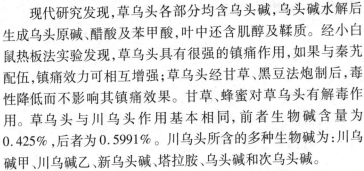

乌头和附子的主要成分都是乌头碱,这是附子和乌头具有止痛作用的重要物质基础。根据药理实验,治疗量的乌头碱具有强心、降血压、消炎和兴奋垂体－肾上腺皮质系统的作用。但是,乌头的毒性极大,且因品种、采集时间、炮制、煎煮时间等不同,毒性差别很大,一般中毒剂量为:乌头5~150g,附子25~100g,根据患者体质,具体用量有一定个体差异。而乌头碱口服0.2mg就可中毒,中毒表现是:流涎、恶心、呕吐、腹泻、头昏、眼花、口舌及四肢发麻、脉搏减慢、呼吸困难、手足搐搦、神志不清、血压及体温下降、心律失常等。乌头碱中毒时可用大剂量阿托品抢救。另外动物实验表明,乌头碱在离体动物心房引起的纤颤,可被普鲁卡因及抗组胺药如奎尼丁、普萘洛尔等抑制。

因此,在使用过程中,不应过量。附子的剂量一般为4~10g,草乌头的剂量为1.5~4.5g(川乌头一般用量3~6g,酒剂及散剂则应减为1~2g)。使用乌头应制过再用(一般是与甘草、黑豆同煮,可降低毒性)。入汤剂时附子、乌头均应先煎40~60分钟,品尝不麻口舌后方可与其他药同煎。孕妇忌服。

草乌头与川乌头的区别在于:草乌头为野生,其毒性强于栽种的川乌头。

附子与川乌均为温寒祛风之品,但附子性重滞,能够温脾逐寒,故偏于温寒,川乌头性轻疏,能够温脾祛风,故偏于祛风。因此寒疾多用附子,风疾则多用川乌头。

天　雄

【原文】天雄[1],味辛,温。主大风[2]、寒湿痹、病节痛[3],拘挛、缓急,破积聚邪气、金创,强筋骨,轻身健行。一名白幕。生山谷。

【词解】[1]天雄:乌头不长附子的块根。因为乌头种在地里抽茎开花以后,大多数都要长附子,但也有少数不长附子,就像男人不生孩子一样,所以这类乌头的块根就叫天雄。[2]大风:强烈的风邪。[3]病节痛:指全身所有关节疼痛。病即历,"尽"的意思。

【语译】天雄,味辛,性温。能治疗严重的风寒湿痹、全身关节疼痛、肌肉筋骨拘挛缓急等证;能攻克体内包块,祛除内邪,治疗刀枪外伤,并可以使筋骨强壮,身体灵捷,行走轻快。别名白幕,出产于山谷。

【按语】天雄,为毛茛科植物乌头 *Aconitum carmichaeli* De-bx. 的独根,因其形长,而且不生子,气味雄烈,故名天雄。又名白幕。一般以身干、肥大、灰黑色、坚实而无空心、产于四川省者为优。

天雄,味辛,性大热,有大毒,入脾、肾二经,具有祛风散寒、益火助阳、行血消瘀、补肾强身的功效,主治寒湿阻络,肢体关节酸痛、游走不定,心腹冷痛,命门火衰所致的阳痿、五更泄泻,癥瘕积聚,腰酸背痛等。天雄配伍炮姜,能够温肾暖脾,治疗脾阳不足、命门火衰所致的五更泄泻;配伍人参,治疗阳气不足、表卫不固、感受寒邪所致的骨节疼痛、形寒肢冷;配伍茯苓,治疗阳虚水肿;配伍肉苁蓉,治疗命门火衰所致的阳痿;配伍红花,治疗癥瘕痃癖;配伍桂枝,治疗风寒湿痹;配伍肉豆蔻,治疗脾肾虚寒,五更泄泻。

天雄既长于补命门之火,又长于祛风,逐寒湿而疏通经络、散寒止痛,因此用于治疗风寒湿痹、历节痛、积聚等。因为天雄能补肾壮阳,肾实则筋骨强健,所以具有轻身健行的作用。至于天雄能治疗外伤、攻克积聚等证,是取其温通血脉之效。天雄的临床用法为:2.4～6g煎汤(先煎、久煎)或入丸、散剂内服;外用研末调敷。阴虚阳盛患者及孕妇忌服。

现代研究表明,天雄的化学成分与附子、乌头等相似,其块根含乌头碱约0.01%,次乌头碱约0.048%,中乌头碱约0.006%。经炮制后,其生物碱的含量有所降低。其药理作用有:(1)对垂体－肾上腺皮质系统有兴奋作用,并对某些肾上腺皮质功能不全的患者有肾上腺皮质激素样作用;(2)天雄能兴奋迷走神经中枢,从而表现出强心作用;(3)其所含的乌头碱对小鼠有镇静作用;(4)乌头碱和次乌头碱均有麻醉作用;(5)对动物甲醛和蛋清样关节炎有明显的消炎、退肿作用。

天雄、乌头、附子、侧子、乌喙五物同出而异名,都有补阳散寒之功,但因气味厚薄的不同而有异。如《本草蒙筌》说:"天雄,其气辛上,补上焦阳虚;附子,其气辛下,补下焦虚阳;乌头,守而不移,居乎中也;侧子,其气轻扬,宜其发四肢,充皮毛,为治风疹之神妙药;乌喙,其气锋锐,宜其通经络,利关节,寻蹊达径,而直抵病所也。"《本草求真》说:"乌附五种,主治攸分:附子大壮元阳,虽偏下焦,而周身内外无所不至;天雄温峻不减于附,而无顷刻回阳之功;川乌专搜风湿痛痹,却少温经之力;侧子善行四末,不入脏腑;草乌悍烈,仅堪外治。此乌、附之同类异性者。"

此外,天雄与肉桂均能壮命门之火,但不同的是,天雄行十

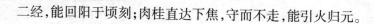

二经,能回阳于顷刻;肉桂直达下焦,守而不走,能引火归元。

半　夏

【原文】半夏,味辛,平。主伤寒[1]、寒热、心下坚[2],下气[3],咽喉肿痛,头眩,胸张咳逆[4],肠鸣,止汗。一名地文,一名水玉。生川谷。

【词解】[1]伤寒:这里是指一切外感热病的统称。[2]心下坚:指胃脘部硬满,大便坚硬,或胁下、下腹部有痞塞感或结成癥块等证。[3]下气:降气,使气下行。[4]胸张咳逆:指胸部胀满,咳嗽、哮喘等证。

【语译】半夏,味辛,性平。主治外感热病、恶寒发热,胃脘部痞硬,能降气,治疗咽喉肿痛,头目眩晕,胸部胀满、咳喘、肠鸣,并能止汗。别名地文、水玉,出产于山谷之中。

【按语】半夏,为天南星科植物半夏 *Pinellia ternata* (Thunb.) Breit. 的块茎,因多在农历5月间采收,此时正值夏季之半,故名半夏。我国大部分地区均有分布,主产于四川、湖北、河南、贵州及安徽。别名羊眼半夏、地文、水玉、守田、示姑、和姑、蝎子草、麻芋果、三步跳、地茨菇等。

半夏味辛、苦,性温,有毒,入脾、胃二经,具有燥湿化痰、降逆止呕、消痞散结的功效,主治风寒咳嗽、痰湿咳嗽、痰喘闭肺、肺脾气虚、外感呕吐、伤食呕吐、胃热呕吐、妊娠呕吐,以及痰饮内阻呕吐或脾胃虚寒呕吐、胸脘痞闷、痰气交阻、瘿瘤痰核如梅核气等。半夏配伍橘皮,如二陈汤,共奏燥湿化痰、健脾和胃、理气止呕的功效;配伍茯苓,为治疗痰饮湿浊的常用药物;配伍黄芩,有清肺化痰、燥湿降逆之功;配伍硫黄,如《和剂局方》半硫丸,主要用于治疗老年虚冷便秘;配伍枇杷叶,能够下气降逆、祛痰定喘、燥湿止呕;配伍皂荚,善治风痰壅盛、关窍阻闭之证;配伍天南星,治痰之力更胜,尤以祛风痰为著;配伍天麻,功专攻化痰息风,治眩晕、头痛;配伍瓜蒌,能化痰散结、宽胸消痞,宜用于痰热互结,气郁不通之胸脘痞满,或浊痰胶结所致的胸痹疼痛,对痰热壅肺胸膈,气逆咳嗽、吐痰黄稠也有良效;配伍黄连,辛开苦降,调和肠胃,共奏泄热和胃、开胸除痰之功。临床上,半夏配伍陈皮、茯苓、甘草,治疗痰湿咳嗽;配伍白术、天麻,治疗风痰眩晕;配伍天南星、天竺黄、石菖蒲,治疗痰热惊痫;配伍茯苓、生姜,治疗痰饮呕吐;配伍黄连、竹茹,治疗热证呕吐;配伍人参、白蜜,治疗呕吐反胃;配伍黄芩、黄连、干姜,治疗胸脘痞满;配伍瓜蒌、黄连,治疗胸脘痞痛、咳吐黏痰;配伍甘遂,治疗痰饮痼结、心下坚满;配伍厚朴、紫苏、生姜,治疗梅核气,咽中如有炙脔;配伍白芥子,治疗痰核;配伍夏枯草,治疗痰热失眠;配伍海藻、昆布,治疗瘿瘤。

半夏的临床用法为:4.5～9g煎汤,或入丸、散内服;外用研末调敷。一切血证及阴虚燥咳、津伤口渴者忌服。"十八反"中半夏反乌头。

半夏辛散温燥,主入脾胃兼入肺,既能温燥脾湿而化痰,又能降胃气而止呕,因此能够治疗伤寒热病或内伤杂证中以腹部硬满或有痞块、大便坚硬为主要表现的病证,以及痰饮作眩、痰湿咳喘等证。半夏可以生用,也可以采用多种炮制方法炮制后使用,炮制后的种类有法半夏、姜半夏或清半夏等。一般法半夏偏于燥湿健脾,清半夏长于化痰,姜半夏则善于止呕,生半夏长于消肿散结,半夏曲能够化痰消食,竹沥半夏则可化痰清热。

现代研究表明,半夏块茎含挥发油、少量脂肪(其脂肪酸约34%为固体酸,66%为液体酸)、淀粉、烟碱、黏液质等,并含有药理作用与毒芹碱及烟碱相似的生物碱及类似厚白头翁素刺激皮肤的物质。半夏嫩芽含尿黑酸及其苷。药理研究发现,半夏主要成分为挥发油,具有镇咳、祛痰、止吐、解毒的作用,并对实验性矽肺具有防治作用,印证了《神农本草经》原文所说的"肺张咳逆"。目前,临床上很少将半夏用于治疗咽喉肿痛。实际上,半夏内能散结,外消痈肿,治疗因湿热郁结所致的咽喉肿痛应该有良好的治疗效果。另外,用20%的乙醇制成的半夏浸膏,静脉注射可使麻醉犬血压短暂下降,重复应用有急性耐受现象,肌肉注射则无影响。据组织化学法研究,小鼠口服半夏煎剂对肾上腺皮质激素的分泌有影响,但不显著。从半夏中提得的一种生物碱其化学性质与药理作用和烟碱及毒覃碱相似。

虎　掌

【原文】虎掌[1],味苦,温。主心痛[2]、寒热、结气[3]、积聚、伏梁[4]、伤筋,痿[5]、拘缓[6],利水道。生山谷。

【词解】[1]虎掌:天南星科植物生南星的块茎。[2]心痛:胃脘痛。[3]结气:为气病的一种,即现在所谓的气郁证。[4]伏梁:脘腹部痞满,有肿块时上时下的病证。[5]痿:痿弱无力。[6]拘缓:拘急、弛纵。

【语译】虎掌,味苦,性温。主治胃脘疼痛,发冷发热,气机郁结而导致的腹内包块,伏梁证,伤筋四肢痿弱无力,拘急弛纵,能够通利水道。生长在山谷之中。

【按语】虎掌,又名天南星,为天南星科植物天南星(山苞米、一把伞)Arisaema erubescens(Wall.) Schott、异叶天南星(独角莲)Arisaema heterophyllum Bl.、虎掌(掌叶半夏、虎掌南星)Pinellia pedatisecta Schott、东北南星(山苞米)Arisaema amurense Maxim. 的块茎。第一种主产于陕西、甘肃、四川、贵州及云南,第二种主产于湖北、湖南、四川、贵州、河南、安徽、江苏、浙江及

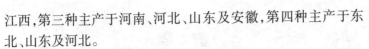

江西,第三种主产于河南、河北、山东及安徽,第四种主产于东北、山东及河北。

虎掌味苦、辛,性温,有毒,入肺、肝、脾经,具有燥湿化痰、祛风解痉、消肿散结的功效,主治风痰眩晕、卒中昏聩、口眼歪斜、舌强不语、半身不遂、癫痫、惊风、破伤风、顽痰咳嗽、喉痹、痈肿、瘰疬等。虎掌配伍川乌、附子、木香,治疗卒中昏不知人、风痰上壅者;配伍防风、白附子,治疗破伤风;配伍天竺黄,治疗风热惊痫;配伍半夏、陈皮,治疗顽痰咳嗽;配伍天麻,治疗风痰眩晕;配伍苍术,治疗风湿痹痛。

虎掌具有较强的破积散结的作用,因此上能够利胸膈以散无形之结气,下能开泄窒塞而破有形之积聚,所以能够治疗胃痛、气郁、积聚等证。同时,由于虎掌能祛经络风痰而通经活络,所以能够治疗筋伤痿痹、筋骨拘急或弛纵的病证。但有关虎掌能"通利水道",与临床应用不合,对此不加强解。另外,有人认为《神农本草经》原文中的"心痛"有心绞痛的含义。

虎掌的临床用法为:1.5~4.5g煎汤,或入丸、散剂内服;外用研末撒或调敷。本品有毒,内服不宜过量。阴虚燥痰患者及孕妇忌服。

现代研究认为,天南星块茎中含三萜皂苷、安息香酸、淀粉、氨基酸等,具有抗惊厥、镇静、止痛、祛痰、抗肿瘤、抗心律失常等作用。研究表明,天南星能延长小鼠戊巴比妥钠睡眠时间;天南星不能对抗士的宁所致的惊厥和死亡,而能对抗烟碱所致的惊厥死亡;对小鼠肌注破伤风毒素所致的惊厥,天南星可推迟动物死亡时间。天南星具有一定的毒性,生食天南星块茎能使口腔黏膜轻度糜烂,甚至部分脱落坏死,因此在使用时应注意炮制方法。

鸢 尾

【原文】鸢尾[1]，味苦，平。主蛊毒、邪气、鬼注、诸毒，破癥瘕积聚，去水，下[2]三虫。生山谷。

【词解】[1]鸢尾：鸢尾科植物鸢尾的根茎或全草。鸢音冤（yuān）。[2]下：除掉。

【语译】鸢尾，味苦，性平。主治毒虫螫伤、感受不正之气、有传染性的痨病及各种中毒，能够攻克癥瘕积聚，祛除水湿，除掉多种肠道寄生虫。生长在山谷之中。

【按语】鸢尾，为鸢尾科植物鸢尾 *Iris tectorum* Maxim. 的根茎或全草，因本品根茎形似鸢尾，故名。鸢尾别名土知母、乌园、乌鸢、扁竹、蓝蝴蝶、赤利麻、扇把草、铁扁担等，常成片野生于灌木林边缘、山脚及溪边潮湿地，或人工栽培，我国大部分地区均有分布。

鸢尾味辛、苦，性寒，有毒，入肺、肝、脾三经，具有消食化积、活血祛瘀、行水消肿、清热解毒、平肝止眩的功效，临床用于治疗食滞胀满、癥瘕积聚、跌打损伤、臌胀腹水、痔疮肿毒、眩晕等病证。鸢尾配伍木香，治疗食积不消，腹满胀痛；配伍莪术，治疗癥瘕积聚；配伍瞿麦，治疗肝脾血瘀所致的臌胀、水道不通；配伍野菊花，治疗疮痈肿毒。

鸢尾的临床用法为：0.9~3g 煎汤，或研末入丸、散剂内服；外用捣敷。体质虚弱患者及孕妇慎服。

现代认为，鸢尾辛、苦、寒，有毒，辛能散结，苦能燥湿，寒能清热，因此具有活血化瘀、消肿、利水、解毒、杀虫的作用，临床多用于热毒疮疡及虫积、癥瘕积聚、臌胀等证，尤其是兼有热象者更适合。

现代研究发现,鸢尾叶含维生素C较多;花含恩比宁;根状茎含鸢尾黄酮苷,鸢尾黄酮新苷A、B,香荚兰己酮二葡萄糖苷,草夹竹桃苷等。药理研究发现,鸢尾具有消炎的作用,鸢尾黄酮苷在试管中有抗透明质酸酶的作用,而且不为半胱氨酸所阻断,并能抑制大鼠的透明质酸性浮肿而不抑制角叉菜胶性浮肿,对大鼠因腹腔注射氮芥引起的腹水渗出也有抑制作用。此外,鸢尾黄酮苷还能促进家兔唾液分泌,注射时作用比口服更快更强。

大 黄

【原文】大黄,味苦,寒。主下瘀血,血闭[1]、寒热,破癥瘕积聚,留饮[2]宿食[3],荡涤肠胃,推陈致新,通利水谷,调中化食,安和五藏。生山谷。

【词解】[1]血闭:即闭经。[2]留饮:体内水饮邪气。[3]宿食:没有消化的食物停留在肠胃中。

【语译】大黄,味苦,性寒。主要能祛瘀血,治疗血脉闭阻导致的闭经以及发冷发热,能够攻克癥瘕积聚,祛除体内水饮邪气,能消除因不消化而停留在肠胃的饮食,可以荡涤肠胃,推陈除新,通利水谷,从而调理内脏以消化食物,使五脏安和。生长在山谷之中。

【按语】大黄,为蓼科植物掌叶大黄 *Rheum palmatum* L.、唐古特大黄 *Rheum tangumticum*. Maxim. ex Reg. 或药用大黄 *Rheum officinale* Baill. 的根和根茎,别名黄良、将军、火参、肤如、破门、无声虎、锦庄黄、牛舌大黄、川纹、川锦纹、上广军、上湘军等。其中生大黄又名生军,四川产大黄又名川军,蒸制大黄又名制军,酒制大黄又名酒军。

　　大黄,味苦,性寒,入脾、胃、肝、心包、大肠五经,具有攻积导滞、凉血解毒、活血祛瘀的功效,临床用于治疗痞满燥实、积滞腹痛、寒实腹痛、热盛动血、口舌生疮、湿热泻痢、湿热黄疸、湿热淋证、肠痈、阳水(湿热壅盛而致的浮肿)、热哮、痈肿疔疮、目齿肿痛,以及膀胱蓄血、跌仆损伤、血瘀经闭、产后腹痛、水火烫伤等。大黄配伍芒硝,二者相须为用,如大、小承气汤,能承在上之火热,而调其肠胃,攻下之力顿增,用于痞满燥实证;配伍枳实,能够泻下行气并举,相得益彰;配伍厚朴,可行气宽中,疏导肠胃,使中焦得舒,胃肠得畅,泻实除满;配伍附子,可温下寒湿积滞;配伍肉桂,能寒热相济,扶阳通便;配伍䗪虫,如《金匮要略》大黄䗪虫丸,能够破坚除瘀,疗伤止痛,破死血;配伍生地,可用于治疗心胃火炽、气火升腾、夹血上逆之吐衄证;配伍甘草,能泻下通便、清热解毒而不损伤脾胃;配伍丹皮,有通降下行、泻火散瘀之效;配伍桃仁,治疗产后腰痛,太阳、阳明蓄血证,痛经闭经等;配伍赤芍,能够泻热逐瘀,和营止痛,治疗久病后腹内积聚、大小便不通、气上冲心,逆害饮食之证。

　　大黄专入阳明胃腑和大肠,能够泻下导滞,荡涤热结,消除留饮宿食,使糟粕、燥热去而腑通脏安。《神农本草经》原文中说它能"下瘀血,血闭,破癥瘕",提示它具有活血化瘀的作用,所以能够治疗热与血结的各种瘀血证。

　　大黄的临床用法为:3~15g煎汤内服,或入丸、散内服;外用适量,研末调敷。凡是表证未解、血虚气弱、脾胃虚寒、无实热瘀结者忌服,孕妇慎用。

　　大黄为峻下热结的要药,一般生大黄泻下力猛,泻火解毒力强,用于下盛邪实证;熟大黄泻下力缓,用于正虚邪实证;酒大黄兼能散瘀,治上者,非酒不至,用于热毒上炎所致的目赤、口疮、牙痛、头痛等;醋大黄能够除肝经湿热;大黄炭则能活血止血。另外，大黄泻下，其泻下力的强弱以煎煮时间长短为转移，先煎的泻下力缓，后下的泻下力峻，与其他药同下的泻下力居于二者之间。

现代研究表明，大黄具有泻下作用的成分是几种葡萄糖苷和苷元，其中苷是主要的。大黄的致泻效力与大黄中的结合性大黄酸含量成正比。大黄又含大黄鞣酸及其相关物质，具有一定的止泻作用。药理研究表明，大黄具有泻下、抗菌、抗肿瘤、止血、收敛等作用，还能轻度降低血压、轻度促进胆汁及胰消化液的分泌等作用。此外，以大黄为主要药物之一的大承气汤对家兔实验性肠套叠的还纳过程有加速作用，并增加消化道推进性运动。

亭　历

【原文】亭历[1]，味辛，寒。主癥瘕积聚，结气[2]，饮食寒热[3]，破坚逐邪，通利水道。一名大室，一名大适。生平泽及田野。

【词解】[1]亭历：即葶苈子。[2]结气：指忧思恼怒，气留不行，郁结于内的病证。[3]饮食寒热：宿食停滞、变生寒热的病证。

【语译】葶苈，味辛，性寒。主治癥瘕积聚、气机郁结、宿食内停而发热的病证，能够攻克、祛除停留于体内的顽固病邪，使水道通利。别名大室，又名大适，生长在平地有水的地方和田地荒野之中。

【按语】亭历，即葶苈子，为十字花科植物播粮蒿（南葶苈子、华东葶苈子）*Descurainia sophial* Webbex Prantl. 和独行菜（北葶苈子）*Lepidium apetalum* Willd. 或北美独行菜 *Lepidium* virginicum L. 的干燥成熟种子。第一种主产于华北、西北、华东及四川,第二种主产于东北、华北、西北及西藏等地,第三种分布于吉林、辽宁、河北、安徽、浙江、江苏、河南、福建、江西、山东等地。葶苈子别名大适、大室、丁历等。华东葶苈子又名甜葶苈,北葶苈又名苦葶苈。

葶苈子味辛、苦,性寒,有小毒,入肺、心、脾、膀胱四经,具有泻肺定喘、行水消肿、杀虫的功效,临床用于治疗痰热壅肺、热哮、肺痈、风水泛滥、湿热内盛、臌胀腹水、瘰疬痰核、小儿白秃、疳虫蚀齿等。葶苈子配伍大枣,用于痰涎壅盛、气逆喘咳,或肺气闭塞、水道不通之面目浮肿、胸腹积水、小便不利、喘满不得卧等;配伍大黄,治疗腹水臌胀;配伍杏仁,能够消痰饮、利肺气、平喘咳;配伍防己,是清泻肺热、止咳平喘的药对;配伍知母,既能清肺,又能养阴,使肺不易过燥,达到泻肺平喘、利水消肿的目的;配伍半夏,能够清肺和胃、降逆化痰;配伍雄黄,治疗头癣、痈疽疔疮、疥癣、疳虫蚀齿等疗效最佳。

葶苈,性偏沉降,具有行气活血、清热利水消湿的作用,能泻肺气从而利水消肿,所以说它有"通利水道"的作用;葶苈能破坚逐邪,是指它能利气以助血行,从而能够消癥瘕积聚。此外,葶苈能够兼入阳明,疏导胃腑而通便,所以能使水湿去、气行血畅。

葶苈子分苦、甜二种,甜葶苈(即播粮蒿,南葶苈子)味淡甘而性缓,苦葶苈(即独行菜,北葶苈子)味苦而性峻,一般处方用苦葶苈子。葶苈子的临床用法为:4.5~9g煎汤,或入丸、散内服;外用煎水洗或研末调敷。肺虚喘咳、脾虚胸满者忌服,孕妇慎服。

现代研究表明,北葶苈子主要含脂肪油、芥子苷、蛋白质、糖类;南葶苈子含挥发油,其成分为异硫氰酸苄酯、异硫氰酸烯丙酯、二烯丙基二硫化物等。药理研究发现,葶苈子的醇提取物具有强心作用,能使心收缩加强,心率减慢,对心传导阻滞,对衰竭的心脏,可以增加输出量,降低静脉压。此外,还发现葶苈子具有平喘、利尿等作用。

桔　梗

【原文】桔梗[1],味辛,微温。主胸胁痛如刀刺,腹满肠鸣幽幽[2],惊恐悸气。生山谷。

【词解】[1]桔梗:为桔梗科植物桔梗的干燥根。[2]肠鸣幽幽:肠鸣轻微而时隐时现。

【语译】桔梗,味辛,性微温。主治胸胁疼痛就像刀刺一样,肠鸣轻微而时隐时现,以及惊恐、心悸。生长在山谷之中。

【按语】桔梗,为桔梗科植物桔梗 *Platycodon grandiflorum* (Jacq.) ADC 的干燥根,因其根结实而梗直,故名桔梗。桔梗野生于山坡草丛中,现多为栽培品,我国大部分地区均有分布,主产于安徽、河北、湖北、辽宁、吉林、内蒙古等地。桔梗别名符扈、百药、梗草、卢如、房图、芥尼、苦梗、苦桔梗、大药、玉桔梗等。

桔梗味苦、辛,性平,入肺、胃二经,具有宣肺解表、升提肺气、祛痰平喘、排脓消痈、利气散结、清咽开音、清利头目、宣肺利水、消肿的功效,临床用于治疗风寒外束的感冒,风热犯肺所致的咳喘,秋燥伤肺所致的干咳少痰,以及胸中大气下陷所致的气短不足以吸、气不连续,脾虚泄泻,肺热癃闭,痢疾,血府瘀结所致的胸痛如刺,痰喘咳嗽,肺痈,胸胁痞满,咽肿失音,目赤口糜,牙疳,肺气闭郁所致的小便不利,全身水肿等。桔梗配伍白芍,治腹痛下痢;配伍鱼腥草,为治肺经疾患要药,能宣肺祛痰、清热排脓、解毒疗痈,治疗肺痈及风温犯肺,痰热气壅、咳嗽痰多、色黄黏稠者;配伍甘草,即甘橘汤,能够通治咽喉口舌诸病;配伍枳壳,可用于因寒因热,或因为肝气郁滞、肺气不利所致的咳嗽咯痰而胸膈满闷,咳引胁痛;配伍紫苏梗,治疗肺气郁滞之胸闷咳喘、脾胃气郁之脘腹胀满、纳谷不香、呕吐泛恶;配伍杏仁,治疗风寒、风热、肝郁所致的肺气不宣、咳嗽痰多、胸闷气喘、咽痛音哑;配伍桑叶,治疗外感风热、咳嗽咯痰,目赤头痛;配伍黄芪,治疗大气下陷,短气似喘;配伍巴豆,能峻泻胸膈凝结之寒痰水饮,从而治疗寒实结胸;配伍牛膝,能够调和气血,行气逐瘀。

桔梗能宣畅肺气,因大肠与肺相表里,所以也能治疗大肠的病变,因此既能治疗胸胁疼痛,也能治疗肠鸣隐隐。此外,桔梗还能够治疗由于肺气不宣、胸中有痰饮所导致的惊恐惊悸,因为桔梗能够宣通肺气,痰气去则惊恐心悸自除。当前,多用桔梗来治疗肺痈咳嗽而吐脓血、咽喉疼痛。

桔梗的临床用法为:5~10g煎汤,或入丸、散剂内服。阴虚久咳及咯血者不宜用。桔梗有两种:苦桔梗有心,宣开力强;甜桔梗无心,宣开力弱。桔梗生用长于化痰,兼散风邪;炒桔梗长于祛痰,又可降气。

现代研究表明,桔梗的根含皂苷成分,主要有远志酸、桔梗皂苷元及葡萄糖等。桔梗的主要药理作用有:(1)祛痰作用:能增加呼吸道黏液的分泌量,其作用强度与氯化铵相仿,这主要是由其中所含的皂苷引起的,小剂量时能够刺激胃黏膜,引起轻度恶心,因而反射地增加支气管分泌;(2)镇咳作用:小鼠氨气法实验,20%桔梗煎剂有较强的镇咳作用;(3)抑制胃酸分泌和抗溃疡作用:粗制桔梗皂苷在低于$1/5LD_{50}$的剂量时有抑制大鼠胃液分泌和抗消化道溃疡的作用;(4)抗炎作用:粗制桔梗皂苷有抗炎作用,实验证明桔梗无直接抗菌作用,但其水提物能够增强吞噬细胞的吞噬功能,增强粒细胞的杀菌力,提高溶菌酶活性,体外试管内试验其水浸剂对絮状表皮癣菌有抑制作

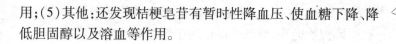

用;(5)其他:还发现桔梗皂苷有暂时性降血压、使血糖下降、降低胆固醇以及溶血等作用。

莨菪子

【原文】莨菪子,味苦,寒。主齿痛出虫[1],肉痹[2]拘急,使人健行。见鬼[3]多食,令人狂走。久服轻身,走及奔马,强志、益力、通神。一名横唐。生川谷。

【词解】[1]出虫:生虫。这里指发生虫牙,莨菪子能使虫从牙中出来。[2]肉痹:发生于肌肉的痹证,多指因感受寒湿之气,出现的以肌肉疼痛、无力、活动障碍、麻木不仁等为主症的病证。[3]见鬼:出现遇见鬼怪等幻觉。

【语译】莨菪子,味苦,性寒。主治牙齿疼痛,能使藏于牙齿中的虫子出来,能治疗肌肉麻木不仁而拘紧,使人走长路而不疲倦。过多服用能使人产生见到鬼怪的幻觉,并使人发狂而猛跑。长期服用可以使人身体轻便灵捷,奔跑时就像奔驰的马一样,并能增强记忆力,增添力气,能使人产生幻觉。又名横唐,生长在山谷之中。

【按语】莨菪子,为茄科植物莨菪 *Hyoscyamus niger* L. 的种子,又名天仙子、牙痛子、小颠茄子、熏牙子等。分布于黑龙江、吉林、辽宁、河北、河南、浙江、江西、山东、江苏、甘肃、青海、新疆、宁夏、西藏等地。

莨菪子,味苦、辛,性温,有毒,入心、肝、胃三经,具有止惊定志、行气止痛、散寒通痹、燥湿止痒的功效,临床用于治疗癫狂(癫证,以精神抑郁,表现淡漠,沉默痴呆,语无伦次,静而少动为特征;狂证,以精神亢奋,狂躁刚暴,喧扰不宁,毁物打骂,

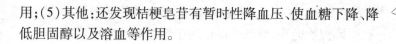

动而多怒为特征。二者可相互转化,故常并称)、胃脘痛、腹痛、牙痛、寒湿痹证等,煎汤外洗可用于治疗湿热蕴积下焦所致的阴部瘙痒之证等。莨菪子配伍木香,用于治疗气滞胃脘痛及牙痛;配伍独活,治疗风寒湿痹;配伍天麻,祛风定痫作用增强,适用于治疗风痫、癫痫等证。

莨菪子的临床用法为:0.5~1.5g 入丸、散内服;外用煎水洗、研末调敷或烧烟熏。本品有大毒,内服宜慎。

莨菪子的主要功能为疏泄降气,活血通络,用于腹痛、牙痛等多种痛证的治疗。由于莨菪子能疏通经脉,缓解拘挛,所以能治疗拘急、肉痹,并使人健行。至于"久服轻身,走及奔马,强志、益气、通神"等,可能与莨菪子能兴奋中枢神经系统有关。

现代医学认为,莨菪子的主要有效成分为生物碱(0.06%~0.2%),主要为莨菪碱、阿托品(即莨菪碱的消旋体)及天仙子胺和东莨菪碱等,并含有脂肪油和甾醇等;叶含生物碱0.045%~0.1%,其中 3/4 为莨菪碱、次东莨菪碱及阿托品;根含去水阿托品、红古豆碱等。莨菪子具有镇痛解痉、杀虫的药理作用,能够治疗胃痛、齿痛、气管炎咳喘等。现代医学认为,莨菪碱具有阿托品样作用,能够缓解平滑肌痉挛,兴奋迷走神经及呼吸中枢,解除迷走神经对心脏的抑制,使心率加快,并有散瞳、升高眼压与调节麻痹的作用。莨菪子的作用与颠茄相似,但所含有效生物碱的量较少。由于莨菪子有剧毒,使用剂量不能够过大,一般入丸散剂,应控制在 1.0~2.0g 之内,否则对大脑皮质有兴奋作用,可产生激动、幻觉、谵妄等中毒症状。

草 蒿

【原文】草蒿[1],味苦,寒。主疗搔痂痒[2],恶创,杀虱,留热在骨节间,明目。一名青蒿,一名方溃。生川泽。

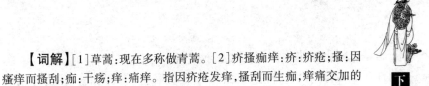

【词解】[1]草蒿:现在多称做青蒿。[2]疥搔痂痒:疥:疥疮;搔:因瘙痒而搔刮;痂:干疡;痒:痛痒。指因疥疮发痒,搔刮而生痂,痒痛交加的皮肤病。

【语译】草蒿,味苦,性寒。主治疥疮生痂而瘙痒。能治疗恶疮,杀死虱子,并可治疗热邪留滞在骨节间。能使人双眼视物清楚。又名青蒿、方溃。生长在河流溪谷之间。

【按语】草蒿,现在多称做青蒿,为菊科植物青蒿 *Artemisia apiacea* Hance 或黄花蒿 *Artemisia annua* L. 的全草,别名方溃、香蒿、香青蒿、青蒿梗、鳖血青蒿等。生长于河岸、荒野及山坡,全国各地都有分布。

青蒿味苦、微辛,性寒,入肝、胆二经,具有退虚热、清热凉血、燥湿、解暑、截疟的功效,临床用于治疗阴虚发热,即素体阴虚或烦劳过度,热病日久,耗伤阴液,或误用温燥药物导致的阴精亏虚,水不制火而出现的发热,证见骨蒸劳热、日晡潮热、手足心热等,以及温病发热、鼻衄、黄疸、湿热痢、疥疮、暑热外感、疟疾寒热往来等。青蒿配伍鳖甲,主治阴虚发热、骨蒸潮热、盗汗、咳嗽等,以及疟疾(包括恶性疟)兼见发热、脾脏肿大者,温热病恢复期邪热伤阴、阴分余邪未清所致的夜热早凉、口干口渴、舌红少苔,以及不明原因的低热等;配伍地骨皮、沙参,治疗阴火骨蒸潮热;配伍人参,治疗虚热出汗;配伍绿豆、西瓜衣,治疗暑热外感;配伍黄芩,如蒿芩清胆汤,可治疗暑热成疟,寒热如疟、寒轻热重;配伍茵陈蒿,治暑湿地于少阳;配伍荷叶,治疗暑热最宜。

青蒿味苦性寒,为清虚热要药。青蒿善入血分,具有清热凉血、止痒的作用,能够治疗风热郁于血分而引起的皮肤瘙痒结痂、恶疮等;青蒿煎汤外洗,可以杀虫,对虱有杀灭作用,并且对皮肤没有刺激。同时,由于青蒿能清血分虚热,所以可以用于阴虚发热、留热在骨间、低热不退的病证。此外,因为青蒿有清肝胆之热的作用,所以能够明目。

青蒿的临床用法为:4.5～9g煎汤,或入丸、散内服;外用捣敷或研末调敷。青蒿为苦寒之药,胃虚者慎服,凡是产后血虚、内寒作泻,以及饮食停滞泄泻者,忌服青蒿。另外,凡是产后脾胃虚弱而出现虚性发热者,本品忌与当归、地黄同用。

现代研究表明,青蒿含有苦味质、挥发油、青蒿碱、维生素A和青蒿素等。药理实验发现,青蒿具有抗疟、抗血吸虫、解热、镇静和抑制部分皮肤真菌等作用,其所含的青蒿素是主要的抗疟成分。此外,青蒿还有降血压作用,但不能影响去甲肾上腺素的升压反应,阿托品和苯海拉明也不能影响青蒿素的降压作用,说明青蒿素无肾上腺素能 α - 受体阻断作用,也无拟胆碱作用或组织胺释放作用,对兔主动脉仅有轻微的舒张作用,青蒿素对小白鼠血吸虫成虫有明显杀灭作用。青蒿水煎剂氯仿提取物对大白鼠有明显的利胆作用。另外,青蒿素具有一定的毒性,800mg/kg青蒿素小鼠连续灌胃3天后在第4天和第8天出现一过性血清谷丙转氨酶升高,病理检查见肝细胞浊肿及脑内有出血点,青蒿的毒性较青蒿素低。

旋复花

【原文】旋复花,味咸,温。主结气[1],胁下满、惊悸,除水,去五藏间寒热,补中下气。一名金沸草,一名盛椹。生川谷。

【词解】[1]结气:气机郁结。

【语译】旋复花,味咸,性温。主治气机郁结、胁下胀满、惊悸。能够祛除体内水湿邪气,消除五脏间的寒热邪气,能补益中气,使气机下行。又名金沸草,也叫盛椹。生长在山川河谷之中。

【按语】旋覆花，分菊科植物旋覆花 Inula britannica L. var. chinensis（Rupr.）Peg.、线叶旋覆花 Inula linariaefolia Turcz. 或大叶旋覆花 Inula dritannica I. 的头状花序。又名金沸草、戴椹、金钱花、滴滴金、麦菊等，多生长于山坡、路旁、田边或水旁湿地，分布于东北、华北、西北、华东以及新疆、青海等地。

旋覆花味咸，性温，入肺、肝、肾三经，具有消痰行水、降气止呕、散风通络的功效，主治痰饮、咳喘、水肿、小便不利、心下痞硬、噫气不除、风寒头痛、头目眩胀、乳汁不通、大便秘结等。旋覆花配伍代赭石，能够镇逆降压、镇咳止痛、下气平喘、化痰消痞，主治痰浊内阻、气机升降失常所致的心下硬、嗳气频频、呃逆不止、恶心呕吐等；配伍半夏曲，能够祛痰、止咳、平喘，主治咳嗽气逆、痰湿壅滞、咳吐稀痰而吐之不易等；配伍桔梗、桑白皮、大黄等，治疗痰涎壅肺以及痰饮结胸所致的咳喘。

旋覆花具有消痰导饮、利气行水散结的作用，所以可用于气机郁结、胁下胀满而痰浊内阻、气行不畅的病证。能清除心下水饮，所以能够安神定志、安和五脏。至于《神农本草经》原文"补中下气"的说法，是指旋覆花以降气为主，气顺则中气自受益而得补，所以说它能补中，临床上对于胃气上逆出现的呕吐、噫气等有较好疗效。

旋覆花的临床用法为：3～10g 煎汤（包煎），或入丸、散内服；外用煎水洗，或研末撒或调敷。阴虚劳嗽、风热燥咳者忌服。

现代研究表明，旋覆花开花时期，地上部分含倍半萜内酯化合物、大花旋覆花内酯和旋覆花素，花含槲皮素和异槲皮素、咖啡因、绿原酸、菊糖及蒲公英甾醇等多种甾醇。药理实验发现，旋覆花具有以下药理作用：（1）抗菌作用：大花旋覆花的脂溶液或醚溶液有抗菌作用，而咖啡酸和绿原酸有较广泛的抗菌作用；（2）平喘作用：旋覆花黄酮对组织胺引起的豚鼠支气管痉挛有解痉作用，其作用较氨茶碱慢而且弱；（3）利尿作用：旋覆花有较弱的利尿作用,其利尿作用明显弱于木通和茯苓;(4)对消化道作用:旋覆花可增加人胃中盐酸的分泌量,增加大鼠、小鼠的小肠蠕动,此作用可被罂粟碱所取消,但不被阿托品影响;旋覆花还能增进大鼠胆汁的分泌;(5)其他作用:旋覆花可提高大鼠中枢神经兴奋性,可使脉搏变慢,人吸入旋覆花粉尘可引起气喘、皮炎等过敏性疾患。

藜 芦

【原文】藜芦[1],味辛,寒。主蛊毒、咳逆、泄利、肠澼[1]、头疡、疥搔、恶创,杀诸虫毒,去死肌。一名葱苒。生山谷。

【词解】[1]肠澼:泄泻。

【语译】藜芦,味辛,性寒。主治毒虫螫伤、咳嗽气喘、下利、泄泻、头部疮疡、疥疮、恶疮。能够解各种毒虫的毒性,去掉死肉。又名葱苒。生长在山谷之间。

【按语】藜芦,为百合科植物黑藜芦 *Veratrum nigrum* L. 的根茎。别名葱苒、山葱、丰芦、梨芦、黑藜芦等,生于山野、林内或灌木丛间,分布于东北、华北及华中、四川等地。

藜芦味辛、苦,性寒,有毒,入肺、胃、肝三经,具有涌吐风痰、清热解毒、杀虫疗疮的功效,主治中风痰壅、风痰癫疾、喉痹、痢疾以及疥癣秃疮等。藜芦配伍郁金,能够祛风逐痰,和服二药探吐,治疗各种痰饮皆有良效;配伍南星,能够涌吐风痰,专治中风痰涎壅盛证。

藜芦味苦,苦能涌泄,能够使邪气痰结胸膈之病,经吐而解,因此有宣壅导滞、杀虫疗疮的功能,能荡涤痰结,是涌吐风痰的专药，临床上用于咳嗽痰逆的病证，并能治疗因风痰壅盛而导致的中风、癫痫以及误食毒药（还没有被吸收时）的急救治疗；藜芦外用能够祛风、止痒、去死肉，所以可以治疗多种皮肤病证。

藜芦的临床用法为：煎汤内服较少，一般 0.3～0.6g 入丸、散内服；外用适量研末油调敷患处，或搐鼻。凡体虚气弱及孕妇忌服。藜芦有毒，一般内服剂量不能超过 1g，外用也只能少量研末调敷，以治疗喉痹、鼻息肉或疥癣、恶疮等。

现代研究表明，藜芦的根状块茎主要含多种甾体生物碱，如原藜芦碱、藜芦碱、伪藜芦碱、红藜芦碱、什末林碱等，并含芥芬胺、假芥芬胺、玉红芥芬胺和秋水仙碱等。其药理作用有：(1)有明显而持久的降压作用，无急速耐受现象，并同时伴有心率减慢、呼吸抑制，其降压作用可能与迷走神经、毒蕈碱－胆碱反应系统有关；(2)对感染日本血吸虫病的小白鼠，用藜芦进行实验性治疗，表明藜芦有杀灭成虫及幼虫的作用，若与广木香同用，效果更明显；(3)藜芦还能治疗妊娠毒血症；(4)藜芦的毒性较大，但无蓄积中毒现象，其粉剂对黏膜有刺激作用，其所含的藜芦定碱中毒主要影响横纹肌，使动物死于呼吸停止，使用时应注意。

钩　吻

【原文】钩吻[1]，味辛，温。主金创，乳至[2]，中恶风[3]咳逆上气、水肿，杀鬼注、蛊毒。一名野葛。生山谷。

【词解】[1]钩吻：马前科植物胡蔓藤的全草。有毒，不可滥用。吻当作挽字，牵挽人肠而绝之也，故名钩吻。又称烂肠草，入人畜腹内，半日就会肠黑烂。[2]乳至：乳络不通，肿胀疼痛。[3]恶风：不正之风，这里指使人致病的风邪。

【语译】钩吻，味辛，性温。主治刀枪外伤和乳络不通、肿胀疼痛，能治疗感受风邪而出现咳嗽、呼吸困难和水肿，能够消灭瘵虫、毒虫的毒。又名野葛。生长在山谷之中。

【按语】钩吻，又名烂肠草，为马前科植物胡蔓藤 *Gelsemium elegans* Benth. 的全草。生于向阳的山坡、路边的草丛或灌丛中，分布于浙江、福建、广东、广西、贵州及云南等地。钩吻别名野葛、秦钩吻、毒根、冶葛、胡蔓草、除辛、断肠草、黄藤、朝阳草、虎狼草、大炮叶等。

钩吻味辛、苦，性温，有毒，入心、肺、大肠、小肠经，具有祛风除湿、软坚散结、消肿止痛、解毒杀虫、利水平喘的功效，主治风寒湿痹、四肢拘挛、瘰疬、癥瘕、跌打损伤、疔疮、疥疮、喘证、水肿等。钩吻配伍白芷，具有祛风、燥湿、止痒的功能，常外用治疗疥疮；配伍青黛，外用具有清热解毒、凉血消肿的作用，治疗痈肿，疮毒等；配伍防风，能够祛风胜湿，外用以治疗风湿性关节炎（二药共研粗末，纸卷烧烟熏患处）；配伍五倍子，外用可治疗疥疮肿毒等。

钩吻辛散温通，能够活血消肿止痛，所以可用来治疗外伤、乳痈、乳腺增生等；又能祛风散寒，所以可治疗因感受"恶风"而出现的咳嗽气喘；因为能够行气，所以能够宣肺而使水气下行，水肿自消。实际上，钩吻有剧毒，一般只用它来捣敷或研末调敷、煎水熏洗等，以治疗外伤、疮疡等。

钩吻有剧毒，内服宜慎，其临床用法为：参考量 0.5~2g 内服（因有剧毒，很少内服）；外用捣敷或研末调敷，也可煎水洗或烧烟熏。

研究表明，钩吻的根、茎、叶含生物碱钩吻素子、寅、卯、甲、丙、辰，其中钩吻素子含量最高，钩吻素寅剧毒，是最重要的有效成分。钩吻的根、茎、叶三部均有剧毒，内服后的主要中毒症状是呼吸麻痹，轻者呼吸困难，严重的会出现呼吸停止而死

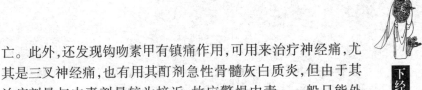

亡。此外,还发现钩吻素甲有镇痛作用,可用来治疗神经痛,尤其是三叉神经痛,也有用其酊剂急性骨髓灰白质炎,但由于其治疗剂量与中毒剂量较为接近,故应警惕中毒。一般只能外用,切忌内服。局部可使用钩吻素甲扩瞳,但刺激性大,因而局限了其使用。

射 干

【原文】射干,味苦,平。主咳逆上气,喉痹[1]咽痛不得消息[2],散结气,腹中邪逆,食饮大热[3]。一名乌扇,一名乌蒲。生川谷。

【词解】[1]喉痹:即喉中痹痛。[2]不得消息:不能够减轻、消除。[3]食饮大热:指食积发热。

【语译】射干,味苦,性平。主治咳嗽气紧及喉部阻塞、咽喉疼痛,无法减轻。能够疏散气滞,治疗腹内气机不畅,食积发热。又名乌扇或乌蒲。生长在山川河谷之中。

【按语】射干,为鸢尾科植物射干 *Belamcanda chinensis*(L.) DC. 的干燥根茎。多生长于山坡、草原、田野旷地,或为栽培品,全国各地都有分布。射干别名乌扇、乌蒲、黄运、夜干、乌吹、草姜、鬼扇、紫金牛、野萱花、地扁竹、黄花扁蓄等。

射干味苦,性寒,有毒,入肺、肝二经,具有解毒利咽、清热化痰、散热消结的功效。射干配伍麻黄,即射干麻黄汤,能够消痰平喘,用治痰饮郁肺、肺失宣降而咳逆上气证;配伍黄芩,能够宣泻肺热、通利咽喉,治疗肺痈初期,发热恶寒、头痛胸痛、咽喉红肿、声音嘶哑;配伍桔梗,能够清咽利喉,治疗各种原因引起的咽喉肿痛。

射干辛开苦降，能够散结气，清气热，长于清肺化痰，所以能够治疗痰热郁肺而导致的咳嗽、喘息等；因为能够利咽喉，所以可用来治疗痰热壅盛而导致的喉痹咽痛、不能减轻等。

射干的临床用法为：2.5～4.5g煎汤，或入散剂内服；外用研末吹喉或调敷。无实火者以及脾虚便溏者不宜，孕妇忌服。

研究表明，射干根茎含射干定、鸢尾苷、鸢尾黄酮苷、鸢尾黄酮等，花、叶、果还含有芒果苷。射干具有抗炎、抗微生物作用，对常见致病性皮肤癣菌有抑制作用，鸢尾苷、鸢尾黄酮苷等有抗透明质酸酶作用，因而有消炎作用。此外，射干还能促进唾液分泌，鸢尾黄酮尚有雌激素样作用，其醇提物对家兔注射时可引起血压下降。

蛇 含

【原文】蛇含[1]，味苦，微寒。主惊痫、寒热邪气，除热金创，疽痔鼠瘘，恶创，头疡。一名蛇衔。生山谷。

【词解】[1]蛇含：蔷薇科植物蛇含的全草或带根的全草。

【语译】蛇含，味苦，性微寒。主治惊风、癫痫、发冷发烧，能够消除受外伤后出现的发烧，可以治疗痈疽、痔疮、鼠瘘、恶疮、头部溃疡。又名蛇衔，生长在山谷之中。

【按语】蛇含，现在多称蛇含草，为蔷薇科多年生草本植物蛇含 *Potentilla kleiniana* Wight et Arn. 的全草或带根的全草。别名蛇衔、威蛇、小龙牙、紫背龙牙、紫背草、蛇包五披风、五匹凤、五皮风、地五甲、五爪龙、地五加、五爪虎、五叶莓、地五爪、五爪金龙等。生长于山坡或湿地，全国大部分地区均有分布。一般夏季采收。

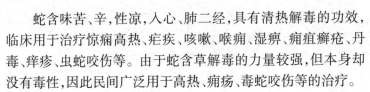

蛇含味苦、辛，性凉，入心、肺二经，具有清热解毒的功效，临床用于治疗惊痫高热、疟疾、咳嗽、喉痛、湿痹、痈疽癣疮、丹毒、痒疹、虫蛇咬伤等。由于蛇含草解毒的力量较强，但本身却没有毒性，因此民间广泛用于高热、痈疡、毒蛇咬伤等的治疗。

蛇含的临床用法为：4.5~9g（鲜品30~60g）煎汤内服；外用煎水洗或含漱，亦可捣敷患处。

蛇含全草含鞣质（potentillin）、仙鹤草素（agrimonin）、长梗马兜铃素（pedunculagin）等，其1∶1煎剂在体外对金黄色葡萄球菌、白色葡萄球菌、溶血性链球菌、脑膜炎双球菌、卡他球菌、大肠杆菌、绿脓杆菌、猪霍乱弧菌等有抑制作用。

恒　山

【原文】恒山[1]，味苦，寒。主伤寒寒热、热发温疟[2]、鬼毒[3]，胸中痰结，吐逆。一名元草。生川谷。

【词解】[1]恒山：就是常山，为虎耳科植物黄常山的根。[2]热发温疟：感受温邪而发生的疟疾。[3]鬼毒：即古时所谓的"中恶"，是指感受不正之气，突然发生心腹掣痛、烦闷欲死的症状的病证，就像中了莫名其妙的鬼毒之气一样。

【语译】恒山，味苦，性寒。主治伤寒出现发冷发热，因热而发生的温疟，中鬼毒之气出现的心腹疼痛、精神烦乱，以及胸中痰邪郁结的病证。能使人吐出痰邪。又名元草，生长在山川河谷之中。

【按语】恒山，即常山，为虎耳科植物黄常山 *Dichroa febrifuga* Lour. 的根。多生长于林荫湿润的山地，或栽培于林下，分布于江西、湖北、湖南、陕西、四川、贵州、云南、广东、广西及福建等地。常山别名互草、鸡屎草、七叶、翻胃草、鸡骨常山、黄常山等。

常山味苦、辛，性寒，有小毒，入肝、脾二经，具有劫痰疗疟的功效，临床多用其治疗痰积、疟疾、癫狂等证。常山配伍甘草，其涌吐作用更强，用于痰浊凝聚胸膈，症见痰多黏稠、咳咯难出、头晕目眩、胸闷隐痛、脉象弦滑，以及痰饮积聚、胸膈壅塞、欲吐不能者；配伍槟榔，用于治疗一切新旧疟疾、胁下痰饮。

常山具有清热燥湿、涌吐利痰的作用，是目前常用的截疟要药。常山既能截疟疾，又能够治疗疟证，临床上除用于治疗热发温疟外，对伤寒发寒发热也有疗效；由于常山能够涌吐胸胁痰饮、宿食，所以可以治疗胸中痰结吐逆证；至于常山能治疗鬼毒，可能是取它能以毒攻毒，但近代已经少用。

蜀漆（见下条）为常山的苗叶，又名甜茶，味辛，性寒，有毒，功用与常山大抵相似，只是涌吐的功效比常山更强。

常山的临床用法为：5~10g 煎汤，或入丸、散内服。涌吐可以生用，截疟宜酒制。治疗疟疾应在寒热发作前半天或 2 小时前服用。本品作用强烈，易损伤正气，体虚者慎服，孕妇忌服。

现代研究表明，黄常山的主要有效成分是常山碱，具有较强的抗疟作用，常山碱的抗疟效价约为奎宁的 26 倍。此外，常山还具有抗阿米巴、解热等作用。常山的副作用主要是胃肠道刺激，服用后能产生恶心、呕吐、腹泻及消化道黏膜充血、出血。中医传统上常把常山与槟榔合用，但实验发现实际上槟榔不仅不能增强常山的抗疟作用，反而增加了常山的毒性，应该避免二者合用。因为常山生用有使人呕吐的弊端，所以一般将它用酒或醋浸，然后火炒或蒸过后使用。

蜀　漆

【原文】蜀漆[1]，味辛，平。主疟及咳逆，寒热，腹中癥坚，痞结，积聚，邪气，蛊毒、鬼注。生川谷。

【词解】[1]蜀漆：为常山的苗叶。虎耳科植物黄常山 *Dichroa febrifuga* Lour. 的嫩枝叶，又名甜菜。

【语译】蜀漆，味辛，性平。主治疟疾和咳嗽、发热发冷，能治疗腹内可触摸到的包块。能够攻克癥瘕、积聚，祛除使人致病的不正之气和有传染性的痨瘵。生长在山谷之中。

【按语】蜀漆，为虎耳科植物黄常山 *Dichroa febrifuga* Lour. 的嫩枝叶，又名甜菜（具体参见"恒山"条）。

蜀漆味辛、苦，性微温，入肺、心包、肝三经，具有宣肺止咳、涤痰化滞的功效，临床用于治疗风寒咳嗽、痰饮咳嗽、胸痹、积聚、疟疾，以及小儿突然昏厥等。蜀漆配伍龙骨，能够攻补兼施，去邪的同时能够固敛阴津，《金匮要略》以蜀漆配伍龙骨治疗牡疟，其意即在此；蜀漆配伍牡蛎，能够舒畅气机，化痰息风，适用于痰涎壅盛，中风不语，或惊痫抽搐之证，《千金翼方》以蜀漆配伍牡蛎治疗小儿暴惊、猝死中恶之证。

蜀漆的临床用法为：5～10g 煎汤内服，或入丸、散内服。凡正气虚弱、久病体弱者慎服。孕妇忌服。蜀漆生者涌吐，酒制、甘草制或炒炭后药力较缓，少量服用不致吐。

蜀漆与常山同出一物，所以性能、功用比较相似。二者的不同之处在于，蜀漆涌吐之力强于常山，而清热截疟之力较弱，但兼能破血消癥，所以《神农本草经》原文说蜀漆能治腹中癥坚痞结、积聚邪气。但是，因为蜀漆所含常山碱的量是根（常山）

中的 10～20 倍,毒性较强,现在临床已经少应用(蜀漆的药理研究参见"常山"条)。

甘 遂

【原文】甘遂[1],味苦,寒。主大腹疝瘕[2],腹满,面目浮肿,留饮[3]宿食,破癥坚积聚,利水谷道[4]。一名主田。生川谷。

【词解】[1]甘遂:大戟科植物甘遂的根。[2]疝瘕:指由于饮食不节,寒温不调,气血劳伤,脏腑虚弱,受于风冷,冷入腹内,与气血相结而形成的腹内包块,能够推移而动,并感觉疼痛的病证。[3]留饮:痰饮病的一种,由于饮邪生成久,留而不去,所以称做留饮。临床上可见伴有背寒、饮留于胸也可见短气而喘。[4]利水谷道:指通利大小二便。

【语译】甘遂,味苦,性寒。主治因腹内包块或疝气而导致腹大、腹部胀满、面目浮肿及水饮食物在体内停滞;能够攻克癥瘕积聚,使大小便通利。又名主田,生长在山川河谷之中。

【按语】甘遂,为大戟科植物甘遂 *Euphorbia kansui* Liou 的块根。甘遂生于荒坡草地、山沟路旁,分布于河南、山西、湖北、宁夏、甘肃、河北等地。甘遂别名主田、重泽、苦泽、甘泽、陵藁、鬼丑、陵泽、肿手花根、猫儿眼等。

甘遂味苦、甘,性寒,有毒,入肺、脾、肾、大肠四经,具有峻下逐水、涤痰逐饮、消肿散结、缓急止痛的功效,常用于治疗水湿壅盛的水肿胀满、二便不通、形证俱实者。

甘遂的临床用法为:1.5～3g 内服。由于甘遂有效成分不溶于水,故少以煎汤,多入丸、散内服;外用研末调敷。凡气虚、阴伤、脾胃虚弱、久病形衰及孕妇均忌服。

现代研究表明,甘遂的主要成分是三萜类物质,如大戟酮、大戟二烯醇、棕榈酸等,具有强烈的泻下、利尿和引产以及较弱的镇痛作用,估计致泻的作用可能是大戟中所含的某种树脂类物质所致。此外,由于甘遂的毒性较大,因此在临床使用时应注意用量,并以使用炙甘遂为宜。

白 敛

【原文】白敛[1],味苦,平。主痈肿,疽创,散结气,止痛,除热,目中赤,小儿惊痫,温疟,女子阴中肿痛。一名菟核,一名白草。生山谷。

【词解】[1]白敛:即白蔹,为葡萄科植物白蔹的根。

【语译】白蔹,味苦,性平。主治痈疽肿痛、疮疡,能够消散体内结聚之气,止痛,祛除热邪,可用来治疗眼睛发红、小儿惊风癫痫、温疟以及妇女外阴肿胀疼痛。又名菟核,也叫白草。生长在山谷之中。

【按语】白敛,即白蔹,为葡萄科植物白蔹 *Ampelopsis japonica*(Thunb.) Makino 的干燥块根。主产于河南、安徽、江西及湖北。以春季采挖为佳,晒干即可药用。

白蔹味苦、辛,性微寒,入心、肝、脾、胃四经,具有清热解毒、消痈肿、生肌止痛的功效,临床用于治疗疮疡痈肿、瘰疬、痔瘘等证。白蔹配伍天花粉,治疗疮疡肿毒、阴肿带下;配伍赤小豆外敷,治疗痈肿疔毒、水火烫伤等;配伍黄柏,治疗冻疮痛痒;配伍白及,治疗金创出血、红肿疼痛;配伍大黄、天南星、吴茱萸,捣烂醋调敷脚心,治疗痄腮肿痛。

白蔹的临床用法为:5～10g 煎汤内服;外用研末撒或调涂。

脾胃虚寒及无实火者忌服。阴寒性疮肿不宜用白蔹进行治疗。"十八反"中白蔹反乌头。

白蔹具有清热解毒、消肿散结止痛、收湿敛疮的作用,古代多用它来敷面以治疗热毒疮肿。它的特点在于,对于疮痈肿毒之证,脓未起时可消,已脓者可拔,脓尽者可敛,是治疗痈疽疮肿和妇女外阴肿痛的要药。至于它能治疗小儿惊风癫痫、温疟等,是取它清热解毒的作用,目前已少用。

现代研究表明,白蔹的主要成分是黏液和淀粉,它的水浸剂1:3浓度在试管内对同心性癣菌、奥杜盎氏小芽孢癣菌、腹股沟和红色表皮癣菌等皮肤真菌有不同程度的抑制作用。

青葙子

【原文】青葙子[1],味苦,微寒。主邪气皮肤中热[2],风搔[3],身痒,杀三虫。子,名草决明,疗唇口青[4]。一名草蒿,一名姜蒿。生平谷。

【词解】[1]青葙子:苋科植物青葙的成熟种子。[2]皮肤中热:体表发热。[3]风搔:遇风则发生皮肤瘙痒的证候。[4]唇口青:口唇发青。

【语译】青葙子,味苦,性微寒。主治因感受风邪而导致体表发热、遇风就出现皮肤瘙痒的证候,能治疗全身发痒,可以杀蛔虫、蛲虫。它的种子叫草决明,能够治疗唇口发青。又名草蒿、姜蒿。生长在平原山谷。

【按语】青葙子,又名草决明,为苋科植物青葙 *Celosia argentea* L. 的成熟种子。一般生于荒野路旁、山沟、河滩、沙丘等疏松土壤上,我国大部分地区均有野生或栽培品。青葙子别名狗尾巴子、牛尾花子等。

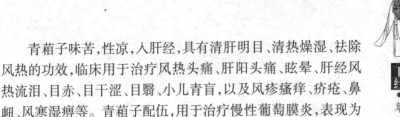

青葙子味苦，性凉，入肝经，具有清肝明目、清热燥湿、祛除风热的功效，临床用于治疗风热头痛、肝阳头痛、眩晕、肝经风热流泪、目赤、目干涩、目翳、小儿青盲，以及风疹瘙痒、疥疮、鼻衄、风寒湿痹等。青葙子配伍，用于治疗慢性葡萄膜炎，表现为视物模糊、眼前有暗影浮动者；配伍桑叶、菊花，治疗肝经风热之目赤肿痛、羞明多泪等；配伍夏枯草、栀子，治疗肝热所致的目赤肿痛，羞明多泪等；配伍生地、玄参，治疗阴虚阳亢之肝阳上亢所致的头晕、头痛；配伍密蒙花，能够清肝明目、养血退翳，为治疗肝热眼病的常用药物。

青葙子的临床用法为：9～15g 煎汤内服，或外用煎水熏洗眼部。本品有散大瞳孔的作用，瞳子散大者忌用；本品清肝力较强，肝肾虚证及青光眼患者禁用。

青葙子清热止痒、祛风，所以能够治疗风热所致的风瘙身痒。目前认为，青葙子具有清泄肝火、退翳明目的作用，主治肝火上炎引起的目赤肿痛、目生翳膜、视物昏暗，也可治疗肝阳上亢或肝火旺盛引起的高血压以及瞳孔缩小等证。青葙子别名草决明，与豆科植物草决明的种子决明子的别名相同，容易混淆，应注意鉴别。另外，青葙的茎叶及根（药名青葙）、花序（药名青葙花）均可入药，均入肝经，清肝热，但青葙子长于祛风热，青葙长于杀虫、止血；青葙花长于凉血。

现代研究发现，青葙子的主要成分是脂肪油和硝酸钾、烟酸等。其药理作用有：（1）青葙子对绿脓杆菌有较强的抑制作用，感染伤口经用10%青葙子煎液涂搽后，绿脓杆菌不再生长，且对伤口无明显刺激；（2）本品干粉能够显著缩短家兔血浆再钙化时间；（3）青葙子对实验动物有降压作用，临床有将其用于高血压治疗的报道。

雚菌

【原文】雚菌[1]，味咸，平。主心痛，温中，去长虫，白㾴[2]，蛲虫，蛇螫毒，癥瘕，诸虫。一名雚芦。生池泽。

【词解】[1]雚菌：菌类的一种，菌色白而轻，其具体是什么菌，还有待进一步研究。雚音灌。[2]白㾴：癣的一种。㾴音癣。

【语译】雚菌，味咸，性平。主治胃痛，能温煦内脏，祛除蛔虫、白癣、蛲虫等，能解毒蛇咬伤，治疗癥瘕及各种虫证。又名雚芦。生长在池塘有水的地方。

【按语】目前，雚菌具体为什么菌，仍然没有定论，近代药书多没有对该药的记载。从文献所论推断，它具有温中止痛、祛虫、解毒的作用。

《中国药学大辞典》记载："本品为叶类菌类之一种，其菌色白轻虚，表里相似，与众菌不同，秋雨时行则生，天旱久雨则稀，采得可供药用。"并云："乃芦苇之属，生于其下。"可供参考。

白 及

【原文】白及[1]，味苦，平。主痈肿、恶创、败疽，伤阴死肌，胃中邪气，贼风鬼击[2]，痱缓不收[3]。一名甘根，一名连及草。生川谷。

【词解】[1]白及：为兰科植物白及的地下块茎。[2]贼风鬼击：指感受不正邪气后出现心腹暴胀暴痛、昏聩闷乱、口急气紧、二便不通等症状的病证。[3]痱缓不收:痱(fēi)指肢体痿废不用,缓指四肢不收,二者常见于中风后遗症。

【语译】白及,味苦,性平。主治痈肿、恶疮、长期不收口的坏疽,损伤阴血后就像死肌一样没有感觉。能治疗胃中有邪气作祟而不适、感受不正邪气而出现全身或胸腹刺痛以及肢体痿废不收。又名甘根,或名连及草。生长于山川河谷之中。

【按语】白及,为兰科植物白及 *Bletilla striata*(Thunb.)Reichb. f. 的地下块茎。生于山野川谷较潮湿处,分布于河南、陕西、甘肃、山东、安徽、江苏、浙江、福建等地,别名连及草、甘根、白根、白给、竹粟胶、紫蕙茛、冰球子、地螺丝、羊角七、利知子等。

白及味苦、甘、涩,性微寒,入肺、肝、胃三经,具有收敛止血、消肿生肌、杀虫敛疮的功效,临床用于治疗咳血、吐血、衄血、肺痨,以及外伤出血,能治疗疔疮、瘰疬痰核、发背、汤火烫伤、疥疮、手足皲裂等。白及配伍三七,相须为用,其补肺生肌、行瘀止血的功用增强;配伍煅石膏,生肌敛疮功效大增,又有一定的清热作用,常用于治疗刀刃所伤,出血不止,或手足皲裂,时有渗血,或疮疡肿毒溃破、久不收口等证;配伍海螵蛸,收敛止血作用更强,对各种出血证,尤其是溃疡出血,疗效理想;配伍枇杷叶,能够化痰止咳,消瘀止血,可用于治疗肺有虚热,瘀血咳血,如白及枇杷丸即用白及配伍枇杷叶,治疗咯血及咳血、吐血等肺经出血疾患;配伍贝母,能够润肺止咳,化痰止血,可用于治疗肺痈、肺痨咳吐脓血。

白及寒凉苦泻,具有凉血消肿、生肌敛疮等作用,能治疗痈肿恶疮败疽等证;主胃中邪气,是指白及苦寒清热,能清胃中热气。至于白及治疗贼风鬼击、痱缓不收的机能不详,不必强解。

白及的临床用法为:3~10g 煎汤内服,或入丸、散内服;外用研末撒或调涂。由于白及有收敛的作用,故外感咳血、肺痈初起以及肺胃有实热者忌服。

现代研究表明,白及的新鲜块茎主要成分是水分、淀粉、葡萄糖等,还含有挥发油、黏液质以及白及甘露聚糖。药理实验发现,白及具有较强的止血作用,其机理与白及所含的胶状成分有关;同时,白及对实验性胃、十二指肠穿孔具有较强的治疗作用,并能抑制结核杆菌,对奥杜盎氏小芽孢菌有较弱的抑制作用。

大　戟

【原文】大戟[1],味苦,寒。主蛊毒,十二水肿满[2],急痛[3],积聚,中风皮肤疼痛[4],吐逆。一名邛钜。

【词解】[1] 大戟:《本经》所载的大戟为京大戟,属大戟科植物大戟的根。但目前所用的大戟多为茜草科植物红芽大戟(现称为红大戟)的根。[2]十二水肿满:指十二经功能失常而发生的多种水肿病。[3]急痛:腹部胀满紧痛。[4]中风皮肤疼痛:指风水(风湿热病邪袭于肌腠)所致的皮肤胀痛。

【语译】大戟,味苦,性寒。主治毒虫螫伤、十二经脏腑功能失常而导致的水肿、腹部胀满紧痛、腹部包块、风水所致的皮肤胀痛、呕吐。又名邛钜。

【按语】大戟,为大戟科多年生草本植物大戟 *Euphorbia pekinensis* Rupr. 的干燥根,多生于山坡路旁、荒地、草丛、林缘及疏林下,主产于江苏,分布于除新疆、西藏外的我国大部分地区。别名荞、邛巨、龙虎草、九头狮子草、京大戟、将军草、膨胀草、穿山虎、天平一枝香、大猫儿眼等。

大戟味苦、辛,性寒,有毒,入肺、脾、肾三经,具有泻水逐饮、通利二便、消肿散结的功效,主治饮停胸胁或饮伏太阳所致

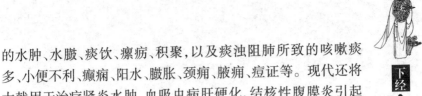

的水肿、水臌、痰饮、瘰疬、积聚，以及痰浊阻肺所致的咳嗽痰多、小便不利、癫痫、阳水、臌胀、颈痛、腋痈、痘证等。现代还将大戟用于治疗肾炎水肿、血吸虫病肝硬化、结核性腹膜炎引起的腹水、胸腔积液、痰饮积聚等。大戟配伍木香，能够相辅相成，共奏温通行气、泻水逐饮之功；配伍甘遂、白芥子，长于祛痰逐饮；配伍大枣，可以用大枣之甘缓，来缓和大戟的峻下，使之逐水饮而不伤正；配伍干姜，能够辛开苦降，直通肺气，用于治疗水饮伏肺；配伍雄黄，具有除邪辟秽、解毒消肿之功。

大戟的临床用法为：1.5～3g 煎汤内服，或入丸、散剂；外用熬膏外敷。虚寒阴水患者及孕妇禁服，体虚无实邪者慎服。"十八反"中大戟反甘草。红枣可缓大戟的峻猛药性，故服散剂时，宜以红枣汤送服。

大戟苦寒下泄，通利二便，是峻下泻水逐饮的峻药，功用与甘遂、芫花相似，均为毒大性猛的峻泻逐水药，适用于水饮壅滞之重证，临床上常配合应用（如十枣汤、舟车丸），适用于身体壮实者。但三者也有所区别：芫花毒性最强，甘遂次之，大戟药力稍逊，但毒性大于甘遂。

现代研究表明，大戟的主要成分为大戟苷，由大戟苷元与 d－葡萄糖、l－阿拉伯糖缩合而成，也含三萜成分、生物碱和大戟色素体 A、B、C 及树脂胶、鞣质等。药理实验发现，大戟根乙醚提取物有致泻作用，70% 乙醇提取液能使动物血压轻微上升，肾容积显著缩小，无论剂量大小，利尿作用均不显著。现在常用来治疗急慢性肾炎水肿。此外，大戟还有扩张末梢血管、抗菌等作用。京大戟对家畜有强烈的毒性，人触之则可发生皮炎、鼻炎、结膜炎等，如果服用量达到或超过中毒量，就会出现喉头水肿并充血、呕吐下痢，毒素进入血液循环则呈眩晕、昏迷、痉挛、瞳孔散大等表现。另外，大戟和甘草配伍时毒性会相应增加，这与"十八反"中大戟反甘草理论相符。大戟经醋制后可减低其毒性。

泽　漆

【原文】泽漆[1]，味苦，微寒。主皮肤热[2]，大腹水气，四肢面目浮肿，丈夫阴气不足[3]。生川泽。

【词解】[1]泽漆:大戟科植物泽漆的全草。[2]皮肤热:感觉皮肤发热。[3]阴气不足:此处指阳痿不举。

【语译】泽漆，味苦，性微寒。主治皮肤发热、腹水、四肢面目浮肿、男子阳痿不举的病证。生长在山川河流之间。

【按语】泽漆，为大戟科植物泽漆 *Euphorbia helioscopia* L. 的干燥地上部分，主产于江苏及浙江，全国其他地区也有少量分布。

泽漆味辛、苦，性微寒，有毒，入大肠、小肠、肺经，具有利水消肿、止咳化痰、解毒散结的功效，临床用于治疗水肿胀满、四肢面目浮肿、瘰疬、癣疮、痰饮咳嗽等。泽漆配伍白术、泽泻，能够治疗水肿胀满;配伍矮地茶、鱼腥草、黄芩，治疗肺热咳嗽;配合半夏、紫菀、桂枝、人参，治疗咳嗽脉沉;配合桑根白皮、白术、杏仁、郁李仁，治疗水肿盛满、气急喘咳、小便涩赤如血。

泽漆的临床用法为:9~15g 煎汤内服，或入丸、散剂。气血虚弱患者及孕妇忌服。

泽漆功能主治与大戟相似，都能利湿热、除水肿，但毒性稍小于大戟。至于《神农本草经》原文说泽漆能治疗“丈夫阴气不足”，是因为水湿浸淫而导致阳痿，所以泽漆能够治疗因湿热而导致的阳痿等证。

现代研究表明，泽漆含有 20－去氧－16－巨大戟醇酯、20－去氧－13,16－二羟基－巨大戟醇酯等 10 余种巨大戟酯类化合物，还含 10 多种假白榄桐酯类化合物，以及三种松香烷型二萜酯类成分，其主要成分是槲皮素、泽漆皂苷和三萜类物质等，它所含的脂肪油是干性油，具有峻泻作用。此外，泽漆还具有降温、扩张离体兔耳、兴奋离体动物肠管平滑肌的作用。泽漆有一定的毒性，其乳状汁液含刺激性树脂，接触局部可使皮肤发红甚至溃烂。

茵　芋

【原文】茵芋[1]，味苦，温。主五藏邪气，心腹寒热，羸瘦，如疟状，发作有时，诸关节风湿痹痛。生川谷。

【词解】[1]茵芋：芸香科植物茵芋的茎叶。

【语译】茵芋，味苦，性温。主治五脏受外邪所侵，身体躯干部寒热交替发生、消瘦，就像发疟疾的样子，有规律地发作，并能治疗因有风湿之邪而发生的关节痹痛。生长在平坝及山谷。

【按语】茵芋，为芸香科植物茵芋 *Skimmia reevesiana* Fortune 的茎叶，别名卑山共、莞草、卑共、茵蓣、因预等，野生于山中树阴下，分布于山东、江苏、安徽、浙江、江西、湖南、四川、贵州、福建、广西、广东、湖北等地。
　　茵芋味辛、苦，性温，有毒，入肝、肾二经，具有祛风除湿、益肾强筋的功效，临床用于治疗风湿痹痛、四肢挛急、脚气，以及脾肾阳虚、寒湿凝滞之两足萎弱证。临床上茵芋配伍秦艽，对于风湿痹痛，无论新久，或偏寒偏热，均可应用；配伍附子，用于寒湿偏盛，周身骨节疼痛较重者；配伍防己，治疗寒湿痹阻经络之风湿痹痛，无论寒痹、热痹，均可使用；配伍苍术，适用于治疗寒性风湿痹证。

茵芋辛散温通,能够祛风湿而止痹痛,并具有一定的活血化瘀作用。其临床用法为:浸酒或入丸剂内服(生药一日量为0.9～1.8g)。本品有毒,内服宜慎。阴虚而无风湿实邪者禁用。

现代研究发现,茵芋叶含茵芋碱、茵芋苷、蔗糖等。药理实验证明,茵芋碱具有类似麻黄碱样作用,可升高动物血压,增强瞬膜收缩,加强肾上腺素对血压及子宫的作用,促进子宫收缩,抑制小肠收缩及扩张冠状血管等,因为有一定毒性作用,内服宜慎。

贯　众

【原文】贯众[1],味苦,微寒。主腹中邪热气,诸毒[2],杀三虫。一名贯节,一名贯渠,一名百头,一名虎卷,一名扁符。生山谷。

【词解】[1]贯众:又名贯仲。[2]诸毒:各种中毒证。

【语译】贯众,味苦,性微寒。主治腹内有热和各种中毒证,能杀死多种寄生虫,又名贯节,或名贯渠,也叫百头、虎卷或扁符,生长在山谷之中。

【按语】贯众,又名贯仲。本品品种较为复杂,主要为以下六种不同科属蕨类植物的带叶柄基的干燥根茎:(1)鳞毛蕨科植物粗茎鳞毛蕨 *Dryonteris crassirhizoma* Nakai,主产于东北,河北及内蒙古也有分布;(2)蹄盖蕨科多年生草本植物峨眉蕨 *Lunathyrium acrostichoides*(Sw.)Ching,分布于东北及河北、河南、陕西、四川、云南西北部;(3)乌毛蕨科多年生草本植物单芽狗脊 *Woodwardia unigemmata*(Makino)Nakai,主产于四川、湖南、湖北及云南；(4)乌毛蕨科多年生草本植物狗脊蕨 *Woodwardia japonica*（L. f.）Sm.，主产于四川、湖南、湖北、贵州、江西及陕西；(5)紫萁科多年生草本植物紫萁 *Osmunda japomica* Thunb.，主产于河南、甘肃、山东、安徽、江苏、浙江、湖北、湖南、四川、云南及贵州；(6)荚果蕨科植物荚果蕨 *Matteuccia struthiopteris*（L.）Todaro，主产于东北、河北、河南及陕西，四川及西藏也有分布。贯众的药材原植物较为复杂，据不完全统计，全国各地作贯众药用的原植物有 13 科 55 种，但究竟哪一种更好，还有待于进一步验证。

贯众，味苦，性微寒，有毒，入肝、胃经，主要功效为杀虫驱虫、清热解毒、凉血止血。临床用于治疗钩虫、蛲虫、蛔虫、绦虫等多种肠道寄生虫病，并能治疗风热感冒、湿热斑疹、痄腮以及吐血、衄血、痢疾下血、便血及血热崩漏等多种出血证，能治疗虫积腹痛、厥阴吐蛔，并能治疗风热感冒、温热斑疹、温毒痄腮、喉痹肿痛、酒毒药毒、湿热带下等。此外，贯众还可预防时毒，治疗漆疮中毒、水火烫伤、食骨梗塞等。贯众配伍芜荑、鹤虱、使君子、槟榔，能够驱蛔虫、绦虫、蛲虫；配伍金银花、连翘、蒲公英，治疗热毒疮疡；配伍侧柏叶、仙鹤草、旱莲草、陈棕炭，治疗各种出血证。

贯众的临床用法为：10～16g 煎汤内服，或入丸、散剂内服；外用适量研粉或炒炭用。由于贯众为苦寒之品，阳虚阴寒、脾胃虚寒等虚寒证患者及孕妇慎用。在临床应用中，驱虫及清热解毒宜生用，止血、敛疮宜炒炭用。

现代研究表明，各种贯众的成分虽有所不同，但大都具有驱虫、杀虫作用，能驱除绦虫、蛔虫等多种寄生虫，并具有一定的止血、抗病毒、抗菌作用，而且能抑制心脏，兴奋平滑肌，兴奋子宫，使其收缩增强，张力提高，并有抗肿瘤、抗早孕及堕胎等作用。另外，贯众有一定毒性，临床应用时应控制剂量，以防中毒。

芫 花

【原文】芫花[1]，味苦，平寒。主伤寒，温疟，下十二水，破积聚大坚、癥瘕，荡涤肠胃中留癖[2]饮食，寒热邪气，利水道。生川谷。

【词解】[1]芫花：瑞香科植物芫花的花。[2]留癖：脐腹或胁肋部有癖块的病证。

【语译】芫花，味苦，性寒。主治伤寒、温疟先发热后发冷，能消除多种水肿病，能攻克积聚、腹中坚硬的癥瘕，能够荡涤留在肠胃中的饮食、水饮所形成的包块，清除各种能使人致病的寒热邪气，并能通利小便。生长在山川河谷之间。

【按语】芫花，为瑞香科植物芫花 *Wikstroemia canescens* Meissn. 的花朵，别名黄芫花，生于山壁隙缝或山坡沟边较潮湿处，也有栽培者，分布于湖南、湖北、陕西、江西、云南等地。

芫花味辛、苦，性寒，有毒，入肺、胃、大肠、肾四经，具有泻水逐饮、止咳祛痰、破积消癥的功效，临床用于治疗湿热内盛、大便秘结之水肿，悬饮之饮留胸胁证，痰热伏肺之咳逆止气证，以及痰食瘀滞之证等。芫花配伍大枣，大枣能够甘缓芫花之性急泻肺下降之势，用于治疗痰涎壅滞、肺气闭阻、咳嗽痰喘、喉中有痰声如曳锯状，甚则咳逆上气不得卧、面目浮肿等；配伍陈皮，用于治疗热结肠胃、腑气不通所致的便秘、矢气恶臭、腹胀食少等；配伍大黄，主要用于治疗胃肠实热、热势较甚、大便秘结之证；配伍枳实，用于肠胃食积化热适腹满疼痛之证；配伍巴豆，治疗水饮内停之水肿、饮留胸胁诸症。

芫花辛散苦泻，能够泻水湿、破积聚，临床上可用于胸腹积水和水饮结聚的病证,对瘀血积聚则不宜。此外,芫花又有泻下通便的作用,因此对饮食留癖、寒热邪气等均有治疗作用。至于主伤寒温疟,是由于芫花性寒,有清热的作用,但现在临床上已很少将芫花用于治疗疟疾。

芫花的临床用法为:2.4～4.5g煎汤内服,或入丸剂内服。体虚无实积者及孕妇忌服。

现代研究表明,芫花含芫花素,另含苯甲酸及刺激性油状物。药理实验发现,大鼠口服适量芫花煎剂,可引起尿量增加,排钠量亦有所增加。另外,河朔芫花水浸膏片或脱脂醇浸膏片用于肝炎患者,能改善患者的自觉症状和使血清谷丙转氨酶下降;小鼠用药后再给四氯化碳,经病理切片及肝匀浆 GPT 活力测定,初步说明河朔芫花对小鼠四氯化碳中毒性肝炎有一定治疗作用。

牙 子

【原文】牙子,味苦,寒。主邪气热气、疥搔、恶疡[1]、创痔,去白虫[2]。一名狼牙。生川谷。

【词解】[1]恶疡:古代泛指红肿疼痛、发痒,或溃烂后浸淫不休、经久不愈的疮和疡的总称。[2]白虫:绦虫的别名。

【语译】牙子,味苦,性寒。主治感受风热邪气、疥疮全身瘙痒、恶疮溃疡、痔疮,能驱除体内绦虫。又名狼牙,生长在山谷之间。

【按语】对牙子为何物,目前有不同的看法。一认为是蔷薇科植物狼牙的根,另外有人认为是仙鹤草的根牙,别名狼牙。

狼牙,味苦,性寒,具有燥湿泻热、凉血解毒的功效,临床多外用治疗各种热毒疮疡肿毒、痔疮等。牙子的主要作用为逐水、散结、止痛、祛痰、杀虫,主要用于水肿腹胀、痰、食、虫积导致的心腹疼痛,以及慢性支气管炎、咳嗽、气喘、淋巴结核及骨结核、附睾结核等的治疗,外用还可以治疗疥癣、痔瘘。因为有一定毒性,内服宜慎。

现代认为,狼牙的主要成分为鹤草酚,药理实验证实本品具有较好的止血、驱绦虫的作用,体外实验发现其主要作用在绦虫的头节,能在 4~7 分钟之内,控制绦虫头节上的吸盘和顶突运动,使之很快丧失活力;10~12 分钟后,颈节、体节也停止活动,临床疗效也与此相符。此外,冬芽粉有导泻作用,所以临床治疗绦虫时,不必再加服泻药。

羊踯躅

【原文】羊踯躅,味辛,温。主贼风[1]在皮肤中,淫淫痛[2],温疟、恶毒[3]、诸痹。生川谷。

【词解】[1]贼风:指不正常的气候,因能让人致病,故称"贼"。[2]淫淫痛:走窜疼痛。淫淫,行进、流动的样子,引申为走窜。[3]恶毒:又称恶注,是指人体感受恶毒之气,毒气入于经络,流窜至心腹,出现突发掣痛、痛处不定的病证。

【语译】羊踯躅,味辛,性温。主治风邪侵淫皮肤而出现全身肌肤走窜疼痛,因温疟而出现的发热发冷,突发掣痛的病证,并能治疗各种痹证。生长在山川河谷之间。

【按语】羊踯躅,又名闹羊花,为杜鹃花科植物黄杜鹃(羊踯躅)*Rhododendron molle*(Bl.) G. Don 的花,有大毒,羊误食后往往踯躅而死,故名羊踯躅。羊踯躅别名惊羊花、老虎花、黄踯躅、羊不食草、黄杜鹃、南天竺草、搜山虎、石棠花、黄色映山红、一杯倒等。常见于山坡、石缝、灌木丛中，分布于华东、华南、贵州、四川等地。

羊踯躅味辛、苦，性温，有大毒，入心、肝二经，具有祛风除湿、活络定痛、去癣杀虫、截疟的功效，临床用于治疗风湿痹证、跌打损伤疼痛、头风头痛、顽癣瘙痒、癞头病（白秃疮）、疟疾等。羊踯躅配伍松节，治疗风寒湿痹；配伍威灵仙，治疗风湿顽痹、经久不愈者；配伍续断，治疗跌打损伤、骨断筋伤、肿胀疼痛等；配伍川芎，治疗头风头痛；配伍白花蛇，治疗风湿顽痹、顽癣瘙痒。

羊踯躅的临床用法为：0.3～0.6g煎汤服，或浸酒，或入丸、散；外用适量捣搽。由于羊踯躅有剧毒，多作外用，内服宜慎，且不能多服久服。气血俱虚者忌用。

羊踯躅，辛散温通，具有祛风止痛的作用，能够治疗皮肤瘙痒、游走不定或痹证疼痛、痛处不定的病证。至于它能治温疟、恶毒，是取它以毒攻毒、杀虫之力。

现代研究表明，羊踯躅的花的成分主要有木侵木素和石楠素，具有镇痛作用（镇痛指数与阿片相似）、杀虫作用（对昆虫具有强烈毒性，对人体也有毒），并能降低血压，减慢心率。因为羊踯躅具有一定的毒性，现在临床上应用已极少，使用时若内服煎汤，羊踯躅花的量应控制的0.5～0.6g之内，且不宜久服。

商　陆

【原文】商陆[1]，味辛，平。主水张[2]、疝、瘕、痹。熨[3]除痈肿，杀鬼精物。一名葛根，一名夜呼。生川谷。

【词解】[1]商陆：商陆科植物商陆或美商陆的根。[2]水张：即水

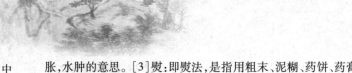

胀,水肿的意思。[3]熨:即熨法,是指用粗末、泥糊、药饼、药膏等直接放在患部,或用布包后将药加热,藉药效和热能进行治疗的一种方法。

【语译】商陆,味苦,性平。主治水肿胀满和腹内疝气癥瘕而有疼痛,能治疗痹证。用加热外贴的方法可消除痈疡肿痛,能杀死精物恶鬼,又名蕅根,或叫夜呼。生长在山川河谷之中。

【按语】商陆,为商陆科植物商陆(野萝卜、山萝卜、水萝卜)*Phytolacca acinosa* Roxb. 或美商陆(洋商陆、大麻菜)*Phytolacca americana* L. 的根。别名当陆、白昌、章柳根、见肿消等。全国各地均产。

商陆味苦,性寒,有毒,入肺、肾、大肠经,具有泻下利水、消肿散结的功效,临床用于治疗水肿胀满、大便秘结、小便不利、疮疡肿毒、黄疸、脚气、喉痹等。商陆配伍泽泻、赤小豆、茯苓皮、槟榔,治疗水肿;配伍赤小豆、鲫鱼,治疗水气肿满;配伍葶苈子、牡蛎、泽泻、蜀漆,治疗大病刚愈,腰以下水肿,二便不利;配伍当归、紫葳、蒲黄,治疗产后血块时攻心痛,疼痛不可忍;配伍甘遂,则解毒消肿、泻下利水的功效更胜一筹。

商陆苦寒沉降,既能峻泻通便,又能通利小便,作用与甘遂、大戟等相近,但药力稍弱,临床上用于体内水湿泛滥所导致的水肿、疝气癥瘕等。将商陆捣烂外敷或加热熨帖患处,可治疗痈肿疮毒,是取商陆消肿散结的作用。至于商陆能"杀鬼精物",可能是指它能通过泻下作用,使体内的热毒随泻而出,釜底抽薪,使精神自宁。

商陆的临床用法为:5～9g煎服,或入丸、散。脾虚水肿及孕妇忌用。

现代研究表明,商陆含商陆碱及淀粉约25%、并含有多量硝酸钾、皂苷等,商陆的根、茎、叶均含商陆毒素、氧化肉豆蔻酸、三萜酸等。药理实验证实,商陆具有祛痰、镇咳、平喘、抗菌、抗病毒及抗炎作用,并能扩张肾毛细血管,使肾血流量增加,从而增加尿量。但是,因为商陆具有一定毒性,所以临床运用时内服宜慎。

羊 蹄

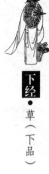

【原文】羊蹄[1],味苦,寒。主头秃、疥搔,除热,女子阴蚀。一名东方宿,一名连虫陆,一名鬼目。生川泽。

【词解】[1]羊蹄:又名土大黄,为蓼科植物羊蹄或尼泊尔羊蹄的根。

【语译】羊蹄,味苦,性寒。主治头秃、疥疮瘙痒,能消除体内热邪,治疗妇女外阴溃烂。又名东方宿,或叫连虫陆,也叫鬼目。生长在河流湖泊之间。

【按语】羊蹄,又名土大黄,为蓼科酸模属植物羊蹄 *Rumex japonicus* Houtt.、尼泊尔酸模 *Rumex nepalensis* Spreng. 或巴天酸模 *Rumex patientia* L. 的根。第一种主产于长江以南,第二主产于湖北及西南,第三种主产于东北、华北及西北。羊蹄别名东方宿、连虫陆、鬼目、蓄、败毒草、牛舌菜、羊蹄大黄、土大黄等。

羊蹄味苦,性寒,有小毒,入脾、肝、大肠、膀胱经,具有清热解毒、利水通便、凉血止血、杀虫疗癣的功效,临床用于治疗便秘、便血、吐血、黄疸、月经过多、崩漏、淋浊、痈肿、发斑、疥癣、跌打损伤等。羊蹄配伍侧柏叶,治疗热迫血妄行所致的各种出血证;配伍白矾,治疗痈疮肿毒、湿疹疥癣、疱疹瘙痒等。

羊蹄,具有清热解毒的作用,外用能杀虫止痒,所以能够治疗秃顶、疥疮瘙痒、女子外阴溃烂等。羊蹄可单用,也可与其他药物配伍使用,可内服,也可外用。羊蹄的一般临床用法为:10~15g煎汤内服,也可捣汁或熬膏服;外用适量捣敷、磨汁涂或煎水洗。脾胃虚寒、泄泻食少者慎用,孕妇忌用。

现代研究发现,羊蹄的成分主要是大黄根酸、大黄素、呢坡定和另一种目前尚不可知的降血糖成分。药理研究发现,羊蹄根酊剂对多种致病真菌有一定的抑制作用,并能预防感染;同时,还发现羊蹄具有止血的作用。另外,本品对急性单核细胞型及急性淋巴细胞型白血病有抑制作用。羊蹄尚有轻度导泻作用。但是,羊蹄中含有草酸,大剂量应用时有毒,使用时应注意。

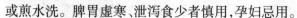

萹　蓄

【原文】萹蓄[1],味辛,平。主浸淫[2]、疥搔、疽痔,杀三虫。生山谷。

【词解】[1]萹蓄:蓼科植物萹蓄的全草。[2]浸淫:即浸淫疮,是指起疮时较小,先痒后痛,而后成疮,并有液体流出,浸渍肌肉,疮体逐渐扩大的外科病证。疮从四肢皮肤开始,向体表、口腔扩散者,病情较重。

【语译】萹蓄,味辛,性平。主治浸淫疮、疥疮瘙痒、痈疽、痔疮,能杀死多种肠道寄生虫。生长在山谷之间。

【按语】萹蓄,为蓼科植物萹蓄 Polygonum aviculare L. 的干燥全草(地上部分)。萹蓄为一年生草本植物,生长于田野路旁、荒地及河边,全国各地均有分布,主产于河南、四川、浙江、山东、吉林、河北等省区。萹蓄别名萹竹、萹蔓、编竹、扁竹蓼、乌蓼、大蓄片、野铁扫把、路柳、斑鸠台、蚂蚁草、牛鞭草等。

萹蓄味苦、涩,性寒,入膀胱、脾、胃、肾经,具有利尿通淋、杀虫止痒的功效,临床用于治疗热淋、癃闭、小便短赤、淋漓涩痛、湿热黄疸、皮肤湿疹、阴蚀、阴痒、带下、湿疮、蛔虫病、疳积、疥疮等。萹蓄配伍瞿麦、滑石、木通,治疗湿热淋病;配伍大蓟、小蓟、白茅根,治疗血淋;配伍茵陈、山栀子、车前子,治疗阳黄;配伍苍术,治疗下焦湿热所致的湿热带下、湿疮淋漓并见小便短赤、阴蚀;配伍槟榔,治疗虫证疳积;配伍蛇床子,治疗疥疮、妇人阴痒之滴虫病。

萹蓄具有清利湿热、杀虫止痒的作用,临床上用于治疗各种疮疡瘙痒,尤其是对皮肤瘙痒较严重者有良好疗效。萹蓄的临床用法为:6~9g煎汤内服,或捣汁服;外用适量捣敷或煎水洗。中虚小便不利或无虫积之疮者忌用。

现代研究表明,萹蓄的主要成分是萹蓄苷、槲皮苷、d－儿茶精、没食子酸、咖啡酸、草酸、绿原酸、香豆酸、葡萄糖、果糖、蔗糖及黏液质等。药理实验证实,萹蓄具有利尿、降压的作用,并能加速血液凝固,使子宫张力增高,可用作人流及分娩后子宫出血的止血剂。此外,萹蓄还具有较弱的抗菌、收敛及利胆、驱蛔作用。萹蓄有一定毒性,可使动物产生皮炎及胃肠紊乱,临床使用剂量不可过大,以6~9g为宜,鲜品剂量也不宜超过30g。

狼 毒

【原文】狼毒[1],味辛,平。主咳逆上气,破积聚饮食,寒热水气,恶创,鼠瘘,疽蚀,鬼精,蛊毒,杀飞鸟走兽。一名续毒。生山谷。

【词解】[1]狼毒:瑞香科植物瑞香狼毒或大戟科植物狼毒大戟、月线大戟的根。

【语译】狼毒,味辛,性平。主治咳嗽、呼吸困难,能攻克腹内包块,消除饮食停滞、体内水湿停聚导致的积聚,能治疗久不收口的疮疡、鼠瘘、痈疽溃烂，并能杀灭鬼怪精物、蛊毒，可以用来杀死飞禽走兽。又名续毒。生长在山谷之间。

【按语】狼毒，为瑞香科植物瑞香狼毒或大戟科植物月线大戟 *Euphorbia ebracteolata* Hayata、狼毒大戟 *Euphorbia fischeriana* Steud. 的根。前者主产于安徽、河南、江苏、山东及湖北，后者主产于东北、河北、河南、山西及内蒙古。狼毒别名续毒、川狼毒、绵大戟、山萝卜等。

狼毒味苦、辛，性平，入肝、脾经，具有祛痰逐水、蚀疮杀虫、消肿散结的功效，临床用于治疗水肿腹胀、痰饮积癖、咳喘、臌胀（腹水）、虫积、鼠瘘、疥癣瘙痒、痔疮、酒齇鼻等。狼毒配伍附子、防葵，治疗积聚心腹胀；配伍旋覆花、附子，治疗卒心腹痛、腹部癥坚、两胁下有气结；配伍秦艽，治疗湿毒恶疮风疾，日久不去，疮面溃烂，流恶臭水；配伍防风、附子，治疗阴疝；配伍轻粉，治疗疥癣瘙痒；配伍童便，治疗疥疮瘙痒，红肿疼痛。

狼毒具有下气逐痰的作用，可用来治疗肺气壅实而致的咳嗽、呼吸困难，现在引申用于治疗慢性支气管炎咳嗽气喘而体质壮实者。同时，狼毒长于逐水祛痰、破积杀虫，所以能够治疗水肿、痰饮、饮食积滞等。

狼毒的临床用法为：0.9~2.4g 煎汤内服，或入丸、散；外用适量捣敷、调敷、磨汁涂或煎水洗。本品有毒，内服宜慎，体质虚弱者孕妇忌用。"十八反"中狼毒畏密陀僧。

现代研究发现，狼毒根含甾醇、酚性成分、氨基酸、三萜类及有毒的高分子有机酸等。药理研究表明，狼毒具有镇痛、抗肿瘤、加快呼吸、轻度降低血压等作用；从狼毒中提取的狼毒苷具有一定的抗菌作用，能杀蛆、孑孓，并可用于灭鼠。因为狼毒可以用来杀飞禽走兽，提示具有较强的毒性，因而当代对狼毒已较少使用，毒性实验提示家兔服用 8.4g/kg 为安全剂量。

白头翁

【原文】白头翁[1]，味苦，温。主温疟、狂易[2]、寒热、癥瘕积聚、瘿气[3]，逐血止痛，疗金疮。一名野丈人，一名胡王使者。生山谷。

【词解】[1]白头翁：毛茛科植物白头翁的根。[2]狂易：即如狂，指精神失常后出现性情暴躁。[3]瘿气：病名，指忧思郁怒，肝郁不舒，或因水土因素，导致脾失健运、气滞痰凝而出现颈前有肿物生长，高突，或蒂小而下垂，就像璎珞一样。

【语译】白头翁，味苦，性温。主治温疟、发狂、时发冷时发烧，能攻克癥瘕积聚，治疗瘿瘤，可以祛瘀止痛，治疗刀枪外伤。又名野丈人，或名胡王使者。生长在山谷之中。

【按语】白头翁，为毛茛科植物白头翁 *Pulsatilla chinensis*（Bge.）Reg. 等的根。白头翁为多年生草本植物，生于田野、荒坡及田野间，主产于东北、河北、山东、山西、陕西、江苏、河南及安徽，内蒙古、甘肃、青海等地区也有分布。白头翁别名野丈人、胡王使者、奈何草、粉乳草、白头草、白头公、猫头花、猫古都等。

白头翁味苦，性寒，入胃、大肠、肝经，具有清解毒热、凉血治痢、清肝明目的功效，临床用于治疗湿热痢疾、疫毒痢疾、热毒血痢，以及热毒带下、外痔肿痛、疮疡肿毒、疟疾、目赤肿痛等。白头翁配伍黄连、黄柏、秦皮，治疗热痢里急后重；配伍苦参，煎汤外洗治疗阴道瘙痒；配伍阿胶，治疗产后下利虚极。

白头翁长于清热解毒、凉血，因为它味苦能泻，又能清热解毒，所以临床上常用来治疗热毒菌痢、寒热往来的病证。因为

439

白头翁具有清泻的作用，所以对于血热瘀结者，能够散热凉血祛瘀，使瘀血去而新血生，疼痛止，血循常道而行。

白头翁的临床用法为：9～15g煎汤内服，或入丸、散；外用：30～60g煎液保留灌肠，或捣敷。虚寒下痢忌用。

现代研究发现，白头翁的主要成分为皂苷，水解后生成三萜苷元、葡萄糖、鼠李糖等，白头翁全草含白头翁素，根含三萜皂苷约9%。药理研究表明，白头翁煎剂及其皂苷能够抑制体内外溶组织阿米巴原虫的生成，但所需剂量较大；白头翁流浸膏能杀死阴道滴虫，新鲜白头翁榨取的汁液对金黄色葡萄球菌、绿脓杆菌有抑制作用，并有一定抗病毒作用，但除去白头翁中的鞣质后抑菌作用就消失了。此外，白头翁素有镇静、镇痛及抗痉挛的作用；除去根部的白头翁全草含有一种强心成分——喔奇哪灵（okinalin），其作用略似于洋地黄。白头翁煎剂及其皂苷毒性很低，对大鼠几乎无毒。

鬼　臼

【原文】鬼臼，味辛，温。主杀蛊毒、鬼注、精物，辟恶气[2]不祥，逐邪，解百毒。一名爵犀，一名马目毒公，一名九臼。生山谷。

【词解】[1]鬼臼：为小檗科植物八角莲的根茎。[2]恶气：使人致病的污秽之气。

【语译】鬼臼，味辛，性温。主要能够消除蛊毒、鬼疰，能杀使人生病的精魅，祛除使人致病的污秽不祥之气，驱逐多种病邪以解百毒。又名爵犀，或名马目毒公，也叫九臼。生长于山谷之中。

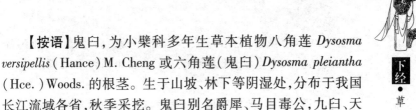

【按语】鬼臼，为小檗科多年生草本植物八角莲 *Dysosma versipellis*（Hance）M. Cheng 或六角莲（鬼臼）*Dysosma pleiantha*（Hce.）Woods. 的根茎。生于山坡、林下等阴湿处，分布于我国长江流域各省，秋季采挖。鬼臼别名爵犀、马目毒公，九臼、天臼、马目公、解毒、羞天花、羞寒花、害母草、八角盘、独角莲、独荷草、旱荷、八角镜、金星八角、独叶一枝花、千斤锤、一碗水、江边一碗水、八角乌等。

鬼臼味苦、辛，性平，入肺、脾、肝三经，具有祛痰散结、解毒消肿、活血化瘀的功效，主治瘰疬、咳嗽痰多、瘰疬、瘿瘤、疔疮、痈肿、蛇伤、跌打损伤、闭经、胃痛、蛇虫咬伤以及腮腺炎、乳腺癌等。

临床用法为：3～9g 煎汤内服，或磨汁服，也或入丸、散内服；外用磨汁涂或研末调敷患处。

现代研究表明，鬼臼根茎中含 4.2% 的醇溶性树脂，其中含鬼臼毒素（约 15%）、去氢鬼臼毒素（约 0.33%）和少量山柰酚等。鬼臼的解毒作用较强，并具有抗癌、保肝、抗病毒的作用，但是，现代已较少应用该药。

羊　桃

【原文】羊桃[1]，味苦，寒。主燸热[2]、身暴赤色、风水[3]、积聚、恶疡，除小儿热。一名鬼桃，一名羊肠。生川谷。

【词解】[1]羊桃：又名猕猴桃，为猕猴桃科植物猕猴桃的果实。[2]燸热：火热发展迅速。[3]风水：风邪侵袭人体，肺失宣降，不能通调水道，水湿潴留体内所致的水肿叫风水。

【语译】羊桃，味苦，性寒。主治体内热邪炽盛，人体体表突然出现红赤的颜色,能治疗风水水肿、积聚、恶疮溃烂,能消除小儿发热。又名鬼桃,或名羊肠。生长在山川河谷之间。

【按语】羊桃,即猕猴桃,为猕猴桃科植物猕猴桃(藤梨、羊桃)Actinidia chinensis Planch. 的果实。又名阳桃、鬼桃、藤梨、木子、毛叶猕猴桃、大红袍、杨桃、强梨、金梨、山洋桃、狐狸桃等。

当前认为,猕猴桃味甘、酸,性寒,归心、胃经,具有解热、生津止渴、利尿通淋的功效,主治热病伤津、舌干口渴、消化不良、食欲不振、烦热、消渴,以及黄疸、痔疮、石淋、小便涩痛,淋漓不尽。本品清热、利小便而作用平和。猕猴桃的临床用法为:30~50g 水煎服,或洗净生食。

《神农本草经》原文说羊桃味苦,可能是指它具有清热泻火、凉血解毒的作用。关于羊桃治疗积聚的机理,至今不详,福建民间有用它来治疗疟母(久患疟疾后脾脏肿大)有一定疗效,作用有待进一步研究。现代研究表明猕猴桃的鲜果肉含水分约91%,含有草酸、柠檬酸、苹果酸、蔗糖、果糖、葡萄糖和少量脂肪,另外还含有硫胺素、类胡萝卜素及猕猴桃碱等;叶含槲皮素、山奈醇、咖啡因、对香豆酸、无色飞燕草花青素、无色花青素等;茎含精氨酸、赖氨酸、亮氨酸、丙氨酸及天门冬酰胺等氨基酸;种子含水分25%,油22%~24%及蛋白质15%~16%。

另外,有人认为《本经》所载的羊桃为酢浆草科植物阳桃 Averrhoa Carambola L. 的果实,有待证实。阳桃别名三帘、五敛子、羊桃、三棱子、风鼓、鬼桃等,分布于我国东南部及云南,多栽培于园林或村旁。阳桃味酸、甘,性寒,入肺、胃二经,具有清热解毒、生津止渴、利水通淋的功效,临床用于治疗牙痛、咳嗽、蛇伤、酒毒、烦渴以及淋证等。其临床用法为:30~60g 煎汤内服,或生食、捣汁。

女　青

【原文】女青[1]，味辛，平。主蛊毒，逐邪恶气，杀鬼，温疟，辟不祥。一名雀瓢。

【词解】[1]女青：蔷薇科植物蛇含的根。

【语译】女青，味辛，性平。主治蛊毒，能驱逐污秽之气，消灭鬼怪，可治疗温疟，去除不吉祥的征兆。又名雀瓢。

【按语】女青，为蔷薇科植物蛇含 *Potentilla kleiniana* Wight et Arn. 的根（具体见"蛇含"条）。

女青与蛇含同出一物，二者性能、功效相似，都具有清热解毒的作用，不同的是女青还能够辟秽，可用来逐恶气，预防瘟疫。现代研究发现，女青含鸡屎藤苷、鸡屎藤次苷、车叶草苷等环臭蚁醛的化合物及 γ - 谷甾醇，具有明显的镇痛作用，并能降低关节腔内的炎症病变。

连　翘

【原文】连翘，味苦，平。主寒热、鼠瘘、瘰疬、痈肿、恶创、瘿瘤、结热、蛊毒。一名异翘，一名兰花，一名折根，一名轵，一名三廉。生山谷。

【语译】连翘，味苦，性平。主治恶寒发热、鼠瘘、瘰疬、痈疡肿痛、恶疮溃烂、瘿瘤及热毒积聚所生的包块，能解毒虫螫伤之毒。又名异翘，也叫兰花，或叫折根、轵、三廉。生长在山谷之间。

【按语】连翘，为木樨科植物连翘 *Forsythia suspensa* (Thunb.)Vahl 的干燥果实。主产于山西、河南、陕西及山东。连翘别名青翘、大翘子、空壳、三廉、连草、折根、异翘、旱莲子、连、轵等。

连翘味苦，性凉，入心、肺、肝、胆经，具有清热解毒、消痈散结、清热利尿的功效，临床用于治疗外感风热、温病热入心包、丹毒、斑疹、咽喉肿痛、痈肿疮毒、瘰疬痰核、瘿瘤、湿热淋证、小便不利等。连翘配伍银花、薄荷，治疗温病初起，发热、微恶寒、斑疹；配伍桑叶、菊花，治疗发热恶寒、咳嗽痰稠；配伍犀角、莲子心，治疗热入心包，高热神昏；配伍淡竹叶、鲜茅根，治疗小便赤涩淋漓；配伍野菊花、天花粉、银花，治疗痈肿疮疖；配伍蒲公英、皂角刺、穿山甲、玄参，治疗痈肿初起，红肿未溃；配伍夏枯草、玄参、贝母，治疗瘰疬；配伍蒲公英、川贝母、雄鼠屎，治疗乳痈；配伍黄柏、甘草，治疗舌破生疮；配伍赤小豆，治疗湿热内蕴之黄疸、湿热下注之淋证，以及妇科盆腔炎急性发作和产后高烧；配伍牛蒡子，治疗疮疡肿毒、咽喉肿痛；配伍蔓荆子，治疗风火头痛、暴发火眼、外感风热等；配伍栀子，治疗温病热入心包，或口舌生疮、尿赤短涩、疮疡肿毒等。

连翘主要功效为清热解毒，清火散结，长于清心火，解上焦之热，并有开泄宣通的作用，是辛凉解表的要药。《神农本草经》原文说连翘能治瘰疬痈肿、疮疡瘿结、结热蛊毒，是因为"诸痛痒疮，皆属于心"，连翘清心火、疏通结滞而能治疗以上诸证。

连翘的临床用法为：9~15g 煎汤内服，或入丸、散；外用适量煎水洗。脾胃虚弱、气虚发热、痈疽已溃、脓稀色淡者忌用。

现代研究发现，连翘果实中含连翘酚、甾醇化合物、皂苷及黄酮醇苷类、马苔树脂醇苷等，果皮中含齐墩果酸。药理实验表明，连翘浓缩煎剂具有强的抗菌作用，可抑制伤寒杆菌、副伤寒杆菌、大肠杆菌、痢疾杆菌、白喉杆菌及霍乱弧菌、葡萄球菌、链球菌等，估计连翘酚是其抗菌的主要成分。此外，连翘还具

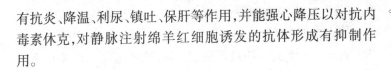

有抗炎、降温、利尿、镇吐、保肝等作用，并能强心降压以对抗内毒素休克，对静脉注射绵羊红细胞诱发的抗体形成有抑制作用。

蔄茹

【原文】蔄茹[1]，味辛，寒。主蚀恶肉[2]、败创[3]、死肌，杀疥虫，排脓、恶血[4]，除大风[5]热气，善忘不乐[6]。生川谷。

【词解】[1]蔄茹：蔄音闾。蔄茹为大戟科植物蔄茹的根。[2]恶肉：病名，指体表长出的各种赘疣、瘢痕、疙瘩等。[3]败创：即败疮，指破溃流脓的疮疡。[4]恶血：败坏之血。[5]大风：有三种含义，一为强烈的风邪，二为血虚生风，三指疠风，即麻风。这里指麻风。[6]善忘不乐：健忘失眠。

【语译】蔄茹，味辛，性寒。主要用于腐蚀体表恶肉，治疗长期不能收口的死肉，能杀灭疥虫，排除脓液以及败坏的血液。可治疗热邪炽盛的麻风，还能治疗失眠健忘。生长在山川河谷之中。

【按语】蔄茹，又名草蔄茹，为大戟科植物蔄茹的根。

蔄茹味辛，性寒，有小毒。蔄茹的腐蚀性较强，长于清热解毒、消肿排脓、蚀疮去腐，并因有小毒而能杀疥虫，所以临床用于治疗痈疽肿毒、疥疮瘙痒、麻风等。至于能治疗失眠健忘，是由于二者是因风热侵犯心包胆腑所致，蔄茹能散心包胆腑之热，所以对失眠健忘有一定疗效。

需要指出的是，蔄茹一药，自从《神农本草经》后，《政和本草》《本草纲目》《本草衍义》等历代药物学专著均对其产地、产季、采集、炮制、鉴别、临床应用作了较为详细的记载,但《本草衍义》即指出:"服食方用者至少。"因而,现代大多中药专著均未对该药进行论述。由此可见,本药在临床应用上已经几乎湮没,也未见有对其进行现代研究的报道。

乌 韭

【原文】乌韭,味甘,寒。主皮肤[1],往来寒热[2],利小肠旁光气[3]。生山谷石上。

【词解】[1]皮肤:这里指位于体表的疾病。[2]往来寒热:指寒热交替发作。[3]利水肠旁光气:即利小肠膀胱气,是指调整、改善小肠、膀胱的气化功能。

【语译】乌韭,味甘,性寒。主治体表疾病,能治疗寒热交替发作的病变,可以调整小肠、膀胱的气化功能。生长在山谷之间石头之上。

【按语】乌韭,又名石苔,为蕨科植物乌韭的根茎,因其长在山谷石缝间,青翠茸茸,故名。

乌韭,味甘,性寒,善于透表泄热以解邪在少阳而寒热往来的病证,又能调整小肠、膀胱的气化功能,所以能够利尿、清利下焦湿热,用于治疗淋证、癃闭等。

但正如《本草经集注》所言:"然乌韭是何物,历来颇多争辩。"由于从古到今,对乌韭的记载,别名较多,各种著述对其性味功用等的记录也有所出入,因此对乌韭的药物来源也有待于作进一步的考证。

鹿藿

【原文】鹿藿[1]，味苦，平。主蛊毒，女子腰腹痛不乐[2]，肠痈，瘰疬疡气。生山谷。

【词解】[1] 鹿藿：为多年生缠绕草本豆科植物鹿藿的茎叶。[2] 不乐：这里指不止。

【语译】鹿藿，味苦，性平。主治蛊毒、女子腰腹疼痛不止、肠痈和瘰疬即将溃破。生长于山谷之间。

【按语】鹿藿，为多年生缠绕草本豆科植物鹿藿 *Rhynchosia volubilis* Lour 的茎叶。鹿藿别名鹿豆、野绿豆、野黄豆、老鼠眼、老鼠豆、野毛豆、门瘦等。

鹿藿味苦，性凉，入肝、脾、胃经，具有凉血解毒、软坚散结、解毒杀虫的功效。本品味苦泻血，性凉则能清血热，故适宜于治疗妇人产褥热、腰腹痛等病；本品味苦，苦能攻坚散结消积聚，可用于肠痈、瘰疬、疡气等；此外，本品能够解毒杀虫，故可治肠中一切虫疾及瘵疾。

鹿藿功善清热凉血、解毒消肿，临床用来治疗肠痈、瘰疬、蛊毒等。女子以血为本，血虚有热，容易出现腰腹部疼痛，鹿藿苦寒凉血，能使热退而血得所养，所以可以治疗女子腰腹部疼痛。现代认为，鹿藿苦寒燥湿，能解诸毒，可用于妇女腰痛、带下、淋浊、阴部瘙痒等证，并能治疗肠痈、瘰疬、疔疮等。现代亦用于治疗毒蛇咬伤。

鹿藿的临床用法为：9~15g 煎汤内服；外用适量捣敷于结聚处。其有效成分及药理作用有待进一步研究。

蚤 休

【原文】蚤休[1]，味苦，微寒。主惊痫，摇头弄舌[2]，热气在腹中，癫疾，痈创，阴蚀，下三虫，去蛇毒。一名蚩休。生川谷。

【词解】[1]蚤休：又名七叶一枝花、重楼等，为百合科多年生草本植物蚤休的根茎。[2]弄舌：指舌体反复吐出又收回，或舌体不断上下左右舔动。

【语译】蚤休，味苦，性微寒。主治惊风癫痫和不断头部摇动、舌头在口腔中反复转动，能治疗热邪在腹内作祟使人发生癫痫的病证，并能治疗痈疮、阴部溃烂，能排除体内的多种寄生虫，解蛇毒。又名蚩休，生长在山川河谷之间。

【按语】蚤休，又名七叶一枝花、重楼等，为百合科多年生草本植物蚤休 *Paris polyphylla* Smith、云南重楼 *Paris yunnanensis* Franch. 或七叶一枝花 *Paris chinensis* Franch. 的干燥根茎。第一种主产于四川、云南，第二种主产于云南、四川及广西，第三种主产于云南、四川及贵州、陕西、安徽、江苏、湖南等地。蚤休别名重台、草甘遂、螫休、金钱重楼、百日遂、重台草、三层草、独角莲、草河车、九道箍、七叶一盏灯、独叶一枝花等。

蚤休味辛、苦，性寒，有小毒，入心、肝、肺三经，具有清热解毒、消肿治痈、凉肝息风、止咳平喘、解蛇毒的功效，临床用于治疗乳蛾肿痛、痄腮、咽喉肿痛、热毒疮疡、湿热黄带、蛇虫咬伤、癥肿以及小儿高热惊风抽搐。蚤休配伍金银花、连翘，治疗热毒疮疡；配伍赤芍，治疗痈毒红肿；配伍牛蒡子，治疗肺热咳喘、咽喉肿痛、乳蛾肿痛等；配伍钩藤，治疗肝热风动、高热惊风抽

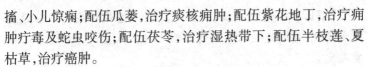

搐、小儿惊痫;配伍瓜蒌,治疗痰核痈肿;配伍紫花地丁,治疗痈肿疔毒及蛇虫咬伤;配伍茯苓,治疗湿热带下;配伍半枝莲、夏枯草,治疗癌肿。

蚤休苦寒清热,入肝经,长于清热息风止痉,临床上常用于惊风、癫痫等的治疗,这是由于惊痫之证,多由肝火内炽、热极生风所致。此外,蚤休还能苦泄凉血,能够清解郁热、消痈肿、解虫毒,所以能够治疗一切痈疮溃烂和毒蛇咬伤。

蚤休的临床用法为:5～10g煎汤内服;外用适量煎水洗或研末敷患处。体质虚弱者,无实火和阴证疮疡患者,以及孕妇忌服。量大易致恶心呕吐。

现代研究表明,蚤休的主要成分为蚤休苷、薯蓣皂苷及薯蓣皂甙元等。药理实验证实,蚤休具有平喘止咳、镇静止痛、抗菌、抗病毒、抗炎的作用,对肠道杆菌和化脓性球菌等有抗菌作用,蚤休的醇提取物有杀灭钩端螺旋体的作用,对甲型肝炎病毒及亚洲甲型流感病毒有抑制作用,估计蚤休的抗病毒作用与其所含的鞣质有重要的关系。另外,蚤休还具有抗蛇毒的作用,对小刀蝮蛇毒、眼镜蛇毒中毒有明显的对抗作用,其有效成分可能是其所含的甾体皂苷和氨基酸。蚤休具有促肾上腺皮质功能的作用,此作用与其所含的甾体皂苷有激素样作用有关。蚤休提取物对肉瘤实验型肝癌有抑制作用。蚤休皂苷对离体兔耳血管平滑肌有直接收缩作用。蚤休煎剂和皂苷对豚鼠的离体回肠有兴奋作用,并有溶血作用。

石长生

【原文】石长生[1],味咸,微寒。主寒热、恶创、火热,辟鬼气不祥。一名丹草。生山谷。

【词解】[1]石长生:为水龙骨科植物石长生的茎叶。

【语译】石长生，味咸，性微寒。能治疗发冷发烧和生恶疮而发高烧，能驱逐使人致病的污秽之气。又名丹草。生长在山谷之间。

【按语】石长生，也名丹草、丹砂草、红芨草等，为水龙骨科植物石长生 *Adianfummonochlamys* Eat. 的茎叶。

石长生，味辛、苦、甘，性微寒，主要功能为清热解表，主治恶疮高热等。近代方书对其记载较少，临床应用也不多。

现代研究发现，石长生的全草含黄酮类、甾醇、氨基酸、内酯或酯类、酚性成分，其煎剂在 25% 的浓度时对福氏及舒氏痢疾杆菌均无抑制作用。

陆　英

【原文】陆英[1]，味苦，寒。主骨间诸痹，四肢拘挛疼酸，膝寒痛，阴痿，短气不足[2]，脚肿。生川谷。

【词解】[1]陆英：为忍冬科接骨木属植物蒴藋的根叶或全草。[2]短气不足：即气虚不足，表现为呼吸急促，不相接续。

【语译】陆英，味苦，性寒。主治痹在骨间而使四肢拘急挛缩酸疼、膝部冷痛、阳痿、呼吸短促、脚肿。生长在山川河谷之间。

【按语】陆英，为忍冬科接骨木属植物蒴藋 *Sambucus javanica* Reinw. 的根叶或全草，分布于华北、华东、华南、西南及陕西、甘肃、宁夏等地区。陆英别名蒴藋、接骨木、华草、秀英、接骨草、落得打、珍珠连等。

陆英味辛、涩，性温，入肝、脾、肾三经，具有祛风除湿、利水消肿、活血化瘀的功效，临床用于治疗瘾疹、湿疮、湿痹、寒湿痢、水肿、癃闭、伤筋骨折、癥瘕、产后恶露不尽等。陆英配伍侧柏叶，治疗多种出血证；配伍白术，能够外治风寒湿邪浸淫肌表、经络，四肢关节重着，屈伸不利，内治脾阳虚衰、寒湿内生、痰饮停滞之脘腹痞闷、纳谷不香等。

陆英辛散苦燥，功善祛风除湿、散寒，所以能够除烦解闷、降浊开郁、利水消肿。

陆英的临床用法为：6～12g煎汤内服，或捣汁、浸酒服；外用适量煎水洗浴，或捣烂外敷。凡血虚、阴虚者慎用，孕妇禁用。

近代对该药的应用和研究较少。现代研究表明，陆英全草主要成分为黄酮类、酚性成分、鞣质、糖类、绿原酸，根含大量鞣质和生物碱等。药理实验证实，陆英具有加速骨折愈合、消肿的作用。另外，小鼠热板法证实，陆英煎剂无镇痛作用，在试管内对金黄色葡萄球菌、大肠杆菌等也无抑制作用。

荩　草

【原文】荩草[1]，味苦，平。主久咳上气，喘逆久寒，惊悸，痂疥，白秃[2]，疡气，杀皮肤小虫[3]。生川谷。

【词解】[1]荩草：为禾本科植物荩草的全草。[2]白秃：头部生疮，出现白痂，疮上头发脱落不生的病证。[3]小虫：指疥虫、螨虫、霉菌之类的寄生虫或微生物。

【语译】荩草，味苦，性平。主治长期咳嗽、呼吸困难和长期受寒邪困扰而出现喘促，能治疗精神紧张、心悸等症状；还可治疗疥疮已生痂壳、头部白秃、皮肤溃疡，能杀灭各种皮肤寄生虫或微生物。生长在山川河谷之间。

【按语】荩草,为禾本科植物荩草 *Arthraxon hispidus* (Thunb.)Mak. 的全草。荩草为一年生草本,生于山坡草地和阴湿处,全国各地都有分布。荩草别名王刍、黄草、菉蓐草等。

荩草味苦,性平,入肺经,具有祛寒定喘、杀虫解毒的功效,临床用于治疗久咳上气的喘逆、惊悸,以及皮肤溃烂、头部白秃等。

荩草具有温肺止咳、平喘的作用,能够治疗久咳上气、喘逆久寒等证。外用荩草具有燥湿杀虫的作用,对于已有结痂的疥疮或头部疮疡均有治疗作用。至于荩草能够治疗惊悸,可能是因为它能够针对痰气扰心的惊恐、心悸等证多肺气不足的特点,温肺行气,使气足痰消。

荩草的临床用法为:6~12g 煎汤内服;外用适量捣敷或煎水洗。

现代研究表明荩草的叶和茎中含乌头酸、木樨草素、荩草素等成分。

牛 扁

【原文】牛扁[1],味苦,微寒。主身皮创,热气,可作浴汤。杀牛虱小虫,又疗牛病。生川谷。

【词解】[1]牛扁:为毛茛科植物牛扁的根茎和叶。

【语译】牛扁,味苦,性微寒。主治体表有热生疮。可煎成药汤进行外洗。能够杀死牛身上的虱子,又能治疗牛病。生长于山川河谷之间。

【按语】牛扁,为毛茛科植物牛扁 *Aconitum ochranthum* Mey. 的根、茎、叶。牛扁为多年生草本,生于山地林中或林边草地,

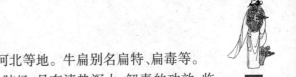

分布于甘肃、陕西、山西、河北等地。牛扁别名扁特、扁毒等。

牛扁味苦，性微寒，入肺经，具有清热泻火、解毒的功效，临床上一般外用以治疗皮肤各种疮疡热气等。

牛扁的功效为清热解毒，无论煎汤内服外洗，均对多种皮肤疮疡有治疗作用。但因为牛扁所含的生物碱有毒，内服宜慎，一般适量捣敷患处。

现代研究发现牛扁含生物碱 0.8% ~ 1%，其药理作用有待进一步研究。

夏枯草

【原文】夏枯草[1]，味苦辛，寒。主寒热瘰疬，鼠瘘，头创，破癥，散瘿结气，脚肿，湿痹，轻身。一名夕句，一名乃东。生川谷。

【词解】[1]夏枯草：为唇形科植物夏枯草的花和果穗。

【语译】夏枯草，味苦、辛，性寒。主治外感寒热邪气致的瘰疬、鼠瘘、头部生疮，能够攻克癥结，消散气机郁结而形成的瘿瘤，可治疗湿痹小腿肿。能使身体轻便灵巧。别名夕句，或名乃东。生长在山川河谷之间。

【按语】夏枯草，为唇形科植物夏枯草 *Prunella vulgaris* L. 的干燥带花的果穗。夏枯草为多年生草本植物，生于荒地、山坡及路旁草丛中，全国各地均有分布，主产于江苏、安徽、浙江及湖南。夏枯草别名夕句、乃东、燕面、麦夏枯、绝色草、羊肠菜、胀饱草等。

夏枯草味苦、辛，性寒，入肝、胆经，具有清泻肝火、清热散结、养肝明目的功效，临床用于治疗肝火上炎所致的头胀头痛、急躁易怒、目珠疼痛、头痛眩晕、瘰疬瘿瘤、乳痈肿痛等。夏枯草配伍香附,治疗肝虚目痛、气郁瘰疬;配伍菊花,治疗肝火上炎所致的头胀头痛、眩晕、目赤肿痛等;配伍玄参,治疗肝气郁结所致的瘰疬痰核;配伍连翘、牡蛎,能增强夏枯草清热解毒、软坚散结的作用;配伍半夏,治疗痰热互结之失眠、瘰疬痰核、瘿瘤等;配伍茺蔚子,治疗肝阳上亢所致的头晕头痛;配伍贝母,治疗瘰疬瘿瘤。

夏枯草的临床用法为:6~15g煎汤内服,也可熬膏或入丸、散外用:适量煎水洗或捣烂外敷。脾胃虚弱者慎服,气虚者忌服。

《神农本草经》原文所谓寒热瘰疬、鼠瘘、头疮等,都是因为邪热痰凝气结而生。一般认为,郁结之病,得辛则散,火热之邪,得寒则解。夏枯草苦寒泻热,辛散郁结,所以具有清热散结的作用。至于夏枯草能够治疗脚肿湿痹、轻身者,机理不详,有等考证。

现代研究表明,夏枯草全草含三萜皂苷,其苷元是齐墩果酸,尚含有游离的齐墩果酸、熊果酸、芸香苷等;其花穗含飞燕草素和矢车菊素的花色苷、d-樟脑、d-小茴香酮、熊果酸。药理实验证实,夏枯草具有降压、抗菌等药理作用。实验发现,夏枯草抗菌谱较广,对痢疾杆菌、链球菌有抑制作用。

芫　花

【原文】芫花[1],味辛,温。主咳逆上气、喉鸣喘、咽肿、短气、蛊毒、鬼疟[2]、疝瘕痈肿,杀虫鱼。一名去水。生川谷。

【词解】[1]芫花:瑞香科植物芫花的花蕾。[2]鬼疟:指突感尸疰客忤,寒热日作,噩梦多端,时生恐怖,言行异常,脉来时大时小的病证。

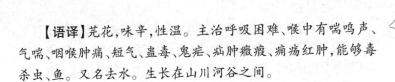

【语译】芫花，味辛，性温。主治呼吸困难、喉中有喘鸣声、气喘、咽喉肿痛、短气、蛊毒、鬼疟、疝肿癥瘕、痈疮红肿，能够毒杀虫、鱼。又名去水。生长在山川河谷之间。

【按语】芫花，为瑞香科植物芫花 *Daphne genkwa* Sieb. et Zucc. 的干燥花蕾。芫花主产于安徽、江苏、四川、山东、河北及山西。芫花别名芫、去水、败花、赤芫、儿草、杜芫、头痛花、闷头花、老鼠花、闹鱼花、大米花、芫条花、野丁香花、九龙花、浮胀草、地棉花、银腰带、药鱼草等。

芫花味苦、辛，性温，有毒。入肺、脾、肾经，具有泻水逐饮、逐痰祛湿、行气通脉、杀虫的功效，临床用于治疗风水泛滥、水湿浸渍所致的全身浮肿、水肿胀满、痰饮积癖、心腹症结、痰湿咳喘、咳逆上气、痛引胸胁、疟疾（疟母）、白秃头疮，以及食物中毒、痈疮肿毒等。芫花配伍甘遂、大戟、牵牛子，治疗水肿胀满、二便不通；配伍甘遂、大戟、大枣，治疗痰饮咳喘、痛引胸胁；配伍朱砂，治疗疟母，经年日久，结为癥瘕，腹胁坚痛；配伍枳壳，治疗腹内蛊胀；配伍车前子，治疗水饮痰凝，咳喘胸满，小便不利，以及渗出性胸膜炎、肝硬化腹水和血吸虫病后腹水；配伍雄黄外用，治疗虫积腹痛；配伍猪油外用，治疗头癣；配伍甘草水煎外洗，治疗冻疮。

芫花的临床用法为：1.5～3g 煎汤内服，或入丸、散；外用适量，煎水洗、调敷或煎水含漱。阴寒水肿、体质虚弱者及孕妇忌用。

芫花虽然性温，但是具有降泄之性，为泻水逐饮峻药，与甘遂、大戟作用相似而药力较缓，但毒性最大。芫花以泻胸胁水饮见长，并能祛痰止咳。近代曾扩展性地将芫花用于渗出性胸膜炎、肝硬化腹水、肾性水肿等的治疗。至于芫花能治疗蛊毒鬼疟，疝瘕痈肿，是取芫花之毒性，以毒攻毒，消肿散结。由于芫花的花、叶、根具有较大的毒性，所以能够杀死虫、鱼。

现代研究发现,芫花含芫花素、羟基芫花素、芹菜素及谷甾醇,另含苯甲酸及刺激性油状物等。药理实验证实,芫花具有利尿、排钠的作用,有轻度致泻致吐作用,能镇咳,祛痰,有一定的致流产作用。此外,芫花还具有一定的抗菌作用,对肺炎球菌、流感杆菌等均有抑制作用。另外,芫花具有较强毒性作用,能使动物惊厥,死于呼吸衰竭。

木（下品）

巴　豆

【原文】巴豆[1],味辛,温。主伤寒,温疟,寒热,破癥瘕结聚,坚积,留饮,痰癖[2],大腹水张,荡练五藏六府,开通闭塞,利水谷道,去恶肉,除鬼毒、蛊注[3]、邪物,杀虫鱼。一名巴叔。生川谷。

【词解】[1]巴豆:大戟科植物巴豆的成熟种子,因为原产于巴蜀,形状如菽豆,故名巴豆。[2]痰癖:痰邪内滞,导致痞块出现并积于胁肋而疼痛的疾患。[3]蛊注:即蛊疰,指人中毒虫剧毒,心腹闷痛,迁延日久,毒气在腹中游走,使人羸瘦,骨节疼痛,发作时心腹烦闷而痛,并能传染他人的疾病。

【语译】巴豆,味辛,性温。主治伤寒、温疟往来寒热;能够攻克癥瘕及坚硬而顽固的积聚,治疗水饮留于体内而出现的胁下痛、胁下有痞块的病证,治疗腹水;能荡涤五脏六腑,使闭塞开通,通利大、小二便;能去掉死肉,解毒,祛除蛊毒等邪物。能杀死虫鱼。别名巴叔。生长在山川河谷之间。

【按语】巴豆，为大戟科植物巴豆 *Croton tiglium* L. 的成熟种子，主产于四川、云南、广西、贵州、湖北。巴豆别名刚子、老阳子、猛子仁、巴果、巴米等。

巴豆，味辛，性温，有大毒，入胃、大肠、肺三经，具有峻下寒积、逐痰行水、泻积导滞、通关开窍、杀虫疗疮的功效，临床用于治疗肠胃寒积、臌胀腹水、痰饮癖积、癥结积块、寒实结胸、积滞泻痢、腹痛里急后重等，并可外用治疗喉风、喉痹、恶疮疥癣等。巴豆配伍大黄、干姜，治疗肠胃寒积，卒然心腹急痛；配伍桔梗、贝母，治疗寒实结胸，胸胁痞痛、大便不通；配伍杏仁，治疗臌胀腹水、积滞泻痢；配伍胆南星、神曲、朱砂，治疗小儿痰食壅积，腹痛便秘、惊悸不宁；配伍绛矾，治疗虫阻经隧，腹大胀满者（类似于血吸虫病晚期腹水）；配伍白矾外用，治疗喉风、喉痹。

巴豆的临床用法为：0.15～0.3g（最好用巴豆霜）入丸、散内服；外用绵裹塞耳塞鼻，也可捣膏涂或绢包搽患处。体质虚弱者及孕妇忌用。巴豆若用其峻下之力，应生用；需消积磨坚，应炒用；用于喉痹、痰涎壅阻气道，可以用巴豆霜。

巴豆大辛大热，有毒，生用能够峻下寒积、开通闭塞、通利大小二便，既可荡涤肠胃之沉寒痼冷、宿食积滞，又能攻痰逐湿、利水消肿，药力峻猛。此外，巴豆还能外用以解虫毒、腐蚀坏肉，对脓成未溃及疥癣恶疮等有较好疗效。但是，因为巴豆内服致泻作用极强，外用腐蚀性较强，局部外用可使皮肤发泡，使用宜慎。

现代研究发现，巴豆种子含巴豆油34%～57%，其中含巴豆油酸、巴豆酸，以及棕榈酸、硬脂酸等所组成的甘油酯等。巴豆油是最强的致泻物质，对皮肤及黏膜均有极强的刺激作用，口服半滴至一滴就能使口腔及胃黏膜出现烧灼感及呕吐，0.5～3小时内即有多次大量水泻，并伴有剧烈腹痛和里急后重，产生严重口腔刺激症状及胃肠炎。此外，巴豆还有杀钉螺的作用。巴豆有抗病原微生物作用，巴豆煎剂对金黄色葡萄球菌、白喉杆菌有较强的抑制作用,对流感杆菌、绿脓杆菌也有一定的抑菌作用。巴豆还有抗肿瘤作用,实验证明巴豆提取物对艾氏腹水癌和肝癌腹型细胞有杀灭作用,并对小鼠肉瘤、子宫颈癌、肝癌腹水型、艾氏腹水癌有明显的抑制作用。外用巴豆对皮肤有刺激作用,可引起皮肤发红,可发展为脓疱甚至坏死,实验证明,皮肤长期与巴豆接触,可致乳状瘤和癌。

蜀 椒

【原文】蜀椒[1],味辛,温。主邪气咳逆,温中,逐骨节皮肤死肌,寒湿痹痛,下气。久服之,头不白,轻身,增年。生川谷。

【词解】[1]蜀椒:即花椒,为芸香科植物青椒或花椒的果皮。

【语译】蜀椒,味辛,性温。主治感受风邪而发生的咳嗽,能温煦中阳,治疗骨节、皮肤像死肉一样没有感觉的病证,可以治疗寒湿痹证,能使气下行。长期服用它,能够保持头发不白,身体轻捷灵巧,延长寿命。生长在山川河谷之间。

【按语】蜀椒,即花椒,为芸香科植物花椒 *Zanthoxylum bungeanum* Maxim. 的果皮。因花椒多生于蜀地,蜀人多食之,故名蜀椒,又名川椒。

蜀椒味辛,性温,有小毒,归肝、肺、肾经,具有温中散寒、除湿杀虫的作用。同时,蜀椒还具有祛除风寒湿邪的作用,因而能够止痛,可用于治疗风寒湿痹、关节疼痛等。另外,蜀椒还能解鱼腥毒。临床上蜀椒常用于脾胃虚寒所致的各种病证,可治疗积食停饮、心腹冷痛、呕吐、泄泻、冷痢、产后血痢、风寒湿痹、疝痛、齿痛、蛔虫、蛲虫、阴痒、疮疥、喉痹等。可配伍人参、干

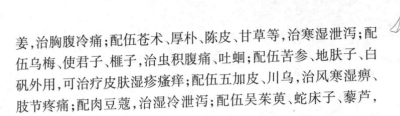

姜,治胸腹冷痛;配伍苍术、厚朴、陈皮、甘草等,治寒湿泄泻;配伍乌梅、使君子、榧子,治虫积腹痛、吐蛔;配伍苦参、地肤子、白矾外用,可治疗皮肤湿疹瘙痒;配伍五加皮、川乌,治风寒湿痹、肢节疼痛;配肉豆蔻,治湿冷泄泻;配伍吴茱萸、蛇床子、藜芦,治妇女阴痒。

由于蜀椒具有良好的温中散寒、温通血脉的作用,现代多认为蜀椒长于温中、除湿、杀虫、辟秽等,既可入药疗疾,又可作为香料食用。既可用于驱蛔(乌梅丸中,与乌梅、干姜、黄连等配伍使用),也可煎汤外洗,且能与其他药物配合使用。

蜀椒的临床参考用量为 3～6g 煎汤内服。由于花椒性味辛温,所以阴虚火旺者忌用,孕妇慎用。

蜀椒,辛散燥烈,能够入脾以散寒燥湿,可以用来治疗寒湿损伤中气,出现脘腹冷痛、饮食不消、吐泻冷痢等疾患。又能攻散肺部寒邪,补命门之火,所以又可以用来治疗肺寒咳嗽或命门火衰、肾气上逆出现的痰喘。蜀椒兼有杀虫的作用,可以治疗蛔虫引起的腹痛、吐蛔等。蜀椒煎汤外洗,还能治湿疮作痒。至于久服能"头不白、轻身、增年",不足为信。

蜀椒的种子习称椒目,味苦,性寒,长于行水消肿,用于水肿喘满实证;椒目还有明目的功效,临床也可用于治疗目生翳障、目暗不明等。

现代研究表明,花椒果实中含挥发油 0.7%～9%,挥发油中含量最多的是松油烯-4-醇(13.46%),其余有胡椒酮(10.64%)、芳樟醇(9.1%)、桧烯(9.7%),以及牻牛儿醇、柠檬烯、枯醇等,另外还有少量甾醇和不饱和有机酸。花椒的主要药理作用为:(1)对平滑肌作用:花椒所含的挥发油成分牻牛儿醇,小剂量($10^{-6}～10^{-8}$/ml)使家兔离体肠管呈持续性蠕动加强,大剂量(10^{-5}/ml)则抑制肠运动;低浓度花椒烯醇液对离体兔小肠作用不恒定,大剂量时能抑制肠运动;大鼠口服后抑制胃肠运动;(2)利尿作用:小量(5～100mg/kg)有轻度利尿作用,大剂量则抑制尿排泄;(3)降压:家兔静脉注射牻牛儿醇10mg/kg可引起血压迅速下降,并反射性引起呼吸兴奋;(4)局部麻醉作用:花椒烯醇液有局麻作用,对家兔的角膜表面的麻醉作用稍逊于丁卡因,但对豚鼠的浸润麻醉作用强于普鲁卡因;(5)呼吸麻痹作用:动物实验死亡都是因为呼吸麻痹,解剖发现因花椒而出现呼吸麻痹作用死亡的动物呼吸道内有多量的血性渗出物,肺和支气管有很多出血斑,其半数致死量为:大鼠口服0.8g/kg,兔静脉注射为50g/kg;(6)驱虫作用:牻牛儿醇对豚鼠蛔虫有驱虫作用,川椒油能使体外猪蛔虫严重中毒,临床用于驱绦虫和治疗蛔虫性肠梗阻;(7)抑菌作用:川椒体外对革兰阳性及阴性细菌均有明显抑制作用,对皮肤致病菌也有抑制作用,但作用较弱;(8)镇痛作用:小鼠腹腔注射花椒油素100mg/kg,给药10分钟后可提高痛阈126%～220%(热板法);(9)降血脂作用:花椒油素12.8mg/kg,花椒流浸膏0.62g/kg,大鼠口服6～10天,可明显降低血胆固醇、甘油三酯含量;(10)促血栓形成:花椒根乙醚、氯仿或甲醇浸剂,具有血栓形成活性,可用作血友病的止血剂。此外,花椒具有一定的毒性,大鼠口服牻牛儿醇的LD_{50}为4.8g/kg,兔静脉致死量为50mg/kg;小鼠口服花椒油素的LD_{50}为(4.164 ± 0.7)g/kg;小鼠腹腔注射花椒水溶性生物碱的LD_{50}为19.85mg/kg,静脉注射为3.61mg/kg。

　　需指出的是,秦椒(见中经)与蜀椒都是花椒,科属相同,仅产地不同而已,性味功效都没有太大差别,现代已不将他们区分使用。

皂荚

　　【原文】皂荚[1],味辛、咸,温。主风痹、死肌、邪气、风头[2]、泪出,利九窍,杀精物。生川谷。

【词解】[1]皂荚：即皂角，为豆科植物皂荚的成熟果实。[2]风头：即头风，指头部感受风邪后出现的症状的总称，包括头痛、眩晕、口眼歪斜、头痒多屑等多种症状。

【语译】皂荚，味辛、咸，性温。主治风邪闭阻气血出现的肌肤像死肉一样没有感觉的病证，能治疗头部感受外邪后出现的各种症状以及多泪等，能通利人体眼耳口鼻等多个窍道，驱逐不正的邪气。生长在山川河谷之间。

【按语】皂荚，即皂角，为豆科植物皂荚（皂角）*Gleditsia sinensis* Lam. 的成熟果实，主产于河北、山西、河南、山东。本品因受外伤等影响而结出的干燥畸形果实（不育果实）也称猪牙皂，也可药用。

皂荚味辛，性温，有小毒，入肺、大肠经，具有祛风化痰、燥湿杀虫的功效，临床用于治疗头风头痛、痰喘、中风、肠风下血、痢疾、疥癣、痈肿等。皂荚配伍晚蚕砂，能够升清降浊，消胀软便；配伍石菖蒲，治疗卒然昏迷不醒，口噤不开，属于实闭者，可用二药研末，吹鼻取嚏，以促病人苏醒；配伍白矾，治疗体质壮实，痰涎壅盛，喉间痰声漉漉，胸膈室塞者；配伍细辛，治疗中恶客忤垂死，中风或痰厥所致的猝然口噤气塞、人事不省、牙关紧闭、口流痰涎等。

皂荚，走窜力较强，使人入鼻则嚏，入咽则吐，服之能豁痰祛风，通利关窍，所以具有较强的祛痰、开窍、祛风的作用。现在多用皂荚来治疗顽痰壅盛、胸闷咳喘、痰液胶固难以咯出的病证，也可取它能通关利窍的作用，用于中风不省人事。

皂荚的临床用法为：0.9～1.5g研末入丸剂；外用适量煎水洗，或捣烂外敷，或烧灰存性研末敷患处。孕妇忌用。

现代研究发现，皂荚的荚果中含三萜皂苷、鞣质、蜡醇、二十九烷、豆甾醇、谷甾醇等。药理实验证实，皂荚的皂苷类物质能够刺激黏膜而反射性地促进呼吸道黏液的分泌，产生恶心性祛痰作用。此外,皂荚对某些革兰阴性肠内致病菌有抑制作用,对某些真菌也有抑制作用。

柳 花

【原文】柳花,味苦,寒。主风水[1]黄疸,面热黑[2]。一名柳絮。叶,主马疥痂创[3]。实[4],主溃痈,逐脓血。子汁[5],疗渴。生川泽。

【词解】[1]风水:为水月中病的一种,多由风邪侵袭,肺失宣降,不能通调水道、泛溢肌肤而致。[2]面热黑:面部颜色如火烧焦一般发黑。[3]马疥痂创:指火毒郁结之痈疽疥毒及创伤出血。[4]实:为垂柳的具毛种子。[5]子汁:指将具毛种子浸渍研出的汁液。

【语译】柳花,味苦,性寒。主治风水证而出现黄疸及面部出现像烧焦了一样的黑色。又名柳絮。柳叶,主治火毒郁结导致的痈疽疥毒及创伤出血。柳实,主要能使痈疡破溃,使脓血排出。柳实研出的汁液,治疗口渴证。生长在山川河泽之间。

【按语】柳花,为杨柳科植物垂柳 *Salix babylonica* L. 的花。柳花别名杨花、柳椹、柳蕊等。

柳花味苦,性寒,入肝、胆二经,具有利湿、止血、解毒、止痛的功效,临床用于治疗湿热黄疸、风水、吐血、咯血、唾血、便血、血淋等各种出血证,以及痈疽疮疡、牙痛等。

柳花具有祛风、利湿的作用,能治疗风水、黄疸。由于柳花还能散瘀,所以用来治疗面黑。柳叶具有解毒敛疮的作用,可治疗各种疮疡肿毒。柳实能止血、消痈排脓,所以具有溃痈、逐脓血的功效。新鲜子实,还有清热生津的作用,所以可以治疗口渴。

柳花的临床用法为:3～9g捣汁或研末内服;外用研末或烧灰存性敷。

此外,柳树的叶(柳叶)、枝条(柳枝)、茎枝或根部韧皮(柳白皮)均可入药。柳叶味苦,性寒,归心、脾经,功能清热透疹、利尿解毒,鲜者30～60g煎汤内服可治痧疹初起、透发不畅或疹色不红活,并可用于呼吸道感染、热淋、白浊、痢下赤白脓血等,外用煎水洗可治疗痈疖、丹毒、烫伤等;柳枝味苦,性寒,归肝、胃经,功能祛风利湿、止痛消肿、清热解毒,20～60g煎汤内服治疗风热痢疾、黄疸、淋病、白浊等,煎水含漱治疗龋齿红肿、口臭,煎水熏洗治疗痈疽疔疖、丹毒、麻疹初起透发不畅等;柳白皮味苦,性寒,功能祛风利湿、消肿止痛,30～60g煎汤内服治疗风湿骨节酸痛、湿疹、黄疸、热淋、白浊等,外用可治疗皮肤瘙痒、乳痈、烧烫伤等。

以上四者皆味苦性寒,故脾胃虚寒者慎用。

现代研究表明,柳叶含鞣质4.93%,并含邻苯二酚,具有抗甲状腺肿、抑菌、祛痰等作用,且柳叶提取的邻苯二酚有一定毒性,小鼠腹腔注射的 LD_{50} 为186.6mg/kg;柳叶、枝条都含水杨苷(salicin),口服后可在体内水解、氧化成水杨醇、水杨酸等,因此有解热、镇痛和抗风湿作用,另外水杨苷还有助消化作用(主要是促进唾液分泌)。茎皮主要含水杨苷、芸香苷等,药理作用需进一步研究。

楝　实

【原文】楝实[1],味苦,寒。主温疾伤寒[2],大热烦狂,杀三虫,疥疡,利小便水道。生山谷。

【词解】[1]楝实:即川楝子。[2]温疾伤寒:泛指温热病。

【语译】楝实，味苦，性寒。主治温热病，高热烦躁如狂，能杀灭多种寄生虫，治疗疥疮、痈疡，能够通利小便以导水液排出体外。生长在山谷之间。

【按语】楝实，即川楝子，为楝科植物川楝 *Melia toosendan* Sieb. et Zucc. 的成熟果实。主产于四川、云南。楝实别名练实、金铃子、仁枣、苦楝子等。

楝实味苦，性寒，有小毒，入肝、胃、小肠、膀胱经，具有燥湿杀虫、疏肝理气、泻火止痛的功效，临床用于治疗气郁胁痛、脘腹疼痛、胸胁胀痛、疝气作痛、蛔虫病、疥疮、阴痒、烦狂、热厥等。楝实配伍延胡索，治疗脘腹疼痛；配伍乌梅、蜀椒，治疗蛔虫腹痛；配伍小茴香、荔枝核、吴茱萸、肉桂，治疗疝气睾丸作痛；配伍香附、紫苏梗、枳壳，治疗肝气郁结胁肋胀痛；配伍沙参、麦冬、枸杞、当归、地黄，治疗阴虚胁痛；配伍郁金，治疗肝郁气滞化火，胁痛、胃痛、热厥暴痛；配伍白蒺藜，治疗肝气郁结，横逆犯胃；配伍当归，治疗肝、胆、胁肋疼痛；配伍青皮，治疗气滞湿停所致的少腹胀痛、疝气腹痛。

楝实苦寒性降，能够导热下行，引火毒下泄，所以能够治疗温热病高热烦狂的病证，并能使小便通利，导热外出。楝实能够杀三虫，也是取它苦寒化热之义。

楝实的临床用法为：4.5～9g 煎服，或入丸、散；外用研末调敷患处。生川楝子长于杀虫除湿，用于治疗蛔虫腹痛、湿痒癣疾；炒川楝子专于行气止痛，用于脘腹胀痛及疝气睾丸作痛。楝实味苦性寒，脾胃虚寒者忌用。

现代研究表明，川楝主要含川楝素，这是驱除蛔虫的主要成分，并含生物碱、山奈醇、鞣质及树脂等。药理实验证实，成熟的楝实对金色葡萄球菌有抑制作用（对大肠杆菌及鸡胚中培养的病毒无效），但楝实中所含的毒性蛋白能使人或动物中枢抑制，出现恶心呕吐、腹泻、呼吸困难及心悸、昏迷等中毒症状。

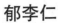

郁李仁

【原文】郁李仁[1]，味酸，平。主大腹水肿，面目四肢浮肿，利小便水道。根，主齿䶌肿，龋齿[2]，坚齿。一名爵李。生山谷。

【词解】[1]郁李仁：蔷薇科植物欧李和郁李的成熟种子。[2]龋齿：俗称虫牙，是指牙体硬组织逐渐崩解的一种慢性牙病。

【语译】郁李仁，味酸，性平。主治腹水、面目及四肢浮肿，能通利小便，导水外出。郁李根，主治牙龈肿痛、虫牙，能使牙齿坚固。又名爵李。生长于山谷之间。

【按语】郁李仁，蔷薇科植物欧李 *Prunus humilis* Bge.、郁李 *Prums japonica* Thunb. 和毛樱桃 *Prunus tomentosa* Thunb. 的干燥成熟种仁。第一种主产于东北、内蒙古、河北及山东等地，第二种主产于河南及山东，第三种主产于东北及河北。前2种植物的种子在药材商品上称为小李仁，第三种药材商品称为大李仁。一般均于夏、秋二季采收成熟果实，除去果肉及核壳，取出种子晒干药用。

郁李仁味辛、苦、甘，性平，入脾、大肠、小肠经，具有润燥通便、利水消肿的功效，临床用于治疗大肠气滞、燥涩不通。郁李仁配合柏子仁、杏仁、桃仁、松子仁，治疗年老体弱、产后血虚所致的便秘；配伍薏苡仁、黑白二丑、防己，治疗水肿腹满、大便闭结；配伍白术、茯苓、槟榔，治疗水肿小便不利；配伍甘遂、大黄、牵牛子，治疗二便不通，阳实水肿；配伍薏苡仁、赤小豆，治疗脚气浮肿。

郁李仁辛开苦降，善于通利周身之气，具有利水消肿的作用,因此能够治疗腹水、面目浮肿的病证。郁李仁根具有止痛、防止牙齿被虫蛀的功效,一般治疗时以煎汤含漱为宜。其临床用法为:内服,煎汤3~10g;或入丸散。阴虚津亏及孕妇慎用。

现代研究表明,郁李仁主要含苦杏仁苷、脂肪油、挥发性有机酸、粗蛋白质等,另外还含有皂苷及植物甾醇,茎皮中含鞣质、维生素等。欧李果实含果糖,毛樱桃叶中含槲皮苷,木材中含儿茶精及陶米宁。

莽 草

【原文】莽草[1],味辛,温。主风头,痈肿,乳痈,疝瘕,除结气,疥搔,杀虫鱼。生山谷。

【词解】[1]莽草:为木兰科植物狭叶茴香的叶。

【语译】莽草,味辛,性温。主治头部被风邪侵袭、痈疡肿痛、乳房发炎、腹部疝气肿痛,能够消除气滞,治疗疥疮瘙痒,可以杀死虫鱼。生长在山谷之间。

【按语】莽草,为木兰科植物狭叶茴香 *Illicium lanceolatum* A. C. Smith 的叶。原植物一般生于阴湿的溪谷两旁杂木林中,分布于长江中、下游以南各省区。

莽草味辛,性温,入肝、肺二经,具有祛风杀虫、破积消肿的功效,主治头风、疥癣、风火牙痛,以及乳痈、瘰疬、疝瘕等。

莽草具有祛风散寒的功效,不仅能入气分祛风,而且也能入血分活血消肿,所以既能治疗头风,又能治疗各种痈疡及癥瘕积聚。至于莽草能够治疥瘙、杀虫鱼,是因为它本身有毒,能以毒攻毒杀虫而奏效。

莽草的临床用法为:本品有毒,鲜品毒性更大,故仅作外用,研末调敷,煎水洗或含漱。不可内服。

除叶外,狭叶茴香根或根皮,称红茴香根,亦可药用,其味辛、性温,有毒,功能祛风通络、散瘀止痛,3～6g煎汤内服可治疗风寒湿痹、跌打损伤,以及0.5～1g外用研末调敷治疗痈疽疗疮、无名肿毒。本品有毒,内服宜慎,中毒症状为头晕目眩、咽喉灼痛,严重者出现发绀、抽搐、呼吸困难、休克甚至死亡。

药理研究发现,红茴香根的水提物有抗炎、镇痛作用,大剂量对离体蛙心有抑制作用,使心率减慢,房室传导阻滞,心肌收缩力减弱,急性中毒可因抑制中枢神经而死亡。茎的水提取物有强大的中枢兴奋作用,能有效对抗吗啡中毒的呼吸抑制。本品发生中毒性惊厥时可采用戊巴比妥钠解救。

雷　丸

【原文】雷丸[1],味苦,寒。主杀三虫,逐毒气,胃中热,利丈夫,不利女子。作摩膏[2],除小儿百病。生山谷。

【词解】[1]雷丸:为白蘑科真菌雷丸的干燥菌核。[2]摩膏:揉摩患处时使用的药膏。

【语译】雷丸,味苦,性寒。主要能杀死多种寄生虫,驱逐有毒之气,清除胃中热邪。此药对男子疗效较好,对女性疗效较差。做成药膏揉摩,能治疗小儿多种疾病。生长在山谷之间。

【按语】雷丸,为白蘑科真菌雷丸 *Omphalia lapidescens* Schroet 的干燥菌核。主产于四川、云南、湖北、广西、陕西及贵州。一般于8～10月份采收,晒干药用(不宜蒸煮或高温烘烤以免破坏蛋白酶)。本品无臭,味微苦,一般以颗粒均匀、坚实饱满、外皮黑褐色、内部白色者为佳。

雷丸味苦,性寒,有小毒,入胃、大肠经,具有消积杀虫的功效,主治绦虫病、钩虫病、蛔虫病,以及疳疾、风痫等。临床上,雷丸配伍槟榔、苦楝皮,可治疗钩虫病;配伍牡蛎、细辛、黄芩、蛇床子,治疗小儿惊啼不安;配伍芦荟、熊胆、胡黄连,治疗疳疾。

雷丸有消积杀虫的作用,主要用于虫积腹痛、小儿疳积、风痫抽搐等证。其临床用法为:6～9g 水煎,或入丸、散内服;外用研粉扑患处或煎水洗。脾胃虚寒者慎服。

研究发现,雷丸的主要有效成分为一种蛋白酶——雷丸素,含量约3%,为驱绦虫的有效成分,加热后失效,此酶在 pH8 的溶液中作用最强,在酸性溶液中无效,0.06μg 在 10ml 弱碱性溶液中即有分解蛋白质的作用。雷丸驱虫作用主要是雷丸中的蛋白酶对蛋白质的分解,致虫节破坏所致。药理研究表明,雷丸对蛔虫、蛲虫、钩虫、阴道毛滴虫均有驱虫作用,并能杀灭阴道滴虫。此外,雷丸中含有定名为 S_{4001} 的成分对巴豆油引起的小鼠耳肿胀和酵母引起的大鼠足肿胀均有明显的抑制作用,并能增强小鼠的免疫溶血反应和脾细胞吞噬作用。雷丸多糖在浓度为 10^{-5}mol/L 时能抑制花生四烯酸的释放,但不抑制白三烯 B_4 的生成。

桐　叶

【原文】桐叶[1],味苦,寒。主恶蚀创[2],著阴。皮,主五痔,杀三虫。花,主傅[3]猪创,饲猪,肥大三倍。生山谷。

【词解】[1]桐叶:为玄参科植物泡桐或毛泡桐的叶。[2]恶蚀创:来势凶猛、破溃久不收口的疮疡。[3]傅:指敷贴。

【语译】桐叶，味苦，性寒。主治破溃久不收口的恶疮，可把它贴在下阴生疮的地方进行治疗。桐皮，主治各种痔疮，能杀多种寄生虫。桐花，主要用来外敷治疗猪疮，喂猪能使猪肥壮。生长在山谷之间。

【按语】桐叶，为玄参科植物泡桐 *Paulownia fortunei*（Seem.）Hemsl. 或毛泡桐 *Paulownia tomentosa*（Thunb.）Steud. 的叶。前者多分布于山东、浙江、福建、台湾、湖南等地，后者分布于华北、华东、华中及西南地区。

桐叶味苦，性寒，入心、肝二经，具有清热解毒、化瘀止血的功效，临床用于治疗疔疮、乳痈、肠痈、丹毒等热毒疮疡，以及各种外伤出血、跌打损伤、瘀滞肿痛等。

桐叶有解毒消痈的作用，能够治疗痈疽恶疮、疔疮发背及创伤红肿化脓等证。研究发现，桐叶含熊果酸，并含多种糖苷及多酚类，能够治疗痈疮肿毒，适宜于外用；若用其解毒活血的作用，则需要内服。桐叶的临床用法为：2～30g 煎汤内服，或外用以醋蒸贴，也可捣敷或捣汁涂患处。

毛泡桐叶含熊果酸（Clrsolic acid）、糖苷及多酚类。熊果酸与齐墩果酸相近，为皂苷元，可作乳化剂用于制药或食品工业，无毒，对人体水、盐代谢无明显影响。

梓白皮

【原文】梓白皮[1]，味苦，寒。主热，去三虫。叶，捣傅猪创，饲猪肥大三倍。生山谷。

【词解】[1]梓白皮：为紫葳科植物梓树的根皮或树皮的韧皮部。

【语译】梓白皮，味苦，性寒。主治热证，能驱除多种寄生虫。梓树叶，捣烂外敷可以治疗猪疮，喂猪可使猪肥大好几倍。生长在山谷之间。

【按语】梓白皮，为紫葳科植物梓 *Catalpa ovata* G. Don 的根皮或树皮的韧皮部，又名木王、花楸、河楸、水桐、雷电木、木角豆、臭梧桐等。为落叶乔木，生于山谷、湿润土壤，分布于我国黑龙江、吉林、辽宁、河北、山东、山西、陕西、河南、江苏、四川、云南、贵州等地。其根皮一般于春、夏两季挖采，洗去泥沙，将皮剥下，晒干药用。

梓白皮味苦，性寒，入肝、胆、胃三经，具有清热解毒、清肝利胆、燥湿杀虫的功效，能治疗时病发热、痈疽肿毒，以及湿热黄疸、疥疮、皮肤瘙痒等。

梓白皮苦寒直泻里热而坚阴，因此主治热证。由于中医认为，虫之所生，多因湿热为患，梓白皮苦寒燥湿，清热解毒，因此能够去三虫。因为梓树叶能够清热泻火，解毒消疮，所以能够治疗猪疮(猪为水畜，恶热而易患瘟毒之疫疾)，用来喂猪，能够预防猪瘟，所以可以令猪肥大。

梓白皮的临床用法为:4.5~9g煎汤内服;外用研末调敷或煎水洗浴。

现代研究发现，梓白皮中含有异阿魏酸、谷甾醇等，具有良好的清热除湿、利胆退黄、解毒止痒的作用。

石　南

【原文】石南^[1]，味辛、苦，平。主养肾气，内伤，阴衰^[2]，利筋骨皮毛。实，杀蛊毒，破积聚，逐风痹。一名鬼目。生山谷。

【词解】[1]石南:蔷薇科常绿灌木石南的干燥树叶。[2]阴衰:这里指肾阴虚衰。

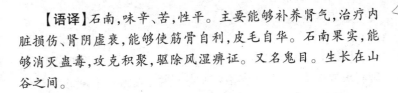

【语译】石南，味辛、苦，性平。主要能够补养肾气，治疗内脏损伤、肾阴虚衰，能够使筋骨自利，皮毛自华。石南果实，能够消灭蛊毒，攻克积聚，驱除风湿痹证。又名鬼目。生长在山谷之间。

【按语】石南，为蔷薇科常绿灌木石南 *Pho tinia serrulata Lindl.* 的干燥树叶。

石南味辛能润，味苦能坚阴，具有补肝肾、强筋骨的作用，能够治疗内伤所致的各种病证。石南实长于祛风湿，因此能够治疗风湿痹痛。至于它能解蛊毒、破积聚者，是取其解虫毒、活血化瘀的功效，近代已经很少作此用。

现代研究发现。石南枝、叶中含氰苷（根中不含），能杀死日本血吸虫尾蚴及钉螺。另外，石南乙醇浸出液能抑制离体蛙心，收缩离体兔耳血管，抑制离体肠管，降低麻醉犬血压。石南对大鼠毒性较小。

另外，日本所用的石南系杜鹃花属植物 *Rhododendron metternichii S. et Z.* ，其毒性（小鼠）较石南强 2～3 倍，能引起痉挛，二者不应混淆应用。

黄　环

【原文】黄环[1]，苦，平。主蛊毒鬼注，鬼魅，邪气在脏中，除咳逆寒热。一名凌泉，一名大就。生山谷。

【词解】[1]黄环：科属不详。有人认为属葛类，又名就葛，因叶黄而呈圆形，所以叫黄环，此说尚待证实。

【语译】黄环，味苦，性平。主治蛊毒、鬼疰，能够祛除在脏腑中的鬼魅邪气，并能够治疗咳嗽、恶寒发热。又名凌泉，或叫大就。生长在山谷之间。

【按语】从《神农本草经》原文看来,黄环具有清肺化痰、化瘀利水的作用,所以能够治疗肺热咳喘,或肺阴不足的干咳少痰、咳痰不爽等,并能治疗瘀血阻络,水湿停滞,小便不通、水肿等证。但对黄环的植物来源等还有待进一步研究和证实。

溲 疏

【原文】溲疏[1],味辛,寒。主身皮肤中热,除邪气,止遗溺,可作浴汤。生山谷及田野故邱虚也。

【词解】[1]溲疏:为虎耳草科植物溲疏的果实。

【语译】溲疏,味辛,性寒。主治全身皮肤发热,能祛除体内风邪,使夜间遗尿停止。可以煎汤来洗浴以治病。生长在山谷以及田地荒野和坟地之中。

【按语】溲疏,为虎耳草科植物溲疏 *Deutzia scabra* Thunb. 的果实,生于山地或栽植于庭园,分布于长江流域和华北地区。溲疏别名巨骨、空木、卯花等。

溲疏味苦,性寒,入膀胱、肾、胃三经,具有清热下气、通淋止遗的功效,主治胃热呕逆、淋证、遗尿、遗精等。

溲疏的主要功能是清热泻火,尤其是以清肺胃气分的实热见长,因此能治疗因里热炽盛所致的皮肤发热。《神农本草经》原文说溲疏能够止遗尿,是因为溲疏能够利小便,使膀胱气化功能恢复正常,而不是指它具有缩尿的功能。因为溲疏无毒,所以内服外用均可放心使用。溲疏的临床用法为:3～9g 煎汤内服,或做丸服用;外用煎水洗。

溲疏的有效成分及药理作用有待进一步研究。

鼠 李

【原文】鼠李[1],主寒热,瘰疬疮。生田野。

【词解】[1]鼠李:为鼠李科植物鼠李的果实。

【语译】鼠李,主治发冷发热,瘰疬成疮疡。生长在田地荒野之中。

【按语】鼠李,为鼠李科植物鼠李 *Rhamnus Davurica* Pall. 的果实,别名牛李、鼠梓、赵李、皂李、乌巢子、女儿茶、牛筋子、绿子、禾镰子等。鼠李生于山地杂木林中,分布于东北、河北、山东、山西、陕西、四川、湖北、湖南、贵州、云南、江苏、浙江等地。

鼠李味甘、苦,性凉,入肝、肾、脾三经,具有清热利湿、健脾化痰的功效,临床用于治疗水肿、疥疮、瘰疬、积聚、肺胀等。鼠李配伍厚朴,适用于脾胃湿热、胀满痞闷等证;配伍黄芩,长于清热化痰,对痰热积聚有良好治疗作用。

鼠李,甘寒能生津止渴,苦寒能清热利湿,所以具有清利湿热、解毒除痰、消积杀虫的功能,临床上可用于治疗瘰疬、疮疡肿毒并有发寒发热的证候。鼠李的临床用法为:6~12g 煎汤内服,研末或熬膏内服也可;外用适量捣敷。凡脾胃虚寒者慎用,血虚无热者忌用。

现代研究发现,鼠李果实中含大黄素、大黄酚、蒽酚及山柰酚等;种子含多种黄酮苷酶;树皮中含大黄素、芦荟大黄素、大黄酚等多种蒽醌类。药理研究表明,鼠李具有一定的抗菌、抗病毒作用,鼠李树皮的水浸膏对小白鼠有泻下作用。

药实根

【原文】药实根[1]，味辛，温。主邪气，诸痹疼酸，续绝伤，补骨髓。一名连目。生山谷。

【词解】[1]药实根：该药的来源、种属，今已不详，待考以证实。

【语译】药实根，味辛，性温。主治外邪侵袭导致的各种痹证，身体疼痛酸楚，能使因外伤而伤筋断骨之处相接续，并能修补骨髓。又名连木，生长在山谷间。

【按语】从《神农本草经》原文看，药实根具有补肝肾、壮筋骨、散寒湿、利关节的功能，但后世对它很少论及，临床也几乎没有应用，实在可惜。

栾　花

【原文】栾花[1]，味苦，寒。主目痛泪出，伤眥[2]，消目肿。生川谷。

【词解】[1]栾花：栾音鸾，为无患子科植物栾树的花。[2]眥：即眦，指眼角赤肉。

【语译】栾花，味苦，性寒。主治眼睛疼痛、流泪，眼角受损，能消除眼睛肿胀。生长在山川河谷之间。

【按语】栾花，为无患子科植物栾树 *Koelreuteria paniculata* Laxm. 的花。栾树多生于杂木林或灌木林中，分布于黑龙江、吉林、辽宁、河北、河南、山东、江苏、浙江、安徽、福建、台湾、四川、陕西、甘肃、山西等地。

栾花味苦,性寒,入肝经,具有泻火解郁的功效。《唐本草》载本品能治疗"目赤烂",目赤烂即指眼睑皮肤,或眼睑边缘,或两目眦部睑弦及皮肤红赤糜烂。如果是火郁上冲致目赤烂者,可见患处红甚烂轻,色如丹涂,并有黏液脓汁溢出,腥臭胶黏,或兼见头目胀痛、口苦胁胀、心烦易怒、舌红、脉弦数。栾花苦寒入肝经,能泻郁积之火,平上扰之阳,能解郁泻火明目,所以专治上述病证。

栾花的临床用法为:3～6g煎汤内服。

栾花苦寒清热,专入肝经,具有清肝泻火、消肿明目的作用,属目疾专用药,对由于肝火上炎而出现的各种眼病均有较好疗效。研究表明,栾花的果实中含甾醇、皂苷、黄酮苷、花色苷、鞣质和聚糖醛酸,栾树叶中含没食子酸甲酯,对多种细菌和真菌有抑制作用。

蔓　椒

【原文】蔓椒[1],味苦,温。主风寒湿痹,疬节[2]疼,除四肢厥气[3],膝痛。一名家椒。生川谷及邱冢[4]间。

【词解】[1]蔓椒:目前对蔓椒的来源尚无定论,一般认为,是指野生于林菁间,枝软如蔓,子、叶形状与花椒相似的植物。[2]疬节:即历节,指汗出时入水中浴,寒伤筋骨,或外水内火,郁为湿热,汗液发黄,浸淫关节,历节疼痛的病证。[3]四肢厥气:指四肢逆冷。[4]邱冢:指坟墓。

【语译】蔓椒,味苦,性温。主治风寒湿痹证,关节疼痛,能消除四肢发冷、膝部疼痛的症状。又名家椒。生长在山川河谷及坟墓之间。

【按语】目前对蔓椒的确切来源尚有争议,根据《神农本草经》原文,推断蔓椒的性味、功用与花椒、秦椒相似,也具有散寒除湿、止痛的作用,不同的是蔓椒以祛外在的寒湿为胜,能够温散寒湿,对风寒湿痹有较好的治疗作用。有研究认为,蔓椒的根含光叶花椒碱、光叶花椒碱酮和香叶木苷等,果实中含挥发油,均有等进一步研究和证实。

兽（下品）

豚 卵

【原文】豚卵[1],味苦,温。主惊痫、癫疾、鬼注、蛊毒,除寒热、贲豚[2]、五癃、邪气,挛缩。一名豚颠。悬蹄[3],主五痔、伏热在肠、肠痈、内蚀。

【词解】[1]豚卵:即猪睾丸。[2]贲豚:即奔豚气,指有气从少腹上冲胸脘、咽喉,发作时痛苦剧烈,或有腹痛,或往来寒热,病延日久,可见骨痿、咳逆、少气等证。[3]悬蹄:猪蹄后不着地的趾。

【语译】豚卵,味甘,性温。主治惊风、痫证和癫证,并可以治疗鬼疰、蛊毒,能祛除寒热邪气,可以治疗奔豚气、各种淋证以及感受外邪出现的抽搐,又名豚颠。猪悬蹄,能治疗多种痔疮,治热邪积于肠中、肠痈、阴部溃烂。

【按语】豚卵,为猪科动物猪 *Sus scrofastica domestica* Brisson 的睾丸,别名豚颠、猪石子、猪睾丸等。

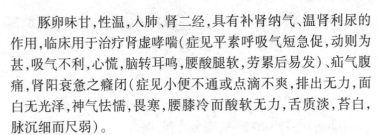

豚卵味甘,性温,入肺、肾二经,具有补肾纳气、温肾利尿的作用,临床用于治疗肾虚哮喘(症见平素呼吸气短急促,动则为甚,吸气不利,心慌,脑转耳鸣,腰酸腿软,劳累后易发)、疝气腹痛,肾阳衰惫之癃闭(症见小便不通或点滴不爽,排出无力,面白无光泽,神气怯懦,畏寒,腰膝冷而酸软无力,舌质淡,苔白,脉沉细而尺弱)。

豚卵善于温补肾阳,补益精髓,所以能够治疗肾阳虚出现的小便癃闭、奔豚气和下焦虚寒所致的少腹急痛,并能治疗因脏腑虚寒,痰迷心窍,惊风癫痫等证。因为扶正可以祛邪,所以也能治疗鬼疰、蛊毒。猪悬蹄质坚而利,功能为活血化瘀,清热解毒,所以能够治疗肠痈、阴部溃烂等。现代医学理论认为,豚卵治疗多种疾病的机理在于,使用后能使相应脏器的相应微量元素明显改变,酶活性增高,从而达到治愈疾病的目的。

豚卵的临床用法为:2～3枚煮食或煎汤内服。

猪悬蹄,味咸,性平,入肺、胃、大肠三经,具有止咳平喘、解毒疗疮的功效。本品能够清肺、止咳、化痰,用于治疗咳嗽、痰喘;本品还能治疗痔疮、肠痈下血及各种皮肤疮疡,也可以治疗皮肤轻度冻伤。其临床用法为:1～3g烧灰研末服,或外作调敷。

麋　脂

【原文】麋脂[1],味辛,温。主痈肿、恶创、死肌、寒风湿痹、四肢拘缓不收、风头肿气[2],通腠理。一名官脂。生山谷。

【词解】[1]麋脂:鹿科动物麋鹿的脂肪。[2]风头肿气:感受风邪,头部胀痛的疾病。

【语译】麋脂,味辛,性温。主治痈肿、恶疮有死肉、风寒湿痹证、四肢舒缓不能收回的病证,并能治疗感受风邪而出现的头部胀痛,能够开通腠理。又名宫脂。出产于山谷之中。

【按语】麋脂,为鹿科动物麋鹿(四不象)*Elaphurus davidianus* Milne-Edwards 的脂肪,别名宫脂、麋膏。麋鹿为我国特产,动物园有饲养,食物主要为草本植物。

麋脂味辛,性温,无毒,入心、肝二经,具有活血止痛、消肿生肌、滋润肌肤的功效,主治风寒湿痹、恶疮痈肿。此外,由于本品质润,能通利血脉,善滋养、柔润皮肤,所以可以作为护肤品。

麋脂温通辛散,脂本柔润滑利,故能通血脉,主要用于由于瘀血所致的痈肿恶疮、死肉等,对热毒炽盛的疮疡则忌用之。此外,麋脂还能祛风散寒、坚筋骨,所以能够治疗各风寒湿痹证,但对风热、湿热痹证却应忌用。麋脂的临床用法为:9~15g溶化后服用,或外用调敷患处。麋鹿为国家保护动物,已经较少药用,对其药理研究也较少。

鼺 鼠

【原文】鼺鼠[1],主堕胎,令人产易。生平谷。

【词解】[1]鼺鼠:鼺音雷,为鼯鼠科动物棕鼯鼠的全体。

【语译】鼺鼠,主要能使人堕胎,使妇女生孩子时比较容易。生于平地山谷。

【按语】鼺鼠,为鼯鼠科动物棕鼯鼠 *Petaurista petaurista* (Pallas)的全体,多栖息于山坡森林地带,筑巢于树洞或岩洞

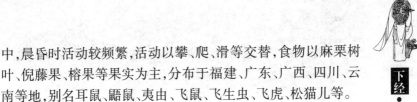

中,晨昏时活动较频繁,活动以攀、爬、滑等交替,食物以麻栗树叶、倪藤果、榕果等果实为主,分布于福建、广东、广西、四川、云南等地,别名耳鼠、鼯鼠、夷由、飞鼠、飞生虫、飞虎、松猫儿等。

鼯鼠味咸,性温,入肝、肾二经,具有催生堕胎的功效。本品味咸有毒,性微温,主入肝经,其性走窜,攻逐下行,所以能够堕胎,使妇人生产容易。此外,还有解毒、杀虫的作用。临床用法为:3～6g入丸散内服。现代对该药应用和研究较少。

六畜毛蹄甲

【原文】六畜毛蹄甲[1],味咸,平。主鬼注、蛊毒、寒热、惊痫、癫痉、狂走。骆驼毛尤良。

【词解】[1]六畜毛蹄甲:指马、牛、羊、猪、狗、驴(有的注家认为不是驴,而是骆驼)六种家畜的蹄甲。

【语译】六畜毛蹄甲,味咸,性平。主治鬼疰、蛊毒、发冷发热、惊风、癫痫而有抽搐、发狂四处乱跑。骆驼毛的作用尤其好。

【按语】宰杀以上六畜时剁下蹄甲,洗净,晾干或烘干入药即得六畜蹄甲。一般认为,六畜不同,其功用主治也应有所不同。《神农本草经》将它们统而论之,是指它们的共同之处。从《神农本草经》原文看,六畜毛蹄甲能治疗惊风癫狂,是取它们镇惊、安神的作用;治鬼疰蛊毒,是取它们清热解毒的功用。实际上,猪蹄的主要作用为补血填精、滋胃、通乳、托疮;羊蹄的作用为补益肾精;马蹄作用为补血养虚、化瘀疗疮;牛蹄的作用为补虚、除热、利水、止血;狗蹄的作用为补虚、除热、解毒、息风;驴蹄的作用为祛风、解毒、除湿。

六畜毛蹄甲的临床用法为：一般烧存性，研末入丸、散内服。也可烧灰研末外用，调敷患处。

虫鱼（下品）

暇暮

【原文】暇暮[1]，味辛，寒。主邪气。破癥坚血、痈肿、阴创[2]。服之不患热病。生池泽。

【词解】[1]暇暮：又名虾蟆，为蛙科动物泽蛙的全体。[2]阴创：即阴疮，指妇女阴部生疮。

【语译】暇暮，味辛，性寒。主治病邪作祟，能够攻克癥瘕和血液凝结成的硬块以及痈疮肿痛、外阴生疮。服暇暮能够预防热性疾病。生长在水池河溏之中。

【按语】暇暮，即虾蟆，为蛙科动物泽蛙 *Rana limnocharis* Boie 的全体，别名蝇黾、蝈、土蛙。

虾蟆味辛、甘，性寒，入脾经，具有清热解毒、健脾消积的功效，主治痈肿、热疖、口疮、瘰疬，以及泻痢、疳积等。虾蟆辛寒，主要功能为清热解毒、活血化瘀，所以用来治疗各种癥瘕、痈肿等。现代将它扩展应用于闭经、瘰疬、热毒疮疡的治疗。

虾蟆的临床用法为：15～30g 入丸、散内服，或外用研末捣敷，或研末掺。需注意的是，因为虾蟆的形状与青蛙、蟾蜍较为相似，古时常将三者混称，临床使用时应注意鉴别。

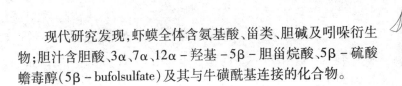

现代研究发现,虾蟆全体含氨基酸、甾类、胆碱及吲哚衍生物;胆汁含胆酸、3α、7α、12α-羟基-5β-胆甾烷酸、5β-硫酸蟾毒醇(5β-bufolsulfate)及其与牛磺酰基连接的化合物。

马 刀

【原文】马刀[1],味辛,微寒。主漏下赤白,寒热,破石淋,杀禽兽贼鼠。生池泽。

【词解】[1]马刀:为竹蛏科动物长荙蛏的贝壳。

【语译】马刀,味辛,性微寒。主治妇女漏下赤白物、发冷发热,能够攻克石淋,杀死飞禽走兽和偷食的老鼠。生长在池塘之中。

【按语】马刀,为竹蛏科动物长荙蛏 *Solen gouldii* Conrad 的贝壳,生活在浅海泥沙滩,分布于黄海、渤海一带,全年均可捕捉,采集后洗净,去肉,晒干即可药用。别名蚶、单姥、马蛤、齐蛤、竹蛏等。

马刀味辛、咸,性凉,入肺、肾二经,具有散结消痰、清热通淋、止血敛带的功效,主治水瘿、气瘿、痰饮、热淋、血淋、石淋、崩漏、带下等。马刀长于入血分,具有清热解毒、凉血止带的作用,因此临床用于因为血热而导致的带下赤白等证;又因为马刀具有散结通淋的作用,所以可用来治疗石淋。

马刀的临床用法为:9~12g 煎汤内服。现代对其应用和研究不多,其药理作用有待进一步验证。

蛇 蜕

【原文】蛇蜕[1],味咸,平。主小儿百二十种惊痫、瘈从、癫疾、寒热、肠痔、虫毒、蛇痫[2]。火熬之良。一名龙子衣,一名蛇符,一名龙子单衣,一名弓皮。生川谷及田野。

【词解】[1]蛇蜕:指游蛇科动物黑眉毛锦蛇、锦蛇、乌梢蛇、赤链蛇或其他蛇蜕下的皮膜。[2]蛇痫:因感染蛇毒而发生的突然倒仆的痫证。

【语译】蛇蜕,味咸,性平。主治小儿多种惊风、癫痫、抽风时手脚搐动、癫疾、发冷发热、痔疮、毒虫螫伤及感染蛇毒而发生的痫证。治疗时用火焙干时疗效较好。别名龙子衣,又名蛇符,或名龙子单衣,或名弓皮。生长在山川河谷及田地荒野之间。

【按语】蛇蜕,为游蛇科动物黑眉毛锦蛇 *Elaphe taeniurus* Cope、锦蛇 *Elaphe carinata*(Günther)、乌梢蛇 *Zaocys dhumnades*(Cantor)、赤链蛇 *Dinodon rufozonatum*(Cantor)或其他蛇蜕下的干燥表皮膜。第一种分布于河北至长江流域和西南地区,第二种分布于华东、华南及西南,第三种分布于华东、西南、华南及华中,第四种分布于华东、华南、华中、四川、云南、山西及河北。主产于浙江、广西、福建、江苏、安徽、湖南及四川。

蛇蜕味甘、咸,性平,有毒,入肝经,具有祛风解毒、止痒退翳的功效,主治小儿惊风、皮肤瘙痒、目翳内障、喉风口疮、木舌重舌、疗疮肿毒等。蛇蜕配伍细辛、钩藤、黄芪,治疗小儿风痫惊热;配伍蛇床子、苦参、白矾,治疗疥癣;配伍菊花、黄柏、金银花、桑白皮,治疗目赤翳障;蛇蜕配伍露蜂房,治疗红肿疮疡肿毒;配伍天竺黄,治疗痰热惊搐、中风痰壅等证;配伍凤凰衣,治疗热闭于肺、咽喉肿痛、声音嘶哑。

蛇蜕的临床用法为:1.5～3g煎汤,或研末入散剂内服;外用煎汤洗涤或研末,或用醋调敷。蛇蜕长于祛风,故无风毒者不宜用,孕妇忌服。

蛇蜕长于祛风定惊,所以主治各种惊风癫痫,因其具有解毒消肿的作用,所以对疥癣等皮肤病也有较好疗效。研究发现,蛇蜕含骨胶原,药理研究发现蛇蜕具有祛风、解毒、退翳的作用,并对动物移植性肿瘤有一定的抑制作用。有临床报道指出,蛇蜕用于脑囊虫病、淋巴结结核、流行性腮腺炎、中耳炎、睑腺炎(麦粒肿)等病的治疗,都能收到较好疗效。

邱蚓

【原文】邱蚓[1],味咸,寒。主蛇瘕[2],去三虫、伏尸、鬼注、蛊毒,杀长虫。仍自化作水[3]。生平土。

【词解】[1]邱蚓:即蚯蚓,为巨蚓科动物参环毛蚓或正蚓科动物背暗异唇蚓等的全体,现代也称做地龙。[2]蛇瘕:主要表现为腹内有一包块,形状长大,在脐上,或者左右胁间,干扰心肝功能,出现腰背痛、呼吸不畅、少腹发热、膀胱引阴挛急、小便黄赤、两股胫间疼痛的病证(《杂病源流犀烛》)。也有人认为指误食蛇或蛇的精液,出现时常有饥饿的感觉,但进食食物却吞咽不下、噎塞、食后立即吐出的病证(《诸病源候论》)。[3]仍自化作水:古人说蚯蚓去土,用盐腌后,用太阳暴晒,很快就会化成水(液化)。此处不求强解。

【语译】蚯蚓,味咸,性寒。主治蛇瘕,能祛除体内的多种寄生虫,治疗伏尸、鬼疰、蛊毒,能够杀死蛔虫。能够自己化为水。生于平地土中。

【按语】邱蚓,即蚯蚓,为巨蚓科动物参环毛蚓 *Pheretima aspergillum*(E. Perrier)或正蚓科动物背暗异唇蚓 *Allolobophora caliginosa* trapezoides(Ant. Duges)等的全体。蚯蚓别名土龙、地龙、地龙子、虫蟮、白颈蚯蚓等,生活于潮湿疏松之泥土中,行动迟缓,以含有机物的腐殖土为食,分布于广东、广西、福建等地，全国其他地方也有分布。

蚯蚓味咸，性寒，入肝、脾、肺三经，具有清热解毒、平肝息风、止咳平喘、舒筋活络、通利小便的功效，临床用于治疗高热狂躁、目赤肿痛、风热头痛、热毒黄疸、惊风抽搐、肝风内动、肺热咳嗽、历节疼痛、中风偏瘫，以及热结膀胱所致的小便点滴不通、小腹急胀难忍等。蚯蚓配伍附子，治疗寒湿痹证所致的关节疼痛；配伍川乌、没药，治疗风寒湿邪留滞经络，以致气血不得宣通、营卫失其疏畅所致的肢体挛痛、关节屈伸不利等；配伍蜈蚣，治疗抽搐频作、手足颤抖、舌强言謇、头摇不止等；配伍夏枯草，治疗肝火上炎所致的头痛眩晕（现代研究表明两药均有明显的降血压作用，对多种高血压均有良好的治疗作用）等；配伍天麻，治疗肝血不足、虚风上扰所致的眼黑头眩、偏正头痛；配伍桑白皮，治疗肺热伤阴所致的咳喘；配伍黄连，治疗热毒痈疽、疔疮或无名肿毒，既可内服，也可外用。

蚯蚓能钻土，所以它的性能以走窜见长，既能活血化瘀，又因蚯蚓性寒，具有清热解毒的作用，所以现代临床多用它来治疗各种毒疮、外伤、疹腮或蛇、虫咬伤。

蚯蚓的临床用法为：5～15g（鲜品加倍）煎汤或入丸、散剂内服；外用捣烂、化水或研末调敷。无热象表现的狂躁、脾胃虚弱，以及阴虚成劳瘵的患者、孕妇均忌服。

现代研究表明，各种蚯蚓含蚯蚓解热碱、蚯蚓素、蚯蚓毒素、琥珀酸、花生烯酸、地龙 B_1（除去次黄嘌呤的地龙水溶性半纯品）、含氮物质等。药理研究发现，地龙具有降压、舒张支气管、扩张血管、解热、镇静、抗惊厥及微弱的抑菌作用，并能够增加在体和离体已孕或未孕子宫的紧张度，引起痉挛性收缩。蚯蚓有一定毒性，有报道指出地龙肌注后可引起过敏性休克，故使用时应慎重，对高度过敏体质的患者应慎用蚯蚓。此外，有研究发现，蚯蚓中含有一种酶，在 pH8.0～8.2 时能使蚯蚓溶解，与《神农本草经》原文"仍自化作水"相符。

蠮螉

【原文】蠮螉[1]，味辛，平。主久聋、咳逆、毒气，出刺、出汗。生川谷。

【词解】[1]蠮螉：为蜾蠃科动物蜾蠃的全虫。

【语译】蠮螉，味辛，性平。主治长期耳聋、咳嗽气喘、体内毒气炽盛、能拔出刺入之物，并能使人出汗。生长在山川河谷之中。

【按语】蠮螉，别名细腰蜂、蒲卢、土蜂、缸瓦蜂等，为蜾蠃科动物蜾蠃 *Eumenes pomifomis* Fab. 的干燥全体。

蠮螉味辛，性平，有毒，入心、肺、肾三经，具有宣肺止咳、降逆止呕、解毒消肿的功效，主治咳嗽、胃失和降所致的呃逆证，以及蜂螫痈肿等。蠮螉味辛入肺经，能够辛散以宣降，因而可治久聋、咳逆等证；本品有行气止痛、降逆止呕的作用，故能治疗呃逆证；又因能够清热解毒消痈，所以对痈肿、疮疡、蜂螫、毒虫咬伤等均有治疗作用。

蠮螉的临床用法为：1～2 只炒、研末服，也可外用研末调敷。但今人对它的应用很少。

吴蚣

【原文】吴蚣[1]，味辛，温。主鬼注，蛊毒，噉[2]诸蛇、虫、鱼毒，杀鬼物老精，温疟，去三虫。生川谷。

【词解】[1]吴蚣：即蜈蚣，为蜈蚣科动物少棘巨蜈蚣的干燥全体。[2]噉：吃。这里指消灭、消除。

【语译】蜈蚣，味辛，性温。主治鬼疰、蛊毒，能解多种蛇毒、虫毒和鱼毒，消灭鬼怪妖精，可以治疗温疟，祛除多种寄生虫。生于山川河谷。

【按语】吴蚣，即蜈蚣，为蜈蚣科动物少棘巨蜈蚣 *Scolopendra subspinipes mutilans* L. Koch 的干燥全体，主产于江苏、浙江、湖北、湖南、陕西及河南，全国各地都有分布。以身干、条长、头红、足红棕色、身黑绿色、头足完整者为佳。

蜈蚣，味辛，性温，有毒，入肝经，具有息风止痉、解毒散结、通络止痛的功效，主治急慢惊风、破伤风、癫痫、头风、疮疡肿毒、瘰疬结核、风湿痹痛等。蜈蚣配伍僵蚕、全蝎、钩藤，治疗手足抽搐、角弓反张；配伍天麻、僵蚕、川芎，治疗头风；配伍天南星、半夏、白芷，治疗口眼歪斜、口内麻木；配伍乌头、附子、全蝎，治疗破伤风。

蜈蚣走窜之力较强，能够外走经络，内走脏腑，对一切气血凝聚的病证都有疗效；虽然蜈蚣本身具有一定毒性，但能够以毒攻毒，对多种虫、蛇中毒都有一定的解毒作用。当前认为，蜈蚣长于息风镇痉、攻毒散结，能治疗惊癫抽搐、破伤风、中风所致的口眼歪斜、瘰疬疮毒、蛇虫咬伤等。

蜈蚣的临床用法为：0.6~1.5g研末吞服，或入丸、散内服；外用适量研末，或油浸涂涂患处。本品有毒，用量不可过大，孕妇忌服。

现代研究发现，蜈蚣含有两种类似蜂毒的有毒成分，即组胺样物质及溶血性蛋白质，并含有脂肪油、胆甾醇、蚁酸，以及多种氨基酸等。药理研究表明，蜈蚣具有抗肿瘤、止痉、抗真菌的作用。抗肿瘤作用机理与蜈蚣能增强网状内皮细胞机能有关，但长期使用对肝脏有损伤；蜈蚣对卡地阿佐、士的宁、纯烟碱所致的惊厥有较强的对抗作用，且抗惊厥效价高于全蝎，但对盐酸古柯碱性惊厥则无效；蜈蚣水浸剂（1∶4）在试管内对黄堇色毛癣菌、许兰氏菌、奥杜盎氏小芽孢癣菌、腹股沟表皮癣菌、红色表皮癣菌、紧密着色芽生菌等皮肤真菌有不同程度的抑制作用。

水　蛭

【原文】水蛭[1]，味咸，平。主逐恶血、瘀血、月闭，破血瘕、积聚、无子，利水道。生池泽。

【词解】[1]水蛭：为水蛭科动物蚂蟥和水蛭及柳叶蚂蟥等的全体。

【语译】水蛭，味咸，性平。主要能够除去体内的死血、瘀血，能治疗闭经，攻克血瘕、积聚，能治疗不孕，可以通利小便。生长在池塘多水之地。

【按语】水蛭，为水蛭科动物蚂蟥（宽水蛭）*Whitmania pigra*（Whitman）和水蛭（日本医蛭）*Hirudo nipponica* Whitman 及柳叶蚂蟥（茶色蛭）*Whitmania acranulta*（Whitman）等的干燥全体。全国大部分地区的湖泊、池塘及水田中均有分布，主产于山东、江苏。以身干、体大、无泥者为佳。

水蛭味咸、苦，性平，有毒，入肝、膀胱经，具有破血逐瘀、通经化癥的功效，主治血滞经闭、癥瘕积聚、少腹蓄血、跌打损伤。水蛭配伍三棱、莪术、桃仁，治疗经闭、癥瘕；配伍大黄、桃仁、虻虫，治疗少腹蓄血；配伍大黄、牵牛，治疗跌打损伤，心腹疼痛。

水蛭味咸入血，有走血胜血的特点，具有破血逐瘀、通经的作用，且药力较猛，临床用于各种瘀血、癥瘕证。

水蛭的临床用法为：1.5～3g 入煎剂或丸散剂内服。水蛭有一定毒性，因此一般内服时宜久熬，或先与糯米同炒黄后去糯米再入药。由于水蛭破血之功较强，故体弱血虚、无瘀及孕妇忌服。

现代研究表明,水蛭主要含蛋白质,新鲜水蛭的唾液中含有一种抗凝血的物质水蛭素,能阻止血液凝固,且水蛭还可分泌一种组胺样物质,能扩张血管,缓解小动脉痉挛,这可能是水蛭活血化瘀的作用机理。水蛭的药理作用有:(1)抗早孕:妊娠小鼠皮下、腹腔、肌肉注射或灌胃给予水蛭40%水煎剂,均有明显的抗早孕作用,其终止妊娠的百分率随剂量的增加而增加,但水蛭终止妊娠的作用可被黄体酮所对抗;(2)抑制血小板聚集:大鼠灌胃给予水蛭提取物后,对其腹主动脉的各项指标测定结果表明水蛭可明显抑制 ADP 诱导的血小板聚集性,降低了全血及血浆黏度,缩短了红细胞的电泳时间,但对血小板数无明显影响,浓度为 50 100 200mg/ml 的水蛭水提取物对正常人血小板聚集也有明显抑制作用;(3)毒性:小鼠皮下注射水蛭煎剂的 LD_{50} 为 $(15.24 \pm 2.04)\,g/kg$。

班 苗

【原文】班苗[1],味辛,寒。主寒热、鬼注、蛊毒、鼠瘘、恶创、疽蚀、死肌,破石癃。一名龙尾。生川谷。

【词解】[1]班苗:即斑蝥,为芫青科动物南方斑蝥或黄黑小斑蝥的虫体。

【语译】斑蝥,味辛,性寒。主治发寒发热、鬼疰、蛊毒、鼠瘘、恶疮、痈疽溃烂、肌肉腐烂。能够治疗石淋癃闭。又名龙尾。生长在山川河谷之中。

【按语】班苗,现称斑蝥,为芫青科动物南方大斑蝥 *Mylabris phalerata* Pall. 或黄黑小斑蝥 *Mylabris cichorii* L. 的干燥全虫。斑蝥别名龙尾、斑蚝、龙蚝、斑菌、晏青、龙苗、羊米虫、老虎斑毛、跟屁虫、花斑毛、花壳虫、放屁虫等。全国大部分地区都有分布。

斑蝥味辛，性寒，有毒，入肝、脾、肾、大肠、小肠、胃六经，具有清热攻毒、祛风养血、散瘀通络、消肿止痛的功效，主治痈疽疔疮、咽喉乳蛾红肿疼痛，或乳蛾化脓（扁桃体炎）、牛皮癣、疟疾、狂犬病、瘰疬、中风口眼歪斜、经闭、血疝等。斑蝥配伍大蒜，外用治疗痈疽初发、头癣等；配伍甘遂，外用治疗牛皮癣、痈疮肿毒；配伍麻黄，治疗疟疾；配伍薄荷，治疗瘰疬；配伍桃仁，治疗妇科痛经、闭经，外科用于疮疡、痈肿、外伤之证；配伍滑石，治疗血疝和热淋。

斑蝥的临床用法为：0.03～0.06g入散剂或丸剂内服，每日不超过0.06g，也可少量外用。斑蝥有剧毒，外用对皮肤有刺激作用，可使皮肤发泡及发红，不能久用；口服斑蝥毒性较大，可引起肠炎及肾炎，内服宜慎。体弱者忌服。

斑蝥性寒，有剧毒，外用能够发泡以腐蚀疮疡，内服又能破血散结，并有强烈的利尿作用，因而对恶疮鼠瘘、经闭、癥闭等均有较好的治疗作用。但过量使用有引起尿血的弊端，所以肾功能降低或生殖系统有炎症者忌服，且外敷用量不可过大。

现代研究发现，斑蝥含斑蝥毒素、脂肪及树脂、蚁酸、色素等，其药理作用有：（1）外用作刺激剂：对皮肤、黏膜有发赤、发泡的作用，刺激性强，但组织穿透力却较小，因此不涉及皮肤深层；能刺激毛根，促进毛的生长，故可作生毛药。斑蝥素可因由皮肤吸收、由肾脏排泄时的刺激作用，引起肾脏、膀胱炎症及血尿；（2）抗炎、消肿作用：斑蝥与蜂蜜调敷穴位处，以发泡为度，对甲醛引起的兔实验性关节炎有明显的消肿作用；（3）抗肿瘤作用：斑蝥素对小鼠肉瘤 S_{180} 略有抑制作用，能使肿瘤组织呈碎块状及糜烂状，临床上治肝癌有效，但副作用多，有待进一步研究；（4）斑蝥水浸剂能不同程度地抑制各种皮肤真菌，在体外能杀死丝虫幼虫；（5）小鼠注射斑蝥的 LD_{50} 为 1.25mg/kg，安全剂量为 0.75mg/kg;小鼠亚急性毒性试验,经病理切片检查,在心、肝、脾、肺、肾均有不同程度的病变,尤以心、肝病变较明显。

贝 子

【原文】贝子[1],味咸,平。主目瞖、鬼注、蛊毒、腹痛、下血、五癃,利水道。烧用之良。生池泽。

【词解】[1]贝子:宝贝科动物货贝或环纹货贝等的贝壳。

【语译】贝子,味咸,主治眼中生瞖膜、鬼疰、蛊毒、腹痛、大便下血和五种淋证。能够通利小便。火煅过的贝子疗效较好。生于池塘多水之地。

【按语】贝子,为宝贝科动物货贝 *Monetaria moneta*(L.)或环纹货贝 *Monetaria annulus*(L.)等的贝壳。一般于 5～7 月间于海边捞取,除去肉,洗净晒干即可药用。别名贝齿、白贝、白贝齿等。

贝子味咸,性凉,入肺、肝、膀胱经,具有清热利尿的功效,主治伤寒热狂、水气浮肿、淋痛溺血、小便不通、鼻渊脓血、目瞖、痢疾等。贝子入肝经,能够平肝潜阳,清肝明目,清热解毒,并兼有利尿、止血的作用。

贝子的临床用法为:6～15g 煎汤(宜先煎),或入散剂内服;外伤研末撒。一般来说,明目、解毒、利尿时贝子生用,止血时则宜火煅后再用。

贝子的主要成分碳酸钙,其药理作用有待进一步研究。

石　蚕

【原文】石蚕[1]，味咸，寒。主五癃，破石淋，堕胎。肉[2]解结气，利水道，除热。一名沙虱。生池泽。

【词解】[1]石蚕：为石蚕科昆虫石蛾或其近缘昆虫的幼虫。[2]肉：疑为"内"之误。

【语译】石蚕，味咸，性寒。主治五淋，能攻克石淋，并可堕胎。内能疏解气滞，通利小便，清热。又名沙虱。生长在池塘多水之地。

【按语】石蚕，为石蚕科昆虫石蛾 Phryganea japonica Ml. 或其近缘昆虫的幼虫，别名沙虱、石蠹虫、石下新妇等。

石蚕味咸，性寒，入肾、膀胱经，具有清解结气、利水除热、堕胎的功效，临床用于主治五癃、小便不利、石淋等。

石蚕长于利水通淋、软坚散结，对石淋尤其有效；因为通利作用较强，服用后容易造成流产，所以可用于堕胎。石蚕的临床用法为：9～15g 煎汤内服。孕妇忌服。

石蚕的有效成分和药理作用有待进一步研究。

雀　瓮

【原文】雀瓮[1]，味甘，平。主小儿惊痫，寒热结气，蛊毒，鬼注。一名躁舍。

【词解】[1]雀瓮：为刺蛾科昆虫黄刺蛾的虫茧。

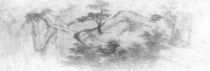

【语译】雀瓮,味甘,性平。主治小儿惊风癫痫,能治疗气机郁滞导致的发寒发热,并能治疗蛊毒、鬼疰。又名躁舍。

【按语】雀瓮,为刺蛾科昆虫黄刺蛾 *Monema flavescens* Walker 的虫茧,我国华南、西南、东北等地均有分布,一般 8 月采收。雀瓮别名躁舍、雀儿饭瓮、棘刚子、天浆子等。

雀瓮味甘,性平,入肝经,雀瓮为虫类,有镇肝息风、止惊定痫、解痉,以及解毒杀虫的功效,常用于治疗小儿急、慢性惊风抽搐、癫痫、脐风、撮口风等。雀瓮的临床用法为:0.3~1g,一般入丸、散内服。

本品主要含蛋白质34%,灰分35%。主要含线缜蛋白,由丙氨酸、甘氨酸、丝氨酸、天冬氨酸等组成,具有抗缺氧、抗惊厥、催眠、镇痛、抗炎、抗溃疡等药理作用,有一定毒性,小鼠尾静脉注射雀瓮水提取液的 LD_{50} 为(14.68±1.16)g/kg。

蜣 螂

【原文】蜣螂[1],味咸,寒。主小儿惊痫,瘛疭,腹张,寒热,大人癫疾、狂易。一名蛣蜣。火熬之良。生池泽。

【词解】[1] 蜣螂:为金龟子科昆虫屎壳螂(即屎螂)的干燥全虫。

【语译】蜣螂,味咸,性寒。主治小儿惊风、癫痫,可以治疗筋脉拘急或缓纵的抽搐、腹部胀满、时发冷时发热,也能治疗成人癫痫如狂证。又名蛣蜣。本品用火炙后的效果较好。生长在水池附近。

【按语】蜣螂,为金龟子科昆虫屎螂 *Catharsius molossus* L.

的干燥全虫,别名天社、推丸、推屎虫、黑牛、铁甲将军、大乌壳硬虫等,栖息在牛粪、人屎堆中,或在粪堆下掘出土穴居,分布于江苏、浙江、云南及全国其他大部分地区。

蜣螂味咸,性寒,有毒,入胃、大肠、肝三经,具有涤痰息风、清热解毒、破瘀散结的功效,主治小儿惊风、癫痫抽搐、癫狂发作、痢疾、痈肿、热疮,以及癥瘕积聚、噎膈反胃、腹胀便秘、小儿疳疾等。蜣螂功善清热定惊,能够治疗大人小儿惊风癫痫的病证,适宜于热极生风而发惊者,对慢惊风则不宜。因为蜣螂还能通便,所以对腹胀也有疗效。蜣螂配伍鼠妇,其破瘀散结、通利二便的功效大增,尤适用于癥瘕积聚;配伍大黄,攻下之力顿增,且能兼入血分,用于瘀血与实热互结之证尤佳;配伍䗪虫,对产后瘀阻、经闭、癥瘕等证,尤为适宜。

蜣螂的临床用法为:1.5～3g煎汤或入丸、散剂内服;也可外用适量研末调敷或捣敷。胃寒者禁服,孕妇忌服。现代研究发现,蜣螂含蜣螂毒素,有一定的毒性,因此临床应用宜慎。

对蜣螂药理的研究发现,蜣螂含有毒成分约1%,其有效物质能溶于水、乙醇及氯仿,但不溶于乙醚。其药理作用有:(1)麻痹作用:蜣螂毒素作用于蟾蜍的神经肌肉标本,可见到蜣螂有麻痹作用;(2)抑制心脏:静脉注射蜣螂毒素于家兔,发现其血压先降后升,呼吸振幅增大,频率加快,蜣螂毒素并对蟾蜍离体心脏有抑制作用;(3)抑制平滑肌:对家兔肠管及子宫有抑制作用;(4)毒性作用:蜣螂毒素注射于小白鼠,会出现不安,数十分钟后因痉挛发作而致死。

蝼蛄

【原文】蝼蛄[1],味咸,寒。主产难,出肉中刺,溃痈肿,下哽[2]噎[3],解毒,除恶创。一名蟪蛄,一名天蝼,一名壳㚟虫。夜出者良。生平泽。

【词解】[1]蝼蛄:蝼蛄科昆虫蝼蛄的干燥全虫。[2]哽:梗塞。[3]噎:食物或肿物阻塞咽喉。

【语译】蝼蛄,味咸,性寒。主治难产,能消除肉刺,使痈疡肿处破溃,使梗塞的咽喉通利,并能够解毒,消除恶疮。又名蟪蛄、天蝼、壳及虫。晚上出来活动时被抓住的蝼蛄药效较好。生长在平地有水的地方。

【按语】蝼蛄,为直翅目蝼蛄科的昆虫蝼蛄或大蝼蛄 *Gryllotalpa africana* Pal. do Beauvois 的干燥全虫,别名蟪蛄、天蝼、蝼蝈、仙姑、石鼠、梧鼠、土狗、地狗、拉拉狗、拉蛄、土狗崽、地牯牛等,生长在潮湿温暖、有机肥料多的土壤中,全国大部分地区均有分布。

蝼蛄味咸,性寒,有小毒,入胃、膀胱、大肠、小肠四经,具有利尿消肿、散结溃痈、清解胃热的功效,主治膀胱湿热、小便不利甚至尿闭、石淋、痈肿疼痛,以及胃火上炎所致的胃脘灼痛、吞酸嘈杂、渴喜冷饮、消谷善饥、口臭、口舌生疮及牙龈肿痛、腐烂或出血,苔黄红少津、脉滑数等。蝼蛄配伍大戟,为利水消肿的峻药;配伍穿山甲,有托毒排脓之功,治疗痈疽肿毒,脓未成时可消,已成脓时可溃,尤其是脓成将溃之际最为适用;配伍苦瓠,能增加利尿通淋的作用。

蝼蛄的临床用法为:3~4.5g煎汤或入散剂内服;也可外用研末撒或搐鼻。气虚体弱及素有大便溏泻者,以及孕妇忌服,尿多者禁服。

蝼蛄功善清热解毒、消肿散结,对各种痈肿均有治疗作用。此外,蝼蛄性急下行,所以有催生的作用,可以治疗妇女难产或胞衣不下。现代研究发现,蝼蛄血、淋巴及睾丸中含多种游离氨基酸,其血中丙氨酸、组氨酸、缬氨酸含量较高,睾丸中脯氨酸等含量较高,天门冬氨酸、丝氨酸、酪氨酸最低,尿中氨基酸

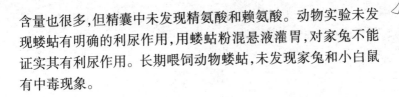

含量也很多,但精囊中未发现精氨酸和赖氨酸。动物实验未发现蝼蛄有明确的利尿作用,用蝼蛄粉混悬液灌胃,对家兔不能证实其有利尿作用。长期喂饲动物蝼蛄,未发现家兔和小白鼠有中毒现象。

马　陆

【原文】马陆[1],味辛,温。主腹中大坚癥,破积聚、息肉、恶创、白秃[2]。一名百足。生川谷。

【词解】[1]马陆:圆马陆科动物约安巨马陆或其他马陆类动物的全虫,北方有些地区称之为柳蜒。[2]白秃:病名,又名癞痢、癞头疮,是指头皮毛发根部出现灰白色屑斑,小如豆粒,日久扩大成片,瘙痒,毛发干枯断裂,或形成秃斑,但愈后毛发可以再生。

【语译】马陆,味辛,性温。主治腹内有坚硬而大的包块,能够攻克积聚,治疗息肉、久不收口的疮疡和白秃。又名百足。生长在河谷之中。

【按语】马陆,为圆马陆科动物约安巨马陆 *Prospirobolus joannsi*（Brolemann）或其他马陆类动物的全虫,北方有些地区称为柳蜒。马陆多栖息于阴湿地区,食草根及腐败的植物,触之则蜷缩不动,并放出恶臭。全国大部分地区均有分布。马陆别名百足、马轴、刀环虫、百节虫、蛩、百节陆、大草鞋虫等。
　　马陆味辛,性温,归心、肺二经,具有破积解毒、祛风止痒的功效,主治癥瘕、痞满、痈肿、毒疮,以及麻风、痒疹等。现代认为,马陆入厥阴经,又因是虫类,入血分,所以功善活血消癥,临床上用来治疗气血凝结所致的腹内坚硬包块。因为马陆还有解毒作用,所以能够治疗息肉恶疮以及斑秃。

马陆有毒,因而临床上内服宜慎。马陆的临床用法为:外用熬膏或研末,捣敷患处,较少用于内服。

地 胆

【原文】地胆[1],味辛,寒。主鬼注、寒热鼠瘘、恶创、死肌,破癥瘕,堕胎。一名虫元青。生川谷。

【词解】[1]地胆:指芫青动物地胆的全虫。

【语译】地胆,味辛,性寒。主治有传染性的痨病、使人发冷发热的鼠瘘、严重的疮疡、死肉,能攻克癥瘕,可以堕胎。别名虫元青,生长在山川河谷之中。

【按语】地胆,又名蚖青,为芫青昆虫地胆 *Meloe coarctatus* Motsch. 的干燥全虫,夏、秋季捕捉,用沸水烫死,晒干即可药用。地胆别名芫青、杜龙、青虹等。

地胆味辛,性寒,有毒,入肺经,具有攻毒逐瘀的功效,一般外用治疗恶疮、鼻息肉,内服治疗瘰疬。实际上,地胆有一定毒性,《本经》原文治疗鬼疰寒热、鼠瘘恶疮、死肌等是以毒攻毒,主要以外用治疗以上病证。同时,因为地胆具有较强的逐瘀作用,所以也可以内服治疗癥瘕痞块、瘰疬等。至于地胆能堕胎,也是因为它的破瘀作用。

地胆的临床用法为:0.1~0.3g 研末入丸、散内服;或外用研末敷贴、发泡或酒煮汁涂。地胆的有效成分及药理作用有待进一步研究。

鼠 妇

【原文】鼠妇[1],味酸,温。主气癃[2]不得小便,妇人

月闭,血瘕,痫至^[3],寒热,利水道。一名负蟠,一名虫
尹威。生平谷。

【词解】[1]鼠妇:又名潮湿虫,是鼠妇科动物平甲虫的干燥全体。
[2]气癃:气淋,指小便涩痛、小腹胀满明显的病证。[3]痫至:癫痫有抽
搐者。

【语译】鼠妇,味酸,性温。主治气闭不能排小便和妇女闭
经而体内有包块,可以治疗癫痫有抽搐和发冷发热,能使体内
小便通利。别名负蟠,又名虫尹威。出产于平地和山谷。

【按语】鼠妇,为鼠妇科动物平甲虫 *Armadillidium vulgare*
(Latreille)的干燥全体,此虫多在瓦罐、瓦缸底部及土坎中,常
集居于朽木、枯叶、石块等下面。分布于江苏、浙江等地。鼠妇
别名鼠懒虫、伊威、负蟠、湿生虫、地虱、鼠黏、肥蛀蚋等。
　　鼠妇味酸、咸,性凉,无毒,入肝、肾二经,具有破瘀利水、清
热解毒的功效,主治癥瘕积聚、血瘀经闭、尿路阻塞,以及喉风、
喉痛、口疮、鹅口疮、齿龈痛等。鼠妇配伍红花,可理血中之壅,
适用于一切血脉瘀滞之证,对痛经、闭经,以及疮疡痈肿,皆有
良效;配伍泽泻,可清热利湿、通利小便,用于膀胱湿热、尿路阻
塞等引起的小便不利;鼠妇配伍鳖甲、黄芩、桂枝、干姜等,即
《金匮要略》鳖甲煎丸,适用于治疗疟疾日久不愈、胁下痞硬有
块,为疟母者,症见寒战壮热、休作有时、倦怠乏力、胁肋痞痛、
癥积结于胁下、推之不移、腹中疼痛、肌肉消瘦、饮食减少、女子
月经闭止等。
　　目前认为,鼠妇的主要作用是破血、利水、解毒、止痛,可用
来治疗久疟而成的疟母、闭经、癥瘕、小便不通、惊风撮口、口齿
疼痛、鹅口疮等。
　　现代研究发现,鼠妇的化学成分主要含还原糖和糖原、黏

多糖等,并含有脂类,其中有不皂化物 10%(主要为甾醇和蚁酸),丙酮不溶脂 5%,以及皂化后的脂肪酸等。有报道指出,鼠妇以氯仿浸提,再用乙醇、丙酮、乙醚以次精提,制成溶液或片剂口服,或制成油膏局部应用,可以用来治疗麻风。

萤 火

【原文】萤火[1],味辛,微温。主明目,小儿火创,伤热气[2],虫毒,鬼注,通神[3]。一名夜光。生池泽。

【词解】[1]萤火:即萤火虫,是萤科动物萤火虫的全虫。[2]伤热气:被热性邪气所伤。[3]通神:能益智安神。

【语译】萤火虫,味辛,性微温。主要能使眼睛视物清晰,可以治疗小儿被火烧伤所致的疮疡,能治疗感受热性邪气后所生的病证,能治疗毒虫咬伤和具有传染性的痨瘵。能使神明通晓。生于池塘水泽之地。

【按语】萤火,即萤火虫,为萤科昆虫萤火虫 *Luciola vitticollis* Kies. 的全虫,全国均有分布。萤火虫又名宵行、磷、丹鸟、即照、夜光、夜照、景天、救火、据火、挟火、耀夜、宵烛、放光、磷然等。

萤火虫味辛,性微温,具有清肝明目、清热解毒的作用,能够治疗肝火上炎所致的胁痛、气郁不舒及青盲、目赤肿痛、目暗等眼疾,以及小儿火疮、皮肤疮疡肿痛、水火烫伤、感受热邪等病证。至于原文说萤火虫能够"通神明",是唯心的说法,不足为信。

萤火虫的临床用法为:10~20 枚研末内服,也可外用研末敷患处。其有效成分及药理作用有待进一步研究。

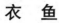

衣 鱼

【原文】衣鱼[1]，味咸，温，无毒。主妇人疝瘕[2]、小便不利、小儿中风项强[3]，背起[4]，摩之[5]。一名白鱼。生平泽。

【词解】[1]衣鱼：又名蠹鱼，也就是蚀衣帛书画的蠹虫。[2]疝瘕：妇女疝气包块，与男性不同，是由于产后脏虚受寒，或者月经期间受凉所成的腹内包块，自觉疼痛，可推移而动。[3]项强：证名，指颈项肌肉筋脉牵强引痛，活动不利。[4]背起：背部有拘紧的感觉。[5]摩之：涂药后再推揉患部。

【语译】衣鱼，味咸，性温。主治妇女疝气癥瘕、小便不利及小儿伤风使颈项发硬并牵引背部，治疗时将药涂抹在这些部位并推揉患部。别名白鱼，出产于平地多水的地方。

【按语】衣鱼，又名蠹鱼，即蚀衣帛书画的蠹虫，属于衣鱼科昆虫衣鱼 *Lepisma saccharina* L. 的全虫，体长而扁，外被银色细鳞，多生于古旧的房屋和古书中，畏光，好蠹食书籍、衣服及糨糊、胶质等物，别名壁鱼、铰剪虫等。

衣鱼味咸，性温，入肺、膀胱、肝、小肠四经，具有利尿通淋、解毒疗疮、祛风止痉、明目退翳的功效，主治淋病小便不利、疮痈疔肿、瘢痕凸出，以及小儿惊痫、目翳不明、目眯等。衣鱼的临床用法为：0.6~1g 煎汤内服，或入丸、散剂；也可外用。

木（下品）

桃核仁

【原文】桃核仁，味苦，平。主瘀血、血闭[1]、瘕、邪气，杀小虫[2]。桃花，杀注[3]恶鬼，令人好颜色[4]。桃凫[5]，微温，主杀百鬼精物。桃毛[6]，主下血瘕寒热、积聚无子。桃蠹[7]，杀鬼邪恶不祥。生川谷。

【词解】[1]血闭:指闭经。[2]小虫:指多种寄生虫。[3]注:通疰，即具有传染性的痨瘵。[4]好颜色:面色好看。[5]桃凫:指经冬不落、风干在桃枝上的瘪干桃。[6]桃毛:桃子表面的绒毛。[7]桃蠹:长在桃实中的蠹虫。

【语译】桃仁，味苦，性平。主治瘀血证，能治疗因为瘀血所致的闭经、瘕瘕等病，并能杀虫。桃花:能杀引起痨瘵等传染疾病的恶鬼，并能使人面色红润有光泽。桃凫，性微温，主要能杀死多种妖精鬼怪。桃毛，能消除瘀血所致的包块，治疗寒热和聚和不能生养孩子的病证。桃蠹，能够祛除鬼恶邪气等不祥之物。生长在山川河谷之中。

【按语】桃核仁，即桃仁，为蔷薇科植物桃 *Prunus persica*（L.）Batsch 或山桃 *Prunus davidiana*（Carr.）Franch. 的干燥成熟种仁。前者主产于四川、云南、陕西、山东、北京等地，后者主产于河北、河南、山东、山西、陕西及四川。

桃仁，味苦、甘，性平，有毒，入心、肝、大肠经，具有破气行瘀、润燥滑肠的功效，主治经闭、癥瘕、热病蓄血、风痹、疟疾、跌打损伤、瘀血肿痛、血燥便秘、咳逆上气、心下坚，以及肺痈、肠痈初起等。桃仁能够杀三虫、止心痛。桃仁与杏仁配伍，能够行气活血、消肿止痛、润肠通便；配伍红花，可化瘀血、通经闭、去瘀生新、消肿止痛，临床用于治疗妇女各种瘀血病证，如月经不调属于血瘀实证者；配伍大黄，能够凉血活血、逐瘀生新，用于治疗跌打损伤、青肿瘀痛。桃仁的临床用法为：6~9g煎汤或入丸、散内服。由于桃仁为活血破血之品，故孕妇忌服。

　　桃花，味苦，性平，入心、肝经，具有利水消肿、活血化瘀的作用，主治水肿、脚气、痰饮、小便不利、闭经、崩漏、痛经、癥瘕等，一般3~6g水煎，或研末内服，外用则捣敷或研末调敷。

　　一般而言，桃仁为常用的活血祛瘀药，临床上用于破瘀血、通月经、消癥瘕、祛邪气，但现代没有见到关于桃仁杀虫的报道；桃花有利水、活血的作用，多用于治疗水肿、痰饮等证；桃枭可养胃生津、除烦止汗，可以治疗一些神经精神异常的病证；桃毛能通经行瘀，所以用来治疗癥瘕、寒热积聚和无子证；桃蠹相传为滋补强壮药，但后世很少应用。总之，桃枭、桃毛、桃蠹，现代已经少有应用。应当指出，《本经》中多次提到"杀精物恶鬼"、"杀鬼邪恶不祥"或"通神"等说法，纯属无稽之谈，不可轻信。

　　现代研究表明，桃仁的主要成分是苦杏仁苷（3.6%）和挥发油（0.4%）、脂肪油（45%）等。油中主要含油酸甘油酯和少量亚油酸甘油酯。另含苦杏仁酶等。近年有研究发现，桃仁的醇提取物有抗凝血的作用及较弱的溶血作用，这是桃仁具有活血作用的物质基础；桃仁中所含的苦杏仁苷有扩张血管、镇咳、驱虫、镇静、抗过敏及抑菌作用。桃花含山柰酚、香豆精；白桃花含三叶豆苷；花蕾含柚皮素。

杏核仁

【原文】杏核仁，味甘，温。主咳逆上气、雷鸣[1]、喉痹，下气，产乳，金创，寒心，贲豚。生川谷。

【词解】[1]雷鸣：指喉中痰鸣声很响。

【语译】杏核仁，味甘，性温。主治咳嗽烦闷、喉中痰鸣、咽喉肿痛闭塞。能降气、催乳，可以用来治疗刀枪外伤、因寒邪伤胃而形成的奔豚气。出产于山川河谷地带。

【按语】杏核仁，即杏仁，为蔷薇科植物杏 *Prunus armeniaca* L. 或山杏 *Prunus armeniaca* L. var. *ansu* Maxim 等味苦的干燥种子，前者主产于黑龙江、辽宁、吉林、内蒙古等地，后者主产于辽宁、河南、河北、内蒙古、山东、山西等地。

杏仁味苦，性温，有毒，入肺、大肠经，具有祛痰止咳、平喘、润肠的功效，主治外感咳嗽、喘满、喉痹、肠燥便秘等。杏仁配伍细辛，治疗肺寒久嗽；配伍胡桃肉，治疗久患肺喘、咳嗽不止、睡卧不得；配伍青黛，治疗肺病咳血。杏仁催乳，是指杏仁具有降气化痰的作用，可以用来治疗因为气滞而出现的乳汁不下的病证；因为杏仁又有消肿毒的作用，所以可以治疗金疮；杏仁可治疗奔豚气，也是取它的降气作用。

现代药理研究表明，杏仁的主要成分是苦杏仁苷（约3%），杏仁油约50%，并含有蛋白质和各种游离氨基酸。苦杏仁苷受苦杏仁中的苦杏仁酶及樱叶酶等 β-葡萄糖苷酶的水解，依次生成野樱皮苷和扁桃腈，再分解生成氢氰酸和苯甲醛，氢氰酸是剧毒物质，人的致死量是0.05g。普通1g杏仁约可产生2.5mg氢氰酸；苯甲醛可抑制胃蛋白酶的功能。成人服苦杏仁 50~60 个,小儿服 7~10 个即可致死。因此,应重视使用杏仁不可过量的问题。致死原因主要是组织窒息,主要症状为呼吸困难、抽搐、昏迷、瞳孔散大、心跳速而弱、四肢冰冷。急救必须争取时间,立即口服活性碳或高锰酸钾(1:1 000),或硫代硫酸钠(5%),尽快洗胃,并吸入亚硝酸异戊酯,静脉注射亚硝酸钠(3%,10ml)随后注射硫代硫酸钠(25%,50ml),其他对症治疗如人工呼吸、输血等措施也尽量应用。

另外,有人认为,服用少量杏仁时,在体内缓慢分解,逐渐产生微量氢氰酸,不会引起中毒,而呈现镇静作用,从而起到镇咳平喘的作用。苦杏仁油具有驱虫和杀菌作用,体外实验证明苦杏仁油对蛔虫和蚯蚓均有杀灭作用,对伤寒、副伤寒杆菌有杀菌作用,临床应用于钩虫、蛔虫及蛲虫均有驱虫作用,且无副作用。

米谷（下品）

腐婢

【原文】腐婢[1],味辛,平。主痎疟[2]寒热、邪气、泄利、阴不起[3]、病酒[4]头痛。生汉中。

【词解】[1]腐婢:现在多称做赤小豆花,为豆科植物赤小豆或赤豆的花。[2]痎疟:疟疾。[3]阴不起:指男子阳痿不起。[4]病酒:喝酒后发生头痛的疾病。

【语译】腐婢,味辛,性平。主治痎疟发冷发热、腹泻下痢、阳痿以及喝酒后就头痛的病证。生长在湖北省等地区。

【按语】腐婢，为豆科植物赤小豆 *Phaseolus calcaratus* Roxb. 或赤豆 *Phaseolus angularis* Wight. 的花。夏季采收，阴干备用。

腐婢味辛，性平，入心、脾、胃、大肠四经，具有清热解毒、生津止渴、清肝明目、解酒醒脾的功效，主治疔疮丹毒局部红肿热痛、肠风下血、下痢赤白、消渴、目赤肿痛、多泪目昏，以及饮酒过多、头昏痛、烦渴、胸膈饱胀、呕吐酸水等。腐婢与天花粉、知母、生山药等配合，治疗胃中热盛、善食易饥、形体消瘦的中消证。腐婢的临床用法为：9～15g煎汤内服，或入散剂，也可外用研末撒患处。

当前也有人认为，腐婢是另一种植物，即马鞭草科植物豆腐木 *Premna microphylla* Turez. 的茎和叶，又名满山香、小退赤、知时木、臭常山、六月冻等，其味苦、涩，性寒，入肝、大肠二经，具有清热解毒、消肿止痛、收敛止血、涩肠止泻、截疟祛邪、清热凉血、生津止渴的功效，临床用于治疗无名肿毒、痈疽疔疮、毒蛇咬伤、蜂螯伤、各种外伤出血，以及痢疾、泄泻、疟疾（表现为热甚寒微，或壮热不寒、头痛、面红目赤、烦渴饮冷、舌质红绛、苔黄腻、脉弦数）、消渴病（表现为烦渴多饮、口干舌燥、小便频数、舌质红、苔薄黄、脉数）等。其用法为：9～15g煎汤内服，或外用捣敷、研末调敷或煎水淋洗。豆腐木含β－谷甾醇、高级饱和脂肪烃、醇和羧酸等。

实际上，尽管这类植物也被称做腐婢，但它的作用是清热消肿，用于治疗疟疾、泻痢、痈疔肿毒和创伤出血等，并可治疗烧伤，与《本经》所谈的“腐婢”（实际上就是现在所称的赤小豆花）当有所区别。

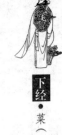

菜（下品）

苦 瓠

【原文】苦瓠[1]，味苦，寒。主大水[2]，面目四肢浮肿，下水[3]，令人吐。生川泽。

【词解】[1]苦瓠：又名金葫芦，是葫芦科植物苦葫芦的果实。瓠音户。[2]大水：全身严重水肿。[3]下水：峻下逐水。

【语译】苦瓠，味苦，性寒。主治全身严重水肿，面目、四肢浮肿，能峻下逐水，并有涌吐的作用。出产于河流及有水的地方。

【按语】苦瓠，即苦葫芦，为葫芦科植物苦葫芦 *Lagenaria siceraria*（Molina）Standl. var. *gourda* Ser. 的果实。别名苦匏、蒲卢、约壶、药壶卢、金葫芦、京葫芦、小葫芦等。

苦葫芦味苦，性寒，入脾、肺、肾三经，具有利水消肿、清热解毒、杀虫止痒、除烦止渴的功效，主治水肿、消渴、石淋、小便不利、急性泌尿系感染、腹水、水臌浮肿、黄疸、胃热烦渴、夜寐不安或入睡困难，以及痈疽疔疮、痔疮肿痛、胬肉血翳、蛇虫咬伤、疥癣、白秃疮、脚湿气、蛔虫等。

目前认为，苦葫芦的主要作用是利水消肿，可以用来治疗水肿、黄疸、消渴、癃闭、痈肿等。苦葫芦的临床用法为：既可6~9g煎汤，或入丸、散内服，又可煎水熏洗或煮汁外涂或滴鼻等。因为本品味极苦,内服可刺激肠胃,所以食后令人呕吐,临床内服剂量不能过大。

研究表明,苦葫芦果实含苦瓜苷(Charantin),以及多种氨基酸胶 S-羟基色胺、果胶、半乳糖醛等,具有降低血糖的作用,作用方式与甲苯磺丁脲相似。但本品有一定毒性,妊娠犬鼠灌服其浆汁6ml/kg,可引起子宫出血,数小时内死亡。正常鼠及四氧嘧啶性糖尿病大鼠每日灌服 6ml/kg,80% 以上在 5 ~ 23 天内死亡。

水靳(芹)

【原文】水靳[1],味甘,平。主女子赤沃[2],止血,养精,保血脉,益气,令人肥健嗜食。一名水英。生池泽。

【词解】[1]水靳:即水芹,又名野芹菜,是伞形科植物水芹的全草。[2]赤沃:指带下有血,也就是赤带。

【语译】水芹,味甘,性平。主治妇女带下赤白,能够止血,蓄养阴精以卫护血脉;能补益肾气,使人肥硕强健,食欲增加。别名水英。生长在河塘附近。

【按语】水芹,为伞形科植物水芹 *Oenanthe javanica* (Bl.) DC. 的全草,多生长于低湿洼地或水沟中,分布于我国河南、江苏、浙江、安徽、江西、湖北、湖南、四川、广东、广西、台湾等地。

水芹味甘、辛,性凉,功能凉血止血、清热利水,主治因为血热而导致的妇女赤白带下或尿血等病证,以及暴热、瘰疬、疰腮、黄疸、水肿、淋病等。由于水芹有补脾健胃的作用,所以能够使人强健。

水芹的服用方法为:15 ~ 30g 煎汤内服或捣汁服用,外用则可捣敷患处。

现代研究表明，水芹含 0.066% 的挥发油成分，并含有多种游离氨基酸，能够降血压和降低胆固醇，现代用于高血压、冠心病、高脂血症等的治疗。

彼 子

【原文】彼子，味甘，温。主腹中邪气，去三虫，蛇螫、蛊毒、鬼注、伏尸[1]。生山谷。

【词解】[1]伏尸：见"粉锡"条。

【语译】彼子，味甘，性温。主治腹内邪气，能够祛除蛔虫、赤虫、蛲虫等三种寄生虫，治疗蛇咬伤、毒虫螫伤、痨瘵和伏尸病。出产于山谷之中。

【按语】彼子，现在又称榧子，味甘，性温（现在认为性平），入肺、大肠经，为紫杉科植物榧 *Torreya grandis* Fort. 的干燥成熟种子，主产于浙江、江苏、安徽、江西、福建及湖南等地。

彼子味甘，性平，入肺、大肠经，彼子的主要作用为杀虫缓泻，临床用于治疗多种肠道寄生虫病，以及肺燥咳嗽。配伍贯众、槟榔，治钩虫病；配使君子、苦楝皮、乌梅，治蛔虫病；配南瓜子、槟榔，治绦虫病；配吴茱萸、槟榔、干姜、乌梅，治脾胃虚寒、诸虫上攻而致的胸腹作痛、恶心呕吐。榧子味甘无毒，具有良好的驱杀肠道寄生虫的作用，并且杀虫而不伤胃气，是较安全的杀虫药，对钩虫、绦虫、蛔虫、蛲虫等均有较好疗效。此外，本品还能润肺止咳，可以治疗因为伏尸、鬼疰等引起的虚劳咳嗽。大便泄泻者不宜用。榧子一般用作内服，水煎 9～15g，也可入丸、散或炒香嚼服。

至于榧子能治疗毒虫蛇伤,当前临床还没有见报道。

现代药理研究表明,榧子的主要成分是脂肪油,如棕榈酸、硬脂酸、油酸等,其油中有亚油酸 70% ,硬脂酸 10% ,油酸 20% 。另外,榧子还含有甾醇、草酸、多糖、挥发油、鞣质等。榧子对各种肠道寄生虫都有一定杀灭作用,但也有报道指出,榧子浸膏在试管内对猪蛔、蚯蚓都没有作用,不过能驱除猫绦虫。日本产榧子 *Torreya nucifera* 含生物碱,对子宫有收缩作用,民间用以堕胎。

中药的应用

【原文】三品合三百六十五种,法三百六十五度,一度应一日,以成一岁。

【语译】上中下三品药,合起来共有三百六十五种,是取法于一年有三百六十五日,每一种药应一天,合起来就构成了一年。

【按语】指出了《本经》收录三百六十五味药物的原因是一年有三百六十五天。《本经》中收载药品数为三百六十五种。

【原文】药有君臣佐使,以相宣摄[1]合和[2],宜用一君二臣三佐五使,亦可一君三臣九佐使也。

【词解】[1]相宣摄:宣,宣发;摄,收敛。相宣摄引申为增强功效和减轻副作用。[2]合和:配伍。

【语译】中药配伍讲究君臣佐使,是用来增强疗效或降低副作用,使用时应该以一味君药、二味臣药、三味佐药、五味使药进行搭配,也可以是以一味君药、三味臣药、九味佐使药进行搭配。

【按语】概括了药物配伍讲究君臣佐使的关系,指出处方用药时应分清主次。但是,尽管理论上有"一君二臣五使"或"一君三臣九佐使"的关系,在遣方用药时并没有固定的模式,不一定拘泥于原文所说的程式。

【原文】药有阴阳,配合子母兄弟[1],根茎花实,草石骨肉,有单行[2]者,有相须[3]者,有相使[4]者,有相畏[5]者,有相恶[6]者,有相反[7]者,有相杀[8]者。凡此七情,合和视之[9],当用相须相使者良,勿用相恶相反者。若有毒宜制[10],可用相畏相杀者,不尔[11],勿合用也。

【词解】[1]子母兄弟:因子母兄弟是骨肉同胞的关系,有相亲、相养、相扶、相助的关系,是感情最深厚的。这里指中药配伍中的药物间的关系十分密切。[2]单行:指用一味中药来治病,不与其他药相配伍。[3]相须:指两种性能功效相似的药物配合使用,可以增强原有的疗效。[4]相使:指两种以上的药物同用,其中一种药物为主,另外的药物为辅,辅药能够提高主药的疗效。[5]相畏:指一种药物的毒性或副作用能被另一种药物减轻或消除。[6]相恶:指两种药物合用,不但不能增强疗效,反而会相互抑制,降低彼此疗效。[7]相反:两种药物同用可产生毒性反应或强烈的副作用。[8]相杀:指一种药物能减弱或降低另一种药物的毒性或副作用。相杀相畏的关系刚好相反,例如,生姜能解半夏的毒,可以说生姜杀半夏,也可以说半夏畏生姜。[9]合和当视之:药物配伍时要正确对待中药的这七种配伍形式。[10]宜制:制约。[11]不尔:不这样。

【语译】药物分阴阳，配合使用关系非常密切。药物可以是植物的根、茎、花或果实，也可以是全草、石头或动物的骨或肉。在药物使用上，有单味药使用，也有相须、相使、相畏、相恶、相反、相杀等，这些配伍方式称作"七情"，用药时要注意正确对待这些配伍方式，配伍时应该相须相使才是正确的，不能将相恶相反的药物配伍使用。如果是有毒的药物，应该对它的毒性进行制约，可以使用相畏相杀的药物。不是这些情况，就不要配合在一起使用。

【按语】对中药的"七情"配伍方式进行了介绍，后世多遵这些原则进行组方配药。

【原文】药有酸咸甘苦辛五味，又有寒热温凉四气，及有毒无毒，阴干[1]暴干[2]，采造[3]时月，生熟土地，所出真伪陈新，并各有法[4]。

药有宜丸者，宜散者，宜水煮者，宜酒渍[5]者，宜膏煎者，亦有一物兼宜[6]者，亦有不可入汤酒者。并随药性，不得违越[7]。

【词解】[1]阴干：指在阴凉处晾干。[2]暴干：在烈日下曝晒至干。[3]采造：采集并进行炮制。[4]法：规则、法度。[5]渍：浸泡。[6]一物兼宜：一种药物可以用于两种以上的剂型。[7]违越：违反。

【语译】中药有酸、咸、甘、苦、辛五味，又有寒、热、温、凉四气，并分有毒、无毒，使用前是阴凉处晾干还是烈日下曝晒干，一年中在哪些季节采集并如何进行炮制，生用或熟用、产地、药物的真假、新旧等，都各有各的使用规则。

中药有适于入丸剂的，也可适于做成散剂的，或者适于入汤药煎煮的，也有适于泡酒的，有适宜于煎药膏的，也有的药物适用于多种剂型,也有的药物不能入汤药进行煎熬或者不能用酒浸泡,应该根据药物的性能进行使用,不要违反这些用药规则。

【按语】对中药的四气五味、炮制、采集以及药品适宜剂型等作了概括介绍,这成为后世用药原则的先导。应该提出的是,对于一般中药来说,存备时必须干燥,但是,根据药品的性质,有的需烈日曝干,有的却应该阴干(目前认为含挥发油成分的芳香性药物就该阴干)。

【原文】凡疗病,先察其原[1],先候病机,五藏未虚,六府未竭,血脉未乱,精神未散,服药必活,若病已成,可得半愈,病势已过,命将难全[2]。

【词解】[1]原:病因。[2]难全:难以保全。

【语译】凡是治疗疾病,应该先调查病因,寻找疾病的发病机制,如果五脏还没有虚衰,六腑还没有衰竭,血脉没有散乱,精神还没有涣散,服药后就可以治好疾病。如果已经得了严重的疾病,及时服药,疾病还是有一半治愈的希望。如果疾病的发展趋势很迅猛,疾病就很难痊愈了。

【按语】提出了治疗疾病的一般规律,指出病因不清,不可乱用药物,并强调了辨证用药,提倡有病早治、无病早防的原则。

【原文】若用毒药疗病,先起[1]如黍粟[2],病去即止,不去倍之[3],不去十之,取去为度[4]。疗寒以热药,疗热以寒药,饮食不消[5]以吐下药,鬼注[6]蛊毒[7]以毒药,痈肿创痛以创药,风湿以风湿药,各随其所宜。

【词解】[1]先起:开始。[2]黍粟:如小米那么大,形容剂量微小。[3]倍之:增加一倍。[4]度:标准。[5]不消:不消化。[6]鬼注:即鬼疰,古代指肺痨,这里泛指有传染性的痨病。[7]蛊毒:指各种虫蛇毒气,也可以指某些毒药。

【语译】如果用有一定毒性的药品治病,刚开始时剂量应该很小,病好就应立即停药;如果病还没好,就增加一倍治疗剂量;如果疾病还是没有好,就以十倍的剂量进行治疗,以疾病痊愈作为停药的原则。治疗寒性疾病就用热药,治疗热性疾病就用寒凉药物,饮食不消化就使用涌吐泻下药,至于有传染性的痨病、各种有毒的虫蛇咬伤,就使用解毒的药物,痈疽、红肿、疮疡、肿瘤等可用疗疮药进行治疗,风湿病就用风湿药,根据需要选用相应的药物。

【按语】本条针对药物的用法及使用注意进行了介绍,这些论述成为中医治病的法则。至于剂量问题,指出了应从小剂量开始,中病则止,没有效果再逐渐加量,以免出危险。但是,其中"不去倍之,不去十之"应该活看,因为对有一定毒性的药物来说,应警防药物在体内蓄积中毒的问题。

【原文】病在胸膈以上者,先食后服药;病在心腹以下者,先服药而后食;病在四肢血脉者,宜空腹而在旦;病在骨髓者,宜饱满而在夜。

【语译】发病部位在胸膈以上的,应该先吃饭后服药;病位在心腹以下的,应该先服药后吃饭。病位在四肢血脉的,应该清晨没有吃东西时就服药;病位已经深入到骨髓,就只有吃了饭,胃中饱满时,在夜间服药。

【按语】本条重在阐述根据病情确定服药时间。近年来,随着时辰生物医学的兴起,时间治疗学已证明,一昼夜的不同时间段,药物在体内产生的作用有所不同,如果按照人体生理节律进行服药,可以增强药效。

【原文】夫大病之主,有中风[1]伤寒[2],寒热温疟[3]、中恶[4]霍乱[5],大腹[6]水肿,肠澼下利[7],大小便不通,贲独上气[8],咳逆呕吐,黄疸消渴,留饮[9]癖食[10],坚积癥瘕[11],惊邪癫痫,鬼注喉痹[12],齿痛,耳聋目盲,金创踒折[13],痈肿恶创[14],痔漏[15]瘿瘤[16],男子五劳[17]七伤[18],虚乏羸瘦;女子带下崩中[19],血闭阴蚀[20],虫蛇蛊毒所伤。此大略宗兆[21],其间变动枝叶[22],各宜依端绪[23]以取之。

【词解】[1]中风:这里指外感风邪的病证。[2]伤寒:外感寒邪,感而即发的病证。[3]温疟:内有伏邪,至夏季感受暑热而发的病证。[4]中恶:触犯了能使人致病的邪气或突然受到惊吓而引发的疾病,临床表现主要是手足发冷、面色发青、恍惚、谵妄等。[5]霍乱:指以起病突然、上吐下泻、烦闷不舒为特征的胃肠病。[6]大腹:指脐以上的腹部。[7]肠澼下利:痢疾的简称。以里急后重、便下脓血为主要特征的消化道传染病。[8]贲独:又名奔豚,是指病人自觉有一股气从小腹部上冲胸部和胃脘部、咽喉,发作时非常痛苦,就像小猪奔冲的样子。[9]留饮:长期停留在体内不得运化的水湿。[10]癖食:指饮食不节,在体内产生的积块。[11]癥瘕:泛指腹腔内的各种包块。一般有形而按之坚硬不移的是癥,聚散无常、按之游走不定的是瘕。[12]喉痹:咽喉部肿大闭塞。[13]踒折:腿脚骨折损伤。[14]恶创:即恶疮,泛指疮疡焮肿疼痒、溃烂后四处浸淫、经久不愈的外科病证。[15]痔漏:痔疮和肛门瘘管的合称。[16]瘿瘤:生于颈部的瘤子。[17]五劳:指肺劳、心劳、肝劳、脾劳、肾劳五种虚劳病证。[18]七伤:指食伤、忧伤、房室伤、饮伤、饥伤、劳伤、经络营卫伤这七种伤害。[19]崩中:妇女行经期间,阴道内大量出血或持续下血,淋漓不断者。一般来势急、出血量多称崩,来势缓、出血量少、淋漓不止称漏。[20]阴蚀:外阴溃烂。[21]宗兆:这里指基本证候。[22]枝叶:这里比喻次要证候。[23]端绪:这里指疾病的本质。

【语译】常见的疾病,主要有中风、伤寒、发冷发热、温疟、中恶、霍乱、上腹部水肿、腹泻、下痢、大小便不通、奔豚气、咳嗽气喘、呕吐、黄疸、消渴、痰饮、食积、癥瘕、惊风、癫痫、痨瘵、咽喉肿痛闭塞、齿痛、耳聋、眼瞎、刀枪伤、骨折、疮痈肿痛、恶疮、痔瘘、瘿、瘤,男性有五劳七伤、虚弱羸瘦,女性有带下、崩漏、闭经、外阴溃烂等病证,以及毒虫毒蛇等咬伤所导致的疾病等。大凡这些就是主要的疾病,其中有一些次要病证有所变动,分别根据疾病的本质来寻找疾病变化的头绪,寻找相应的药物来进行治疗。

【按语】列举了常见的证候,指出对相应有所变化的证候,应根据疾病的变化头绪来治病,体现了治病求本的原则。